Stefan Silbernagl · Agamemnon Despopoulos

Taschenatlas der Physiologie

2., überarbeitete und erweiterte Auflage

154 Farbtafeln

1983
Georg Thieme Verlag Stuttgart · New York
Deutscher Taschenbuch Verlag

II

Prof. Dr. med. *Stefan Silbernagl*,
Vorstand am Physiologischen Institut der Universität,
Röntgenring 9, D-8700 Würzburg

Prof. Dr. *Agamemnon Despopoulos*,
vormals: CIBA-GEIGY AG, CH-4002 Basel

Gestaltung der Farbtafeln:
Atelier Gay + Benz, Stuttgart

CIP-Kurztitelaufnahme der Deutschen Bibliothek

Silbernagl, Stefan:
Taschenatlas der Physiologie / Stefan Silbernagl ; Agamemnon Despopoulos. –
2., überarb. u. erw. Aufl. – Stuttgart ; New York : Thieme ; München :
Deutscher Taschenbuch-Verlag, 1983.
 Engl. Ausg. u.d.T.: Despopoulos, Agamemnon:
 Color atlas of physiology
NE: Despopoulos, Agamemnon:

Wichtiger Hinweis: Medizin als Wissenschaft ist ständig im Fluß. Forschung und klinische Erfahrung erweitern unsere Kenntnisse, insbesondere was Behandlung und medikamentöse Therapie anbelangt. Soweit in diesem Werk eine Dosierung oder eine Applikation erwähnt wird, darf der Leser zwar darauf vertrauen, daß Autoren, Herausgeber und Verlag größte Mühe darauf verwandt haben, daß diese Angabe genau dem Wissensstand bei Fertigstellung des Werkes entspricht. Dennoch ist jeder Benutzer aufgefordert, die Beipackzettel der verwendeten Präparate zu prüfen, um in eigener Verantwortung festzustellen, ob die dort gegebene Empfehlung für Dosierungen oder die Beachtung von Kontraindikationen gegenüber der Angabe in diesem Buch abweicht. Eine solche Prüfung ist besonders wichtig bei selten verwendeten Präparaten oder solchen, die neu auf den Markt gebracht worden sind.

1. Auflage 1979
1. englische Auflage 1981
  (Despopoulos/Silbernagl: Color Atlas of Physiology)
1. italienische Auflage 1981
1. niederländische Auflage 1981
1. japanische Auflage 1982

Geschützte Warennamen (Warenzeichen) werden *nicht* besonders kenntlich gemacht. Aus dem Fehlen eines solchen Hinweises kann also nicht geschlossen werden, daß es sich um einen freien Warennamen handelt.
Alle Rechte, insbesondere das Recht der Vervielfältigung und Verbreitung sowie der Übersetzung, vorbehalten. Kein Teil des Werkes darf in irgendeiner Form (durch Photokopie, Mikrofilm oder ein anderes Verfahren) ohne schriftliche Genehmigung des Verlages reproduziert oder unter Verwendung elektronischer Systeme verarbeitet, vervielfältigt oder verbreitet werden.

Gemeinschaftsausgabe: Georg Thieme Verlag Stuttgart und Deutscher Taschenbuch Verlag GmbH & Co. KG, München

© 1979, 1983 Georg Thieme Verlag, Rüdigerstraße 14, D-7000 Stuttgart 30
Printed in Germany

Satz und Umbruch: Tutte Druckerei GmbH, Salzweg-Passau, gesetzt auf Monophoto Lasercomp
Druck: Aumüller Druck KG, Regensburg

ISBN: 3-13-567702-8 (Georg Thieme Verlag)
ISBN: 3-423-03182-4 (dtv)   1 2 3 4 5 6

Vorwort zur 2. Auflage

Am 2. November 1979, als die 1. Auflage dieses Buches gerade im Druck war, stachen *Agamemnon Despopoulos* und seine Frau *Sarah Jones-Despopoulos* mit ihrem Segelboot von Bizerta, Tunesien, aus mit der Absicht in See, den Atlantik zu überqueren. Sie sind seither vermißt, und es besteht wohl keine Hoffnung mehr, sie jemals lebend wiederzusehen.

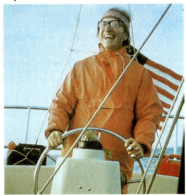

Dr. Agamemnon Despopoulos

1924 in New York geboren, war bis 1971 Professor für Physiologie an der University of New Mexico, Albuquerque, USA, und danach wissenschaftlicher Berater der Fa. Ciba-Geigy, Basel.

Dieser Atlas wäre ohne den Enthusiasmus und die kreative Begabung von Agamemnon Despopoulos kaum zustandegekommen. Es war daher auch nicht leicht, dieses Buch jetzt allein fortzuführen. Unter Wahrung unseres ursprünglichen gemeinsamen Konzeptes, das offensichtlich großen Anklang gefunden hat, habe ich das Buch gründlich überarbeitet, um dem fortgeschrittenen Stand physiologischen Wissens und den willkommenen Anregungen aus dem Kreis der Leser weitgehend gerecht zu werden. Bei ihnen möchte ich mich herzlich für das gezeigte Interesse bedanken. Meinen Kollegen, besonders Prof. Dr. *Florian Lang* und Prof. Dr. *Ullrich Trendelenburg*, bin ich sehr dankbar für die wertvolle Kritik, dem Graphik-Atelier *Gay + Benz*, insbesondere Herrn *Wolf-Rüdiger Gay*, für seine unübertreffliche Mitarbeit und den beiden Verlagen für ihre Großzügigkeit und das Vertrauen, mit dem sie mir wieder entgegenkamen. Herr Dr. *Walter Kumpmann*, auf dessen Initiative dieses Buch zurückgeht, sei hier besonders erwähnt. Frau *Meta Bichlmeier* und Frau *Margrit Derrick* danke ich für die geleistete Schreibarbeit und meiner Frau wieder für die kritische Durchsicht des Manuskripts.

Ich hoffe, daß der „Taschenatlas der Physiologie" auch in der 2. Auflage dem Lernenden physiologische Zusammenhänge verständlich machen und dem berufstätigen Arzt und Naturwissenschaftler Neues vermitteln und Bekanntes in Erinnerung rufen kann.

Würzburg, im Sommer 1983 *Stefan Silbernagl*

Vorwort zur 1. Auflage

In diesem Buch wird versucht, das aus morphologischen Fächern der Medizin bekannte Prinzip des Atlas auf die anschauliche Darstellung physiologischer, also vorwiegend funktioneller Zusammenhänge anzuwenden.
Einleitend werden die Maßsysteme (SI-Einheiten) und die wichtigsten Grundlagen der Physiologie beschrieben. Das eigentliche Stoffgebiet ist dann in überschaubare Bild/Text-Einheiten aufgegliedert, was dem Leser ein konzentriertes Studium in sich abgeschlossener Themen erleichtern soll. Der nötige Zusammenhang zwischen den einzelnen Abschnitten wird durch ausgiebige Querverweise hergestellt. Die erste Tafel/Text-Einheit eines jeden Kapitels ist als Einführung in das betreffende Gebiet gedacht. Besonders komplizierte Themen sind in mehrere solcher Einheiten mit zunehmender Differenzierung aufgegliedert.
Es kann nicht Aufgabe eines Taschenatlas sein, die gesamte Physiologie erschöpfend darzustellen. Wir haben darum versucht, die wesentlichen Aspekte dieses Wissensgebietes anschaulich zu machen und Bezüge zur Pathophysiologie herzustellen, wobei wir für kritische Anregungen und Hinweise dankbar sind.
Das Buch soll Studenten der Medizin und Biologie in das Basiswissen der Humanphysiologie einführen, ihnen später bei der Examensvorbereitung hilfreich sein und dem klinischen Mediziner, dem Biologen und dem im Biologieunterricht tätigen Pädagogen als übersichtliches Nachschlagewerk zur Auffrischung seines bereits erworbenen Wissens dienen. Ein umfangreiches Register wird dies erleichtern.
Der Atlas soll zudem bei der Ausbildung in der Krankenpflege, in medizinisch-technischen und in heil- und sportpädagogischen Berufen behilflich sein. Besonders für diesen Leserkreis wurde der Wissensstoff in Groß- und Kleingedrucktes unterteilt, um allgemein Wichtiges von speziellen und ergänzenden Abschnitten zu unterscheiden.
Schließlich möchten die Autoren auch den Schülern der Biologie-Arbeitsgruppen in höheren Schulen und anderen biologisch-medizinisch interessierten Laien das Wissen über die Funktionen des menschlichen Körpers nahebringen. Fachausdrücke wurden deshalb großteils in die Umgangssprache übersetzt bzw. erläutert.
Das Zustandekommen dieses Buches ist ohne die qualifizierte Mitarbeit von Herrn *Wolf-Rüdiger Gay* und Frau *Barbara Gay* bei der bildlichen Gestaltung des Atlas nicht denkbar. Ihnen und den Mitarbeitern der Verlage, die unseren Wünschen in sehr großzügiger Weise entgegenkamen, möchten wir ebenso danken wie Herrn Professor Dr. *Horst Seller* und Herrn Dozent Dr. *Rainer Greger*, die bestimmte Kapitel kritisch durchsahen, Frau *Ines Inama*, Frl. Sarah Jones und Frau *Gertraud Vetter*, die bei der Manuskripterstellung sehr hilfreich waren, und Frau Dr. *Heidi Silbernagl*, deren fundierte Kritik beim Korrekturlesen äußerst wertvoll war.

Innsbruck und Basel, im August 1978 *Stefan Silbernagl*
 Agamemnon Despopoulos

Inhaltsverzeichnis

Grundlagen 1
Maße und Messen in Physiologie und Medizin 1
Mathematik in Physiologie und Medizin 9
Physikalische und chemische Grundprozesse des Lebens 11
Die Zelle 18

Nerv und Muskel 22
Bau und Funktion der Nervenzelle 22
Ruhemembranpotential 24
Aktionspotential 26
Fortleitung des Aktionspotentials 28
Synaptische Potentiale 30
Künstliche Reizung des Neurons 30
Motorische Einheit 32
Motorische Endplatte 32
Bau und Funktion des Skelettmuskels 34
Molekulare Mechanismen der Muskelkontraktion 38
Mechanische Eigenschaften des Muskels 40
Glatte Muskulatur 44
Energiequellen für die Muskelkontraktion 46
Der Organismus bei körperlicher Arbeit 48

Vegetatives Nervensystem 50
Organisation des vegetativen Nervensystems 50
Azetylcholin als Überträgerstoff 54
Noradrenalin – Adrenerge Übertragung und Adrenozeptoren 56
Nebennierenmark 58

Blut 60
Zusammensetzung und Aufgaben des Blutes 60
Eisenstoffwechsel – Erythropoese und Anämien 62
Fließeigenschaften des Blutes 64
Plasmabestandteile 64
Immunabwehr 66
Blutgruppen, Allergie, Organverpflanzung 72
Blutstillung 74
Blutgerinnung und Fibrinolyse 76

Atmung 78
Die Lungen 78
Aufgaben der Atmung 78
Atmungsmechanik 80
Künstliche Beatmung 82
Pneumothorax 82

VI Inhaltsverzeichnis

Lungenvolumina und ihre Messung (Spirometer)	84
Totraum und Residualvolumen	86
Druck/Volumen-Beziehung von Lunge und Thorax – Atemarbeit	88
Oberflächenspannung der Alveolen	90
Atemzeitvolumen und dynamische Atemtests	90
Gasaustausch in der Lunge	92
Lungendurchblutung – Ventilations-Perfusions-Verhältnis	94
CO_2-Transport im Blut	96
CO_2-Bindung und -Verteilung im Blut	98
CO_2 im Liquor	98
O_2-Bindung und -Transport im Blut	100
Sauerstoffmangel (Hypoxie, Anoxie)	102
Steuerung der Atmung	104
Atmung beim Tauchen	106
Atmung in großen Höhen	108
O_2-Vergiftung	108
Säure-Basen-Haushalt	**110**
pH-Wert, Puffer, Säure-Basen-Gleichgewicht	110
Der Bikarbonat-Kohlendioxid-Puffer	112
Der Säure-Basen-Haushalt und seine Störungen	114
Bestimmung der Säure-Basen-Verhältnisse im Blut	118
Niere, Salz- und Wasserhaushalt	**120**
Bau und Funktion der Niere	120
Blutkreislauf der Niere	122
Glomeruläre Filtration. Clearance	124
Transportvorgänge am Nephron	126
Stoffauswahl, „Entgiftung" und Ausscheidung im Organismus	130
Die Rolle der Niere im Salzhaushalt	132
Gegenstromsysteme	134
Wasserresorption und Harnkonzentrierung in der Niere	136
Wasserhaushalt des Körpers	138
Hormonale Kontrolle des Salz- und Wasserhaushaltes	140
Störungen des Salz- und Wasserhaushaltes	142
Diurese und diuretisch wirksame Substanzen	142
Niere und Säure-Basen-Haushalt	144
Stickstoffstoffwechsel und -ausscheidung	146
Kaliumhaushalt	148
Mineralkortikoide	150
Ausscheidung von Ca^{2+} und Phosphat	151
Renin-Angiotensin-Mechanismus	152
Herz und Kreislauf	**154**
Herz-Kreislauf-System	154
Blutgefäßsystem	156
Flüssigkeitsaustausch durch die Wand der Blutkapillaren	158

Inhaltsverzeichnis VII

Blutdruck 160
Aktionsphasen des Herzens (Herzzyklus) 162
Erregungsbildung und -leitung im Herz 164
Beeinflussung und Störungen der Herzerregung 164
Elektrokardiogramm 168
Rhythmusstörungen des Herzens (Arrhythmien) 174
Kreislaufregulation 176
Herzarbeit – Steuerung des Herzschlagvolumens 182
Venen 184
Kreislaufschock 186
Durchblutung und Stoffwechsel des Herzens 188
Durchblutungsmessung 188
Der Kreislauf vor der Geburt 190

Wärmehaushalt und Temperaturregulation 192
Wärmehaushalt 192
Temperaturregulation 194

Ernährung und Verdauung 196
Ernährung 196
Stoffwechsel und Kalorimetrie 198
Verdauungsorgane: Übersicht und Passagezeiten 200
Speichel 202
Schlucken, Erbrechen 204
Magen: Bau und Motilität 206
Magensaft 208
Dünndarm: Bau und Motilität 210
Pankreassaft und Galle 212
Ausscheidungsfunktion der Leber, Gallenbildung 214
Bilirubinausscheidung, Gelbsucht 216
Fettverdauung 218
Fettabsorption und Triglyzeridstoffwechsel 220
Lipoproteine, Cholesterin(-ol) 222
Kohlenhydrat- und Eiweißverdauung 224
Vitaminabsorption 226
Aufnahme von Wasser und Mineralstoffen 228
Dickdarm, Darmentleerung, Fäzes 230

Endokrines System und Hormone 232
Integrationsmechanismen des Körpers 232
Die Hormone 234
Regelung durch Rückkoppelung – Prinzipielle Hormonwirkungen ... 238
Hypothalamus-Hypophysen-System 240
Zyklisches AMP als Second messenger 242
Steroidhormone 244
Kohlenhydratstoffwechsel, Pankreashormone 246

VIII Inhaltsverzeichnis

Schilddrüsenhormone 250
Kalziumhaushalt, Knochenstoffwechsel 254
Biosynthese der Steroidhormone 258
Nebennierenrinde: Glukokortikosteroide 260
Menstruationszyklus 262
Regelung der Hormonsekretion während des Menstruationszyklus ... 264
Prolaktin 264
Östrogene 266
Gestagene 267
Hormonale Regelung der Schwangerschaft 268
Androgene, Geschlechtsdifferenzierung 270

Zentralnervensystem und Sinnesorgane 272
Bau des Zentralnervensystems 272
Liquor 272
Aufnahme und Verarbeitung von Reizen 274
Hautsinne, Schmerz 276
Tiefensensibilität, Eigenreflex 278
Fremdreflexe 280
Hemm-Mechanismen bei der Nervenübertragung 280
Zentrale Weiterleitung der Sinnesreize 282
Stützmotorik 284
Funktion des Kleinhirns 286
Zielmotorik 288
Hypothalamus, limbisches System, Stirnhirn 290
Elektroenzephalogramm, Wach-Schlaf-Verhalten 292
Bewußtsein, Sprache, Gedächtnis 294
Geruchssinn 296
Geschmackssinn 296
Gleichgewichtssinn 298
Aufbau des Auges, Tränenflüssigkeit, Kammerwasser 300
Der optische Apparat des Auges 302
Sehschärfe, Lichtrezeptoren der Netzhaut 304
Anpassung des Auges an unterschiedlich starkes Licht 306
Farbensehen 308
Gesichtsfeld, Sehbahn 300
Zentrale Verarbeitung des Sehreizes 312
Augenbewegungen, plastisches Sehen und Entfernungssehen 314
Schallphysik, Schallreiz und Schallempfindung 316
Schallaufnahme und -weiterleitung. Schallrezeptoren 318
Zentrale Schallverarbeitung 322
Stimme und Sprache 324

Weiterführende und ergänzende Literatur 327

Sachverzeichnis 333

Grundlagen 1

Maße und Messen in Physiologie und Medizin

Physiologie ist die Lehre von den Lebensvorgängen und den Körperfunktionen. Da diese u. a. auf physikalischen und chemischen Gesetzmäßigkeiten beruhen, ist ihre Erforschung, Erlernung, Beurteilung und Beeinflussung untrennbar mit dem Messen physikalischer, chemischer und sonstiger Größen verbunden, sei es, daß der Blutdruck, die Harnmenge oder das Hörvermögen gemessen, sei es, daß der pH-Wert des Blutes oder eine Enzymaktivität bestimmt werden.

Maßsysteme

In der Medizin, also auch in der Physiologie, existiert eine verwirrende Vielzahl von **Maßeinheiten** für dieselbe Meßgröße, z. B. für die Angabe der Meßgröße Konzentration die Einheiten g/l, g/100 ml, g/ml, mg%, ppm (w/v) oder für eine Druckangabe mmH$_2$O, cmH$_2$O, mmHg, Torr, at, atü, bar, kg/cm^2 usw. Um hier Abhilfe zu schaffen, wurden in der Bundesrepublik Deutschland (Einheitengesetz v. 2. Juli 1969) und in Österreich (Bundesgesetz über das Maß- und Eichwesen v. 5. Juli 1950 und v. 20. März 1973) mit Wirkung vom 1.1.1978 die international verwendeten **SI-Einheiten** (SI = Système International d'Unités) gesetzlich vorgeschrieben.

Diese SI-Einheiten werden in den folgenden Kapiteln Verwendung finden. Um das Umlernen von den bisher üblichen Einheiten in der Übergangsperiode zu erleichtern, sind die alten Maßeinheiten meist in Klammern mit angegeben. Außerdem sind in dem vorliegenden Abschnitt „Maße und Messen", wo nötig, Umrechnungen für die jeweiligen Maßeinheiten eingefügt.

Die **Basiseinheiten des SI-Systems** sind

- für die *Länge*: m (Meter),
- für die *Masse*: kg (Kilogramm)
- für die *Zeit*: s (Sekunde),
- für die *Stoffmenge*: mol (Mol),
- für die *Stromstärke*: A (Ampere),
- für die *Temperatur*: K (Kelvin),
- für die *Lichtstärke*: cd (Candela).

Diese Basiseinheiten sind untereinander unabhängig und genau definiert; alle anderen Einheiten sind *von den Basiseinheiten abgeleitet* und zwar zum größten Teil dadurch, daß die Basiseinheiten miteinander multipliziert oder durcheinander dividiert werden, z. B.

- für Fläche (Länge · Länge) : (m · m) = m^2,
- für Geschwindigkeit (Länge/Zeit) : m/s.

Wird die neue Einheit dabei zu kompliziert, bekommt sie einen neuen Namen mit eigenem Symbol, z. B.

- für Kraft: $\dfrac{kg \cdot m}{s^2} = N$ (Newton),

- für Energie, Arbeit und Wärmemenge:
  $\dfrac{m^2 \cdot kg}{s^2} = J$ (Joule),

- für Druck: $\dfrac{N}{m^2} = \dfrac{kg}{s^2 \cdot m} = Pa$ (Pascal).

Bruchteile und Vielfache von Maßeinheiten

Da es umständlich und unübersichtlich ist, z. B. 10 000 g oder 0,00001 g zu schreiben, verwendet man *Vorsilben* vor der Maßeinheit, die *dezimale Vielfache und Bruchteile* (in 1000er-Schritten) bezeichnen; im eben genannten Beispiel würde man 10 kg (Kilogramm) bzw. 10 µg (Mikrogramm) schreiben bzw. sagen.

Die Faktoren und Symbole sind in der folgenden Übersicht enthalten:

2 Grundlagen

Faktor	Zehnerpotenz (→ S. 9)	Vorsilbe	Symbol
1 Trillion	$= 10^{18}$	Exa-	E
1 Billiarde	$= 10^{15}$	Peta-	P
1 Billion	$= 10^{12}$	Tera-	T
1 Milliarde	$= 10^{9}$	Giga-	G
1 Million	$= 10^{6}$	Mega-	M
1000	$= 10^{3}$	Kilo-	k
1/1000	$= 10^{-3}$	Milli-	m
1 Millionstel	$= 10^{-6}$	Mikro-	µ
1 Milliardstel	$= 10^{-9}$	Nano-	n
1 Billionstel	$= 10^{-12}$	Piko-	p
1 Billiardstel	$= 10^{-15}$	Femto-	f
1 Trillionstel	$= 10^{-18}$	Atto-	a

Diese Vorsilben werden nicht nur vor die Basiseinheiten (→ S.1), sondern auch vor die davon abgeleiteten Einheiten mit eigenem Symbol gesetzt, also z. B. vor

- Hz (Hertz) bei der *Frequenz* (→ S. 3),
- N (Newton) bei der *Kraft* (→ S. 3),
- Pa (Pascal) beim *Druck* (→ S. 3),
- J (Joule) bei *Arbeit*, *Energie* und *Wärmemenge* (→ S. 3),
- W (Watt) bei der *Leistung* (→ S. 4),
- l (Liter = 1/1000 m³) beim *Volumen* (s. u.) usw.

Ein kPa z. B. sind 1000 ($= 10^{3}$) Pascal, 1 µl ist 1 millionstel ($= 10^{-6}$) Liter usw.

Daneben sind für manche Maßeinheiten noch Vorsilben für kleinere Dezimalschritte in Verwendung:

10fach	$= 10^{1}$	Deka-	da, früher auch dk
100fach	$= 10^{2}$	Hekto-	h
1/10fach	$= 10^{-1}$	Dezi-	d
1/100fach	$= 10^{-2}$	Zenti-	c

Bei *Zeitangaben* werden auch die gewohnten, nichtdezimalen Vielfachen weiter verwendet, also *Sekunde* (s), *Minute* (min), *Stunde* (h) und *Tag* (d).

Länge, Fläche, Volumen

SI-Einheit der **Länge** ist das *Meter* (m). Andere bisher gebräuchliche Längeneinheiten sind u. a.:

Ångström (Å) $= 10^{-10}$ m $= 0,1$ nm
Mikron (µ) $= 10^{-6}$ m $= 1$ µm
Millimikron (mµ) $= 10^{-9}$ m $= 1$ nm

Amerikanische und englische Längeneinheiten sind:

inch = Zoll = 0,0254 m = 25,4 mm

foot (Mehrzahl: feet) = Fuß = 0,3048 m

yard = Elle = 0,9144 m

mile = Meile = 1609,344 m ≈ 1,61 km

Abgeleitete SI-Einheit der **Fläche** ist das *Quadratmeter* ($m \cdot m = m^{2}$).

Bei Umrechnungen, z. B. in km², ist zu beachten, daß 1 km² = 1 Million (10^{6}) m², da 1 km $= 10^{3}$ m, und daher
1 km · 1 km $= 10^{3}$ m · 10^{3} m $= 10^{6}$ m².

Ähnliches gilt bei Bruchteilen des m²:
1 mm² $= 10^{-6}$ m²,
1 µm² $= 10^{-12}$ m².

Abgeleitete SI-Einheit des **Volumens** (Rauminhalt) ist das *Kubikmeter* ($m \cdot m \cdot m = m^{3}$).

Bei Umrechnungen in Vielfache und Bruchteile mit den entsprechenden Vorsilben (s. o.) ist zu beachten, daß z. B.

1 m³ $= 10^{3}$ mm · 10^{3} mm · 10^{3} mm
$= 10^{9}$ mm³.

Eine vor allem für Flüssigkeiten und Gase häufig benützte Sondergröße für das *Volumen* ist das *Liter* (l):

Grundlagen 3

1 l = 10^{-3} m^3 = 1 dm^3
1 ml = 10^{-6} m^3 = 1 cm^3
1 µl = 10^{-9} m^3 = 1 mm^3

Englisch-amerikanische Volumeneinheiten werden folgendermaßen umgerechnet:

1 fluid ounce (amerikanisch) = 29,57 ml
1 fluid ounce (britisch) = 28,47 ml
1 gallon (amerikanisch) = 3,785 l
1 gallon (britisch) = 4,54 l

Geschwindigkeit, Frequenz, Beschleunigung

Die **Geschwindigkeit** (z. B. eines Autos) ist der zurückgelegte Weg (Länge) pro Zeit mit der Einheit m/s. Bei Geschwindigkeiten von Flüssigkeiten wird neben dieser sog. **Lineargeschwindigkeit** noch der Begriff „**Volumengeschwindigkeit**", „Flußrate" u. a. verwendet. Gemeint ist damit dann ein *Volumenfluß pro Zeit* mit der Einheit l/s oder m^3/s.

Mit der **Frequenz** gibt man an, *wie oft* irgend ein Ereignis (Pulsschlag, Atemzüge etc.) pro Zeiteinheit stattfindet. Die SI-Einheit ist 1/s, auch **Hertz (Hz)** genannt. Oft wird auch noch als Frequenzeinheit 1/min verwendet, wobei gilt

1/min = 1/60 Hz ≈ 0,0167 Hz.

Unter **Beschleunigung** versteht man die Geschwindigkeits*änderung* pro Zeit, die Einheit ist daher m/s pro s oder m/s^2. Eine Beschleunigungsangabe mit negativem Vorzeichen wird auch *Verzögerung* genannt. Wie schnell z. B. ein Auto beschleunigen kann und wie schnell es gebremst werden kann, wird beidesmal in m/s^2 ausgedrückt.

Kraft, Druck

Kraft ist Masse mal Beschleunigung (Spezialfall: „**Gewicht**" = **Gewichtskraft** = Masse mal Erdbeschleunigung). Da die Einheit der Masse das Kilogramm (kg) ist und die der Beschleunigung m/s^2 (s. o.), gilt:

Einheit der Kraft: $\frac{kg \cdot m}{s^2} = N$ (*Newton*).

Die öfter gebrauchten Krafteinheiten Dyn und Pond werden in die SI-Einheit N so umgerechnet:

1 dyn = 10^{-5} N = 10 µN
1 pond = $9,8 \cdot 10^{-3}$ N = 9,8 mN.

Druck ist *Kraft pro Fläche*. Einheit der Kraft ist N, die der Fläche m^2, es gilt also

Einheit des Druckes:

N/m^2 = Pa (*Pascal*).

Andere Druckeinheiten werden in die SI-Einheit Pa folgendermaßen umgerechnet:

1 mm H$_2$O ≈ 9,8 Pa
1 cm H$_2$O ≈ 98 Pa
1 mm Hg = 1 Torr = 133,3 Pa = 0,1333 kPa
1 techn. Atmosphäre (at) ≈ 98 067 Pa = 98,067 kPa
1 physikal. Atmosphäre (atm) ≈ 101 325 Pa = 101,324 kPa
1 dyn/cm^2 = 0,1 Pa
1 bar (wird auch als SI-Einheit verwendet) = 100 000 Pa = 100 kPa

Arbeit, Energie, Wärmemenge

Arbeit ist *Kraft mal Weg*, Einheit der Kraft ist N (Newton, s. o.), die des Weges m (Meter), es gilt also:

- Einheit der *Arbeit:* N · m = J (*Joule*).

Energie und **Wärmemenge** haben die gleiche Einheit, d. h.:

- Einheit der *Energie* und *Wärmemenge*: J (Joule).

Auch das Produkt *Druck · Volumen* ([N/m^2] · m^3) ist Arbeit (N · m = J).

Andere Einheiten für Arbeit, Wärmemenge und Energie werden in die SI-Einheit J folgendermaßen umgerechnet:

4 Grundlagen

1 erg = 10^{-7} J = 0,1 µJ
1 cal ≈ 4,185 J
1 kcal ≈ 4185 J = 4,185 kJ
1 Ws = 1 J
1 kWh = $3,6 \cdot 10^6$ J
= 3600 kJ = 3,6 MJ.

Leistung ist Arbeit pro Zeit; Einheit der Arbeit ist J, die der Zeit s, d.h. es gilt:

Einheit der Leistung: J/s = W (Watt).

Auch der *Wärmestrom* hat die Einheit W. Andere Einheiten für die Leistung und den Wärmestrom werden in die SI-Einheit W folgendermaßen umgerechnet:

1 erg/s = 10^{-7} W = 0,1 µW
1 cal/h = $1,163 \cdot 10^{-3}$ W = 1,163 mW
1 PS = 735,5 W = 0,7355 kW.

Masse, Stoffmenge, Konzentration

Masse hat die Basiseinheit *Kilogramm* (kg), d.h. hier wurde ausnahmsweise die mit der Vorsilbe „kilo" versehene Einheit als Basiseinheit verwendet.

Eine Masse wird meist dadurch bestimmt, daß ihre durch die Erdanziehung hervorgerufene *Gewichtskraft* (= „Gewicht", → S. 3) gemessen wird, die Skala der Waage aber in Masseeinheiten (g, kg) geeicht ist.

English-amerikanische Masseeinheiten werden folgendermaßen umgerechnet:

1 ounce (amerikanisch) = 31,10 g
1 ounce (britisch) = 28,35 g
1 pound (amerikanisch) = 373,2 g
1 pound (britisch) = 453,6 g

Eine der Masse verwandte Meßgröße ist die **Stoffmenge**, die in Mol (Symbol: *mol*) angegeben wird. 1 mol ist dabei diejenige Stoffmenge (in g), die das Mol-, Ionen- oder Atomgewicht dieses Stoffes angibt.

Beispiele:

Molgewicht von H_2O: 18
→ 1 mol H_2O = 18 g H_2O.

Atomgewicht von Na: 23
→ 1 mol Na^+-Ionen = 23 g Na^+-Ionen.

Molgewicht von $CaCl_2$
$(40 + 2 \cdot 35,5) = 111$
→ 1 mol $CaCl_2$ = 111 g $CaCl_2$.
(In 1 mol $CaCl_2$ sind 2 mol Cl^--Ionen und 1 mol Ca^{2+}-Ionen enthalten)

Teilt man mol durch die *Wertigkeit* des betroffenen Ions, ergibt sich das *Äquivalentgewicht* mit der Maßeinheit *val* (engl.: eq):

Bei einwertigen Ionen ist mol und val gleich groß:

1 val Na^+ = $\frac{1}{1}$ mol Na^+.

Bei zweiwertigen Stoffen (z.B. Ca^{2+}, s.o.) gilt:

1 val Ca^{2+} = $\frac{1}{2}$ mol Ca^{2+}

oder

1 mol Ca^{2+} = 2 val Ca^{2+}.

Eine weitere, vom Mol (mol) abgeleitete Größe ist das Osmol (*osm*) (→ S. 8).

Der Ausdruck **Konzentration** kann mehreres bedeuten:

- Masse eines Stoffes pro Volumeneinheit (z.B. g/l) (= *Massenkonzentration* oder Konzentration im engeren Sinn),
- Stoffmenge pro Volumeneinheit (mol/l) (= *Stoffmengenkonzentration*),
- Massenanteil pro Gesamtmasse [g/g = 1] (= *Massenverhältnis*),
- Volumenanteile pro Gesamtvolumen [l/l = 1] (= *Volumenverhältnis*).

Die beiden letzten Größen sind *relative Anteile (Fraktionen)*; man nennt sie daher auch *fraktionelle Konzentrationen*.

SI-Einheit der *Massenkonzentration* ist g/l (kg/l, mg/l usw.). Die Umrechnung einiger bisher benützter Größen erfolgt so:

1 g/100 ml = 10 g/l
1 g% = 10 g/l
1 % (w/v) = 10 g/l
1 g‰ = 1 g/l
1 mg% = 0,01 g/l = 10 mg/l
1 mg/100 ml = 0,01 g/l = 10 mg/l
1 µg% = 10^{-5} g/l = 10 µg/l
1 γ% = 10^{-5} g/l = 10 µg/l.

Grundlagen

SI-Einheit der *Stoffmengenkonzentration* ist mol/l (bzw. mmol/l, μmol/l etc.). Umrechnungen:

1 M (molar)	= 1 mol/l
1 N (normal)	= (1/Wertigkeit) · mol/l
1 mM (mmolar)	= 10^{-3} mol/l = 1 mmol/l
1 val/l (eq/l)	= (1/Wertigkeit) · mol/l

Die **fraktionellen Konzentrationen** (*Massenverhältnis* und *Volumenverhältnis*) haben die „Einheit" 1 (bzw. 10^{-3}, 10^{-6} usw.).

Umrechnungen (Benützung von Zehnerpotenzen → S. 9):

1 %	= 0,01
1 ‰	= 1 · 10^{-3}
1 Vol%	= 0,01
1 l/l	= 1
1 ppm	= 1 · 10^{-6}
1 ppb	= 1 · 10^{-9}
1 g/kg	= 1 · 10^{-3}

Wenn man z. B. Ionenkonzentrationen mit ionensensitiven Elektroden mißt, spricht man von „effektiver" Konzentration oder **Aktivität**. Sie wird nicht in mol/l, sondern in **mol/kg H_2O** oder in **mol/l Lösungsmittel** angegeben. Solange das Volumen praktisch ausschließlich aus H_2O besteht, sind alle Größen etwa gleich. Bei höheren Proteinkonzentrationen etwa (z. B. im Plasma und in der Zelle) weichen Konzentration und Aktivität aber z. T. erheblich voneinander ab. Eine ganz analoge Betrachtung gilt für die Osmolarität bzw. Osmolalität (→ S. 8). Für Diffusionsvorgänge z. B. ist die Aktivität oder „effektive" Konzentration und nicht die gewöhnliche Konzentration der gelösten Stoffe entscheidend.

pH-Wert, pK-Wert, Puffer

Für die **Konzentration der H^+-Ionen** (= Protonen) wird eine spezielle Einheit, der **pH-Wert**, verwendet. Der **pH-Wert ist die negative Hochzahl** (= *Logarithmus*, → S. 9) *der H^+-Ionenkonzentration in mol/l*.

Das heißt:
1 mol/l = 10^0 mol/l: pH 0
0,1 mol/l = 10^{-1} mol/l: pH 1
0,01 mol/l = 10^{-2} mol/l: pH 2
0,001 mol/l = 10^{-3} mol/l: pH 3
usw. bis 10^{-14} mol/l: pH 14

Formal ähnlich dem pH-Wert ist der **pK-Wert**. Er ist der *negative dekadische Logarithmus der Dissoziationskonstante K_a einer Säure bzw. K_b einer Base*:

$pK_a = -\log K_a$
$pK_b = -\log K_b$

(Bei einer Säure und ihrer dazugehörigen Base ist $pK_a + pK_b = 14$, so daß sich pK_a aus pK_b, und umgekehrt, jederzeit errechnen läßt).

Dissoziiert z. B. eine schwache Säure (AH):

$AH \rightleftarrows A^- + H^+$,

so gilt nach dem Massenwirkungsgesetz (→ Lehrbücher der Chemie), daß das Produkt der (Mengen-)Konzentrationen (eckige Klammer = Konzentration) der entstehenden Reaktionspartner geteilt durch die Konzentration der undissoziierten Substanz konstant ist:

$$K_a = \frac{[A^-] \cdot [H^+]}{[AH]}$$

Logarithmiert (→ S. 9) man diese Gleichung, ergibt sich:

$\log K_a = \log \dfrac{[A^-]}{[AH]} + \log [H^+]$ oder

$-\log [H^+] = -\log K_a + \log \dfrac{[A^-]}{[AH]}$ oder

(nach den obigen Definitionen für den pH- und den pK_a-Wert:

$$pH = pK_a + \log \frac{[A^-]}{[AH]}.$$

Diese sog. **Henderson-Hasselbalchsche Gleichung** (→ S.110ff.) zeigt also den Zusammenhang zwischen dem pH-Wert einer Lösung und dem jeweiligen Konzentrationsverhältnis der dissoziierten zur undissoziierten Form einer Substanz. Ist $[A^-] = [AH]$, das Verhältnis also gleich 1/1 = 1, ergibt sich $pH = pK_a$, da $\log 1 = 0$ (→ S. 9). Eine schwache Säure (AH) bildet zusammen mit ihrer dissoziierten Form (A^-) ein **Puffersystem** für H^+-Ionen und OH^--Ionen:

6 Grundlagen

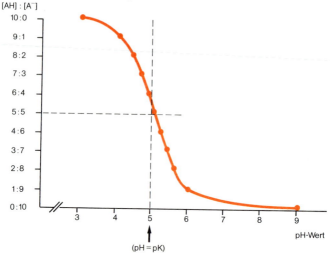

Abb. 1 Graphische Darstellung des *pH-Wertes* einer gepufferten Lösung in Abhängigkeit vom *Konzentrationsverhältnis* der *Puffersäure* ($[AH]$)/*Pufferbase* ($[A^-]$). (Die Zahlenwerte entsprechen etwa denen des Pufferpaares Essigsäure/Azetat [pK = 4,7]). Ein Puffer puffert dann optimal, wenn der pH-Wert der Lösung gleich dem pK-Wert des Puffers ist, d. h. wenn $[AH] = [A^-]$ (gestrichelte Linien).

H^+-Zugabe: $A^- + H^+ \to AH$
OH^--Zugabe: $AH + OH^- \to A^- + H_2O$

Die *beste Pufferung* wird dabei erreicht, wenn $[AH] = [A^-]$, d. h., wenn der pH-Wert der Lösung gleich dem pK-Wert des Puffers ist.

Ein Beispiel soll das illustrieren:

$[A^-]$ sei 10 mmol/l, ebenso $[AH]$. Der pK_a-Wert sei 7. Zugegeben werden 2 mmol/l H^+-Ionen, d. h. $[A^-]/[AH]$ verschiebt sich von 10/10 auf 8/12, da 2 mmol/l A^- mit den H^+-Ionen in 2 mmol/l AH umgewandelt wurden. log 8/12 ≈ −0,18, d. h. der pH-Wert verschiebt sich um 0,18 pH-Einheiten von 7 auf 6,82. Wäre hingegen das Verhältnis $[A^-]/[AH]$ anfangs schon 3 mmol/l zu 17 mmol/l gewesen, hätte sich der pH-Wert durch Zugabe der gleichen H^+-Ionenmenge von anfangs (7 + log 3/17 =) 6,25 auf (7 + log 1/19 =) 5,7, also um 0,55 pH-Einheiten verschoben.

Graphisch dargestellt ergibt die Titration einer Pufferlösung mit H^+- (oder OH^--) Ionen eine sog. *Pufferungskurve* (→ Abb. 1). Ihr steiler Anteil zeigt den Bereich der besten Pufferung an, in dessen Mitte (am *Umkehrpunkt* der Kurve) der pK-Wert liegt. Substanzen, die mehrere H^+-Ionen aufnehmen (bzw. abgeben) können, haben mehrere pK-Werte und damit auch mehrere Bereiche optimaler Pufferung. Phosphorsäure (H_3PO_4) kann 3 H^+-Ionen abgeben, wobei nacheinander $H_2PO_4^-$, HPO_4^{2-} und PO_4^{3-} entstehen. Für den Organismus wichtig ist davon das Pufferpaar $HPO_4^{2-}/H_2PO_4^-$ mit einem pK_a von 6,8 (→ S. 144).

Grundlagen

Elektrische Größen

Das Wandern von elektrisch geladenen Teilchen, also z. B. von negativ geladenen Elektronen (→ Lehrbücher der Physik) durch einen Draht, bezeichnet man als elektrischen Strom. Wieviel Teilchen/Zeit dabei fließen, wird mit der **Stromstärke** ausgedrückt. Deren Einheit ist das *Ampere* (*A*). Auch eine Wanderung von Ionen (Na$^+$, K$^+$ etc.), z. B. durch eine Zellmembran, also ein *Ionenstrom*, kann in A ausgedrückt werden. Ein elektrischer Strom kann nur fließen, wenn ein elektrisches *Spannungsgefälle*, auch **Potentialdifferenz** oder kurz **Spannung** oder **Potential** genannt, besteht. Eine Batterie oder ein Dynamo z. B. erzeugen eine solche Spannung. Im Organismus entstehen elektrische Spannungen meist durch den *Transport von Ionen*, also ebenfalls elektrisch geladener Teilchen.

Besteht beidseits einer Zellmembran z. B. eine unterschiedliche K$^+$-Konzentration, so werden die K$^+$-Ionen in Richtung der Seite mit niedrigerer Konzentration diffundieren (→ S. 12ff.). Können die zugehörigen negativen Ionen (Proteine z. B.) nicht oder nicht gleich schnell folgen, entsteht eine Ladungsverzerrung, d. h. eine Spannung an der Membran (Diffusionspotential, → S. 13).

Die *Einheit der elektrischen* **Spannung** ist das *Volt* (*V*).

Wieviel Strom bei gegebener Spannung fließt, hängt vom *elektrischen Widerstand* ab.

Spannung = Strom · Widerstand
(*Ohmsches Gesetz*)

Die *Einheit des elektrischen* **Widerstandes** ist das *Ohm* (Ω).

Sein Kehrwert (1/Widerstand) ist die **elektrische Leitfähigkeit**. Ihre Einheit ist das *Siemens* ($S = 1/\Omega$). Auch die Durchlässigkeit, z. B. einer Zellmembran, für Ionen kann mit der elektrischen Leitfähigkeit **(Ionenleitfähigkeit)** dieser Membran beschrieben werden (→ S. 13 f.).

Elektrische Arbeit oder **Energie** wird wie jede Arbeit in *Joule* (*J*) oder *Wattsekunden* (*Ws*) ausgedrückt (→ S. 3), die *elektrische Leistung* wie jede Leistung in *Watt* (*W*) (→ S. 4).

Während beim *Gleichstrom* der Strom immer in derselben Richtung fließt, ändert sich die Richtung des Stromflusses beim *Wechselstrom* dauernd. Wie oft dieser Wechsel pro Zeit erfolgt, wird mit der *Frequenz* (*Hertz*, → S. 3) ausgedrückt. Das normale Lichtnetz z. B. hat eine Frequenz von 50 Hz.

Temperatur

SI-Einheit der **Temperatur** ist das *Kelvin* (*K*), wobei 0 K (*absoluter Nullpunkt*) die tiefste, überhaupt mögliche Temperatur darstellt. Von der Kelvin-Skala abgeleitet ist die Celsius-Skala mit der Einheit *Grad Celsius* (°C) Es gilt:

Temperatur in °C = Temperatur in K − 273,15.

Im Amerikanischen wird die Temperatur meist in *Grad Fahrenheit* (°F) angegeben. Für die Umrechnung in °C gilt:

Temperatur in °F = ($\frac{9}{5}$ · Temperatur in °C) + 32
und umgekehrt:
Temperatur in °C = $\frac{5}{9}$ · (Temperatur in °F − 32)

Einige wichtige Temperaturen ergeben umgerechnet:

	°C	°F
Gefrierpunkt von H$_2$O:	0	+32
Zimmertemperatur:	+20 bis +25	+68 bis +77
Körpertemperatur:	+37	+98,6
Fieber:	bis +42	bis +107,6
Siedepunkt des Wassers (Meereshöhe):	+100	+212

8 Grundlagen

Osmolarität, Osmolalität, osmotischer und onkotischer Druck

Unter **Osmolarität** versteht man in der Medizin die *Konzentration osmotisch wirksamer Teilchen*, gleichgültig um welche Stoffe bzw. Stoffmischungen es sich dabei handelt. Einheit ist das *Osmol pro Liter* ($= osm/l$) (osm ist keine SI-Einheit!).

Das osm wird vom mol des Einzelstoffes abgeleitet. Löst man z. B. 1 mol Traubenzucker (Glukose) in 1 l Wasser, beträgt die Konzentration 1 mol/l und damit die Osmolarität 1 osm/l. Bei Salzen verhält es sich anders, da diese in der Lösung in ihre Ionen (geladene Molekülteilchen) zerfallen (dissoziieren): NaCl z. B. zerfällt in Na^+- und Cl^--Ionen, beides osmotisch wirksame Teilchen, d. h.

1 mol/l NaCl entspricht hier der Osmolarität von (ca.) 2 osm/l.

Gemessen wird die Osmolarität mit dem sog. *Osmometer*. Er arbeitet nach dem Prinzip der *Gefrierpunktserniedrigung*. Reines Wasser gefriert bei 0 °C. Je mehr osmotisch wirksame Teilchen darin gelöst sind, desto mehr sinkt der Gefrierpunkt der Lösung unter 0 °C (die Salzstreuung auf winterlichen Straßen verhindert nach dem gleichen Prinzip die Glatteisbildung). Bestimmt man daher, wie weit der Gefrierpunkt erniedrigt ist, so kann man daraus ableiten, wie hoch die Osmolarität ist.

Genau genommen werden mit dem Osmometer nicht osm/l (Osmolarität) sondern osm/kg H_2O (**Osmolalität**) bestimmt. Diese beiden Werte sind nur dann etwa gleich groß, wenn das *Volumen* fast ausschließlich aus H_2O besteht. Im *Blutplasma* sind aber z. B. 70 g/l Proteine enthalten, d. h. 1 l Plasma entspricht hier nur 0,93 kg H_2O. Noch gravierender wird dieser Unterschied im *Zellinneren*. So enthalten z. B. Erythrozyten rund 300 g/l Hämoglobin, so daß 1 l intrazelluläres Volumen hier nur 0,7 kg H_2O entspricht.

Blutplasma (→ S. 60 u. 64) hat eine Osmolalität von rund 0,29 osm/kg H_2O = 290 mosm/kg H_2O. In der Medizin werden Flüssigkeiten mit dieser Osmolalität als **isoton**, solche mit tieferer Osmolalität als **hypoton** und solche mit höherer als **hyperton** bezeichnet (→ z. B. S. 134 f.).

Osmotisch wirksame Teilchen erzeugen an einer halbdurchlässigen (semipermeablen) Membran einen Druck, den sog. **osmotischen Druck** (π). Bei einem Osmolalitäts-Unterschied (ΔC_{osm}) errechnet sich π aus:

$$\pi = R \cdot T \cdot \Delta C_{osm} \quad [Pa],$$

wobei R die allgemeine Gaskonstante ($= 8,31 \, J \cdot K^{-1} \cdot osm^{-1}$) und T die absolute Temperatur (in K) bedeutet. Maßeinheit von ΔC_{osm} ist mosm/kg H_2O ($\approx osm/m^3$ Lösungswasser).

Im Organismus spielt der osmotische Druck an vielen Stellen eine wichtige Rolle: Werden z. B. aus den Nierentubuli Na^+- und Cl^--Ionen heraustransportiert, wird der Primärharn hypoton. Es entsteht ein osmotischer Druckunterschied, Wasser fließt deswegen den Ionen hinterher und wird so auch aus den Tubuli resorbiert.

Auch große Moleküle, z. B. die **Proteine** des Blutplasmas, erzeugen einen osmotischen Druck, der in diesem Fall den Namen **onkotischer** oder **kolloidosmotischer Druck** trägt. Er spielt deshalb im Organismus eine so große Rolle, weil die Wände der Blutkapillaren für die großen Proteinmoleküle nicht durchlässig sind, Wasser und kleinere gelöste Teilchen jedoch leicht durchtreten können. Die Kapillarwände bilden also auch für Proteine semipermeable Membran, wie sie für das Wirksamwerden des osmotischen (hier des onkotischen) Druckes notwendig ist (→ z. B. S. 158).

Werden mit dem durchströmenden Wasser auch einige Proteinmoleküle durch die Kapillarwand „mitgerissen" (*solvent drag*, → S. 12), so vermindert sich der für eine streng semipermeable Membran gültige onkotische Druckunterschied $\Delta \pi$ dadurch, daß er mit dem *Reflexionskoeffizienten* σ (→ S. 12) dieses Proteins multipliziert werden muß. Diese Regel gilt auch ganz allgemein für die Berechnung des osmotischen Druckes (s. o.).

Grundlagen

Mathematik in Physiologie und Medizin

Das Rechnen mit Potenzen

Zahlen, die sehr viel größer oder sehr viel kleiner als 1 sind, lassen sich nur umständlich und unübersichtlich schreiben: z. B. 10 000 000 (zehn Millionen) oder 0,000004 (4 Millionstel). Man verwendet daher sog. *Zehnerpotenzen*, die folgendermaßen entstehen:

$$100 = 10 \cdot 10 = 10^2$$
$$1\,000 = 10 \cdot 10 \cdot 10 = 10^3$$
$$10\,000 = 10 \cdot 10 \cdot 10 \cdot 10 = 10^4$$

Wie oft die 10 bei diesem Malnehmen vorkommt, wird also vereinfacht mit einer *Hochzahl* (*Exponent*) ausgedrückt.

Ist die Zahl nicht genau eine Zehnerpotenz (z. B. 34 500), teilt man durch die nächstniedrige Zehnerpotenz (10 000) und schreibt das Ergebnis (3,45) vor diese Zehnerpotenz: $3{,}45 \cdot 10^4$.

10 kann man nach dem eben Gesagten auch 10^1 schreiben. Noch kleinere Zahlen werden folgendermaßen gebildet:

$$1 = 10 : 10 = 10^0$$
$$0{,}1 = 10 : 10 : 10 = 10^{-1}$$
$$0{,}01 = 10 : 10 : 10 : 10 = 10^{-2}$$

usw.

0,04 z. B. kann man dabei ähnlich wie zuvor auflösen in $4 \cdot 0{,}01$ oder $4 \cdot 10^{-2}$.

Merke: Bei Zahlen, die kleiner als 1 sind, errechnet sich die (negative) Potenz daraus, an welcher Stelle *nach dem Komma* die 1 steht, bei 0,001 z. B. an 3. Stelle: $0{,}001 = 10^{-3}$.

Bei Zahlen ab 10 zieht man von den Stellen (*vor dem Komma*) 1 ab; der Rest entspricht dann der (positiven) Hochzahl.

Beispiele: 100 hat 3 Stellen, es muß also 10^2 heißen, 1124,5 hat 4 Stellen vor dem Komma, es muß also $1{,}1245 \cdot 10^3$ heißen.

Auch Maßeinheiten können mit Hochzahlen versehen sein, z. B. m^3. Das heißt dann, genau wie bei 10^3, daß die Basis, also m, 3mal mit sich selbst malgenommen wird ($m \cdot m \cdot m$, → S. 2). Ebenso werden negative Hochzahlen bei Maßeinheiten benützt: genau wie $\frac{1}{10} = 10^{-1}$ kann man $\frac{1}{s} = s^{-1}$ schreiben oder $mol \cdot l^{-1}$ statt mol/l.

Das **Rechnen mit Potenzen** hat eigene Regeln:

Zusammenzählen (*Addition*) *und Abziehen* (*Subtraktion*) ist nur bei *gleicher Hochzahl* möglich, z. B.:

$(2{,}5 \cdot 10^2) + (1{,}5 \cdot 10^2) = 4 \cdot 10^2$; aber $(2 \cdot 10^3) + (3 \cdot 10^2)$ muß umgewandelt werden in $(2 \cdot 10^3) + (0{,}3 \cdot 10^3) = 2{,}3 \cdot 10^3$.

Malnehmen (Multiplizieren) der Potenzen *bedeutet Zusammenzählen der Hochzahlen. Teilen der Potenzen bedeutet Abziehen der Hochzahlen*, z. B.:

$$10^2 \cdot 10^3 = 10^{2+3} = 10^5$$
$$10^4 : 10^2 = 10^{4-2} = 10^2$$
$$10^2 : 10^4 = 10^{2-4} = 10^{-2}$$

Zahlen *vor* den Zehnerpotenzen werden dabei wie gewohnt behandelt, z. B.:

$(3 \cdot 10^2) \cdot (2 \cdot 10^3) = 2 \cdot 3 \cdot 10^{2+3} = 6 \cdot 10^5$.

Man kann auch mit den Hochzahlen alleine rechnen, man spricht dann vom **Logarithmenrechnen**: Wird irgendeine Zahl (z. B. 100) als Potenz (10^2) geschrieben, so wird die Hochzahl (2) als Logarithmus von 100 (abgekürzt log 100) bezeichnet. Solche Logarithmen finden in der Physiologie z. B. bei der Definition des pH-Wertes (→ S. 5 u. 110) oder bei der Auftragung des Schalldruckes mit der Dezibelskala (→ S. 316) Verwendung.

Zeichnerische Darstellung von Meßdaten

Um z. B. den Verlauf der Körpertemperatur bei einem Patienten über längere Zeit zu überschauen, stellt man die Temperatur mit der zugehörigen Uhrzeit graphisch dar (→ S. 10, Abb. 2).

Die beiden *Achsen*, auf denen in diesem Fall Temperatur und Zeit aufgetragen sind, nennt man allgemein *Koordinaten*, wobei die *senkrechte Achse Ordinate* (hier Temperatur), die *waagrechte Achse Abszisse* (hier Uhrzeit) genannt wird.

Auf der Abszisse wird meist die zuerst gewählte, veränderliche (variable) Größe x (hier Uhrzeit), auf der Ordinate die davon abhängige

10 Grundlagen

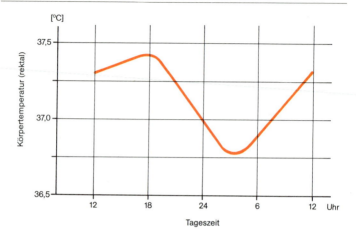

Abb. 2 Graphische Darstellung der (rektal gemessenen) *Körpertemperatur* (in Ruhe) in Abhängigkeit von der *Tageszeit*.

variable Größe y (hier Körpertemperatur) aufgetragen. Daher die Bezeichnung x-Achse für die Abszisse und y-Achse für die Ordinate.

Mit dieser graphischen Methode kann man alle möglichen Meßwerte gegen andere, jeweils zugehörige Meßwerte auftragen, z. B. Körpergröße gegen Lebensalter oder Lungenvolumen gegen intrapulmonalen Druck (→ S. 84).

Dabei kann man auch erkennen, ob sich die beiden *Meßgrößen* miteinander ändern (*korrelieren*) oder nicht: Trägt man z. B. auf der Ordinate (senkrecht) die Körpergröße auf, auf der Abszisse (waagrecht) das Alter, steigt die Kurve während des Körperwachstums an, ab ca. dem 17. Lebensjahr verläuft die Kurve jedoch *waagrecht*; das bedeutet, daß die Körpergröße in der ersten Phase vom Alter abhängig, in der zweiten (waagrechten) Phase jedoch weitgehend altersunabhängig ist. Eine Korrelation beweist für sich alleine allerdings keine *kausale* Abhängigkeit. So korrelierte z. B. im Elsaß für eine gewisse Zeit der Geburtenrückgang mit der zahlenmäßigen Abnahme der nistenden Störche.

Will man in ihrer Größe *sehr unterschiedliche Meßdaten* (1 bis 100 000 z. B.) auf einer Koordinate unterbringen, können entweder die kleinen Größen nicht mehr getrennt voneinander dargestellt werden, oder aber die Koordinaten werden zu lang. Man hilft sich in diesem Fall mit der Auftragung der Daten in Form ihrer *Potenzen* oder ihrer *Logarithmen* (→ S. 9): statt 1, 10, 100, 1000 usw. schreibt man 10^0, 10^1, 10^2, 10^3 usw. oder die Logarithmen 0, 1, 2, 3 usw., da $\log 1 = 0$, $\log 10 = 1$, $\log 100 = 2$ usw. In dieser Form sind also die *niedrigen Zahlen* relativ *genau darzustellen*, und trotzdem passen die großen Zahlen noch auf die (vernünftig lange) Koordinatenachse (→ z. B. Hörkurven, S. 317).

Grundlagen

Physikalische und chemische Grundprozesse des Lebens

Passive Transportprozesse

Ein fundamentaler Transportprozeß ist die **Diffusion** eines Stoffes. Sie kann dann ablaufen, wenn der Stoff am *Ausgangsort* höher konzentriert ist als am *Zielort*, d. h. wenn ein *Konzentrationsgefälle* besteht.

Stellt man z. B. Blumen auf den Tisch eines Zimmers, *durchdringt* der Duft der Blumen die Zimmerluft (auch ohne Luftbewegung!), d. h. der Duftstoff *diffundiert* vom Ort hoher Konzentration (Blumen) zum Ort niedriger Konzentration (Umgebung).

In Luft (und allgemein in Gasen) geht dieser Diffusionsprozeß relativ rasch vonstatten, in Flüssigkeiten weniger schnell und im Körpergewebe besonders langsam. Wie lange ein Stoff für die Diffusion braucht, hängt außerdem von der *Diffusionsstrecke* ab; auch die *Diffusionsfläche* spielt eine Rolle: Je größer die Austauschfläche zwischen dem Ort mit hoher und dem mit niedriger Konzentration ist, desto schneller findet die Diffusion statt. Die Diffusionsgeschwindigkeit ist außerdem von der *Art des diffundierenden Stoffes* abhängig. Sauerstoff z. B. diffundiert durch die Membran der Lungenbläschen (Alveolen; → S. 92) langsamer als CO_2.

Das *1. Ficksche Diffusionsgesetz* beschreibt diese Zusammenhänge quantitativ: Es besagt, daß die pro Zeiteinheit (t) diffundierte Stoffmenge Q proportional dem *Diffusionskoeffizienten* D, der Austauschfläche F und der Konzentrationsdifferenz ΔC und umgekehrt proportional der Diffusionsstrecke l ist:

$$\frac{Q}{t} = \frac{D \cdot F}{l} \cdot \Delta C \; [mol/s]. \quad (1)$$

D. h., je größer F, ΔC und D sind und je kleiner l ist, desto größer wird die diffundierte Stoffmenge/Zeit sein.

D enthält die allgemeine Gaskonstante (R, → S. 8), die absolute Temperatur (T), den Radius des diffundierenden Moleküls (r), die Viskosität der Membran (η) und den Öl-Wasser-Verteilungskoeffizienten (k), also ein Maß für die Lipoidlöslichkeit des diffundierenden Moleküls in der Phospholipidmebran:

$$D = R \cdot T \cdot k / (6 \pi \cdot \eta \cdot r) \; [m^2 \cdot s^{-1}]; \quad (2)$$

Da die Dicke der Membran meist als konstant angesehen werden kann, wird statt D/l oft der Permeabilitäts-Koeffizient (P) verwendet. Bezieht man nun noch die Transportrate Q/t auf die Fläche F, heißt die umgeformte Gleichung (1) dann:

$$\frac{Q}{t \cdot F} = P \cdot \Delta C \; [mol \cdot m^{-2} \cdot s^{-1}]. \quad (3)$$

Die pro Fläche und Zeit diffundierte Stoffmenge ($mol \cdot m^{-2} \cdot s^{-1}$) ist damit der Konzentrationsdifferenz (ΔC hier in mol/m^3) und dem Permeabilitätskoeffizienten (P, in m/s) proportional. Genaugenommen muß hier statt der Konzentration die *Aktivität* (→ S. 5) eingesetzt werden.

Infolge der elektrischen Ladung von Ionen kann deren Membrandurchlässigkeit auch mit der *elektrischen Leitfähigkeit* der Membran für dieses Ion beschrieben werden (→ S. 7 und S. 13f.).

Von einer „nicht-ionischen" (engl.: non ionic) **Diffusion** spricht man, wenn die ungeladene Form einer schwachen Säure (z. B. Harnsäure) oder Base (z. B. Ammoniak = NH_3) leichter durch eine Membran gelangt als die geladene Form. Für NH_3 z. B. ist die Membran also sehr viel durchlässiger als für NH_4^+ (→ S. 44f.). Da es vom pH-Wert der Lösung abhängt, ob solche Stoffe geladen sind oder nicht (pK-Wert, → S. 5), beeinflußt der pH-Wert die Diffusion schwacher Säuren und Basen.

Zum *Transport über weite Strecken* ist die Diffusion allerdings nicht geeignet: Während bei einzelligen Lebewesen (z. B. einer Amöbe) wegen der kurzen Entfernung zur Umwelt der Transport (z. B. von Sauerstoff) noch schnell genug mittels Diffusion ablaufen kann, sind bei einem vielzelligen Wesen zusätzliche Transportmechanismen notwendig. (Die Diffusion von Sauerstoff von der Körperoberfläche des Menschen zu seinen inneren Organen würde viele Monate dauern!).

Um solch große Strecken beim Stoff-

Grundlagen

transport zu überwinden, wird die Flüssigkeit oder das Gas *zusammen* mit dem darin befindlichen Stoff bewegt (Transport durch „Mitführung": **Konvektion**). Beispiele dafür sind der *Blutkreislauf* (→ S. 154ff.), die *Belüftung der Lunge* (→ S. 78f.), die *Ausscheidung des Urins* und des Stuhls usw.

Beim Kohlendioxidtransport z.B. (→ S.96) wechseln Diffusion (D.) und Konvektion (K.) miteinander ab: D. vom Gewebe ins Blut, K. mit dem Blut vom Gewebe zur Lunge, D. vom Blut in die Alveolarluft, K. mit der Luft von der Alveole ins Freie.

Auch beim Wärmetransport im Blut und bei der Wärmeabgabe in Form erwärmter Luft spricht man von Konvektion (→ S.192f.).

An verschiedenen Trennwänden im Organismus findet auch ein Transport durch **Filtration** statt. Voraussetzung dafür ist, daß die *Trennwand wasserdurchlässig* ist. Besteht dann ein *Druckunterschied* zwischen beiden Seiten der Trennwand (z.B. relativ hoher Blutdruck in den Blutkapillaren und kleiner Druck im Zwischenzellraum, → S.158), wird die Flüssigkeit durch die Wand *hindurchgepreßt*. Stoffe, für die die Poren in der Trennwand zu klein sind (in den Blutkapillaren z.B. für Eiweißkörper), bleiben zurück, während andere Stoffe mit kleinerer Molekülgröße (z.B. Na^+, Cl^-) mit ihrem Lösungsmittel durch die Trennwand filtriert werden, also auch einer Art Konvektion unterliegen (s.u.). Manche kleinmolekularen Stoffe, die an sich filtriert werden könnten, gehen mit den Eiweißkörpern des Plasmas eine Bindung ein: **Plasma- oder Proteinbindung**. Dadurch wird die freie Filtrierbarkeit solcher Stoffe z.B. am glomerulären Filter der Niere (→ S.120ff.) mehr oder weniger behindert.

Ein Beispiel soll dies demonstrieren: Aus dem Glomerulus der Niere werden rund 20% der durch die Niere fließenden Plasmaflüssigkeit und damit auch 20% eines frei filtrierbaren Stoffes abfiltriert. Ist dieser Stoff jedoch zu 9/10 an Plasmaproteine gebunden, sind nur 1/10 frei filtrierbar, d.h. nur 2% werden pro Nierenpassage filtriert.

Die Proteinbindung hat mehrere *Funktionen*: a) Sie schützt manche Stoffe vor der Ausscheidung (z.B. Häm), b) sie stellt die Transportform einiger Substanzen (z.B. Eisenionen) dar, c) sie stellt für wichtige Plasmaionen (z.B. Ca^{2+}, Mg^{2+}) einen sofort verfügbaren „Speicher" dar u.a.m. Medizinisch spielt die Plasmabindung auch eine wichtige Rolle bei der Gabe von Medikamenten, da deren proteingebundener Anteil auf der einen Seite weder pharmakologisch wirksam noch frei filtrierbar ist (verzögerte Ausscheidung durch die Niere), auf der anderen Seite jedoch als Allergen (→ S.72) wirken kann.

Beim Durchtritt von Wasser durch Epithelien (z.B. Darmwand, Nierentubulus) *können gelöste Substanzen „mitgerissen" werden*. Man spricht dann von einem Transport durch (engl.) **„solvent drag"**. Wieviel von dem gelösten Stoff jeweils so transportiert wird, hängt außer von der *Höhe des Wasserflusses* und der *Stoffkonzentration* davon ab, wie leicht die Teilchen des Stoffes durch die „Poren" in der Membran gelangen bzw. welcher Anteil beim Auftreffen auf die Membran nicht durchgelangt, also „reflektiert" wird. Ein Ausdruck dafür ist der *Reflexionskoeffizient* σ. Bei großen Molekülen, die völlig „reflektiert", d.h. die nicht durch „solvent drag" transportiert werden, beträgt σ = 1, bei kleineren Molekülen ist σ < 1. Für Harnstoff im proximalen Tubulus der Niere z.B. ist σ = 0,68.

Für *elektrisch geladene Stoffteilchen* (*Ionen*) kann eine **Potentialdifferenz**, z.B. an einer Zellmembran, eine treibende Kraft sein (→ S.7): Positiv geladene Ionen (Kationen) werden dann auf die negativ geladene Membranseite wandern, negativ geladene Ionen (Anionen) auf die positiv geladene Seite. Voraussetzung für einen solchen Transport ist allerdings, daß diese Membran für das zu transportierende Ion durchlässig ist, was aus der Höhe des *Permeabilitätskoeffizienten* (→ S.11) hervorgeht.

Die pro Zeiteinheit transportierte Ionenmenge hängt außer vom Permeabilitätskoeffizienten

Grundlagen 13

der Membran für diese Ionenart auch noch von der Ladung des Ions, von der Höhe der Potentialdifferenz und vom Mittelwert der Ionenkonzentration (besser: -aktivität, → S. 5) beidseits der Membran ab.

Einfacher läßt sich die Ionen-Durchlässigkeit einer Membran elektrisch definieren und zwar mit der *Leitfähigkeit* g (→ S. 7). Setzt man g statt des Widerstandes in das *Ohmsche Gesetz* (→ S. 7) ein, ergibt sich (s. a. S. 14):

g_{Ion} = Ionen-Strom/treibendes Potential; (4)

Unter **erleichterter** (engl. **facilitated**) **Diffusion** versteht man einen passiven Transport, der durch einen sog. *Carrier* (Trägermolekül) in der Membran vermittelt wird. Da die meisten, biologisch wichtigen Stoffe so polar sind, daß ihre einfache Diffusion (→ S. 11) durch die Membran viel zu langsam ablaufen würde, gibt es z. B. für Glukose, Na^+ u. v. a. in die Membran eingebaute Proteine, eben die Carriers, die das zu transportierende Molekül auf der einen Membranseite binden und sich auf der anderen Seite der Membran von ihm wieder trennen. Ob der Carrier dabei durch die Membran *diffundiert*, ob er *rotiert* oder ob er seine *Konformation ändert*, ist weitgehend unbekannt. Ein solcher Transport ist sättigbar und spezifisch für eine Stoffklasse mit enger struktureller Verwandtschaft. Er unterscheidet sich vom aktiven Transport (s. u.) dadurch, daß er nur „bergab", also entlang eines elektrochemischen Gradienten (→ S. 14) transportiert.

Aktiver Transport

An vielen Stellen im Organismus ist es nötig, Stoffe *gegen ein Konzentrationsgefälle* und/oder *gegen ein elektrisches Gefälle* (*Potential*) „bergauf" zu transportieren. Diese Aufgabe läßt sich *nicht* mit Hilfe passiver Transportprozesse (s. o.) lösen (die ja in der Gegenrichtung, d. h. „bergab", ablaufen), sondern nur mit sog. **aktiven Transportmechanismen**. Diese benötigen Energie, da sie den Stoff ja „bergauf" transportieren müssen. Ein beträchtlicher Teil der dem Körper in Form von Nahrung zugeführten chemischen Energie wird in universell verwendbare energiereiche Verbindungen (z. B. ATP, → S. 17) umgewandelt und u. a. für den aktiven Transport verbraucht. Beispiele für primär- oder sekundär-aktive Transportvorgänge sind der Na^+-, Glukose- und Aminosäurentransport aus dem Nierentubulus (→ S. 126 ff.), die Aufnahme dieser Stoffe aus dem Darm (→ S. 224 ff.), die Sekretion von Magensäure (→ S. 208), der Na^+-Transport an der Nervenmembran (→ S. 24 ff.) usw.

Solche *aktiven Transportmechanismen* sind u. a. *dadurch charakterisiert*, daß

- sie *sättigbar* sind, d. h. sie bewältigen nur eine bestimmte, maximale Transportrate (→ z. B. Glukoseresorption in der Niere, S. 128),
- sie mehr oder weniger *spezifisch* sind, d. h. daß nur bestimmte, chemisch meist sehr ähnliche Stoffe durch ein System transportiert werden (→ z. B. Ausscheidungsfunktion der Leber, S. 214 ff.),
- diese ähnlichen Stoffe oft unterschiedlich gut transportiert werden, d. h. daß diese Stoffe eine *unterschiedliche Affinität* ($\sim 1/K_m$; s. u.) zum Transportsystem besitzen,
- sie gehemmt werden, wenn die *Energieversorgung* der Zelle gestört ist.

Die Transportrate $J_{sätt}$ eines solchen sättigbaren Transportes errechnet sich meist nach der *Michaelis-Menten-Kinetik*:

$J_{sätt} = J_{max} \cdot C/(K_m + C)$ [mol $\cdot m^{-2} \cdot s^{-1}$],

wobei C die aktuelle Konzentration der zu transportierenden Substanz, J_{max} die maximale Transportrate der Substanz und K_m deren Konzentration bei Halbsättigung, d. h. bei $0.5 \cdot J_{max}$, bedeutet.

Entstehung elektrischer Potentiale durch Transportprozesse

Der **Transport von Ionen** bedeutet gleichzeitig auch eine Ladungsverschiebung, d. h. die Entstehung eines *Potentials*. Diffundieren z. B. K^+-Ionen aus der Zelle (→ S. 24), entsteht ein **Diffusionspotential**, bei dem die Zelle außen positiv gegenüber dem Zellinneren ist. Kann ein gleichgeladenes Ion in der Gegenrichtung oder ein gegensätzlich geladenes Ion (z. B. Cl^-) in der gleichen Richtung ebenfalls durch die Membran durchtreten, wird dieses Diffusionspotential nur vorübergehender Natur sein. Sind hingegen impermeable Ionen (z. B. intrazelluläre Proteine) oder solche Ionen im Spiel, die zwar in geringem Maß durchtreten können, aber aktiv wieder in die Gegenrichtung transportiert werden (z. B. Na^+), so bleibt das Diffusionspotential bestehen (→ S. 24). Dieses treibt aber nun die aus der Zelle herausdiffundierten K^+-Ionen (Diffusion entlang eines chemischen Gradienten) wieder zurück in die Zelle (potentialgetriebener Transport, → S. 12). Die K^+-Diffusion hält dann so lange an, bis die beiden Gradienten gleich groß, aber entgegengerichtet sind, d. h. bis ihre Summe oder der **elektrochemische Gradient** gleich Null ist. Es herrscht dann ein bestimmtes Verhältnis der Konzentration des Ions diesseits der Membran zu der jenseits der Membran (**Gleichgewichtskonzentration**) und ein bestimmtes Potential (**Gleichgewichtspotential**). Der Zusammenhang zwischen diesen beiden Größen wird durch die **Nernstsche Gleichung** beschrieben:

Das Gleichgewichtspotential E_x des Ions „x" zwischen der Innenseite (i) und der Außenseite (a) der Zellmembran läßt sich nach der **Nernstschen Gleichung** berechnen (s. a. S. 24):

$$E_x = R \cdot T \cdot (F \cdot z)^{-1} \cdot \ln([x]_a/[x]_i), \quad (5)$$

wobei R die allgemeine Gaskonstante (→ S. 8), T die absolute Temperatur (im Körper: 310 K), F die Faraday-Konstante, also die Ladung pro mol ($= 9{,}45 \cdot 10^4 \, A \cdot s \cdot mol^{-1}$), z die Ladungszahl des Ions ($+1$ für K^+, $+2$ für Ca^{2+}, -1 für Cl^- etc.), ln den natürliche Logarithmus und [x] die „effektive" Konzentration (= Aktivität, → S. 5) des Ions x bedeuten. Bei Körpertemperatur (310 K) ist $R \cdot T/F = 0{,}0267 \, V^{-1}$. Wandelt man nun noch $\ln[x]_a/[x]_i$ in $-\ln[x]_i/[x]_a$ und außerdem ln in log ($\ln = 2{,}3 \cdot \log$) um, so lautet die Nernstsche Gleichung nach Einsetzen in Gleichung (5):

$$E_x = -61 \cdot z^{-1} \cdot \log([x]_i/[x]_a) \, [mV]; \quad (6)$$

Ist „x" z. B. K^+ und beträgt $[K^+]_i = 150 \, mmol/kgH_2O$ und $[K^+]_a = 5 \, mmol/kgH_2O$, so beträgt das K^+-Gleichgewichtspotential $E_K = -90 \, mV$ (s. a. S. 24 u. S. 25B).

Bei seinem Gleichgewichtspotential bewegen sich also von den betreffenden Ionen genau so viele durch den chemischen Gradienten in der einen Richtung wie durch das Potential in der anderen Richtung zurückgetrieben werden. Die Summe beider, also der sog. **Netto-Ionenstrom** ist daher Null. Er wird aber von Null verschieden werden, wenn sich das aktuelle Membranpotential (E_m) vom Gleichgewichtspotential (E_x) wegbewegt. Das den Netto-Ionenstrom (I_x) **treibende Potential** ist also $E_m - E_x$. Das **Ohm'sche Gesetz** für den Ionenstrom (→ S. 13, Gleichung (4)) lautet somit:

$$g_x = I_x/(E_m - E_x); \quad (7)$$

(Einheiten: g_x/Membranfläche $[S \cdot m^{-2}]$; I_x/Membranfläche $[A \cdot m^{-2}]$; E [V].)

Bei der ruhenden Zelle (→ S. 24) ist E_m etwa $-70 \, mV$, E_K etwa $-90 \, mV$ und E_{Na} ca. $+70 \, mV$. D. h. für Na^+ besteht ein treibendes Potential von rund 140 mV, für K^+ eines (in der Gegenrichtung) von rund 20 mV. Ein großer I_{Na} wird in Ruhe nur deshalb vermieden, weil g_{Na} dabei sehr klein ist (ca. 1/10–1/100 von g_K). Öffnen sich hingegen beim Aktionspotential (→ S. 26) kurz die Na^+-Poren (Aktivation der Na^+-Kanäle; s. u.), so strömt Na^+ wegen des hohen treibenden Potentials sehr rasch in die Zelle ein.

Für Na^+, Ca^{2+}, K^+ und andere Ionen ist die „Leitfähigkeit" der Zellmembran meist mehr als eine einfache physikalische Gegebenheit. So wird in vielen Zellmembranen der passive Na^+-Einstrom über **Carrier** vermittelt, mit denen dann z. B. gleichzeitig Glukose „cotransportiert" oder H^+-Ionen in die Gegenrichtung gebracht werden können (→ z. B. S. 128). An anderen Zellmembranen (Nerv, Muskel) gibt es spezielle Kanäle für die einzelnen Ionenarten, wobei die Leitfähigkeit des Kanals steuerbar ist (s. u.).

Werden beim *aktiven Transport* von Ionen (z. B. Na^+) mit dem gleichen Transportmechanismus (*Carrier*) ein gegensätzlich geladenes Ion (z. B. Cl^-) in der gleichen Richtung oder ein gleichgeladenes Ion (z. B. H^+) in der Gegenrichtung im Ladungsverhältnis 1:1 transportiert, so ist das ein sog. **elektroneutraler Transport**. Werden hingegen vom Transportsystem z. B. 3 Na^+-Ionen in die eine und gleichzeitig 2 K^+-Ionen in die andere Richtung transportiert, wobei das überschüssig transportierte Na^+-Ion ein Potential erzeugt: **elektrogener** (oder **rheogener**) **Transport**.

Grundlagen

Steuerung der Ionendurchlässigkeit von Membranen

An bestimmten Zellen kann die Leitfähigkeit für Ionen dadurch *variiert* werden, daß **Kanäle** oder **Poren**, die meist für ein Ion oder eine Gruppe von Ionen *spezifisch* sind, durch eine Art „Tor" (engl.: **gate**) geöffnet und geschlossen werden können. Der Öffnungszustand dieser Poren kann durch die *Höhe des Zellpotentials* gesteuert (z. B. Nerven- und Muskelfaser) oder von einer *chemischen Substanz* beeinflußt werden (z. B. postsynaptische Wirkung von Azetylcholin, → S. 54). Bei der Erregung des *Herzmuskels* z. B. öffnen sich (relativ langsam) Ca^{2+}-Kanäle, gleichzeitig sinkt die Porendurchlässigkeit für K^+. Die Na^+-Kanäle werden in diesem Fall sehr schnell, aber nur für ganz kurze Zeit geöffnet. Man glaubt, daß solche Na^+-Poren zwei hintereinanderliegende „Tore" haben, von denen in Ruhe eines offen und eines geschlossen ist. Die Erregung (Depolarisation, → S. 26) öffnet („*aktiviert*") das zuvor geschlossene und schließt („*inaktiviert*") gleich darauf das zuvor offene „Tor". In der kurzen Zeit zu Beginn des Aktionspotentials, in der beide offen sind (hohe Na^+-Leitfähigkeit, → S. 26), strömt Na^+ schlagartig in die Zelle ein.

In präsynaptischen Nervenenden öffnet ein eintreffendes Aktionspotential Ca^{2+}-Poren; Ca^{2+} strömt ein und aktiviert die Freisetzung von Neurotransmittern (→ z. B. S. 56) oder die Ausschüttung von Hormonen (z. B. am Hypophysenhinterlappen, → S. 240). Auch an exokrinen Zellen (z. B. im Pankreas) wird die *Exozytose* durch Ca^{2+}-Einstrom gesteuert (s. u.). Die potential gesteuerte Öffnung der Ca^{2+}-Poren in den longitudinalen Tubuli der Skelettmuskeln ist der Auslöser für die Muskelkontraktion (→ S. 36ff.).

Es ist also ein ganz allgemeines Prinzip im Organismus, durch *aktive Ionen-„Pumpen"* relativ langsam (z. B. Na^+-K^+-ATPase: ca $1 \mu mol \cdot m^{-2} \cdot s^{-1}$) elektrochemische Gradienten aufzubauen (Zellinneres Na^+-arm) und dann den erreichten elektrochemischen Gradienten durch Regelung der passiven Membrandurchlässigkeit (Poren) für *schnelle Ionenflüsse* auszunützen (z. B. Na^+-Einstrom beim Aktionspotential: ca. $1 \, mmol \cdot m^{-2} \cdot s^{-1}$).

Rolle der Ca^{2+}-Ionen bei der Regulation zellulärer Prozesse

Ca^{2+} ist im Plasma zu etwa 50% an Proteine gebunden, zu 50% liegt es in freier Form vor (→ S. 151). In der Zwischenzellflüssigkeit überwiegt wegen der geringen Proteinkonzentration bei weitem die freie Form (ca. 2,9 mmol/l). Im *Zytoplasma*, also im Zellinneren, herrscht hingegen eine um mehrere Größenordnungen *niedrigere Konzentration* (ca. 0,1–0,01 µmol/l); es ist dies die Folge aktiver Transportprozesse, die Ca^{2+} laufend aus dem Zytoplasma entfernen.

Die intrazelluläre Ca^{2+}-Konzentration wird durch einen mehr oder minder großen passiven Ca^{2+}-**Einstrom** aus dem Extrazellulärraum (s. vorigen Abschnitt) oder aus anderen Ca^{2+}-Reservoirs **geregelt**. Dieser Einstrom wird z. B. durch *Aktionspotentiale* (→ S. 164) oder durch solche *Transmitter* oder *Hormone* ausgelöst, für die an der Außenseite der Zellmembran Rezeptoren vorhanden sind (z. B. für Azetylcholin, → S. 202).

Beim Eintreffen eines Aktionspotentials strömt im **Skelettmuskel** Ca^{2+} aus den longitudinalen Tubuli, einem speziellen, bläschenartigen Ca^{2+}-Reservoir, in die Muskelzelle ein, wird dort an *Troponin C* gebunden und löst somit die Muskelkontraktion aus (elektromechanische Koppelung, → S. 36ff.)

Am **Herzmuskel** stammt das einströmende Ca^{2+} ebenfalls aus den longitudinalen Tubuli. Der Anstieg der intrazellulären Ca^{2+}-Konzentration führt auch hier zur Kontraktion; der hier zusätzliche, langsame Ca^{2+}-Einstrom aus dem Extrazellulärraum während der Erregung hat zur Folge, daß das Aktionspotential des Myokards ein besonders lan-

16 Grundlagen

ges (200–500 ms) *Plateau* besitzt, ein Umstand, der die Grundlage der „Alles- oder-Nichts"-Kontraktion des Herzens bildet (→ S. 164). Außerdem beeinflußt die intrazelluläre Ca^{2+}-Konzentration die Kontraktionsstärke des Myokards (→ S. 166).

Am **glatten Muskel** wird durch ein Aktionspotential, einen Transmitter oder ein Hormon ebenfalls ein Ca^{2+}-Einstrom ausgelöst. Der primäre, **intrazelluläre Rezeptor für Ca^{2+}** ist hier (wie an vielen anderen Zellen) wahrscheinlich das **Calmodulin**.

Dieses Protein mit einem Molekulargewicht von 16 700 hat eine starke strukturelle Ähnlichkeit mit Troponin C (→ S. 36ff.) und bindet pro mol 4 mol Ca^{2+}. Der **Ca^{2+}-Calmodulin-Komplex** bildet zusammen mit einem weiteren Protein ein Enzym (**M**yosin **l**ight **c**hain **k**inase [MLCK]), das in der Lage ist, das leichte Meromyosin (→ S. 34) oder die „leichte Kette" (engl.: light chain) des Myosins zu phosphorylieren. Myosin ändert daraufhin seine Konformation, was es dem Aktin in der Folge ermöglicht, die ATPase des Myosins zu aktivieren; damit kommt es zur Kontraktion. Ein Absinken des Ca^{2+} und eine Dephosphorylierung des Myosins durch ein weiteres Enzym (**M**yosin **l**ight **c**hain **p**hosphatase [MLCP]) beendet die Kontraktion wieder und der Muskel erschlafft.

Bei der Kontraktion des glatten Muskel scheint Calmodulin also eine ähnliche Rolle zu spielen wie das Troponin C beim Skelettmuskel, obwohl dessen Aktivierung etwas anders abläuft (→ S. 36ff.). Die Bewegung der *Spermien* wird ebenfalls durch Ca^{2+} und Calmodulin ausgelöst.

Auch die **Exozytose** der sekretorischen Zellen (z. B. Speicheldrüsen, → S. 202) ist wahrscheinlich eine primitive Art von Motorik. Ca^{2+}-Einstrom und Calmodulin-Ca^{2+}-Bindung beeinflussen hier das *Mikrotubulus-Mikrofilament-System*, über das in noch nicht geklärter Weise offenbar die Exozytose gesteuert wird. Auslöser für den Ca^{2+}-Einstrom ist auch in diesem Fall meist die Bindung von *Hormonen* an extrazelluläre Hormonrezeptoren. Damit spielt Ca^{2+} bei der Wirkung eines solchen Hormones („Erster Bote") in der Zielzelle die Rolle eines „Zweiten Boten" (engl.: **Second messenger**). Eine ganz ähnliche Aufgabe für die Wirkung von Peptidhormonen und Katecholaminen hat zyklisches Adenosinmonophosphat (cAMP, → S. 242). An vielen Zellen löst das eine Hormon den Ca^{2+}-Einstrom, ein anderes Hormon die cAMP-Bildung aus. Die beiden „Second messenger" wirken dann entweder antagonistisch oder synergistisch auf den Zellstoffwechsel ein. Die antagonistische Wirkung beruht evtl. z. T. darauf, daß der Ca^{2+}-Calmodulin-Komplex das Enzym Phosphodiesterase aktiviert, welches für den Abbau von cAMP verantwortlich ist (→ S. 242). Darüber hinaus spielt der Ca^{2+}-Calmodulin-Komplex eine gewisse Rolle beim *Zellwachstum*. Er reguliert auch eine ganze Reihe weiterer *Enzyme*, sei es in Leber, Niere, Herz, Pankreas, Gehirn, Spermien, Thrombozyten etc.

Ca^{2+} ist damit ganz allgemein ein wichtiger Regulator des intrazellulären Stoffwechsels.

Energiegewinnung und -umwandlung

Leben ist ohne Zufuhr von Energie (Arbeitsvermögen) nicht möglich. Energie braucht der Organismus z. B. für aktive Resorptionsvorgänge, für die Erregbarkeit von Nervengewebe, für die Bewegung der Muskeln (Herz, Skelett, Darm), bei der Atmung usw.

Energie kommt in verschiedener Form vor, u. a. als

- *mechanische Energie,*
- *elektrische Energie,*
- *chemische Energie,*
- *Wärmeenergie.*

Dabei kann *eine Energieform* in eine oder mehrere *andere Energieformen* übergeführt werden. Ein Wasserkraftwerk etwa verwandelt die mechanische Energie des fallenden Wassers in elektrische Energie, die z. B. im Haushalt

Grundlagen 17

beim Kochen weiter in Wärmeenergie umgewandelt wird.

Der Körper nimmt *vorwiegend chemische Energie* in Form von Nahrungsstoffen auf (→ S.196ff.). Diese chemische Energie wird z. b. am Muskel in mechanische Energie, an der Nervenzelle in elektrische Energie umgewandelt. Dabei werden die energiereichen Nahrungsstoffe (Fette, Eiweißstoffe, Kohlenhydrate) in energiearme Verbindungen (Harnstoff, Kohlendioxid) abgebaut, die der Körper wieder (mit Harn bzw. Atemluft) ausscheidet.

Nicht sofort verbrauchte Energie kann vorübergehend in Form von *energiereichen, chemischen Verbindungen*, z. B. **A**denosin**tri**phosphat (**ATP**), gespeichert werden. Bei jeder dieser Energieumwandlungen entsteht auch Wärmeenergie (man sagt deshalb auch, die Nahrungsstoffe werden „verbrannt"). Wärme(-energie) ist bei kühler Umgebung nötig, um die Körpertemperatur auf rund 37 °C zu halten (→ S.194). Meist entsteht aber unnütz viel Wärme (z. B. bei körperlicher Arbeit oder höheren Außentemperaturen). Diese Wärmeenergie gibt der Körper an seine Umgebung ab, was an sich eine Energievergeudung, aber wegen der Überhitzungsgefahr des Körpers nötig ist (→ S.192).

Energie wird in Joule (J) oder Wattsekunden (Ws) gemessen, die Maßeinheit Kalorie soll nicht mehr verwendet werden (→ S.3).

Informationsübertragung und Steuerung

Ein so komplizierter Mechanismus wie ihn der Organismus darstellt, ist ohne *Steuerung* seiner Einzelfunktionen nicht denkbar. Zu dieser Steuerung ist es nötig, daß *Informationen* weitergeleitet werden, und zwar von der Steuerungszentrale zum ausführenden Organ und umgekehrt.

Die **Rückmeldung** vom ausführenden Organ dient der Steuerungszentrale zur Überprüfung, inwieweit der ursprüngliche Steuerungsbefehl ausgeführt wurde, und führt, wenn nötig, zu einer Nachregelung. Ein solches *Steuerungssystem mit Rückmeldung* wird **Regelkreis** genannt.

Regelkreise spielen im Organismus eine sehr große Rolle: Jede Muskelbewegung z. B., das Körpergleichgewicht, das Blutvolumen, der Blutdruck, der Sauerstoffgehalt des Blutes, der pH-Wert, die Körpertemperatur, der Blutzuckerspiegel und sehr viele andere Größen werden im Körper geregelt. Der Regelkreis läuft dabei entweder im Organ selbst (*Autoregulation*) oder über ein *übergeordnetes Organ* (Zentralnervensystem, Hormondrüsen) ab.

Der Steuerungsbefehl wird von der Steuerungszentrale (hier wird bestimmt, was das *Regelziel* ist) zum ausführenden Organ (oder Organteil) übertragen und von diesem befolgt. Die neue Situation wird mit Fühlern (*Rezeptoren*) gemessen, das Meßergebnis zur Zentrale zurückgemeldet und dort mit dem ursprünglichen Regelziel (**Sollwert**) verglichen. Stimmt das Ergebnis noch nicht mit dem Regelziel überein, wird noch einmal nachgeregelt usw.

Die Information zwischen diesen Stationen läuft über

● Nerven (→ S. 22) oder

● auf dem Blutweg über Hormone (→ S. 232).

Bei kurzen Übertragungsstrecken innerhalb eines Organs kann der Informationsfluß auch durch

● Diffusion

eines Stoffes stattfinden.

Grundlagen

Die Zelle

Die Zelle ist die **kleinste Einheit** des Lebendigen, d. h., die Zelle (und keine kleinere Einheit) ist in der Lage, alle Funktionen des Organismus, also *Stoffwechsel, Wachstum, Bewegung, Vermehrung* und *Vererbung* (*W. Roux*), zu erfüllen. Wachstum, Vermehrung und Vererbung sind durch **Zellteilung** möglich.

Trotz teilweiser Spezialisierung der Zellen zeigen sie in ihren Bestandteilen (**Zellorganellen**) viele Gemeinsamkeiten.

Der **Zellkern** enthält Kernsaft (*Karyolymphe*), das *Chromatingerüst* und den Kernkörper (*Nukleolus*). Chromatin enthält die Träger der erblichen Information, die *Desoxyribonukleinsäuren* (**DNA, DNS**).

Jeweils 2 DNA-Stränge (*Doppelhelix*; bis zu 7 cm Länge) sind so gerollt und gefaltet, daß die 10 µm langen **Chromosomen** entstehen. Der Mensch besitzt 46 Chromosomen: zweimal 22 *Autosomen* und 2 *X-Chromosomen* (Frau) bzw. *1 X-* und *1 Y-Chromosom* (Mann). Der **Nukleolus** enthält *Ribonukleinsäure* (**RNA, RNS**) und zwar sog. Messenger (Boten-, Matrizen-)-RNA (**mRNA**). mRNA überbringt die genetische Information, die ihr von den DNA-Molekülen übergeben wurde (*Transkription*), zu den *Ribosomen*, wo die Information zur *Proteinsynthese* verwendet wird (*Translation*). mRNA und andere große Moleküle passieren die doppelschichtige *Kernmembran* (→ **A**) durch sog. *Kernporen*. Transfer-RNA (**tRNA**) vermittelt die Übertragung einzelner Aminosäuren bei der Proteinsynthese, zu der außerdem die ribosomale RNA (**rRNA**) notwendig ist.

Das **rauhe endoplasmatische Retikulum** (**RER**, → **A–C**) besteht aus flachen Bläschen, deren miteinander verbundene Innenräume (*Zisternen*) eine Art *Kanalnetz* durch die Zelle bilden. In vom RER abgespaltenen Bläschen (s. u.) werden in erster Linie die an den Ribosomen gebildeten Proteine transportiert. **Ribosomen** sind meist außen an das RER angeheftet (daher *rauhes* ER, → **A** u. **C** [RER]). ER ohne Ribosomen wird *glattes ER* genannt. Hier werden in erster Linie Lipide synthetisiert (z. B. für die Lipoproteine, → S. 220ff.).

Der **Golgi-Apparat** (→ **A–C**) besteht aus gestapelten, flachen Bläschen, von denen sich kleinere Bläschen abschnüren. Er dient hauptsächlich Sekretionsvorgängen und übernimmt z. B. Proteine vom RER, produziert Polysaccharide, konzentriert diese Stoffe und umgibt sie mit einer Membran. Die entstehenden **Sekretgranula** wandern zur Zellgrenze (→ **B**) und werden dort nach außen abgegeben: **Exozytose** (z. B. Hormonsekretion; → z. B. S. 251).

Die **Mitochondrien** (→ **A** u. **C**) sind u. a. der Ort der Kohlenhydrat- und Lipidoxydation (-verbrennung) zu CO_2 und H_2O unter O_2-Verbrauch.

Der *Zitronensäurezyklus*, die *Atmungskette* und die damit verknüpfte *ATP-Bildung* laufen u. a. dort ab. Reich an Mitochondrien sind stoffwechselintensive Zellen, z. B. Leberzellen oder Epithelzellen mit *Transportaufgaben* (→ **C**). Die Mitochondrien sind von einer glatten **äußeren Membran** umgeben; ihr folgt eine **innere Membran**, die zur Oberflächenvergrößerung tief gefaltet ist (*Cristae*). Im Gegensatz zur äußeren Membran ist die innere Membran sehr dicht. Sie läßt praktisch nur Stoffe durch, für die dort aktive Transportmechanismen (→ S. 13) existieren (Malat, Pyruvat, Zitrat, Ca^{2+}, Phosphat, Mg^{2+} u.v.a.).

Die Mitochondrien gehen stammesgeschichtlich wahrscheinlich auf intrazelluläre Bakterien zurück, die ursprünglich mit der Zelle in Symbiose lebten (*Symbiontenhypothese*). Ein Relikt sind die (bakterielle) DNA und die Doppelmembran der Mitochondrien. Sie sind außerdem in der Lage, selbst Proteine zu synthetisieren.

Lysosomen sind enzymhaltige Bläschen (Vesikel). Sie entstammen meist dem ER oder dem Golgi-Apparat (*primäre Lysosomen*) und dienen dem Proteintransport und dem *Abbau* von Stoffen, die durch *Phagozytose* (→ S. 66) oder *Pinozytose* (→ z. B. S. 128) in die Zelle aufgenommen wurden (*sekundäre Lysosomen*; → **B**). Auch der *Abbau zelleigener Organellen* erfolgt in solchen Vesikeln (*Zytolysome* oder *autophagische Vakuolen*). „Unverdauliche" Bestandteile werden wieder zur Zellgrenze transportiert und nach außen abgegeben (*Exozytose;* → **B**).

Die *Zentriolen* (→ **A**) spielen bei der Zellteilung eine Rolle, die *Mikrotubuli* dienen u. a. der Zellversteifung.

Grundlagen 19

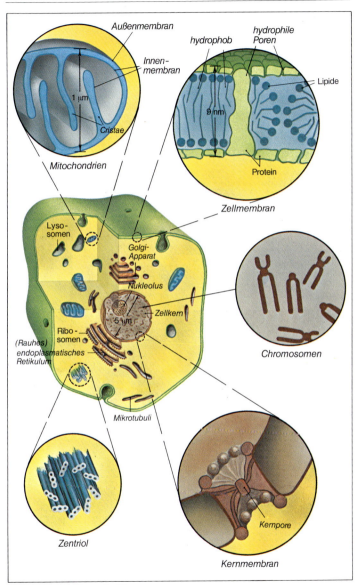

A. Zellaufbau (schematisch)

20 Grundlagen

Die Flüssigkeit in der Zelle wird **Zytoplasma** genannt.

Die **Zellmembran**, ob glatt oder tief gefaltet (z. B. *Bürstensaum* und *basales Labyrinth*; → **C**), besteht aus Phospholipiden, Cholesterin(-ol) und anderen Lipiden, deren hydrophobe (wasserabstoßende) Molekülanteile in einer *Doppelschicht* einander zugekehrt sind, während die hydrophilen (wasserfreundlichen) Anteile der wäßrigen Umgebung zugewandt sind. In diese Lipidmembran eingelagert sind Proteine (z. T. beweglich, → z. B. S. 242), von denen ein Teil durch die ganze Lipid-Doppelschicht hindurchreichen (→ **A**) und z. B. als Poren für den Durchlaß von polaren (und daher hydrophilen) Ionen dienen (→ S. 15). Eventuell kurzzeitig entstehende „Löcher" in der Membran, die durch einander zugekehrte hydrophile Lipidanteile begrenzt sind (→ **A**), spielen wahrscheinlich keine wesentliche Rolle für den Durchtritt polarer Substanzen.

Die Zellmembran dient u. a. der *Abschirmung* des Zellinneren gegen den Extrazellulärraum, dem *Stofftransport* (→ S. 11ff.), dem *Erkennen* von Hormonen (→ S. 234ff.) und dem *Aneinanderheften* der Zellen.

Die Aufnahme der Tafel **C** zeigt Zellen des proximalen Tubulus (→ S.120) der Rattenniere. Diese auf Transportaufgaben (→ S.126ff.) spezialisierte Zelle hat durch Einfaltung sowohl zum Tubuluslumen hin (*Bürstensaum*) als auch zur Blutseite hin (*basales Labyrinth*) eine ca. 30–60fach vergrößerte Oberfläche der Zellmembran. Zu erkennen sind außerdem die vielen *Mitochondrien* (Ort der Produktion von ATP, hier hauptsächlich als Energielieferant für aktive Transportprozesse), mehrere *Lysosomen* und ein *Zytolysom*, Golgi-Apparate, das ribosomenbesetzte (rauhe) *endoplasmatische Retikulum* (RER), *freie Ribosomen* und die Grenze zwischen zwei Zellen. An der *Zonula occludens* („tight junction") ist die Verkittung der beiden Zellen relativ dicht. Die *Zellkerne* liegen außerhalb des Bildrandes. (Die Aufnahme wurde freundlicherweise von Univ. Doz. Dr. W. Pfaller, Innsbruck, zur Verfügung gestellt.)

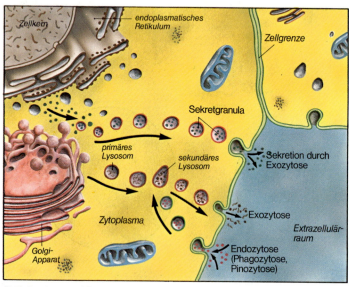

B. Endozytose und Exozytose

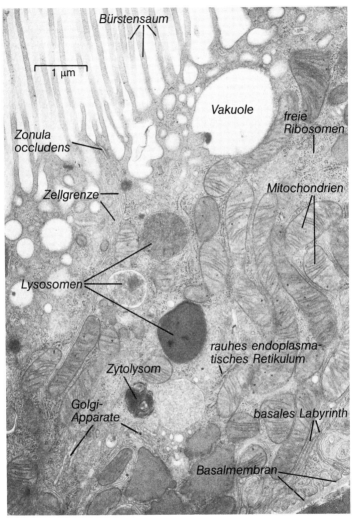

C. **Zellaufbau, elektronenmikroskopisch** (Vergrößerung 13000fach)

Nerv und Muskel

Bau und Funktion der Nervenzelle

Eine erregbare Zelle reagiert auf einen Reiz mit einer Änderung ihrer elektrischen Membraneigenschaften. Beim Menschen finden sich zweierlei Typen erregbarer Zellen: a) **Nervenzellen**, die *Impulse übertragen* und im Zellverband *modifizieren* können, b) **Muskelzellen**, die auf diese Impulse mit einer *Kontraktion* antworten.

Das menschliche Nervensystem besteht aus mehr als $2 \cdot 10^{10}$ Nervenzellen (Neuronen). Das **Neuron** (→ **A**) ist *die strukturelle und funktionelle Einheit des Nervensystems*. Ein typisches (motorisches) Neuron hat einen Zellkörper (**Soma**, → **A**), der zwei Arten von *Fortsätzen* hat: a) das **Axon** (**Neurit**) und b) die **Dendriten** (→ **A**). Das **Soma** besitzt, wie die meisten anderen Zellen, einen Zellkern, Mitochondrien (→ MI in **C**) usw. und zusätzlich sog. *Neurofibrillen* und *Neurotubuli* (→ **A** u. **C**). Über die **Dendriten** (→ **A**) nimmt die Nervenzelle Signale von anderen Nerven auf. Das **Axon**, das am *Axonhügel* (→ **A**) des Somas entspringt und sich in seinem Verlauf oft in **Kollateralen** (→ **A**) aufsplittert, überträgt das Nervensignal auf andere Nerven-, Muskel- oder Drüsenzellen. Axon und Kollaterale enden mit sog. **Endknöpfen** (→ **A**) an der Synapse (s. u.) und nehmen dabei Verbindung zum Soma, zu den Dendriten oder zum Axon des nächsten Neurons auf.

Vom Soma zu den Enden der Dendriten und des Axons hin (und z. T. umgekehrt) kann ein sog. **axoplasmatischer Transport** von Proteinen, Aminosäuren, Übertragersubstanz u. a. durch *Neurotubuli* beobachtet werden. Eine *langsame* (bis 5 mm/Tag) und eine *schnelle Komponente* (bis 500 mm/Tag) können dabei unterschieden werden. Der Mechanismus dieser Transportsysteme und deren Aufgaben (evtl. für Zellernährung, Wachstum und für eine Langzeitänderung der Erregungseigenschaften) sind noch nicht eindeutig geklärt.

Die Zellmembran des Somas setzt sich als *Axolemma* (→ **A** u. AL in **C**) entlang des Axons fort, das wiederum von sog. **Schwannschen Zellen** (→ **A** u. SZ in **C**) umgeben ist (Axon + Hülle = Nervenfaser). Bei einem Teil der Neuronen bilden die Schwannschen Zellen sehr viele konzentrische Schichten um das Axon herum, die sog. **Myelin-** oder **Markscheide** (→ **C**). Sie wirkt als *Isolator* für Ionenströme (hydrophobe Lipide) und ist entlang des Axons ca. alle 1,5 mm an den sog. **Ranvierschen Schnürringen** (→ **A**) unterbrochen. Diesen **markhaltigen (myelinisierten) Nervenfasern** mit einer relativ *hohen Leitungsgeschwindigkeit* stehen die **marklosen Nervenfasern** (→ **C**) mit *geringerer Leitungsgeschwindigkeit* gegenüber; diese ist darüber hinaus um so kleiner, je geringer der *Durchmesser der Nervenfaser* ist (→ S. 29: **C**).

Die **Synapse** (→ **A** u. **B**) ist die Kontaktstelle des Axons einer Nervenzelle mit einem anderen Neuron, aber auch mit Muskelzellen (→ S. 32) oder Drüsenzellen. Bei den Säugern findet an der Synapse (mit ganz wenigen Ausnahmen) keine elektrische, sondern nur eine **chemische Übertragung** statt. Dabei wird durch das elektrische Signal im Axon aus **Vesikeln** (Bläschen) an der **präsynaptischen Membran** ein **Überträgerstoff** (**Transmitter**) freigesetzt, der durch den *synaptischen Spalt* (10–40 nm) zur **postsynaptischen Membran** diffundiert und dort wiederum elektrische Veränderungen bewirkt (→ **B**). Je nach Art des Überträgerstoffes (Azetylcholin, Noradrenalin, Dopamin, Glyzin, Glutaminsäure, γ-Aminobuttersäure u. a.) wird dabei die synaptische Übertragung gehemmt oder gefördert (→ S. 30ff.).

Synapsen lassen das Signal nur in einer Richtung durch, d. h. sie haben **Ventilfunktion**, ohne die eine geordnete Informationsübertragung nicht möglich wäre. Synapsen sind außerdem der Ort, wo die neuronale Signalübertragung *durch andere Nerven modifiziert* werden kann.

Nerv und Muskel 23

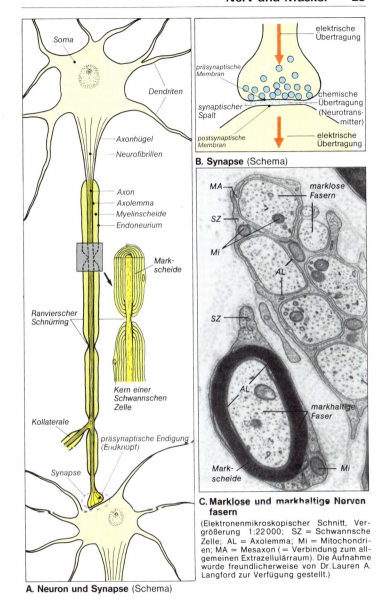

A. Neuron und Synapse (Schema)

B. Synapse (Schema)

C. Marklose und markhaltige Nervenfasern

(Elektronenmikroskopischer Schnitt, Vergrößerung 1:22000; SZ = Schwannsche Zelle; AL = Axolemma; Mi = Mitochondrien; MA = Mesaxon (= Verbindung zum allgemeinen Extrazellulärraum). Die Aufnahme wurde freundlicherweise von Dr. Lauren A. Langford zur Verfügung gestellt.)

Ruhemembranpotential

An der Membran lebender Zellen ist ein Potential (→ S. 7) meßbar. Dieses sog. **Ruhemembranpotential** beträgt bei Muskel- und Nervenzellen je nach Zelltyp **60–100 mV (Zellinneres negativ)**. Die Ursache des Ruhemembranpotentials ist eine *ungleiche Ionenverteilung* (→ **B**) zwischen der intrazellulären Flüssigkeit (**IZF**) und der extrazellulären Flüssigkeit (**EZF**).

Da die anionischen Proteine und Phosphate der IZF (→ S. 65,B) die Zelle nicht verlassen können, würden sich auch die diffusiblen Ionen schon rein passiv *ungleich verteilen* (Gibbs-Donnan-Verteilung; → **A1**)

$[K^+ + Na^+]_{IZF} > [K^+ + Na^+]_{EZF}$,
$[Cl^-]_{IZF} < [Cl^-]_{EZF}$

Folgende Phänomene tragen darüber hinaus zum Ruhemembranpotential bei (s. a. S. 11 ff.):

1. Durch **aktiven Transport** wird laufend **Na$^+$** aus der Zelle und **K$^+$** in die Zelle „gepumpt" (→ **A2**), so daß im Zellinneren die „effektive" K$^+$-Konzentration (→ S. 5) rund 35mal höher, die Na$^+$-Konzentration jedoch ca. 20mal niedriger als außen ist (→ **B**). Die sog. **Na$^+$-K$^+$-ATPase** ist daran wesentlich beteiligt.

2. Unter Ruhebedingungen ist die Zellmembran *für Na$^+$-Ionen nur wenig durchlässig* (d. h. die Na$^+$-Leitfähigkeit [g_{Na}] ist klein), so daß das Na$^+$-Konzentrationsgefälle (→ **A3–A5**) durch passive Rückdiffusion nicht gleich wieder aufgehoben werden kann.

3. Für die negativ geladenen **Proteine** und organischen **Phosphate** ist die Zellmembran *außerordentlich wenig permeabel* (→ **A4** u. **A5**).

4. Die Zellmembran ist für **K$^+$** *relativ gut durchlässig* ($g_K \gg g_{Na}$). Wegen des hohen Konzentrationsgefälles (→ Punkt 1) diffundieren daher K$^+$-Ionen von der IZF zur EZF (→ **A3**). Schon die Diffusion weniger K$^+$-Ionen führt wegen der positiven Ladung des K$^+$ zu einer *Ladungsverzerrung* (**Diffusionspotential**) an der Membran, da der überwiegende Teil der intrazellulären Anionen nicht folgen und auch nur eine wenig wirksame Diffusion von Na$^+$ (→ Punkt 1 u. 2) stattfinden kann. Dieses Diffusionspotential steigt so lange an, bis der weitere K$^+$-Ausstrom (getrieben durch den Konzentrationsgradienten) durch das steigende Potential verhindert wird.

Da die Zellmembran auch *für Cl$^-$ relativ gut permeabel* ist (s. u.), treibt das steigende Potential das Cl$^-$ entgegen seinem chemischen Gradienten aus der Zelle hinaus (→ **A4**). Der Diffusion von K$^+$ (chemischer Gradient) wirkt zunehmend das entstehende Potential, der Diffusion von Cl$^-$ (potentialgetrieben) zunehmend sein eigener chemischer Gradient entgegen. Schließlich stellt sich das **Gleichgewichtspotential für K$^+$ (E_K)** und Cl$^-$ (E_{Cl}) ein. Beim E_K ist die treibende Kraft der K$^+$-Auswärtsdiffusion (chemischer Gradient) genauso groß wie die zurücktreibende Kraft des Potentials (elektrischer Gradient), d. h. der elektrochemische Gradient für K$^+$ ist 0. Gleiches gilt für E_{Cl}. Das Gleichgewichtspotential E kann mit der **Nernstschen Gleichung** berechnet werden (→ S. 14).

Trotz der in Ruhe sehr geringen Na$^+$-Permeabilität diffundieren doch laufend Na$^+$-Ionen ins Zellinnere (hoher elektrischer und chemischer Gradient! → **A5** u. S. 14). Das **Ruhemembranpotential** ist dadurch gewöhnlich etwas weniger negativ als E_K.

Wegen der relativ hohen Durchlässigkeit der Zellmembran für **Cl$^-$** (in Nervenzellen weniger als für K$^+$, in Muskelzellen mehr als für K$^+$) wird sich Cl$^-$ zwischen IZF und EZF so verteilen, daß das Cl$^-$-Gleichgewichtspotential E_{Cl} gleich dem Ruhemembranpotential ist. Ist das aus der Cl$^-$-Verteilung errechnete E_{Cl} allerdings kleiner oder größer als das Ruhemembranpotential, läßt dies auf einen Cl$^-$-Transport gegen einen elektrochemischen Gradienten, also auf einen (meist sekundär) aktiven Cl$^-$-Transport schließen (→ S. 132).

Während alle lebenden Zellen ein (Ruhe-) Membranpotential aufweisen, haben die erregbaren Zellen (Nerv, Muskel) die Eigenschaft, die Ionenleitfähigkeiten ihrer Membran auf einen Reiz hin zu verändern, was wesentliche Potentialveränderungen zur Folge hat (→ S. 26).

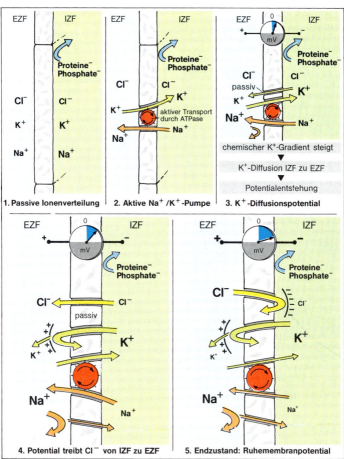

A. Ursachen und Folgen des Ruhemembranpotentials

	„Effektive" Konzentration (mmol/kg H_2O)		Gleichgewichts-potential
	Interstitium (EZF)	Zelle (IZF)	
K^+	4,5	160	-95 mV
Na^+	144	7	$+80$ mV
H^+	$4 \cdot 10^{-5}$ (pH 7,4)	10^{-4} (pH 7,0)	-24 mV
Cl^-	114	7	-80 mV
HCO_3^-	28	10	-27 mV

B. Typische „effektive" Konzentrationen und Gleichgewichtspotentiale wichtiger Ionen im Skelettmuskel (37 °C) (nach Conway)

Nerv und Muskel

Aktionspotential

Wird eine erregbare Zelle gereizt, ändern sich an ihrer Membran das Potential und die Ionenleitfähigkeit (g; → S. 14). Ist der Reiz stark genug, kommt es zu einem sog. **Aktionspotential** (**AP**), das im *Nerv* das weitergeleitete Signal darstellt und am *Muskel* zur Kontraktion führt. Beim AP spielen sich folgende Vorgänge ab: Durch den Reiz wird das (negative) *Ruhemembranpotential* (→ S. 24) in Richtung 0 mV *verringert* (**Depolarisation**), wobei bald ein kritischer Wert, das sog. **Schwellenpotential**, erreicht wird (→ **B**). Wird diese Schwelle überschritten, kommt es zu einem lawinenartigen **Anstieg der Na^+-Leitfähigkeit (g_{Na}**; → **A2** u. **B**). Dadurch bricht das Membranpotential sehr rasch zusammen (**Depolarisationsphase** des AP) und erreicht vorübergehend sogar *positive* Werte (*Überschuß*, engl.: **Overshoot**) (→ **B**). g_{Na} sinkt schon vor Erreichen des Overshoots wieder (Inaktivation nach <1 ms) und gleichzeitig **steigt die K^+-Leitfähigkeit (g_K)** an (→ **A3** u. **B**), was zum Wiederaufbau des Ruhemembranpotentials (**Repolarisationsphase**) beiträgt. Wegen der noch anhaltenden Erhöhung von g_K kann es anschließend zu einer **Hyperpolarisation** (→ **B**) kommen.

Wenn das Schwellenpotential einmal erreicht ist, läuft die Depolarisation nach „Alles-oder-Nichts-Antwort" der erregbaren Zelle, d. h. die Zellantwort läuft in der für diese Zellart typischen Weise *ohne Rücksicht darauf ab, wie groß der auslösende Reiz war*. Es können auch viele AP nacheinander ausgelöst werden, da die Menge der dabei durch die Membran fließenden Ionen äußerst gering ist (nur ca. 1/100 000 der intrazellulären Ionenmenge!). Außerdem sorgt die Na^+-K^+-Pumpe (→ S. 24) dauernd für die Wiederherstellung der ursprünglichen Ionenkonzentrationen.

Kurz nach der Depolarisationsphase eines AP folgt eine kurze Zeitspanne, in der Nerv oder Muskel auch durch extrem starke Reize nicht erregbar sind: **absolute Refraktärperiode**. Ihr schließt sich (am Ende der Repolarisationsphase; → **B**) eine **relative Refraktärperiode** an, in der nur ein AP geringerer Höhe und Anstiegssteilheit ausgelöst werden kann.

Der Na^+-Einstrom (I_{Na}) ist vom Potential *vor* der Erregung (*nicht* von der Depolarisationsdauer!) abhängig: I_{Na} ist maximal bei einem Ausgangspotential von ca. −100 mV; ausgehend von einem Ruhepotential von −60 mV ist I_{Na} um ca. 40% kleiner. Ab ca. −30 mV hat eine Depolarisation keinen Na^+-Einstrom mehr zur Folge. Die *absolute* und *relative Refraktärität* (s.o.) sind, ebenso wie die Unerregbarkeit bei Gabe von dauerdepolarisierenden Substanzen (z. B. Succinyldicholin, → S. 32), eine notwendige Folge dieses Phänomens. Ca^{2+} beeinflußt die Potentialabhängigkeit des Na^+-Einstroms.

Während sich die **AP** von Nerv und quergestreiftem **Muskel** nur wenig unterscheiden, zeigen die **AP der Herzmuskulatur** charakteristische Besonderheiten (→ S. 31: A):

1. **Arbeitsmuskulatur des Herzens**: Das AP verbleibt *200–500 ms* lang nahe bei etwa 0 mV (→ S. 31: A3), da g_{Na} zwar gleich wieder abfällt (Inaktivation, s. o.), aber g_{Ca} **erhöht** bleibt („langsamer" Ca^{2+}-Einstrom mit Schwelle bei ca. −30 mV) und g_K sogar vorübergehend abfällt. Erst nach diesem „Plateau" des AP kommt es durch die ansteigende g_K und in der Folge durch Inaktivation der Ca^{2+}-Kanäle zur raschen Repolarisation mit anschließend stabilem Ruhemembranpotential.

2. Die **Schrittmacherzellen des Herzens** haben **kein konstantes Ruhemembranpotential** (→ S. 164). *Ursache* dafür ist zum einen eine wechselnde g_K: Während der Repolarisationsphase ist g_K stark erhöht. Das Potential nähert sich daher weitgehend dem K^+-Gleichgewichtspotential (E_K; → S. 14): Maximales diastolisches Potential (→ S. 164). g_K nimmt nun langsam wieder ab (*Präpotential*) und später g_{Ca} zu, wodurch sich das Membranpotential mehr und mehr von E_K entfernt und schließlich erneut das Schwellenpotential erreicht. Der Anstieg von g_{Ca} trägt nicht nur zum Präpotential bei, sondern bestimmt auch weitgehend das AP; ein *schneller* Na^+-Einstrom ist hier nicht beteiligt, da die Permeabilität von Na^+ nur ca. 1/70 der von Ca^{2+} beträgt.

Nerv und Muskel 27

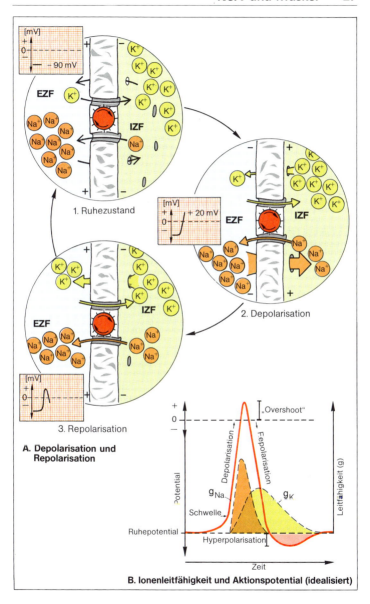

1. Ruhezustand
2. Depolarisation
3. Repolarisation

A. Depolarisation und Repolarisation

B. Ionenleitfähigkeit und Aktionspotential (idealisiert)

Nerv und Muskel

Fortleitung des Aktionspotentials

Durch ein elektrisches **Kabel** fließt ein Strom, wenn eine Spannung angelegt ist. Da der Metalldraht im Kabelinneren einen kleinen Widerstand hat (wenig Verluste), kann ein elektrischer Impuls über solche Kabel sehr weit fortgeleitet werden. Die **Nervenfaser** hat einen viel *größeren Widerstand*. Die *kabelartige* (**elektrotonische**) **Fortleitung** versiegt hier sehr bald. Bevor dies geschieht, muß der fortgeleitete Impuls daher immer wieder **durch Neubildung eines Aktionspotentials (AP**; → S. 26) „aufgefrischt" werden. Im einzelnen geschieht dies folgendermaßen (→ **A**): Ein einmal ausgelöstes **AP** ist mit einem lawinenartigen **Na^+-Einstrom** verbunden (→ **A1a**). Es fließt also ein *Ionenstrom* (→ S. 7) ins Innere der Nervenzelle. Die vorher (außen positiv) geladene Zellmembran (Ruhepotential; → S. 24) wird *ent-* und sogar *umgeladen* (außen dann negativ; → S. 27: B). Dieser *Ladungsunterschied* zu den benachbarten Membranabschnitten führt längs der Faser (außen und innen) zu einem **Ladungsausgleich**, d.h. zu einem **elektrotonischen Stromfluß**; der Ladungsabzug aus der Nachbarschaft bedeutet dort eine **Depolarisierung**. Wird dabei das *Schwellenpotential* (→ S. 27) erreicht, entsteht jetzt an dieser Stelle ein neues AP (→ **A1b**), während das davor bereits am Abklingen ist.

Der Na^+-Einstrom beim AP führt in der Nachbarschaft zuerst zu einer Membranentladung (*Kondensatoreigenschaft* der Membran). Zum Ladungsausgleich fließt also erst ein sog. *kapazitiver* (hier: depolarisierender) *Strom*, der mit der räumlichen Entfernung a) kleiner wird und b) weniger steil ansteigt. Wird die Schwelle dadurch nicht erreicht (und kein AP ausgelöst), folgt nun zunehmend ein (hyperpolarisierender) K^+-Strom nach außen, da sich das Membranpotential E_m vom K^+-Gleichgewichtspotential E_K entfernt hat und dadurch das treibende Potential für K^+ (= $E_m - E_K$; → S. 14f.) angewachsen ist. Ein neues AP kann also weiter distal vom vorhergehenden AP nur noch in einer Entfernung ausgelöst werden, wo der kapazitive Strom *rasch bis zur Schwelle* depolarisiert. In größerer Entfernung ist a) das Ausmaß der Depolarisierung zu klein und vor allem b) deren Steilheit so gering, daß die Na^+-Kanäle schon wieder inaktiviert sind, bevor es zu einem AP kommen konnte.

Normalerweise breitet sich das AP *nur in einer Richtung* aus, da jeder Faserabschnitt kurz nach dem AP-Durchlauf nicht oder nur sehr schwer erregbar (refraktär) ist (→ S. 26). Kommt es trotzdem zu einer nach rückwärts laufenden (*antidromen*) Erregung (z. B. bei elektrischer Reizung der Nervenfaser von außen; → S. 30), endet sie spätestens an der nächsten Synapse (Ventilfunktion; → S. 22).

Die fortlaufende Auslösung von Aktionspotentialen im jeweils eng benachbarten Faserabschnitt sorgt zwar immer wieder für ein aufgefrischtes Signal, braucht aber relativ *viel Zeit*: An den so leitenden *marklosen* Nervenfasern (→ **C**, Typ C) beträgt die **Leitungsgeschwindigkeit** ca. 1 m/s (→ **B2** u. **C**). Sehr *viel schneller* können *markhaltige* Nervenfasern (→ **C**, Typ A u. B) leiten (bis 120 m/s). Da sie, wie ein Kabel, durch die Myelinscheide isoliert sind, kann der depolarisierende Ladungsausgleich über größere Distanzen (ca. 1,5 mm) erfolgen (→ **A2**). Das AP wird hier also *sprunghaft* (**saltatorisch**) *von Schnürring zu Schnürring* (→ S. 23) weitergeleitet. Die Länge eines Sprungs ist dadurch begrenzt, daß der *Ausgleichsstrom* (1–2 nA) mit wachsender Entfernung *schwächer* wird (→ **B1**). Bevor er unterschwellig wird, muß das AP-Signal *am unisolierten Schnürring* wieder *aufgefrischt* werden: Dazu wird hier ein neues AP ausgelöst, wobei ein *Zeitverlust* (0,1 ms) in Kauf genommen werden muß (→ **B1**).

Auch der **Axondurchmesser** beeinflußt die **Leitungsgeschwindigkeit** (→ **C**): Je größer der Durchmesser und damit der *Faserquerschnitt* ist, um so geringer ist der *Längswiderstand* des Axons. Der elektrotonische Ausgleichsstrom und damit die Depolarisierung der Nachbarschaft (→ **A**) kann deshalb weiter ausgreifen; pro Faserlänge werden so weniger AP-Neubildungen benötigt, was der Leitungsgeschwindigkeit zugute kommt.

Nerv und Muskel

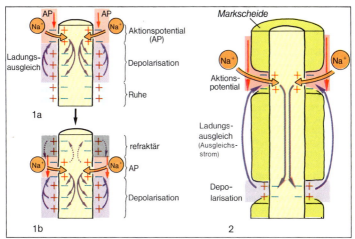

A. Kontinuierliche (1a, 1b) und sprunghafte (2) Fortleitung des Aktionspotentials

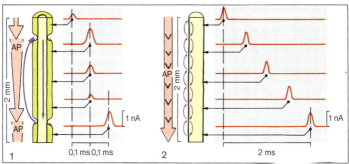

B. Impulsausbreitung (Aktionsströme) an der markhaltigen und marklosen Nervenfaser

Fasertyp	Funktion (z. B.)	Durchmesser (µm)	Leitungs-geschwindigkeit (m/s)
Aα	Muskelspindel- und Sehnenorgan-afferenzen; Skelettmuskelefferenz	15	70 - 120
Aβ	Hautafferenzen (Tastsinn)	8	30 - 70
Aγ	Muskelspindelefferenz	5	15 - 30
Aδ	Hautafferenzen (Temperatur und „schneller" Schmerz)	3	12 - 30
B	sympathisch präganglionär	3	3 - 15
C	Hautafferenz („langsamer" Schmerz); sympathisch postganglionär	1 (marklos)	0,5 - 2

C. Einteilung der Nervenfasern (nach Erlanger u. Gasser)

Nerv und Muskel

Synaptische Potentiale

Die Erregung wird in der Synapse *nur in einer Richtung* (→ S. 22), nämlich vom präsynaptischen zum postsynaptischen Neuron, übertragen. Das im präsynaptischen Neuriten weitergeleitete Aktionspotential (AP; → **A1** und S. 26) setzt aus dem *Endknopf Überträgersubstanz* (z. B. Azetylcholin, Substanz P, Glutamat) frei, die g_{Na} und g_K (→ S. 13) der postsynaptischen Membran im Synapsenbereich (*subsynaptisch*) erhöht. Wegen des hohen Gradienten für Na^+ überwiegt der Na^+-Einstrom. Es kommt zur Depolarisation: **exzitatorisches postsynaptisches Potential (EPSP)** (max. ca. 20 mV; → **C**). Das EPSP beginnt erst ca. 0,5 ms nach Eintreffen des AP am präsynaptischen Endknopf (→ **C**). Diese *synaptische Verzögerung* (*Latenz*) wird durch die relativ langsame Freisetzung und Diffusion des Überträgerstoffes verursacht.

Ein einzelnes EPSP vermag postsynaptisch kein AP auszulösen. Die Erregbarkeit des Neurons wird durch die *lokale Depolarisation* jedoch *erhöht*, so daß *mehrere, gleichzeitige EPSP* dann in der Lage sind, die Zelle bis zum Schwellenpotential zu depolarisieren und damit ein fortgeleitetes AP zu starten.

Das EPSP ist *keine* „Alles-oder-Nichts-Antwort" wie das AP, sondern die EPSP-Größe richtet sich nach der Reizstärke (→ **D**).

Es gibt auch Überträgerstoffe (z. B. Glyzin), die nicht g_{Na}, sondern nur g_{Cl} und g_K der subsynaptischen Membran erhöhen. Sie wird dadurch **hyperpolarisiert** und die *Erregbarkeit* der Zelle *herabgesetzt*: **inhibitorisches postsynaptisches Potential (IPSP)** (max. ca. 4 mV; → **D** u. S. 280). EPSP und IPSP können *gleichzeitig an derselben Zelle auftreten*, d. h. die Summe aller EPSP und IPSP bestimmt, ob postsynaptisch ein AP weitergeleitet wird oder nicht (→ **D**).

Künstliche Reizung des Neurons

Wird eine Nervenzelle *von außen elektrisch gereizt*, fließt von der positiven Reizelektrode (*Anode*) ein Strom in das Innere des Neurons und tritt an der negativen Elektrode (*Kathode*) wieder aus. *Unter der Kathode* wird der Nerv dadurch *depolarisiert*. Wird dabei das Schwellenpotential erreicht, entsteht ein AP (→ S. 26).

Unter der *Anode* entsteht dabei eine meist unerwünschte *Hyperpolarisation*. Sie kann dadurch sehr abgeschwächt werden, daß man als Anode eine sehr großflächige Elektrode wählt: *indifferente Elektrode*.

Je stärker der Reiz ist, desto geringer ist die *Reizdauer*, nach der ein AP am Nerven ausgelöst wird (**Reizzeit/Reizstrom-Kurve**; → **B**). Die *Erregbarkeit eines Nerven* wird charakterisiert a) durch die Stromstärke, die bei extrem langen Reizen gerade noch zu einer Reizantwort führt (**Rheobasenstromstärke**) und b) durch die **Chronaxie**, d. h. die Reizzeit bei doppelter Rheobasenreizstromstärke (→ **B**).

Die Chronaxie ist ein Maß für die Nervenerregbarkeit, bei dem die *absolute Höhe* des Reizstromes an der Zelle *nicht bekannt sein muß*. Die Chronaxie kann daher auch durch Anlegen von *Hautelektroden* bestimmt werden. In der Klinik kann so z. B. der Verlauf von Muskellähmungen kontrolliert werden.

Die Reizwirkung des elektrischen Stromes führt, besonders bei höheren Spannungen, zu **Stromunfällen**. Wesentlich dabei ist, *wieviel* Strom durch den Körper fließt. Bei gegebener Spannung ist die Stromstärke um so höher, je geringer der *Widerstand* ist. Eine feuchte und daher gut leitende Haut oder bloße Füße sind daher beim Berühren elektrischer Einrichtungen besonders gefährlich (Badezimmer!). Während *Gleichstrom* fast nur beim Ein- und Ausschalten als Reiz wirkt, kann *niederfrequenter Wechselstrom* (z. B. Lichtnetz, 50 Hz) u. a. zu tödlichen *Herzflimmern* führen (→ S. 174). Hochfrequente *Wechselströme* (>15 kHz) können Nerven und Muskeln nicht mehr depolarisieren; sie *erwärmen* aber das Gewebe, was therapeutisch bei der **Diathermie** ausgenützt wird.

(Text zu **A1–A3** → S. 26 u. S. 40; s. a. S. 45)

Nerv und Muskel 31

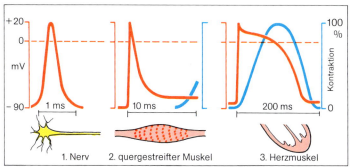

A. Aktionspotentiale von Nerv und Muskel

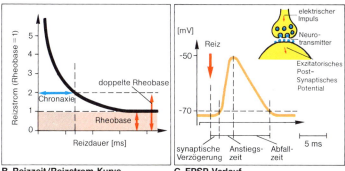

B. Reizzeit/Reizstrom-Kurve   **C. EPSP-Verlauf**

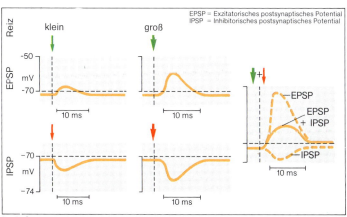

D. EPSP und IPSP in Abhängigkeit von der Reizstärke

Nerv und Muskel

Motorische Einheit

Das motorische Neuron (*Motoneuron*) und alle von ihm versorgten Muskelfasern bilden eine sog. **motorische Einheit (ME)**. Die Zahl der von einem Motoneuron versorgten Muskelfasern beträgt 5 (äußere Augenmuskeln) bis über 1000 (M. temporalis). Die Muskelfasern einer einzelnen ME können über den ganzen Muskel verteilt sein. Zu deren Versorgung spaltet sich ein Motoneuron in viele Kollateralen auf.

Zwei verschiedene Typen von ME, **schnellzuckende** und **langsamzuckende** können dabei unterschieden werden. Zu welchem Typ eine ME gehört, entscheidet sich um den Zeitpunkt der Geburt und hängt von den Eigenschaften (Impulsfrequenz?) des zugehörigen Motoneurons ab. Langsam zuckende ME sind mehr empfindlich für O_2-Mangel, haben aber einen stärker entwickelten oxidativen Stoffwechsel (→ S. 46), besitzen mehr Kapillaren und Myoglobin (O_2-Kurzspeicher) und sind weniger ermüdbar als die schnellzuckenden ME. In „weißen" Muskeln überwiegen letztere (z. B. im M.gastrocnemius); sie dienen daher *raschen Bewegungen* (hier: Gehen und Rennen). „Rote" Muskeln (z. B. M.soleus) haben überwiegend langsamzuckende ME; sie sind für *Haltearbeit* (hier: Stehen) spezialisiert.

Eine **Abstufung der Muskelaktivität** ist zum einen dadurch möglich, daß einmal mehr, einmal weniger motorische Einheiten im Muskel erregt werden (unterschiedliche **Rekrutierung**). Ob viele oder wenige, langsame oder schnelle ME rekrutiert werden, hängt vor allem vom Typ der Bewegung ab (sachte oder grobe, intermittierende oder dauernde Kontraktion, Reflexaktivität, willkürliche Anstrengung etc.). Darüber hinaus kann die Kraft jeder Einheit dadurch (bis 4fach) gesteigert werden, daß sich die neuronale Impulsfrequenz erhöht (**Tetanisierbarkeit** des Skelettmuskels, → S. 41, B).

Motorische Endplatte

Die Erregungsübertragung vom Motoneuron zur Muskelfaser geschieht an einer Synapse, der **motorischen Endplatte** (→ A). Übertragersubstanz ist **Azetylcholin (ACh)**, das im Nervenende in *Vesikeln* gespeichert ist.

Im Bereich der präsynaptischen *aktiven Zonen* (→ A3) können sich die ACh-Vesikel exozytotisch (→ S. 20) in den subsynaptischen Spalt entleeren. Dabei enthält ein Vesikel ein bestimmtes *Quantum* ACh. Den aktiven Zonen gegenüber liegen die *postsynaptischen Einfaltungen* der Muskelmembran (→ A2 u. A3). An den Faltstellen sitzen **ACh-Rezeptoren** (→ A3). Reagiert ein Molekül ACh mit einem Rezeptor, so öffnet sich der dazugehörige Membrankanal (→ S. 15) für Na^+ (und K^+); ein **Na^+-Einstrom** (2 pA für ca. 0,2–1 ms; → B1) ist die Folge. Ein ganzes Quantum ACh öffnet auf einer Fläche von ca. 1 μm^2 mehr als 2000 solcher Kanäle, d. h. jetzt beträgt der Ionenstrom für einige ms mehrere nA (**Miniatur-Endplattenstrom**, → B2). Einzelne ACh-Quanten entleeren sich spontan, was allerdings nicht für eine Muskelerregung ausreicht. Erst wenn über das Motoneuron Aktionspotentiale eintreffen und einen Ca^{2+}-Einstrom ins Nervenende auslösen (→ S. 54), entleeren sich synchron viele hundert Quanten ACh; der dadurch verursachte, also **nerveninduzierte Endplattenstrom** (→ B3) löst ein Aktionspotential am Muskel und damit eine Muskelzuckung aus. ACh wird im synaptischen Spalt durch *Cholinesterasen* sehr schnell wieder *gespalten* (→ S. 54), so daß eine rasche Repolarisierung möglich ist.

Durch eine Reihe von **Giften** bzw. **Pharmaka** kann die neuromuskuläre Übertragung *blockiert* werden (→ auch S. 54), was zur *Muskelschwäche* und im Extremfall zur *Lähmung* führt. *Botulinustoxin* z. B. hemmt die Vesikelentleerung. Substanzen, die dem **Curare**, als lähmendes Pfeilgift der Indianer bekannt, ähneln, werden z. B. bei Operationen zur Erschlaffung (*Relaxation*) der Muskulatur verwendet. Curare *verdrängt* ACh von seiner Bindungsstelle (*kompetitive Hemmung*) hat jedoch *selbst keinen depolarisierenden Effekt*. Aufgehoben werden kann diese Hemmung durch Gabe von **Cholinesterasehemmern**. Dadurch wird lokal die Konzentration von ACh erhöht, das das Curare nun seinerseits wieder verdrängt. Gelangen Cholinesterasehemmer jedoch an eine intakte Synapse, bewirkt die dadurch erhöhte ACh-Konzentration eine *Dauerdepolarisation*. Inaktivation der Na^+-Kanäle (→ S. 26) und Muskellähmung sind die Folge. Einige ACh-ähnliche Substanzen (z. B. **Succinyldicholin**) depolarisieren wie ACh, werden aber *langsamer* als ACh *abgebaut*. Auch sie führen zu einer *Lähmung durch Dauerdepolarisation*.

Nerv und Muskel

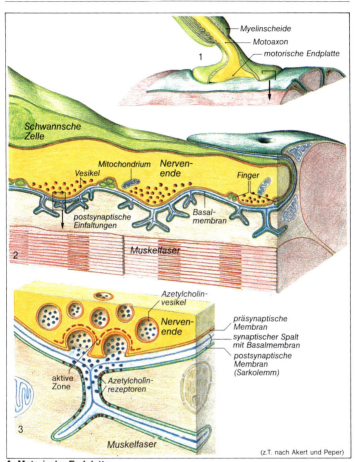

A. Motorische Endplatte (z.T. nach Akert und Peper)

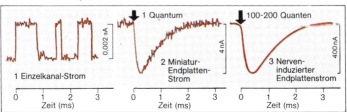

B. Endplattenströme (nach Neher u. Sakmann (1), nach Peper u. Mitarb. (2))

Bau und Funktion des Skelettmuskels I

Im Muskel wird die **chemische Energie** des **ATP** (→ S. 16f.) direkt in **mechanische Energie** (und Wärmeenergie) umgewandelt, ein Prozeß, an dem enzymatische und strukturelle Elemente in gleicher Weise beteiligt sind.

Die **Muskelzelle** ist eine **Faser** (→ **A1**) von rund 50–200 µm Durchmesser und bis zu 15 cm Länge. Die mit bloßem Auge erkennbaren Fleisch-„Fasern" sind eigentlich *Faserbündel* (→ **A2**) (ca. 0,1–1 mm Durchmesser). Die Zellmembran der Muskelfaser(-zelle) heißt *Sarkolemm* und umschließt außer den Myofibrillen das *Sarkoplasma* (Zytoplasma), *mehrere Zellkerne, Mitochondrien* (sog. *Sarkosomen*), Lysosomen, Fetttröpfchen, Glykogenkörnchen u.a. Einschlüsse. Im Sarkoplasma sind Glykogen, glykolytische Enzyme, Kreatinphosphat, Aminosäuren u.v.a. Substanzen gelöst. Eine Muskelfaser enthält einige hundert **Myofibrillen** (→ **A3**), von denen jede durch sog. *Z-Scheiben* in ca. 2 µm lange Fächer, sog. **Sarkomere** unterteilt ist.

Die Sarkomere einer Myofibrille (→ **A**) lassen bei mikroskopischer Beobachtung abwechselnd helle und dunkle *Bänder* und *Linien* erkennen (daher *quergestreifte* Muskulatur), die durch die Anordnung der (dicken) **Myosin-** und (dünnen) **Aktinfilamente** verursacht werden (→ **A**). Ein Sarkomer liegt zwischen zwei *Z-Linien* oder *-Scheiben* (→ **A**), die aus einer plattenartigen Proteinstruktur bestehen. Die *Aktinfilamente* sind in der Mitte an der Z-Scheibe fixiert, d.h. jeweils eine Kettenhälfte der ca. 2000 Aktinfilamente ragt in zwei benachbarte Sarkomere. In der Nähe der Z-Linie besteht das Sarkomer nur aus Aktinfilamenten: *I-Band* (→ **A**). Die Region, in der sich die Aktin- und Myosinfilamente *überlappen*, ist als *A-Band* sichtbar; die *H-Zone* ist der Sarkomerteil, der nur aus *Myosinfilamenten* besteht (ca. 1000/Sarkomer); sie verdicken sich in der Mitte (Zentrum des Sarkomers) zu einer *M-Linie*.

Das **Myosinmolekül** (→ **A5**) besitzt einen zweigeteilten *Kopf* (S1) (er enthält die **ATPase**; → S. 36ff.), der gelenkartig mit einem Halsstück (S2) verbunden ist (Kopf + Hals = sog. schweres Meromyosin; → **A5**), an das sich, wiederum gelenkartig verbunden, das Schwanzstück (sog. leichtes Meromyosin; → **A5**) anschließt. Ein **Myosinfilament** besteht aus ca. 150–360 solcher Moleküle, die bündelartig zusammengefaßt sind. Die gelenkartige Beweglichkeit des Kopf-Hals-Stückes ermöglicht die reversible Bindung des Myosins an das Aktin (*Aktomyosinkomplex*; → S. 38) und das Ineinandergleiten der Aktin- und Myosinfilamente (*Filamentgleiten*, → S. 36 u. S. 38).

Aktin ist ein globuläres Proteinmolekül (G-Aktin), von dem jeweils 400 eine perlschnurartige Kette bilden, das Aktin-F. Jeweils zwei solcher miteinander verdrillter Ketten bilden das **Aktinfilament** (→ **A8**).

Das ebenfalls fadenförmige **Tropomyosin** windet sich um das Aktinfilament, wobei ca. alle 40 nm ein **Troponinmolekül** angeheftet ist (→ **A8**).

Troponin (TN) besteht aus drei Untereinheiten: a) TN-C, das die Ca^{2+}-Bindung eingeht, b) TN-T, das die TN mit Tropomyosin verbindet, und c) TN-I, das in Ruhe die Brückenbildung zwischen Myosin und Aktin verhindert. Dieser Hemmeffekt von TN-I wird aufgehoben, wenn TN-C Ca^{2+}-gesättigt ist.

Während der Kontraktion legt sich der Tropomyosin-„Faden" in die Rinne zwischen zwei Aktin-F-Ketten und gibt dabei deren Bindungsstellen für das Myosin frei. Als „Schalter" wirkt dabei das Ca^{2+}-sensitive Troponin (→ S. 36 u. S. 38).

Nerv und Muskel 35

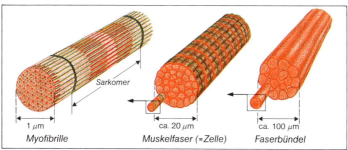

A. Feinbau der quergestreiften Muskelfaser

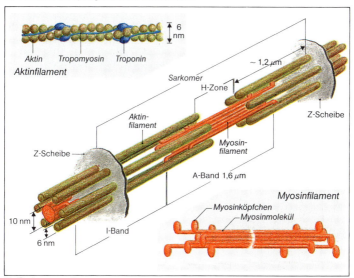

B. Sarkomeraufbau

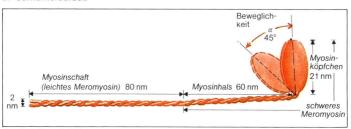

C. Myosinmolekül

Bau und Funktion des Skelettmuskels II

Die motorischen Einheiten des Skelettmuskels werden normalerweise über ihre jeweiligen Motoneurone aktiviert (→ S. 32). Neuronale Aktionspotentiale setzen an der motorischen Endplatte Azetylcholin frei und induzieren dort einen Endplattenstrom; seine elektrotonische Ausbreitung (→ S. 28) führt bei einem überschwelligen Reiz zu einem Aktionspotential, das sich entlang des Sarkolemms über die ganze Muskelfaser (Muskelzelle) ausbreitet. Diese Membran ist an vielen Stellen senkrecht zu den Muskelfibrillen schlauchartig eingestülpt: **transversale Tubuli** oder **T-System** (→ **A**).

Das endoplasmatische Retikulum (→ S. 18) ist in der Muskelzelle besonders geformt und wird **sarkoplasmatisches Retikulum** genannt (→ **A**). Es bildet geschlossene Kammern (ohne Verbindung zum Extrazellulärraum), die vor allem längs zu den Muskelfibrillen verlaufen: **longitudinale Tubuli** (→ **A**). Sie bilden ein *Reservoir für* Ca^{2+}-*Ionen*.

Das T-System läuft in enger Nachbarschaft zwischen den Enden zweier benachbarter longitudinaler Tubuli hindurch. Im mikroskopischen Schnitt findet man daher sog. *Triaden,* die aus einem transversalen Tubulus und aus zwei Enden (Endbläschen) der longitudinalen Tubuli gebildet werden (→ **A**).

Das Aktionspotential dringt entlang des T-Systems, das zum Extrazellulärraum gehört, überall rasch in die Tiefe der Muskelfaser und setzt dort aus den benachbarten longitudinalen Tubuli Ca^{2+} frei; die Erhöhung der intrazellulären Ca^{2+}-Konzentration von in Ruhe ca. 0,01 µmol/l auf 1–10 µmol/l löst eine Reihe von Reaktionen aus, die schließlich zur Muskelzuckung führen: **elektromechanische Koppelung** (s. u., → S. 38).

Die Myosin- und Aktinfilamente eines Sarkomers (→ S. 34) sind so angeordnet, daß sie ineinandergleiten können.

Dieses **Filamentgleiten** ist es, das zur Verkürzung des Muskels führt; dabei nähern sich die Z-Linien einander, und der Überlappungsbereich von dicken und dünnen Filamenten wächst. (Die Länge der Filamente bleibt gleich!) Das I-Band und die H-Zone werden dadurch kürzer. Wenn schließlich die Enden der dicken Filamente an die Z-Linie anstoßen, ist der Muskel maximal verkürzt, wobei die Enden der dünnen Filamente sich bereits überlappen (→ S. 34 u. S. 38ff.).

Notwendig für das Filamentgleiten (und damit für die Muskelkontraktion) ist **ATP** (→ S. 16f.), wobei die *Myosinköpfe* (→ S. 35) ATP-spaltende Aktivität (**ATPase**) besitzen. Die Myosinköpfe verbinden sich mit den dünnen Filamenten unter einem bestimmten Winkel (→ **B**). Durch eine Strukturänderung des Myosinmoleküls knicken die Köpfe des Myosins (→ S. 34ff.) gelenkartig ab und ziehen dabei das dünne Filament mit sich (Gleitfilamenttheorie, → **B** u. S. 38).

Die Zugrichtung an den beiden Enden der Myosinfilamente (→ S. 35) ist dabei entgegengesetzt gerichtet, so daß der Myosin-Aktin-Überlappungsbereich auf beiden Seiten der Z-Linie vergrößert wird. Die Verkürzung des Sarkomers erfolgt also an beiden Enden der Myosinbündel (→ S. 35).

Ein einzelner **Gleitzyklus** (→ **B**) verkürzt ein Sarkomer um 2 × 8 nm. Bei einer Sarkomerlänge von ca. 2 µm beträgt die Verkürzung also knapp 1%. Das heißt, auch die ganze Muskelfaser (max. 15 cm lang), die ja aus hintereinandergeschalteten Sarkomeren besteht, verkürzt sich um 1% ihrer Länge. Für eine Muskelzuckung mit bis zu 50% Verkürzung ist deshalb ein oft *wiederholter Ablauf des Zyklus* notwendig: Bindung der Köpfe – Abknicken und Gleiten – Lösung der Bindung – "Spannen" der Myosinköpfe – Bindung an einer nachfolgenden Stelle des Aktinfilamentes usw. (→ **B1–B4**).

Nerv und Muskel

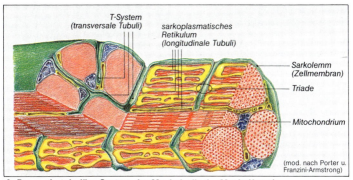

A. Das sarkotubuläre System der Muskelzelle (= Muskelfaser)

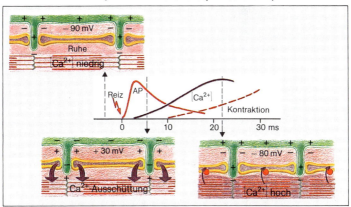

B. Ca^{2+} als Vermittler zwischen elektrischem Reiz und Kontraktion

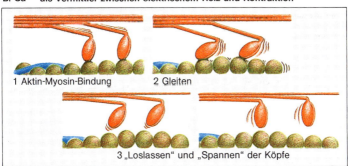

C. Filamentgleiten

Molekulare Mechanismen der Muskelkontraktion

Zur Kontraktion des Muskels ist neben Aktin und Myosin u. a. die Anwesenheit von Ca^{2+}, Mg^{2+}, ATP und ATPase notwendig.

Ca^{2+} ist in hoher Konzentration in den longitudinalen Tubuli des sarkoplasmatischen Retikulums (→ S. 36) gespeichert. Ein eintreffendes Aktionspotential breitet sich über das T-System in der ganzen Muskelfaser aus und macht die longitudinalen Tubuli kurzzeitig für Ca^{2+} durchlässig. Die Ca^{2+}-Konzentration in der Muskelzelle erhöht sich dadurch um das ca. 1000-fache. Dieses Ca^{2+} verbindet sich mit Troponin, wodurch Tropomyosin seine hemmende Wirkung auf die Aktin-Myosin-Verbindung verliert (→ **A** u. S. 34ff.). Das freigesetzte Ca^{2+} wird sofort wieder in die longitudinalen Tubuli zurückgepumpt (aktiver Transport, → **A** u. S. 13). Dabei wird für den Transport von zwei Ca^{2+}-Ionen ein Molekül **ATP** verbraucht.
Auch die beiden Myosinköpfe (**M**) eines Myosinmoleküls binden je ein **ATP**. Sie bilden in dieser Form (M-ATP-Komplex) mit ihren Hälsen (→ S. 34) einen Winkel von 90°. Bei hoher intrazellulärer Ca^{2+}-Konzentration verbinden sich die Myosinköpfe mit dem Aktin (**A**). Aktin aktiviert dabei die **ATPase** des Myosinkopfes, so daß das an ihn gebundene ATP gespalten wird. (ATP → ADP + P_i). 3 mmol/l Mg^{2+}-Ionen sind dazu notwendig. Es entsteht also ein Komplex A-M-ADP-P_i (→ **A1**). Löst sich P_i (anorganisches Phosphat) aus diesem Komplex, „kippen" die Myosinköpfe aus ihrer 90°-Stellung in eine 50°-Stellung (→ **A2a**), was dazu führt, daß die Aktin- und Myosinfilamente aneinander vorbeigleiten. Die Abgabe von ADP bringt schließlich die Myosinköpfe in ihre Endstellung (45°), was das Gleiten beendet (→ **A2b**). Der übriggebliebene A-M-Komplex ist stabil („*Rigorkomplex*") und kann nur durch erneute Bindung von ATP an die Myosinköpfe wieder gelöst werden:

„Weichmacherwirkung" des ATP. Die leichte Dehnbarkeit des Muskels in Ruhe ist z. B. wichtig für die Füllung des Herzens oder für das leichte Nachgeben des Streckmuskels bei einer raschen Beugebewegung.

Im Muskel des toten Organismus wird kein ATP mehr gebildet. Das heißt, daß weder Ca^{2+} in die longitudinalen Tubuli zurückgepumpt werden kann, noch daß ATP zur Lösung des stabilen A-M-Komplexes zur Verfügung steht: Es kommt zur **Totenstarre**; sie löst sich erst wieder bei der Zersetzung der Aktin- und Myosinmoleküle.

In Anwesenheit von ATP führt die Lösung des Myosins vom Aktin gleichzeitig zum Wiederaufrichten der Myosinköpfe (45° → 90°, → **A4**), der bevorzugten Stellung des M-ATP-Komplexes. Ist die intrazelluläre Ca^{2+}-Konzentration weiterhin hoch genug, was vor allem von der Frequenz der eintreffenden Aktionspotentiale abhängt, beginnt der Zyklus **A1–A4** von neuem (bis ca. 50 × /Muskelzuckung). Dabei läuft er nicht an allen Myosinköpfen synchron ab (was eine ruckweise Muskelkontraktion zur Folge hätte); tatsächlich „rudern" die Myosinköpfe asynchron, so daß zu jedem Zeitpunkt zwar nur ein Teil, aber (statistisch gesehen) immer gleich viele Myosinköpfe „kippen", was einen kontinuierlichen Kontraktionsablauf gewährleistet. Ein Absinken der intrazellulären Ca^{2+}-Konzentration unter ca. 1 µmol/l beendet den Gleitzyklus (*Ruhestellung*, → **A**).

Der Ablauf des Gleitzyklus gilt in der geschilderten Form vor allem für eine *isotone* Muskelzuckung, d. h. für die tatsächliche Verkürzung des Muskels. Bei einer streng *isometrischen* Zuckung (Erhöhung der Muskelanspannung ohne Verkürzung) wird das Kippen der Myosinköpfe weitgehend verhindert, wobei der A-M-ATP-Komplex (→ **A3**) wahrscheinlich direkt in den A-M-ADP-P_i-Komplex (→ **A1**) übergeht. Die Muskelspannung entsteht dabei in erster Linie durch das *Bestreben* zum Kippen. Damit wäre die sog. *serienelastische Komponente* des Muskels (→ S. 40) in erster Linie im Hals-Kopf-Bereich des Myosins lokalisiert.

Nerv und Muskel

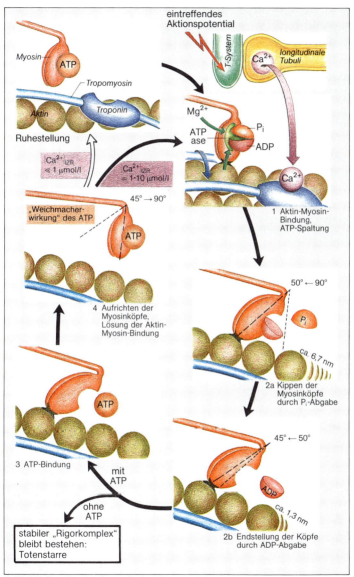

A. Molekulare Mechanismen beim Filamentgleiten (isotone Kontraktion)

Nerv und Muskel

Mechanische Eigenschaften des Muskels I

Bei einem überschwelligen Endplattenpotential (→ S. 32) wird am Muskel ein Aktionspotential (**AP**) ausgelöst (max. Depolarisation nach ca. 2 ms, → S. 31: A 2), das sich rasch (2 m/s) über die Muskelfaser ins T-System ausbreitet. Das Maximum der intrazellulären Ca^{2+}-Konzentration wird nach max. 10 ms, das der Muskelzuckung nach 10 ms (z. B. äußere Augenmuskeln) bis über 100 ms (M.soleus) erreicht (→ S. 37). Die **Abstufung der Muskelkraft** geschieht durch a) unterschiedliche *Rekrutierung* (→ S. 32) und b) Änderung der *Aktionspotentialfrequenz*.

Ein Einzelreiz führt immer zu einer maximalen Ca^{2+}-Freisetzung und damit auch stets zu einer maximalen *Einzelzuckung* der Skelettmuskelfaser (**Alles-oder-Nichts-Regel**). Trotzdem führt ein Einzelreiz nicht zur maximal möglichen Verkürzung der Muskelfaser, da er *zu kurz* ist, um das relativ langsame Filamentgleiten bis zur Endstellung in Gang zu halten. Eine weitere Verkürzung wird nur dann erreicht, wenn *während* dieser Einzelzuckung ein *zweiter Reiz* eintrifft. Solchermaßen wiederholte Reize führen zu einer stufenweisen **Summation (Superposition)** von Einzelzuckungen (→ **B**). Wird die Reizfolge noch mehr erhöht (auf 20 Hz bei langsamen, auf 60–100 Hz bei schnellen Muskeln; → S. 32), kommt es zur *maximal möglichen Kontraktion der* motorischen Einheit: **Tetanus** (→ **B**). Gegenüber einer Einzelzuckung erhöht sich dadurch die Muskelkraft auf max. das Vierfache. Während die Ca^{2+}-**Konzentration** bei der Superposition zwischen den Reizen immer wieder absinkt, bleibt sie im Tetanus erhöht.

Von Tetanus und Rigor (→ S. 38) ist eine weitere Dauerverkürzung des Muskels, die **Kontraktur** zu unterscheiden. Sie geschieht *nicht* durch fortgeleitete Aktionspotentiale (**AP**), sondern entweder durch *lokale Dauerdepolarisation*, z. B. bei erhöhter extrazellulärer K^+-Konzentration (K^+-*Kontraktur*), oder durch pharmakologisch verursachte Ca^{2+}-*Freisetzung im Zellinneren*, z. B. durch Koffein. Auch die Kontraktion sog. **Tonusfasern** (bestimmte Fasern der äußeren Augenmuskeln und der Muskelspindeln [→ S. 278]) ist eine Kontraktur. Sie beantworten einen Reiz *nicht* mit einer Alles-oder-Nichts-Zuckung, sondern kontrahieren sich *nach Maßgabe der Depolarisation* (kein AP!). Hier wird die Kontraktion durch Variierung der intrazellulären Ca^{2+}-Konzentration geregelt.

Der allgemeine „Tonus" (**Reflextonus**) der Skelettmuskulatur hingegen wird durch normale AP an einzelnen motorischen Einheiten verursacht. Dabei sind keine Einzelzuckungen sichtbar, da die motorischen Einheiten wechselweise (*asynchron*) erregt werden. Besonders die Haltemuskeln sind auch bei scheinbarer Ruhe in diesem *unwillkürlichen Spannungszustand,* der über Reflexe (→ S. 278ff.) geregelt wird und z. B. bei erhöhter Aufmerksamkeit zunimmt.

Eine Muskelkontraktion wird meist unter zwei extremen Bedingungen gemessen: a) **isometrisch:** dabei bleibt die *Länge* des Muskels *konstant*, und die Spannung wechselt, b) **isotonisch:** Längenänderung bei *konstanter Spannung* (→ **A**). Ändern sich beide Größen gleichzeitig, spricht man von einer **auxotonischen Kontraktion**.

Der Muskel enthält elastische Elemente; da sie parallel oder in Serie zu den Sarkomeren liegen (→ **A**), unterscheidet man: 1) Eine **parallel-elastische Komponente (PK)**: Sie ist u. a. durch die Muskelfaser-Membran (Sarkolemm) und durch Bindegewebe (Faszien) verursacht und verhindert, daß die Filamente bei Dehnung in Ruhe auseinanderfallen. Die Wirksamkeit der PK zeigt sich quantitativ in der **Ruhedehnungskurve** (→ S. 43 A u. B). 2) Eine **serien-elastische Komponente (SK)**; sie tritt besonders stark bei isometrischer Zuckung in Erscheinung, bei der der Muskel insgesamt nicht verkürzt. Dabei dehnt kurzes Filamentgleiten das Bindegewebe (Sehnen u. ä.) etwas, während der zweite Anteil der SK durch das „Gleiten-Wollen" der Filamente verursacht wird, d. h. eine Eigenschaft des Hals-Bereiches des Myosins ist (→ S. 38).

(Text zu Tafel **C** → S. 42)

Nerv und Muskel

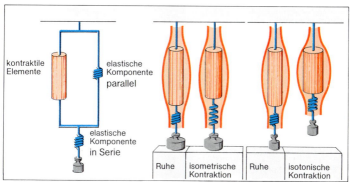

A. Modelle zur Muskelkontraktion

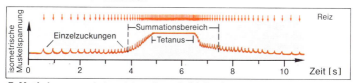

B. Muskelspannung bei ansteigender und abfallender Reizfrequenz

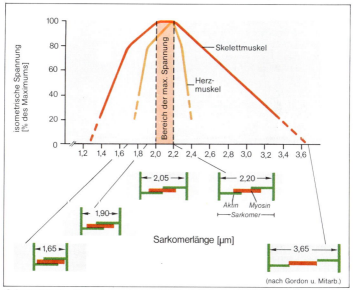

(nach Gordon u. Mitarb.)

C. Isometrische Muskelspannung in Abhängigkeit von der Sarkomerlänge

Nerv und Muskel

Mechanische Eigenschaften des Muskels II

Zwischen der **Länge** (L) und der **Spannung** (S) eines Muskels bestehen enge Beziehungen (→ **B** u. S. 41 **C**). Die *Gesamtspannung* ist die Summe aus aktiver Spannung und Ruhespannung.

Die **aktive Spannung** wird von der Anzahl der Aktin-Myosin-Brücken bestimmt und ändert sich daher mit der anfänglichen Sarkomerlänge (→ **A**). Die höchste aktive (isometrische) Spannung (S_0) kann der Skelettmuskel aus seiner **Ruhelage** (L_{max}; Sarkomerlänge ca. 2–2,2 μm [→ S. 41: C]) entwickeln. Verkürzen sich die Sarkomere ($L < L_{max}$), so überlappen sich die dünnen Filamente schon teilweise, und es kann nur noch eine kleinere Spannung als S_0 entwickelt werden (→ S. 41: C). Bei L = 70% von L_{max} (Sarkomerlänge 1,65 μm) stoßen die dicken Filamente an die Z-Linien, so daß S noch weiter absinkt. Andererseits kann aus einer vorgedehnten Stellung ($L > L_{max}$) ebenfalls nur vermindert Spannung entwickelt werden, weil auch dabei die Zahl der möglichen Aktin-Myosin-Brücken abnimmt (→ S. 41: C).

Die Längen/Spannungs-Beziehung kann durch die intrazelluläre Ca^{2+}-Konzentration modifiziert werden. Diese sog. **homöometrische Regulation** der Muskelantwort spielt beim Herzmuskel eine große Rolle.

Die **Ruhespannung** entwickelt sich bei Dehnung des ruhenden Muskels ($L > L_{max}$). Ab Dehnungslängen von 130% von L_{max} ist die Ruhespannung wesentlicher Teil der **Gesamtspannung** (→ **A** u. **B**).

Der Längen/Spannungs-Kurve entspricht das **Druck/Volumen-Diagramm des Herzens**: Statt der *Muskellänge* das *Herzvolumen* gemessen, statt der *Spannung* der *Ventrikeldruck* (→ S. 182f.). Der diastolische Ruhedehnungsdruck ist füllungsabhängig, so daß das *enddiastolische Volumen* den Auswurf des Herzens bestimmt: **Frank-Starling-Mechanismus** (→ S. 182f.).

Wesentliche Unterschiede zwischen Herzmuskel und Skelettmuskel (→ auch S. 45 und S. 26):

1. Der Skelettmuskel ist dehnbarer als der Herzmuskel, d.h. bei gleicher Dehnung ist die passive Ruhespannung des Herzmuskels größer als beim Skelettmuskel.
2. Der Skelettmuskel arbeitet normalerweise im *Plateaubereich* der Längen/Spannungs-Kurve, der Herzmuskel hingegen im *ansteigenden Teil* seiner *plateaulosen* Längen/Spannungs-Kurve (→ **B**), so daß beim Herz noch ein *Spielraum* nach oben besteht (Frank-Starling-Mechanismus).
3. Beim Herzmuskel ist die Refraktärperiode erst zu Ende, wenn die Kontraktion schon fast abgeklungen ist (langes AP!; → S. 45). Der Herzmuskel ist daher **nicht tetanisierbar** wie der Skelettmuskel.
4. Im Herzmuskel gibt es keine motorischen Einheiten (→ S. 32). Im Gegensatz zum Skelettmuskel breitet sich die Erregung über das *ganze* Myokard von Vorhof bzw. Kammern aus: *Alles-oder-Nichts-Kontraktion*.
5. Die *Kontraktionskraft* des Herzmuskels kann durch die *Dauer des Aktionspotentials* variiert werden, was durch einen *wechselnden* Ca^{2+}-Einstrom in die Zelle gesteuert wird (→ S. 26 u. 166).

Die **Geschwindigkeit** einer (isotonischen) Kontraktion ist um so kleiner, je größer die **Belastung** (Kraft) ist (**Geschwindigkeits/Kraft-Diagramm**; → **C**). Die *maximale Kraft* bzw. *Spannung* (+ *wenig* Wärme) wird entwickelt, wenn *keine* Verkürzung stattfindet. Die *maximale Geschwindigkeit* (Bizeps: ca. 7 m/s) und *viel* Wärme wird bei *unbelastetem Muskel* entwickelt. *Leichte* Lasten können daher *schneller* gehoben werden als schwere (→ **C**). Der gesamte Energieverbrauch für Arbeit + Wärme ist bei isotonischer Kontraktion größer als bei isometrischer (Wärmeentwicklung bei der Muskelkontraktion, → S. 46).

Nerv und Muskel

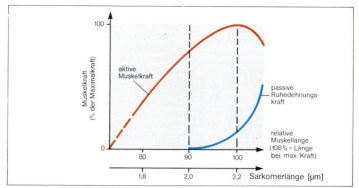

A. Aktive und passive Komponente der Muskelkraft

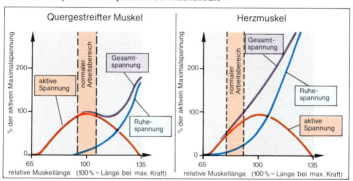

B. Länge/Spannungs-Kurven von Skelett- und Herzmuskel

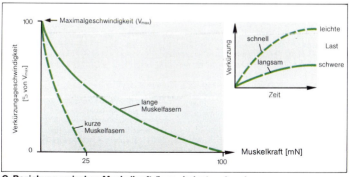

C. Beziehung zwischen Muskelkraft (bzw. -belastung) und Verkürzungsgeschwindigkeit

Nerv und Muskel

Glatte Muskulatur

Glatt werden all die Muskeltypen genannt, die keine Querstreifung aufweisen. Sie sind klinisch von großer Bedeutung, da sie an der Funktion vieler Organe (Magen, Darm, Blase, Uterus, Bronchen etc.) teilhaben und an den Blutgefäßen wesentlich zur Kreislaufregulation beitragen.

Glatte Muskulatur enthält Aktin-F-Filamente (→ S. 35) und auch eine Art Myosin, doch sind dicke Filamente (→ S. 35) kaum anzutreffen. Die Kontraktion ist oft mehr als 100 fach langsamer als im Skelettmuskel. Eine Einteilung in Sarkomere, und damit auch eine Querstreifung, fehlt ebenso wie ein tubuläres System (→ S. 36). Das **Membranpotential** der glatten Muskulatur ist meist nicht stabil, sondern *ändert sich rhythmisch* mit niedriger Frequenz und Amplitude (wenige mV). Überlagert werden diese Erregungswellen von unregelmäßig auftretenden Depolarisationsspitzen (**Spikes**) von ca. 50 ms Dauer, deren Anzahl und Frequenz um so höher ist, je ausgeprägter die spontane langsame Depolarisierung ist. Etwa 150 ms nach einem solchen Spike erfolgt eine langsam ansteigende und abfallende Kontraktion, die ihr Maximum erst 500 ms und mehr nach dem Spike erreicht (→ **A**, Diagramm links). Je mehr Spikes auftreten, desto länger hält die Kontraktion an, wobei es, verglichen zum Skelettmuskel, schon bei sehr geringen Spike-Frequenzen zu einer Verschmelzung der Zuckungen kommt (Tetanus, → S. 40). Glatte Muskulatur ist so dauernd in einem Zustand mehr oder weniger starker Kontraktion: „**Tonus**" (s. u.). Bei manchen glatten Muskeln zeigt der Spike ein ähnliches Plateau wie beim AP des Herzens (→ **A**, Diagramm Mitte).

Ähnlich wie in anderen Muskeln wird das Membranpotential des glatten Muskels hauptsächlich durch den K^+-Gradienten bestimmt (→ S. 24). Ausgelöst wird die Kontraktion des glatten Muskels durch den Einstrom von Ca^{2+} (v.a. aus dem EZR), wobei die Rolle des Troponins (Skelettmuskel, → S. 34) im glatten Muskel wahrscheinlich das **Calmodulin** übernimmt (→ S. 16).

Aufgrund ihrer Erregungsart können **zwei Arten** von glatter Muskulatur unterschieden werden:

1. die glatte Muskulatur der *inneren Organe*, wie Magen, Darm (→ S. 210), Harnblase, Ureter, Uterus: Ihre Muskelzellen sind großteils untereinander durch Brücken (**gap junctions**) verbunden, die für Ionen eine hohe Leitfähigkeit besitzen. Die Erregung entsteht **autonom** innerhalb des Verbandes der Muskelzellen (z.T. in *Schrittmacherzellen*, ähnlich wie beim Herz; → S. 206), die spontan depolarisieren, und breitet sich von dort durch die „gap junctions" über den ganzen Muskelzellverband aus („**Single-unit**"-**Muskeltyp**). Die Kontraktion dieser Muskeln ist also weitgehend *unabhängig von externen Nervenimpulsen* und hält oft über längere Zeit mehr oder weniger stark an: **myogener Tonus**. **Dehnung** des Muskels bewirkt eine Depolarisation und erhöht damit diesen Tonus. Auch die Muskulatur der *kleinen Blutgefäße* gehört vorwiegend zu diesem Muskeltyp. Deren durch Dehnung verursachte Kontraktion ist einer der Mechanismen der Autoregulation der Durchblutung (→ S. 176).

2. Der zweite Typ glatter Muskulatur findet sich ebenfalls in den meisten Blutgefäßen (s.o.), aber auch am Samenleiter, in der Iris und im Ziliarkörper. Hier entsteht die Erregung weniger im Muskel selbst, sondern stammt vorwiegend von **vegetativen Nerven**: **neurogener Tonus**. Diesem Typ glatter Muskulatur fehlen auch weitgehend die „gap junctions", so daß die Erregung auf die jeweilige „motorische Einheit" (→ S. 32) lokalisiert bleibt („**Multi-unit**"-**Muskeltyp**).

Neben **Azetylcholin** und **Noradrenalin** aus den vegetativen Nervenendigungen (→ S. 54ff.), beeinflussen auch **Hormone** die glatte Muskulatur. So reagiert z.B. die *Uterusmuskulatur* auf Östrogene, Progesteron und Oxytocin (→ S. 262ff.), die *Gefäßmuskulatur* auf Histamin, Angiotensin II, Adiuretin, Serotonin, Bradykinin u.a.

Auch für die glatte Muskulatur kann eine Längen/Spannungs-Kurve (→ S. 42f.) aufgenommen werden, doch zeigt sich dabei, daß die Spannung bei unveränderter Dehnung laufend abnimmt. Diese Eigenschaft wird **Plastizität** genannt. Nur damit ist z.B. das große Fassungsvermögen der Harnblase möglich: Die Spannung ihrer Wand (und ihr Innendruck) steigt erst dann wesentlich an, wenn sie fast voll ist, so daß auch erst dann ein „Harndrang" gemeldet wird.

Nerv und Muskel

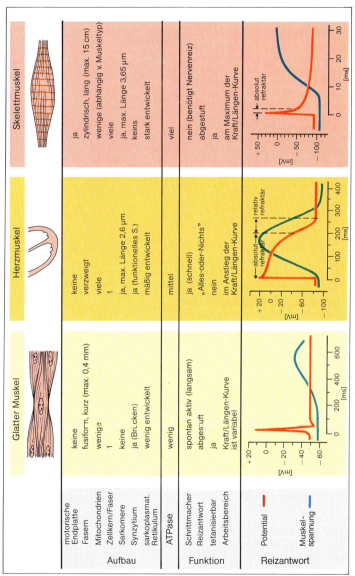

	Glatter Muskel	Herzmuskel	Skelettmuskel
Aufbau			
motorische Endplatte	keine	keine	ja
Fasern	fusiform, kurz (max. 0,4 mm)	verzweigt	zylindrisch, lang (max. 15 cm)
Mitochondrien	wenige	viele	wenige (abhängig v. Muskeltyp)
Zellkern/Faser	1	1	viele
Sarkomere	keine	ja, max. Länge 2,6 µm	ja, max. Länge 3,65 µm
Synzytium	ja (Brücken)	ja (funktionelles S.)	keins
sarkoplasmat. Retikulum	wenig entwickelt	mäßig entwickelt	stark entwickelt
Funktion			
ATPase	wenig	mittel	viel
Schrittmacher	spontan aktiv (langsam)	ja (schnell)	nein (benötigt Nervenreiz)
Reizantwort	abgestuft	"Alles-oder-Nichts"	abgestuft
tetanisierbar	ja	nein	ja
Arbeitsbereich	Kraft/Längen-Kurve ist variabel	im Anstieg der Kraft/Längen-Kurve	am Maximum der Kraft/Längen-Kurve
Reizantwort			

Potential (rot) — Muskelspannung (blau)

A. Aufbau und Funktion von Herz-, Skelett- und glattem Muskel

Energiequellen für die Muskelkontraktion

Die mechanische Energie der Muskelkontraktion wird *direkt aus chemischer Energie* gewonnen (→ S. 15). Sie ist im Muskel hauptsächlich in Form von **Glykogen** gespeichert (ca. 100 µmol Glukoseeinheiten/g Muskel). Beim Abbau von Glukose (**Glykolyse**; → **B**) entsteht energiereiches **Adenosintriphosphat (ATP)**. Es ist die **direkte Energiequelle der Muskelkontraktion** (→ **A**) und wird beim Filamentgleiten in das energieärmere **ADP** gespalten (→ S. 38). Diese ATP-Spaltung, und damit auch die Muskelkontraktion, benötigt *kein* O_2, kann also *anaerob* erfolgen. Verbrauchtes ATP wird gleich wieder regeneriert. Drei *Prozesse* stehen dafür zur Verfügung:

1. Die **Spaltung von Kreatinphosphat** (→ **A**), eine schnell verfügbare, aber sehr begrenzte Energiequelle;
2. die **anaerobe Glykolyse**;
3. die **oxydative Phosphorylierung** also die aerobe Verbrennung von Glukose und O_2 zu CO_2 (→ **B** u. S. 196); diese Reaktion liefert zwar viel ATP, ist jedoch nicht nur O_2-abhängig, sondern auch ein relativ langsamer Prozeß.

Kreatinphosphat (KrP): Der Muskel enthält als schnell verfügbare Energiereserve KrP. Dessen energiereiche Phosphatbindung kann auf ADP übertragen werden, wodurch (anaerob) ATP regeneriert wird (→ **A**). Während die ca. 5 µmol ATP/g Muskel für nur etwa 10 Kontraktionen reichen, erlauben die ca. 25 µmol KrP/g Muskel ca. 50 weitere Kontraktionen bevor auch diese Reserve erschöpft ist. Mit der Energie des KrP können **kurzzeitige Höchstleistungen** (10 bis 20 s) (z. B. bei 100 m-Läufern) erbracht werden.

Für *länger dauernde Leistungen* muß dann das **Glykogen** des Muskels abgebaut werden. *Anaerob* kann die Glykolyse bis zur Stufe der **Milchsäure** (nach Abpufferung: **Laktat**) ablaufen. Dabei werden pro mol Glukose 2 mol ATP gewonnen (→ **B**). Limitiert ist diese Art der Energiegewinnung allerdings durch die **Anhäufung von Milchsäure**. Der durch sie verursachte **pH-Abfall** im Muskel hemmt die zur Muskelkontraktion notwendigen chemischen Reaktionen mehr und mehr: Es kommt zum **ATP-Mangel** und damit zur **Ermüdung**.

Bei der KrP-Spaltung und der anaeroben Glykolyse geht der Organismus eine O_2-**Schuld** ein; er kann damit für ca. 40 s vorübergehend eine ca. 3mal höhere Leistung als mit der relativ langsameren aeroben Glukoseoxydation erbringen. In der anschließenden Ruhepause muß diese O_2-Schuld (max. über 20 l) dann wieder abgetragen werden: Das angesammelte Laktat wird unter erhöhtem O_2-Verbrauch (trotz körperlicher Ruhe!) in Leber und Herz verstoffwechselt (→ **B** u. S. 196), die erschöpften ATP- und KrP-Speicher werden wieder aufgefüllt.

Etwa die Hälfte der Energie geht bei diesem Vorgang als Wärme verloren (**Erholungswärme**). Da schon während der Muskelkontraktion fast $2/3$ der Energie als Wärme „verpufft" (**initiale Wärme**), beträgt der **Wirkungsgrad des Muskels ca. 25 %**.

Da die anaerobe Energiegewinnung nur vorübergehend möglich ist, kann eine **Dauerleistung** der Muskulatur **nur mit aerober Energiegewinnung** (→ **B**) erfolgen. Das Ausmaß der Dauerleistung (bei Spitzensportlern ca. 370 W = 0,5 PS) wird deshalb von der Schnelligkeit der O_2-Zufuhr und des aeroben Glukose- (und Fett-)Abbaus bestimmt.

Die Umstellung auf einen erhöhten Muskelstoffwechsel erfordert ca. 1–2 min; bis zur Überwindung dieses sog. **toten Punktes** wird daher auch bei Muskelarbeit *unterhalb* der Dauerleistungsgrenze eine vorübergehende O_2-Schuld eingegangen.

Nerv und Muskel 47

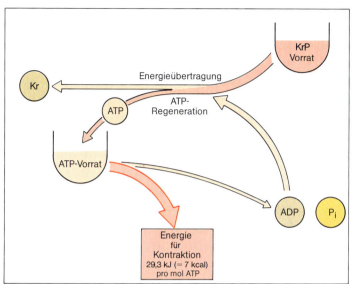

A. Kreatinphosphat und ATP als Energiequellen im Muskel

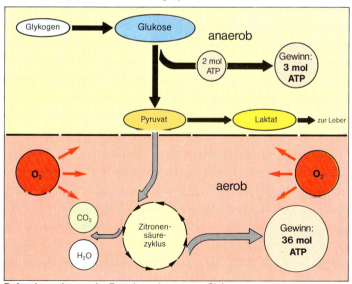

B. Aerobe und anaerobe Energiegewinnung aus Glukose

48 Nerv und Muskel

Der Organismus bei körperlicher Arbeit

Drei Typen von Muskelarbeit können unterschieden werden:

1. **Positiv-dynamische Arbeit**; dabei wechseln *arbeitleistende Kontraktion* und Erschlaffung miteinander ab (z. B. beim Bergansteigen);
2. **negativ-dynamische Arbeit**; hier wechselt *gebremste Muskeldehnung* (*Bremsarbeit*) mit lastloser Kontraktion ab (z. B. beim Bergabgehen);
3. **statische Haltearbeit** (z. B. ruhiges Stehen).

Bei vielen Tätigkeiten sind zwei oder drei der Arbeitstypen miteinander kombiniert.

Bei der dynamisch-rhythmischen Muskelarbeit wird mechanische Arbeit nach außen geleistet, bei ihr ja *Kraft mal Weg* (→ S. 3) = 0. Trotzdem wird auch dabei chemische Energie aufgewendet. (Sie wird vollständig in Wärme umgewandelt: *Erhaltungswärme.*) Ein Maß für diesen Energieaufwand ist das Produkt aus *Muskelkraft mal Haltezeit.*

Bei harter Muskelarbeit muß bis zu 500 mal mehr O_2 zur Muskulatur gebracht werden als in körperlicher Ruhe. Gleichzeitig muß für den Abtransport der vermehrt anfallenden Stoffwechselprodukte CO_2 und **Laktat** (→ S. 46) gesorgt werden. Muskelarbeit bedingt daher eingreifende Änderungen im Herz-Kreislauf-System und bei der Atmung.

Durchblutung (→ **A**): Die zur Durchblutungssteigerung notwendige **Erweiterung der Muskelgefäße wird lokalchemisch** erreicht: Der *steigende pCO_2, der fallende pO_2*, der pH-Abfall durch die Laktatansammlung u. a. m. (→ S. 46) wirken lokal gefäßerweiternd. Bei reiner Haltearbeit wird diese Durchblutungserhöhung z. T. dadurch verhindert, daß der ununterbrochen angespannte Muskel seine eigenen Gefäße abdrückt; er **ermüdet** daher bei statischer Haltearbeit schneller als bei rhythmisch-dynamischer Arbeit.

Herz: Bei maximaler Muskelarbeit ist allein die Muskeldurchblutung mit 25 l/min etwa 4–5mal größer als das gesamte Herzzeitvolumen (HZV; → S. 154) in Ruhe, d. h. das **HZV** muß bei Muskelarbeit stark ansteigen (bis zu 30 l/min). Erreicht wird dies sowohl durch eine **erhöhte Herzfrequenz** (→ **B**), als auch durch eine ca. 1,2-fache **Steigerung des Schlagvolumens.** Der **systolische Blutdruck** (→ S. 160) **steigt** dabei auf Werte über 25 kPa (185 mmHg), während der diastolische Blutdruck gleichbleibt.

Das erhöhte HZV kommt nicht nur der Muskulatur- sondern auch der *Hautdurchblutung* (Wärmeabgabe! [→ S. 192ff.]) zugute, während die Durchblutung von *Niere* und *Darmtrakt* unter den Ruhewert gesenkt wird (→ **A**).

Bei *leichter* und *mittlerer* Arbeit erreicht der Laktatspiegel und die Herzfrequenz bald einen neuen, konstanten Wert (keine Ermüdung), während eine sehr *schwere Arbeit* binnen kurzem abgebrochen werden muß, da das Herz die erforderliche Dauerleistung nicht aufbringen kann (→ **B**).

Das **Atemzeitvolumen steigt** von 6 l/min (Ruhewert) auf Werte bis zu 100 l/min an. Die einzelnen Lungenvolumina ändern sich dabei in charakteristischer Weise (→ **C**). Die **O_2-Ausschöpfung** in den Gewebskapillaren erhöht sich, weil Azidose und Temperaturanstieg die O_2-Bindungskurve nach rechts verschieben (→ S. 101). Die (metabolische) **Azidose** (→ S. 114) entsteht durch die Milchsäureansammlung (→ S. 46).

Ein Sportler im **Training** hat nicht nur mehr Muskeln und eine größere Geschicklichkeit, sondern sein Laktatspiegel steigt während der Muskelarbeit auch geringer und sehr viel später an als beim Untrainierten, da durch das Training vermehrt Mitochondrien gebildet werden, so daß Glukose in größerem Umfang oxydativ „verbrannt" werden kann.

Nerv und Muskel 49

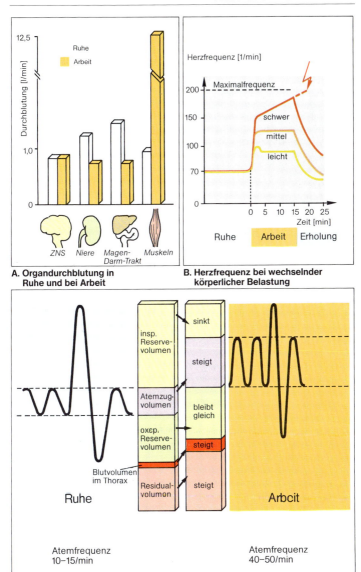

A. Organdurchblutung in Ruhe und bei Arbeit

B. Herzfrequenz bei wechselnder körperlicher Belastung

C. Die Atmung in Ruhe und bei Arbeit

Vegetatives Nervensystem

Organisation des vegetativen Nervensystems

Das somatische Nervensystem (Nerven der Skelettmuskeln, der Oberflächensensibilität, der Sinnesorgane usw.) reagiert auf Reize aus der Umwelt meist wieder mit einer *Antwort nach außen* (z. B. Fluchtreflex; → S. 280). Viele Aktivitäten des somatischen Nervensystems stehen unter *willkürlicher Kontrolle* und laufen *bewußt* ab. Das vegetative Nervensystem hingegen besorgt die **Regelung der Organfunktionen im Körper**, **paßt** sie an die jeweiligen Bedürfnisse **an** und **kontrolliert das innere Milieu** des Körpers. Da diese Aktivitäten der willkürlichen Kontrolle weitgehend entzogen sind, wird das vegetative Nervensystem auch **autonomes Nervensystem** genannt.

In der Peripherie des Körpers ist das vegetative Nervensystem vom somatischen anatomisch und funktionell weitgehend getrennt, während im Zentralnervensystem zwischen beiden enge Verknüpfungen bestehen (→ S. 232 u. S. 290).

Funktionell basiert das vegetative Nervensystem meist auf dem **Reflexbogen** (→ S. 278ff.) mit afferentem (zentralwärts laufendem) und efferentem (zur Peripherie ziehendem) Schenkel. **Afferente Fasern** melden *Schmerzreize* und die Reizung der *Mechano-* und *Chemorezeptoren* aus Lunge, Magen-Darm-Trakt, Harnblase und Gefäßsystem. **Efferente Fasern** steuern als Reflexantwort die *glatte Muskulatur* (→ S. 44) der verschiedenen Organe (Auge, Lunge, Verdauungstrakt, Blase etc.) und die Funktion von *Herz* (→ S. 166) und *Drüsen* (→ S. 204ff.). Die peripheren, efferenten Teile des vegetativen Nervensystems bestehen aus **präganglionären Fasern**, die in den **Ganglien** auf die **postganglionären Fasern** umgeschaltet werden.

Einfache Reflexe können *innerhalb des jeweiligen Organs* ablaufen (→ z. B. S. 210), komplexere Mechanismen werden hingegen von übergeordneten **vegetativen Zentren** im **ZNS** gesteuert. Deren *oberstes Integrationszentrum* ist der **Hypothalamus** (→ S. 290), der das vegetative Nervensystem in die Ausführung seiner **Programme** einbezieht. Es gibt auch eine Reihe von Reflexen, bei denen sowohl das vegetative als auch das somatische Nervensystem beteiligt sind.

Das periphere vegetative Nervensystem besteht aus *zwei* anatomisch und funktionell weitgehend getrennten *Anteilen* (→ A u. S. 52f.): **Sympathikus** und **Parasympathikus**. Die dazugehörigen vegetativen Zentren liegen im Fall des Sympathikus im *Brust-* und *Lendenmark*, im Fall des Parasympathikus im *Hirnstamm* (für Auge, Drüsen und vom N. vagus versorgte Organe) und im *Sakralmark* (für Blase, Teil des Dickdarms, Genitalorgane) (→ **A**). Die **sympathischen, präganglionären** Fasern aus dem Rückenmark enden an den *Grenzstrangganglien*, an den *Hals-* und *Bauchganglien* oder an sog. terminalen Ganglien. Dort erfolgt die **Signalübertragung cholinerg** (mit **Azetylcholin** als Überträgerstoff; → S. 54) auf die **postganglionären Fasern**, die (außer an den *Schweißdrüsen*) das Endorgan **adrenerg** erregen (mit **Noradrenalin** als Überträgerstoff; → **A** u. S. 56).

Die **Ganglien des Parasympathikus** liegen in der Nähe oder sogar innerhalb des Erfolgsorgans. Der **Überträgerstoff** des Parasympathikus ist sowohl im Ganglion als auch am Endorgan **Azetylcholin** (→ S. 54).

Die meisten Organe werden sowohl vom Sympathikus als auch vom Parasympathikus innerviert, wobei die Organantwort auf die beiden Systeme gegensätzlich (**antagonistisch**, z. B. am Herz) oder fast *gleichartig* (z. B. Speicheldrüsen) sein kann (→ S. 204f.). Das **Nebennierenmark** ist eine Art Mischung aus Ganglion und Hormondrüse: Präganglionäre Fasern des Sympathikus setzen hier **Adrenalin** und **Noradrenalin** in die *Blutbahn* frei (→ S. 58).

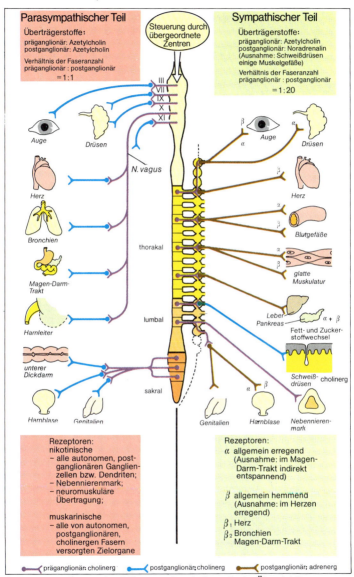

A. Autonomes (vegetatives) Nervensystem (schematische Übersicht)

52 Vegetatives Nervensystem

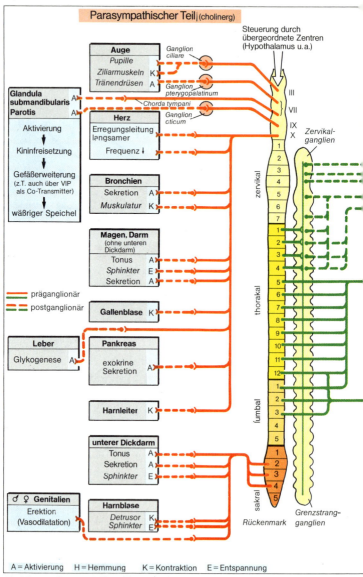

Funktionen des vegetativen Nervensystems

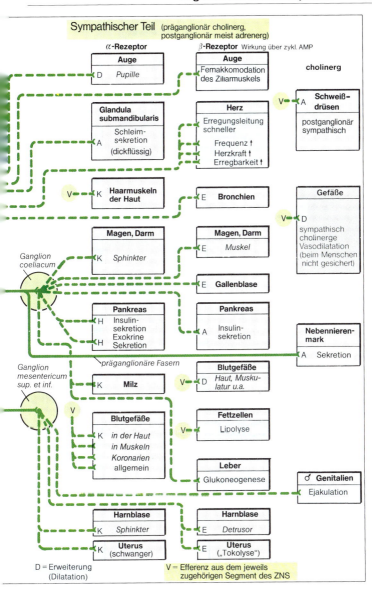

Vegetatives Nervensystem

Azetylcholin als Überträgerstoff

Azetylcholin (ACh) ist der Überträgerstoff 1. an allen präganglionären vegetativen Nervenendigungen, 2. an allen parasympathischen und 3. einigen sympathischen (→ S. 53) postganglionären Nervenendigungen, 4. bei der neuromuskulären Übertragung (S. 32) und 5. an etlichen Synapsen des ZNS.

Die **Synthese von ACh** erfolgt im Zytoplasma der Nervenendigungen. *Azetyl-Coenzym A* (AcCoA) wird in den Mitochondrien gebildet. Seine Azetylgruppe wird auf *Cholin* mit Hilfe des Enzyms *Cholinazetyltransferase* übertragen, die im Soma der Nervenzelle gebildet und *axoplasmatisch* (→ S. 22) zur Nervenendigung *transportiert* wird. Cholin kann im Nerven nicht synthetisiert werden, sondern muß aus der Extrazellulärflüssigkeit (EZF) aufgenommen werden (*aktiver Transport*; → S. 13). Dieser Transport ist der geschwindigkeitsbegrenzende Schritt bei der ACh-Synthese. Auch das nach der ACh-Freisetzung abgespaltene Cholin wird aus dem synaptischen Spalt wieder in die Nervenzelle aufgenommen (→ **A**).

Speicherung und Freisetzung von ACh: ACh wird *in der Nervenendigung* in **Vesikeln** (Bläschen) gespeichert (→ S. 32). Die gespeicherte Menge wird dadurch konstant gehalten, daß sich die ACh-Synthese laufend der ACh-Freisetzung anpaßt. Das pro Vesikel gespeicherte bzw. freigesetzte **ACh-Quantum** (→ S. 32) enthält ca. 4000 ACh-Moleküle. Ein präsynaptisch eintreffendes Aktionspotential setzt über einen Ca^{2+}-*Einstrom* (von extrazellulär) mehrere hundert solcher Quanten frei, so daß sich ein **EPSP** (→ S. 30f.) bilden kann. Ursache dieser postsynaptischen Potentialänderung ist eine Änderung der Membraneigenschaften: **ACh erhöht die Membrandurchlässigkeit bzw. -leitfähigkeit** (→ S. 13ff.) von Na^+, K^+ und Ca^{2+} (→ **A**); am Herzen steigert ACh **nur** die K^+-Leitfähigkeit (→ S. 166).

Die **Beendigung der ACh-Wirkung** erfolgt durch ACh-Spaltung mit Hilfe des Enzyms **Azetylcholinesterase** (**ACh-Esterase**).

Da die Aktionspotentialfrequenz in Motoneuronen mehrere hundert Hz betragen kann, muß die ACh-Spaltung an der motorischen Endplatte (→ S. 32) in einigen Millisekunden beendet sein, um eine Repolarisierung zwischen zwei Aktionspotentialen zu ermöglichen (→ S. 26ff.). Im Vergleich dazu wird ACh an den perlschnurartigen, postganglionären cholinergen Nervenendigungen viel weniger rasch abgebaut.

Die ACh-Esteraseaktivität kann durch spezifische Hemmstoffe herabgesetzt werden. Solche pharmakologisch (s, u.) und als Insektizid verwendeten (z. B. E 605) **ACh-Esterasenhemmer erregen** in geringer Dosierung den *Parasympathikus* (ACh-Konzentration im synaptischen Spalt steigt!), wirken an nikotinischen Rezeptoren (s. u.) in hoher Dosierung (durch Dauerdepolarisation) jedoch *lähmend* (→ S. 26). An glatten Muskeln mit muskarinischen Rezeptoren (s. u.) führt E 605 dagegen zur Dauerkontraktion (z. B. Bronchien).

Zwei Typen von ACh-Rezeptoren können (u. U. auch an nicht cholinerg innervierten Organen!) nachgewiesen werden:

1. An den sog. **nikotinischen Rezeptoren** (vegetative *Ganglien, motorische Endplatten, Nebennierenmark* und z.T. auch im ZNS) wirkt *Nikotin* wie ACh erregend, in hohen Konzentrationen jedoch hemmend.

2. An den sog. **muskarinischen Rezeptoren** (z.T. im ZNS und an den cholinergen, *parasympathischen Zielorganen*) wirkt *Muskarin* (Fliegenpilzgift) erregend, während es an den nikotinischen Rezeptoren keine Wirkung hat. *Curare* hemmt die nikotinischen Rezeptoren des Skelettmuskels, *Atropin* die muskarinischen Rezeptoren von Herz, glatter Muskulatur u.a.

Therapeutisch werden zur Anregung des Parasympathikus *Carbachol* und *Pilocarpin* verwendet (**direkte Parasympathikomimetika**). Sie werden von der ACh-Esterase langsamer als ACh abgebaut. Indirekte Parasympathikomimetika (*Neostigmin* u.ä.) wirken dagegen durch *Hemmung der ACh-Esterase*.

Vegetatives Nervensystem 55

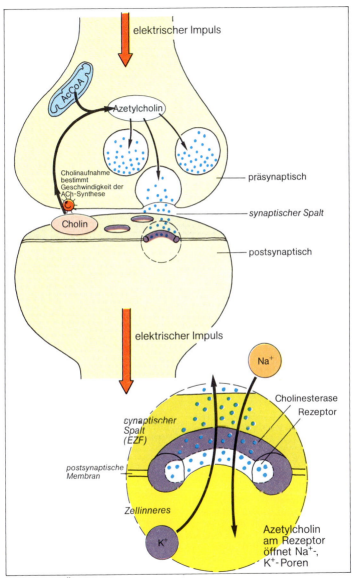

A. Cholinerge Übertragung

Vegetatives Nervensystem

Noradrenalin – Adrenerge Übertragung und Adrenozeptoren

Noradrenalin (**NA**), ist der Überträgerstoff an den meisten *postganglionären sympathischen Nervenendigungen* und an manchen Synapsen des ZNS, besonders im Hypothalamus. Im **Nebennierenmark** (→ S. 58) wird neben NA vorwiegend *Adrenalin* (A) ausgeschüttet; beide Substanzen werden erst von hier aus durch den Blutstrom an ihren Wirkort gebracht.

Ebenso wie die cholinergen sind auch die marklosen, sympathischen postganglionären Nervenfasern entlang ihrer Endverzweigung mehrfach *varikös* (perlschnurartig) *aufgetrieben* (→ **A oben**). Diese Anschwellungen stellen den synaptischen Kontakt zum Erfolgsorgan her (→ **A**) und sind auch der Ort von Synthese und Speicherung von Noradrenalin.

Die Nervenzellmembran dieser Auftreibungen nimmt aktiv (→ S. 13) die Aminosäure *Tyrosin* auf, die die Ausgangssubstanz der Synthese von A und NA ist (→ **A**). Der *geschwindigkeitsbegrenzende Schritt* dieser Synthese wird durch Na^+ und Ca^{2+} beschleunigt und durch das Endprodukt NA gehemmt.

Die **Speicherung von NA** geschieht in großen, granulösen (körnchenartigen) **Vesikeln** in einer Art *Mizellenkomplex* (→ S. 218).

Die **Freisetzung von NA** erfolgt dann, wenn ein *Aktionspotential* die Synapse erreicht. Der vom Aktionspotential verursachte Ca^{2+}-Einstrom spielt dabei eine wichtige Rolle, doch ist der Mechanismus der NA-Exozytose im einzelnen nicht geklärt.

Adrenozeptoren (→ auch S. 59; B): *Zwei Haupttypen*, α- und β-**Rezeptoren**, können u.a. nach ihrer Empfindlichkeit auf die drei Substanzen **A, NA** und **Isoproterenol (IPR)** unterschieden werden: α-Rezeptoren reagieren am stärksten auf NA, β-Rezeptoren am stärksten auf IPR, während A eine Mittelstellung einnimmt.

Eine **Erregung der α-Rezeptoren** führt zur *Gefäßverengung* und zu allgemeiner *Kontraktion glatter Muskulatur*, z.B. von Harnleiter, Gebärmutter, Magensphinkter. Eine *Ausnahme* davon ist die sonstige Magen-Darm-Muskulatur, die *erschlafft*.

Bei den β-**Rezeptoren** können zwei Typen unterschieden werden, die beide über *zyklisches Adenosinmonophosphat* (cAMP; → S. 242) wirken: β_1- und β_2-Rezeptoren. **Erregung der β_1-Rezeptoren** *erhöht* den Ca^{2+}-*Einstrom* in die Zelle und wirkt so meist erregend: der *Fettabbau* wird *angeregt*, und am **Herz** zeigt sich ein herzkraft- und frequenzsteigernder *Effekt*; die *Darmmuskulatur* wird über β_1-Rezeptoren *gehemmt*. Eine Erregung **der β_2-Rezeptoren** wirkt durch *Verringerung des Ca^{2+}-Einstroms* meist hemmend (*Muskelerschlaffung* in den *Bronchen*, im *Uterus* usw. und *Gefäßerweiterung* in *Leber* und *Skelettmuskeln*).

Die **Beendigung der NA-Wirkung** erfolgt auf drei Wegen:

1. *Abdiffusion* von NA aus dem synaptischen Spalt *ins Blut* (→ **A1**);
2. *Extraneuronale NA-Aufnahme* (in Herz, Drüsen, glatte Muskeln) und in der Folge intrazellulärer Abbau durch die Catechol-O-methyltransferase (COMT) und z.T. durch die Monoaminooxydase (MAO) (→ **A2**).
3. *Wiederaufnahme* des NA (70%) in die präsynaptische Nervenendigung (→ **A3**) durch aktiven Transport, wobei freies NA in der Zelle durch die MAO der Mitochondrien inaktiviert und durch Dehydrogenasen weiter abgebaut wird.

NA im synaptischen Spalt erregt auch die *präsynaptischen α_2-Rezeptoren,* was die Freisetzung weiterer NA-Vesikel hemmt (→ S. 59, A).

Solche präsynaptischen α_2-Rezeptoren gibt es (z.B. im Herzvorhof) auch an cholinergen Nervenendigungen. Umgekehrt gibt es *präsynaptische* (muska-

Vegetatives Nervensystem

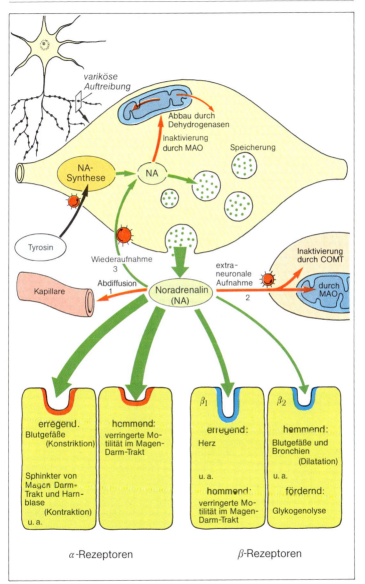

A. Adrenerge Übertragung

rinische) *Azetylcholinrezeptoren* an adrenergen Nervenendigungen. Diese gegenseitige Beeinflussung ermöglicht eine Art „periphere Regulation" von Sympathikotonus und Parasympathikotonus.

Nebennierenmark

Im **Nebennierenmark** werden elektrische *Nervenimpulse* (präganglionäre sympathische Fasern; → S. 51 f.) in *hormonale Signale* (**Adrenalin** [A], **Noradrenalin** [NA]) umgesetzt. *Überträgerstoff* im Nebennierenmark ist, wie bei allen präganglionären Nervenendigungen, *Azetylcholin* (ACh), das an der postsynaptischen Membran zur Freisetzung (per Exozytose, → S. 20) von NA und A führt.

In Ruhe werden vom Nebennierenmark nur geringe Mengen A und NA (zusammen **Katecholamine** genannt) freigesetzt. In körperlichen oder psychischemotionalen **Alarmsituationen** erhöht sich jedoch die Ausschüttung beträchtlich. So werden auch solche Zellen in die Alarmreaktion einbezogen, die nicht sympathisch innerviert sind.

Die **Synthese** von NA läuft wie in den postganglionären sympathischen Nervenendigungen ab (→ S. 56); durch ein zusätzliches Enzym (*Phenyläthanolamin-N-Methyltransferase*) wird dann ein Teil des NA in A umgewandelt, wobei die Enzymaktivität durch Kortisol (→ S. 260) erhöht wird. Diese Enzymaktivität bestimmt auch das *Verhältnis*, in dem NA und A freigesetzt werden. Bei gejagten Tieren (z. B. Hasen) überwiegt meist A, wohingegen aggressive, jagende Tiere (z. B. Raubkatzen) relativ mehr NA ausschütten. Beim Menschen ist das Verhältnis NA/A = 1 : 4. Da A und NA aus unterschiedlichen Zellen des Nebennierenmarks ausgeschüttet werden, kann das Verhältnis NA/A wahrscheinlich auch modifiziert werden.

In der Zelle werden A und NA *in Form von Granula* gespeichert (→ S. 56), die u. a. 1 mol ATP pro 4 mol Katecholamin enthalten. Während ACh seine Vesikel (→ S. 54) nicht verläßt, strömen aus den Granula dauernd kleine Katecholaminmengen ins Zellinnere. *MAO* (→ S. 56) sorgt dort laufend für deren Abbau.

Reize für die Katecholaminfreisetzung aus dem Nebennierenmark sind (über eine *erhöhte Sympathikusaktivität*) z. B. körperliche Arbeit, Kälte, Hitze, Hypoglykämie (niedriger Blutzucker), Schmerzen, O_2-Mangel, Blutdruckabfall, Angst und Ärger („Streß"). Oberstes *Steuerorgan* ist auch hier der *Hypothalamus* (→ S. 290).

Hauptaufgabe der in Alarmsituationen (→ S. 290) freigesetzten Katecholamine ist es, *gespeicherte chemische Energie* (Fett, Glykogen) zu *mobilisieren* (**Lipolyse, Glykogenolyse**), die *Glukoseaufnahme* in die Zellen *zu fördern* (→ S. 247) und so der vermehrt tätigen Muskulatur ausreichend Brennstoff (*Fettsäuren, Glukose*) zur Verfügung zu stellen. Auch der K^+-*Haushalt* wird von den Katecholaminen beeinflußt (→ S. 148).

Im *Skelettmuskel* aktivieren die Katecholamine über *zyklisches AMP* (→ S. 242) Enzyme, die den Glykogenabbau und die Laktatbildung (→ S. 46) fördern. Durch den *positiv inotropen* und *chronotropen Effekt* (β_1-Rezeptoren; → **B** u. S. 56) der Katecholamine auf das Herz werden Herzfrequenz und Schlagvolumen und damit das Herzzeitvolumen und in der Folge der Blutdruck erhöht. Gleichzeitig wird die Magen-Darm-Durchblutung zugunsten der Skelettmuskulatur gedrosselt (→ **B** u. S. 46).

Schon während dieser Alarmreaktion regen die Katecholamine im Hypothalamus bereits die Ausschüttung von Hormonen (→ S. 261) an, die die Auffüllung der entleerten Energiespeicher in Gang setzen. Etwa 4 Stunden nach der Alarmreaktion erreichen diese Hormone ihren höchsten Blutspiegel.

(Text zu Tafel **A**: → S. 56)

Vegetatives Nervensystem

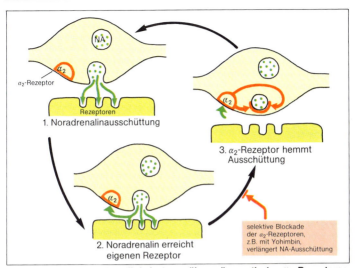

A. Regulation der Noradrenalinfreisetzung über präsynaptische α_2-Rezeptoren

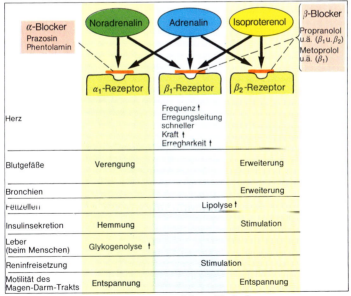

B. α_1- und β-adrenerge Reizantworten und deren Blockade

Zusammensetzung und Aufgaben des Blutes

Das **Blutvolumen** des erwachsenen Menschen beträgt etwa 6–8% seines Körpergewichtes. 1 l Blut enthält beim Mann 0,46 l Blutkörperchen (bei der Frau 0,41 l). Dieser Wert, ausgedrückt in % (46%) oder in Bruchteilen von 1 (0,46), wird **Hämatokrit** genannt (→ S. 65: A). 1 µl (1 mm^3) Blut enthält normalerweise beim Mann $5 \cdot 10^6$ (bei der Frau $4,5 \cdot 10^6$) *Erythrozyten*, 4000 bis 10000 *Leukozyten* und $0,15$–$0,3 \cdot 10^6$ *Thrombozyten*. Etwa 67% der Leukozyten sind *Granulozyten*, 27% *Lymphozyten* und 6% *Monozyten*.

Die flüssige Phase des Blutes ist das **Plasma**, dessen Osmolalität (→ S. 8) ca. 290 mosm/kg H_2O beträgt und u. a. 70–80 g *Proteine*/l enthält, davon ca. 60 rel. % Albumine, 4% α_1-Globuline, 8% α_2-Globuline, 12% β-Globuline und 16% γ-Globuline (→ S. 65: A). Ein weiterer Plasmabestandteil ist das *Fibrinogen* (→ S. 74ff.). Wird dieses bei der Gerinnung verbraucht, entsteht aus Plasma **Serum**.

Zu den **Aufgaben des Blutes** gehört der *Transport* vieler *Stoffe* (O_2, CO_2, Nahrungsstoffe, Stoffwechselprodukte, Vitamine, Elektrolyte usw.), *der Transport von Wärme* (Heizung, Kühlung; → S. 192), die *Signalübermittlung* (Hormone; → S. 232), die *Pufferung* (→ S. 110) und die *Abwehr* körperfremder Stoffe (→ S. 66ff.). Außer zur Immunabwehr dienen die **Plasmaproteine** der Aufrechterhaltung des *kolloidosmotischen* (*onkotischen*) *Druckes* (→ S. 8), dem *Transport wasserunlöslicher Stoffe* und dem *Schutz* mancher Substanzen *vor dem Abbau* im Blut oder *vor der Nierenausscheidung* (z. B. Häm). Proteine können auch gelöste Stoffe durch Bindung *osmotisch unwirksam* machen. Die Bindung von Medikamenten und Giftstoffen an Plasmaproteine setzt deren therapeutische bzw. toxische Wirkung herab, verhindert aber andererseits ihre schnelle Ausscheidung durch die Niere (→ S. 12 u. 127 B).

Die **Erythrozyten** (rote Blutkörperchen) werden im *Knochenmark* (beim Fetus in Milz und Leber) aus kernhaltigen Vorstufen gebildet und gelangen als kernlose, scheibchenförmige Zellen (ca. $7,5 \times 2$ µm) in die Blutbahn, können aber in den Blutkapillaren stark deformiert werden, was ihnen dort den Stoff- und Gasaustausch mit dem umliegenden Gewebe erleichtert.

Die *Erythrozytenbildung* wird vor allem *hormonal gesteuert*. O_2-Mangel führt zu vermehrter Ausschüttung des Hormons **Erythropoetin** in Niere und Leber (Fetus: Leber; postnatal: vorwiegend Niere). Erythropoetin stimuliert die Erythrozytenbildung im Knochenmark (→ **A oben**). Wird durch das nun erhöhte Angebot an roten Blutkörperchen der O_2-Mangel beseitigt, erniedrigt sich die Erythropoetinbildung wieder. Zusätzlich kann die Erythrozytenausschüttung aus dem Knochenmark wahrscheinlich auch zentralnervös beeinflußt werden.

Die *Hauptfunktion der Erythrozyten* ist der *Transport von O_2 und CO_2* zwischen Lunge und Gewebe, wozu das **Hämoglobin** dient (Mann: 160 g/l Blut, Frau: 145 g/l Blut).

Die hohe Hämoglobinkonzentration in der Zelle (ca. 300 g/l Zellinhalt) macht aus osmotischen Gründen eine dauernde Erniedrigung des Elektrolytgehaltes im Erythrozyten gegenüber dem umgebenden Plasma notwendig, wozu aktive Na^+-K^+-Transportsysteme in der Membran dienen. Energielieferant dafür ist die *Glukose* (→ S. 247).

Die *Lebensdauer der Erythrozyten* beträgt etwa 120 Tage. In der Pulpa der **Milz** verlassen die roten Blutzellen regelmäßig die Arteriolen, um durch schmale Poren in die Milzsinus zu gelangen. Im Bereich dieser Poren werden alte Erythrozyten ausgesondert und zerstört. Die Erythrozytenbruchstücke werden von den Makrophagen in Milz, Leber, Knochenmark u. a. phagozytiert und abgebaut (→ **A unten**). Das bei der *Hämolyse* freiwerdende Häm wird zu *Bilirubin* abgebaut (→ S. 216). Bei der *Kugelzellanämie* z. B. ist die Widerstandsfähigkeit (*osmotische Resistenz*) der Erythrozyten herabgesetzt und dadurch ihre Lebensdauer stark verkürzt, was z. T. durch Herausnahme der Milz verhindert werden kann.

Blut

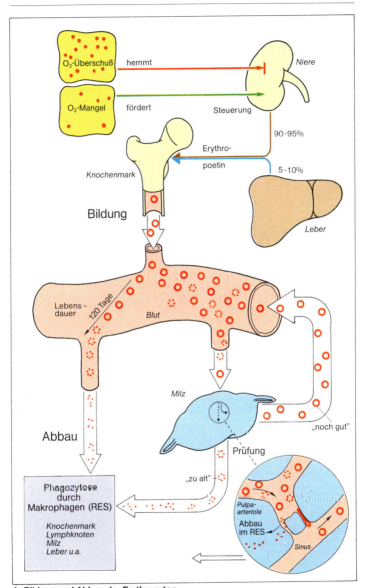

A. Bildung und Abbau der Erythrozyten

Eisenstoffwechsel – Erythropoese und Anämien

Der gesamte **Eisen(Fe)-Bestand** des Körpers beträgt bei der Frau ca. 45 mmol, beim Mann ca. 60 mmol (1 mmol = 55,8 mg). 60–70% davon sind an Hämoglobin (Hb) gebunden, 10–12% sind sog. *Funktionseisen* (Myoglobin, Fe-haltige Enzyme, wie z. B. Katalase) und 16–29% sind sog. *Speichereisen* (*Ferritin, Hämosiderin*; → **A**). Die mit der Nahrung aufgenommene Fe-Menge beträgt (abhängig von der Ernährung) bei der Frau ca. 0,2 mmol/d, beim Mann etwa 0,3 mmol/d. Davon werden nur etwa 6% (Mann) bis 12% (Frau) im Duodenum absorbiert (→ **A, B**). Die Fe-Absorption ist *an den Bedarf angepaßt* und kann bei Eisenmangel bis über 25% der aufgenommenen Menge betragen.

Die **Regelung der Eisenabsorption** ist nicht geklärt, doch scheint dabei die Verfügbarkeit des *Apotransferrins*, des Transportproteins des Eisens im Plasma, eine gewisse Rolle zu spielen (→ **A, B**). Von der Darmmukosa überschüssig aufgenommenes Fe wird z.T. an Ferritin gebunden, in Lysosomen aufgenommen und steht solange als Speicher zur Verfügung, bis es bei der Zellmauserung wieder ins Darmlumen abgegeben wird (→ **B**).

Wird der Magen-Darm-Trakt bei der Fe-Zufuhr umgangen (Fe-Injektion) kann die Transferrinkapazität (max. ca. 0,2 mmol/l) überschritten werden, wobei freies Fe zur **Eisenvergiftung** führt (Blutungen wegen Ungerinnbarkeit des Blutes, Kreislaufversagen u.a.).

An Häm u.a. lipophile Stoffe gebundenes Nahrungs-Fe wird z.T. durch Diffusion absorbiert, während freies Fe (vor allem Fe[II]) *aktiv* von der Darmschleimhaut aufgenommen wird. **Voraussetzungen für eine normale Eisenresorption** sind die *Salzsäure des Magens* (setzt Fe aus Komplexen frei und fördert Fe[III]-Resorption im „frühen" Duodenum [→ „pH 3" in **B**]), *die Verfügbarkeit von Fe(II)* (bei neutralem pH besser löslich als Fe[III]; → **B**) und das im Magenschleim enthaltene Glykoprotein *„Gastroferrin"*, das große Mengen von Fe(III)-Ionen binden kann.

Ferritin (Darm, Milz, Leber, Knochenmark, Herz, Muskel u.a.) ist eine rasch verfügbare Eisenreserve, während **Hämosiderin** schwerer mobilisierbar ist. Die Hauptmasse des Fe wird im Knochenmark in *Erythrozyten* eingebaut (ca. 0,54 mmol/d), wovon das Fe der fehlgebildeten Zellen (ca. 1/3) gleich wieder in den Makrophagen des Knochenmarks freigesetzt wird und erneut zur Verfügung steht (→ **A**). Auch gealterte Erythrozyten werden von Makrophagen phagozytiert (→ S. 60 u. S. 66ff.) und dabei entstehendes Häm- und Hb-gebundenes Fe per **Endozytose** aus dem Plasma in die Leberzellen aufgenommen. In beiden Fällen steht das Fe so erneut zur Verfügung (ca. 97% Fe-„*Recycling*" → **A**). Auch Transferrin wird endozytotisch aufgenommen; Leberzellen, Erythroblasten u.a. haben dazu eigene Rezeptoren.

Der **Eisenbedarf** (= Eisenverluste) ist mit knapp 18 µmol/d normalerweise gering, doch ist er bei der menstruierenden Frau (→ **A**) und besonders im 2.Teil der Schwangerschaft (Fetuswachstum) und nach der Geburt (Blutverlust) erhöht. Der Fetus nimmt im 9. Monat ca. 60 µmol/d auf, d.h. die mütterliche Nahrung muß zu dieser Zeit ca. 0,5 mmol Fe/d (bei ca. 12% Absorption) zusätzlich enthalten.

Unter **Anämien** versteht man eine Verminderung der Erythrozyten- oder Hb-Konzentration im Blut. Neben der *Blutungs-* und *Fe-Mangelanämie* (Resorptionsstörung, Schwangerschaft, chronischer Blutverlust, Infekte) und einer Reihe anderer Anämietypen führt auch ein Mangel an **Cobalaminen (Vitamin B$_{12}$)** oder an **Folsäure** (→ **C**) zur Anämie: Die Erythrozyten sind vergrößert und ihre Konzentration im Blut ist mehr vermindert als die von Hb. Ursachen sind meist eine verminderte Sekretion oder ein autoimmunes Unwirksamwerden von „Intrinsic factor" (zur Vitamin B$_{12}$-Resorption nötig) bzw. eine verminderte Folsäureabsorption bei Malabsorption (s.a. S.226). Eine verminderte Cobalamin-Resorption führt wegen der großen Speichermenge erst nach Jahren zu Mangelerscheinungen, während die Anämie bei ungenügender Folsäurezufuhr bereits nach 4–5 Monaten in Erscheinung tritt (→ **C**). Die *Folsäureantagonisten* (z.B. Methotrexat) werden oft als Zytostatika (Zellbildungshemmer) bei der Tumortherapie eingesetzt, was ebenfalls zu einer Verminderung der Erythrozyten und anderer, schnell sich teilender Zellen führt.

Blut

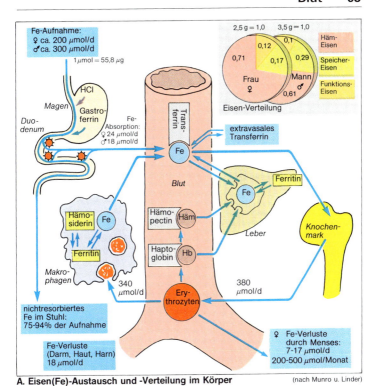

A. Eisen(Fe)-Austausch und -Verteilung im Körper (nach Munro u. Linder)

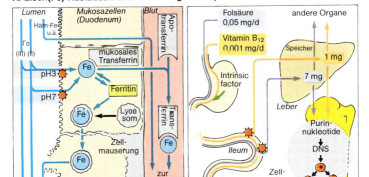

B. Eisen(Fe)-Absorption

C. Folsäure und Vitamin B$_{12}$ (Cobalamin)

64 Blut

Fließeigenschaften des Blutes

Erythrozyten sind sehr leicht verformbare, kernlose „Zellen", die sich im Blut fast wie Flüssigkeitstropfen verhalten. Die *hohe Fluidität* (= 1/Zähigkeit = 1/Viskosität) ihres Inhalts, die flüssigkeitsfilmähnlichen Eigenschaften ihrer Membran und ihr hohes Oberflächen/Volumen-Verhältnis bewirken, daß sich das Blut, besonders wenn es schnell fließt, weniger wie eine Zellsuspension als vielmehr wie eine *Emulsion* verhält. Die Viskosität des *fließenden* Blutes ist daher kaum höher als die des Plasmas.

Die Passage feiner Blutkapillaren und die der Poren in der Milzstrombahn (→ S. 61), deren Weite viel geringer ist als der Durchmesser frei schwimmender Erythrozyten, sind für normale Erythrozyten wegen ihrer guten Verformbarkeit kein Problem. Die Viskosität des Blutes steigt aber sofort an, wenn a) sich die Strömung verlangsamt und/oder b) sich die Fluidität der Erythrozyten durch Hyperosmolalität („Stechapfelform" der Erythrozyten), durch Zelleinschlüsse, durch Hämoglobinfehlbildungen (z. B. bei Sichelzellanämie), durch Veränderungen der Zellmembran (z. B. bei „alten" Erythrozyten) u. a. m. erhöht. Unter solchen Umständen erhält das Blut durch *Aggregation* („Geldrollenbildung") der Erythrozyten Eigenschaften einer *Suspension mit hoher Viskosität*, was in kleinen Gefäßen schnell zum Stillstand der Blutströmung führen kann (→ S. 156 u. S. 186).

Plasmabestandteile

Plasma erhält man, wenn aus ungerinnbar gemachtem Blut (→ S. 74) die zellulären Elemente (→ S. 60) abzentrifugiert werden (→ **A**). Plasma besteht aus *Wasser*, in dem hochmolekulare *Proteine* (→ **A**) sowie *ungeladene Stoffe* (Glukose, Harnstoff u. a.) und **Ionen** mit niedrigem Molekulargewicht gelöst sind. All diese gelösten Teilchen addieren sich zur osmolalen Konzentration (*Osmolalität*) des Plasmas (→ S. 8). Hauptanteile an dieser Osmolalität bilden bei den positiv geladenen Ionen (Kationen) das Na^+, bei den negativ geladenen Ionen (Anionen) Cl^- und HCO_3^-. Die Proteine tragen viele anionische Netto-Ladungen, die alle elektrisch wirksam sind (→ **B**, S. 14 u. S. 24). Die osmotische Wirksamkeit der Proteine ist jedoch vergleichsweise geringer, weil dafür die Teilchen- und nicht die Ladungszahl bestimmend ist.

Proteine können nur in sehr geringem Umfang das Blutbett verlassen. Die Zusammensetzung der *interstitiellen Flüssigkeit* (→ S. 138f.) unterscheidet sich daher etwas von der des Plasmas (→ **B**). Grundsätzlich anders zusammengesetzt ist *die Flüssigkeit im Zellinneren*, wo K^+ das vorherrschende Kation ist und Phosphate und Proteine den Hauptanteil der Anionen bilden (→ **B**). Diese Anteile wechseln von Zelltyp zu Zelltyp.

Die **Plasmaproteine** (→ **A**, rechts) bestehen zu etwa 60% aus Albumin (35–45 g/l), das für viele Substanzen, wie z. B. für Bilirubin (→ S. 216) oder für Hormone (→ S. 234ff.), Vehikelfunktion besitzt, die Hauptursache des kolloidosmotischen Druckes (→ S. 8 u. S. 158) darstellt und bei Eiweißmangel als Proteinreserve dienen kann. Die α_1-, α_2- und β-Globuline dienen u. a. dem Transport von Lipiden (Lipoproteine, → S. 220ff.), Hämoglobin (Haptoglobin), Eisen (Transferrin, → S. 62), Cortisol (Transcortin) und Cobalaminen (Transcobalamin). Auch die meisten Plasmafaktoren der Gerinnung und der Fibrinolyse (→ S. 74ff.) sind Proteine.

Die **Immunglobuline** (**Ig**, → **C**) gehören überwiegend zu den γ-Globulinen. Sie sind die Abwehrstoffe des Plasmas (Antikörper, → S. 66ff.). IgG hat dabei die relativ höchste Plasmakonzentration (7–15 g/l) und kann als einziges Immunglobulin die Plazentaschranke passieren (Übertragung von Mutter zu Kind, → **C**). Die Immunglobuline sind aus zwei jeweils gruppenspezifischen, schweren Proteinketten (IgG: γ, IgA: α, IgM: μ, IgD: δ, IgE: ε) und aus zwei leichten Proteinketten (λ oder κ) aufgebaut, die miteinander in charakteristischer Y-Form (→ S. 67) über [-S-S-]-Brücken verknüpft sind.

Blut

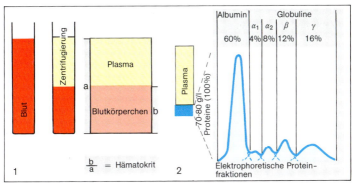

A. Blutzusammensetzung

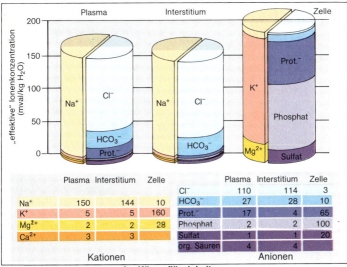

B. Ionenzusammensetzung der Körperflüssigkeiten

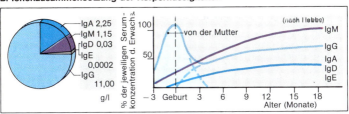

C. Konzentrationen der Immunglobuline im Serum

Blut

Immunabwehr I

Gegen Fremdstoffe, die in den Körper eindringen, besitzt der Organismus mehrere Abwehrsysteme: zum einen ein **unspezifisches System**, das vor allem die *neutrophilen Granulozyten* und die *Makrophagen* umfaßt, zum anderen **spezifische Abwehrsysteme**, wobei zelluläre Faktoren (*Lymphozyten, Makrophagen*) und *humorale Abwehrstoffe* in Form spezifischer Plasmaproteine (*Immunglobuline*; → S. 64) kooperieren können.

Dringen höhermolekulare Fremdstoffe (**Antigene**) in den Körper ein, bildet der Organismus spezifische, d. h. nur gegen den jeweiligen Fremdstoff gerichtete Abwehrstoffe, sog. **Antikörper**.

Ob antigene Stoffe (z. B. Zelleiweiß) als fremd oder körpereigen erkannt werden, „lernt" das Immunsystem etwa zum Zeitpunkt der Geburt. Die Stoffe, mit denen es zu dieser Zeit in Berührung kommt, erkennt es lebenslang als körpereigen (**immunologische Toleranz**), alle später dazukommenden Stoffe als „fremd".

Als Antigene können u. a. Bakterien oder Viren wirken. Kommt z. B. ein Kind zum ersten Mal mit Masernviren in Berührung, erkrankt es an Masern, weil die Viren sich im Körper anfangs fast ungehindert vermehren können. Schon während der Erkrankung bildet der Organismus Antikörper gegen die Viren (**Primärantwort**), die damit unschädlich gemacht werden: die Masern heilen ab. Die Produktion der Antikörper kann bei Bedarf wieder rasch angekurbelt werden (*immunologisches Gedächtnis*). Das wird dann ausgenützt, wenn später erneut Masernviren in den Organismus eindringen. Die diesmal schlagartig einsetzende Antikörperproduktion (**Sekundärantwort**) macht die Viren gleich anfangs unschädlich, und eine erneute Masernerkrankung bleibt aus: Der Organismus ist **immun** dagegen.

Will man schon einer ersten Erkrankung vorbeugen, *impft* man mit einer harmloseren Abart des Erregers (z. B. Pocken) oder mit abgetöteten Erregern (z. B. Tetanus), was, mehrmals durchgeführt, ebenfalls zur Antikörperbildung führt (**aktive Immunisierung**). Ist die Erkrankung bereits ausgebrochen, kann sie mit dem *Serum* von Tieren bekämpft werden, die bereits Antikörper gegen den Erreger gebildet haben (**passive Immunisierung**, z. B. mit Diphtherieserum).

Der **unspezifischen Abwehr** von Fremdstoffen (Bakterien, Viren, anorganische Partikel usw.) und u. U. auch der Vernichtung von körpereigenen Stoffen, z. B. von Erythrozytentrümmern u. ä., dienen, zusammen mit den **Makrophagen** (→ S. 68), die **neutrophilen Granulozyten**. Sie zählen zu den Leukozyten und werden im Knochenmark gebildet (Lebensdauer ca. 1 Tag).

Dringen z. B. Bakterien in Körpergewebe ein (→ **A1**), werden die neutrophilen Granulozyten durch chemische Fremdstoffe (*Chemotaxis*) u. a. *angelockt* (→ **A2**). Granulozyten aus dem Blut haften dann an der Gefäßwand (*Margination*), verlassen die Blutbahn und bewegen sich auf den geschädigten Bezirk zu (*Migration*). Dort umschließen sie die Erreger und nehmen sie in sich auf: **Phagozytose** (→ **A3**).

Organische Stoffe werden im Granulozyten „verdaut". Dem geht ein Verschmelzen des phagozytierten Erregers (*Phagosom*) mit den enzymhaltigen Bläschen des Granulozyten (*Lysosomen*) voraus. Im so entstandenen *Phagolysosom* (*Heterophagosom*) wird der Erreger abgebaut (→ **A4**). „Unverdauliche" Partikel (z. B. Kohlenstaub in der Lunge) werden auf Dauer in den Makrophagen abgelagert.

Die Granulozyten üben ihre Funktion nicht nur in Blut und Gewebe, sondern auch auf den Schleimhäuten des Körpers, z. B. im Mund, aus.

Die unspezifische Phagozytose (s. a. S. 68) wird durch spezifische Abwehrvorgänge intensiviert und ergänzt. Ist der Organismus mit dem Antigen, z. B. Kolibakterien, schon früher in Berührung gekommen, läuft bereits in der interstitiellen Flüssigkeit zwischen dem Erreger und spezifischen Immunglobulinen (IgG, IgM) eine *Antigen-Antikörper-Reaktion* ab. Dadurch wird das von den Makrophagen sezernierte **Komplement** aktiviert. Dessen sog. C3b-Komponente reagiert mit den bakteriengebundenen Antikörpern und erleichtert dadurch die Phagozytose (**Opsonierung**), da die Granulozyten Rezeptoren für C3b besitzen. Auch das Absterben der Erreger wird durch die Komplementbindung beschleunigt. Gleichzeitig anwesendes **Lysozym** baut nun die Wand der Bakterien ab, was schließlich zu deren Auflösung (**Lyse**) führt (→ **A, a–e**).

Blut 67

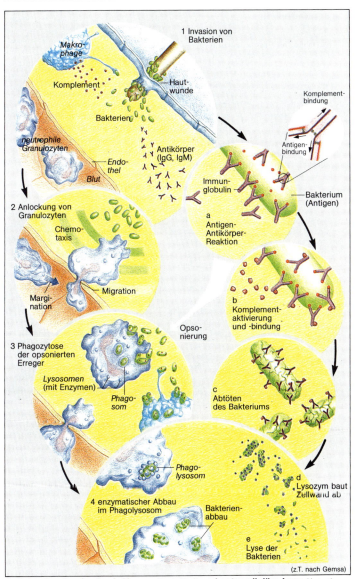

A. **Bakterienabwehr durch Phagozytose** (1-4) **und extrazelluläre Lyse** (1, a-e)

Immunabwehr II

Zur Abtötung phagozytierter Erreger stehen den **neutrophilen Granulozyten** nicht nur die in den Lysosomen gespeicherten *Enzyme* (→ S. 66), sondern auch *Wasserstoffperoxid* (H_2O_2) und andere *oxidierende Sauerstoffverbindungen* (O_2^-, $^1O_2$) zur Verfügung. Normalerweise wird die Konzentration dieser Oxidantien durch reduzierende Enzyme wie *Katalase* und *Superoxid-Dismutase* auf niedrigem Niveau gehalten, um eine vorzeitige Eigenschädigung des Granulozyten zu verhindern. Diese „Zügelung" wird bei der Invasion von Erregern aufgegeben, um die bakterizide (bakterientötende) Wirkung der Sauerstoffverbindungen voll zur Entfaltung kommen zu lassen, wobei auch die Granulozyten und, im Extremfall, sogar andere körpereigene Zellen in Mitleidenschaft gezogen werden.

Die neutrophilen Granulozyten stehen zwar *rasch* und *in großer Zahl* am Infektionsort zur Verfügung, doch erlahmt ihre chemische Abwehrkraft schnell, und ihre Lebensdauer ist kurz. Nach der ersten „Angriffswelle" der Granulozyten übernehmen die **Makrophagen** die weitere Abwehr. Sie stammen von den im Blut zirkulierenden *Monozyten* ab und sind ebenfalls zur Phagozytose befähigt. Die Wanderungsgeschwindigkeit der Makrophagen ist zwar geringer als die der Granulozyten, doch sind sie bedeutend *langlebiger* und außerdem zur längerdauernden *Synthese von Enzymen* und zur *Sekretion von Komplement* u.a.m. in der Lage.

Störungen des Phagozytosevorganges haben eine erhöhte Infektanfälligkeit zur Folge: Bekannt sind z. B. das „*Syndrom der trägen Leukozyten*", bei dem die Migration gestört ist, oder die sog. *chronische Granulomatose*, bei deren Trägern die H_2O_2-Bildung der Granulozyten defekt ist.

Das Phagozytensystem ist gegen eine ganze Reihe von Bakterien sehr wirksam, doch haben andere Erreger im Laufe der Evolution „gelernt", sich dagegen zu wehren. Sie sind z. B. in der Lage, die Phagolysosomenbildung zu unterdrücken (Mykobakterien), die Phagozytose überhaupt zu verhindern oder aber, einmal phagozytiert, den Granulozyten abzutöten (z. B. Streptokokken und Staphylokokken). Gegen solche Erreger und gegen Viren sind nur die **spezifischen Immunabwehrsysteme** wirksam, bei denen Makrophagen, humorale Antikörper (Immunglobuline) und verschiedene Typen von Lymphozyten eng „zusammenarbeiten" (*Kooperation*; → auch S. 70).

Die **Lymphozyten** stammen ursprünglich aus dem Knochenmark (→ **A**). Als sog. Vorläuferzellen wandern sie im Laufe der fetalen und frühkindlichen Entwicklung z. T. in den **Thymus**, wo sie ihre sog. *Immunkompetenz* erwerben: **T-Lymphozyten**. Ein anderer Teil der Lymphozyten wird bei Vögeln in der Bursa Fabricii, beim Menschen im „*Bursaäquivalent*" (vermutlich im lymphatischen Gewebe des Darmtraktes) zu **B-Lymphozyten** geprägt. Später werden beide Lymphozytenarten vor allem in der Milz und in unterschiedlichen Bezirken der *Lymphknoten* gebildet. Von dort gelangen sie ins *Lymph*- und *Blutgefäßsystem*, kreisen dort und sind bereit, ihre Aufgaben bei der Immunabwehr wahrzunehmen.

Ein *erster Kontakt mit Antigen* hat bei beiden Lymphozytenarten eine **Aktivierung** zur Folge. Sie werden dabei zu sog. *Lymphoblasten* umgeformt (→ **A**). Aus den T-Lymphoblasten entstehen nun durch oftmalige Teilung (*klonale Expansion*) spezialisierte T-Zellen, nämlich „*Gedächtnis*"-*Zellen* und solche, die *Lymphokine*, u.a. einen die Makrophagen aktivierenden Faktor, sezernieren (→ S. 70). Die klonale Expansion aktivierter B-Lymphozyten führt ebenfalls zu *Gedächtniszellen*, vor allem aber zu sog. **Plasmazellen**. Sie sind darauf spezialisiert, die verschiedenen *Immunglobuline* zu produzieren und ins Plasma abzugeben (→ **A** u. S. 66f.). Diese Antikörperproduktion setzt bei einem *wiederholten Kontakt* mit dem Erreger sehr viel rascher und stärker ein, da die Information über die Erstantwort in den **Gedächtniszellen** gespeichert wurde.

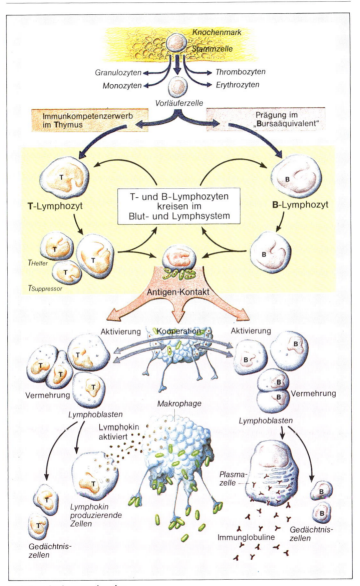

A. Zellen der Immunabwehr

Immunabwehr III

Humorale Immunabwehr wird eine spezifische Reaktion des Immunsystems genannt, bei der **Immunglobuline (Antikörper)** mit **Antigenen**, also mit Erregern, mit deren Toxinen (Giftstoffen) oder mit anderen, körperfremden Stoffen (z. B. Fremdeiweiß), reagieren (→ S. 67: A). Ist der Körper mit dem jeweiligen Antigen bereits früher in Berührung gekommen (Erstkontakt oder *Sensibilisierung*), ist die humorale Immunantwort besonders rasch und intensiv (*Sekundärantwort*).

Der Bildung humoraler Antikörper geht die *Phagozytose* des Erregers durch **Makrophagen** (vor allem in Milz und Lymphknoten) voraus (→ **A1**). Es kommt zur Phagolysosombildung und zum Abbau des Erregers (→ **A 2**). Seine als Antigene wirksamen Bruchstücke werden mit „stammeseigenen" Stoffen des Makrophagen (Ia-Antigene) kombiniert und in dessen Zellmembran eingebaut (→ **A 3**). Der Makrophage *präsentiert* das Antigen den **B-Lymphozyten** in *Kooperation* mit **T-Helferzellen** (→ **A4**). Dieser Kontakt stimuliert die B-Lymphozyten; sie vermehren sich (*klonale Expansion*), wobei *Gedächtniszellen* und **Plasmazellen** entstehen. Letztere wiederum produzieren antigenspezifische Antikörper, die Immunglobuline (→ **A5, 6**). In Serum und Gewebsflüssigkeit treten zuerst IgM und später IgG auf (→ S. 66); in Galle, Tränenflüssigkeit, Speichel und Darm wird gegen eindringende Erreger vor allem IgA gebildet.

Der Säugling wird in den ersten Monaten gegen Krankheitserreger durch sein unspezifisches Abwehrsystem und durch humorale Antikörper geschützt, die er z. T. schon vor der Geburt über die Plazenta aus dem mütterlichen Plasma (IgG; → S. 67: C) oder später mit der Muttermilch aufnimmt.

Gegen bestimmte Erreger (Viren, Mykobakterien, Brucellen u. a.) ist die humorale Immunabwehr nicht voll wirksam, da sie sich der intrazellulären Abtötung z. T. entziehen können. Diese Abwehrlücke schließt die sog. **zelluläre Immunabwehr** (→ **B**). Ihre Reaktionen laufen relativ langsam ab (Maximum nach ca. 2 Tagen): sog. *verzögerte Immunantwort*.

Ausgangsreaktion ist wieder die Phagozytose durch **Makrophagen** (in Milz, Leber, Lunge u. a.) (→ **B1**). Zwar lebt der Großteil der Erreger intrazellulär weiter, doch genügt schon wenig Antigen (Ia-Antigen-gebunden; s. o.), das an die Zelloberfläche gelangt (→ **B 2**), um **T-Lymphozyten** anzulocken und zu aktivieren (*Präsentation*). **Lymphozytenaktivierende Faktoren** (Interleukin I) aus dem Makrophagen und die Immunantwort regulierende *T-Helfer-* und *T-Suppressorzellen* sind daran beteiligt (→ **B 3**). So aktivierte T-Lymphozyten vermehren sich rasch (klonale Expansion; → **B 4**), wobei neben *Gedächtniszellen* auch Zellen entstehen, die sog. **Lymphokine** freisetzen: *makrophagenaktivierender Faktor, migrationsinhibierender Faktor*. Sie aktivieren den Makrophagen, der erst jetzt in der Lage ist, mit den intrazellulären Erregern fertigzuwerden (→ **B 5**). Auch zur Hemmung (Zytostase) und *Abtötung* (*Zytotoxizität*) von *Tumorzellen* und zur Abstoßung von transplantierten (körperfremden) Organen werden die Makrophagen aktiviert. Lymphokine sind damit das Bindeglied zwischen der spezifischen Immunantwort der T-Zellen auf eindringende Erreger, körperfremdes Gewebe oder (entartete) körpereigene Tumorzellen auf der einen Seite und der Aktivität der Makrophagen auf der anderen Seite. Besonders zytotoxisch wirksam sind die Vorstufen der Makrophagen, die *Promonozyten;* sie werden auch als **Killerzellen** bezeichnet.

Obwohl viele **Viren** durch das humorale Immunsystem erfaßt werden, ist für ihre Abwehr die zelluläre Immunantwort entscheidend. Um an die Viren heranzukommen und ihre Vermehrung zu unterbinden, wird dabei sogar die Zerstörung körpereigenen Gewebes (z. B. bei der Hepatitis [Leberentzündung]) durch Killerzellen in Kauf genommen. Das von virusinfizierten Zellen gebildete **Interferon** blockiert die Virusvermehrung (es schützt damit die noch nicht virusinfizierten Zellen) und löst in Leukozyten eine vermehrte antivirale Aktivität aus. Trotzdem gelingt es bestimmten Viren, jahrelang im Körper zu überleben (z. B. Hepatitis- und Herpesviren). Am wenigsten effizient scheint die Immunabwehr gegen eingedrungene *Parasiten* zu sein.

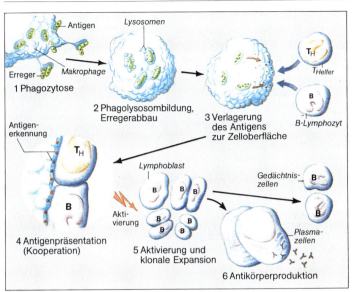

A. Stimulation der B-Lymphozyten: humorale Immunabwehr (z.T. nach Gemsa)

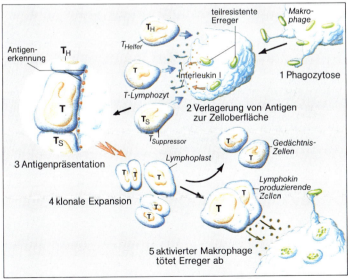

B. Stimulation der T-Lymphozyten mit Makrophagen-Aktivierung (z.T. nach Gemsa)

72 Blut

Blutgruppen, Allergie, Organverpflanzung

Blutgruppen. Auch die Erythrozyten besitzen antigene Eigenschaften, die sog. Blutgruppen. **ABO-System: A** (am Erythrozyt Antigen A, im Serum Antikörper Anti-B), **B** (B, Anti-A), **0** (weder A noch B, aber Anti-A + Anti-B), **AB** (A + B, weder Anti-A, noch Anti-B) (→ **C**). Kommt z.B. bei einer *Bluttransfusion* fälschlicherweise A mit Anti-A oder B mit Anti-B in Berührung, verkleben die Erythrozyten (Agglutination; → **C**) und platzen (Hämolyse). Vor einer Transfusion muß daher die Blutgruppe von Spender und Empfänger bekannt sein und die Blutverträglichkeit (*Kreuzprobe*) getestet werden. Im Gegensatz zum ABO-System entstehen die Antikörper gegen die in C, D, E, c, e unterteilten **Rhesuseigenschaften** der Erythrozyten (vorhanden: Rh^+, nicht vorhanden: rh^-) nur nach vorheriger Sensibilisierung. Personen mit Blutgruppe rh^- können gegen Rh^+-Erythrozyten Antikörper (Anti-Rh^+) bilden (z.B. bei Fehltransfusionen oder Rh^+-Kind bei rh^--Mutter). Ein späterer derartiger Blutkontakt führt zu starker Antigen-Antikörper-Reaktion, d.h. zu Agglutination und Hämolyse (→ **D**).

Mit **Allergie** werden Aktivitäten des Immunsystems bezeichnet, die mit Symptomen einhergehen. Sie können harmlos oder lebensgefährlich sein. Man unterscheidet je nach der Reaktionszeit **drei Typen** der Allergie mit jeweils lokalen (lok. Sy.) oder generalisierten Symptomen (gen. Sy.):

1. **Anaphylaxie** (sog. Typ I): Reaktionszeit: Minuten; lok. Sy.: Quaddeln, Schleimhautschwellung und -sekretion, Spasmus der Bronchialmuskeln (Asthma!); gen. Sy.: Kreislaufschock. Anaphylaxie ist eine allergische Reaktion auf Antigene (z.B. Fremdeiweiß, Medikamente), mit denen der Körper zuvor schon in Kontakt war. Beim Erstkontakt induzierte Antikörper vom Typ E (**IgE**) binden sich an Zellen mit IgE-Rezeptoren, vor allem an *Mastzellen* und *basophile Granulozyten* (→ **A**). Findet beim Zweitkontakt jetzt eine Antigen-Antikörper-Reaktion statt, entspeichern diese Zellen aus ihren Granula *Histamin*, *Heparin*, *ECF* (chemotaktischer Faktor zur Anlokkung von eosinophilen Granulozyten), *PAF* (aktiviert Thrombozyten) und *SRS-A* (*slow reacting substance of anaphylaxis*); SRS-A (= *Leukotrien* C) stammt aus dem Arachidonsäurestoffwechsel; es löst Bronchospasmus und eine langsame Gefäßerweiterung aus, während Histamin schnell vasodilatiert (H_1 und H_2-Rezeptoren), die Kapillarpermeabilität erhöht (H_1) und damit lokal Quaddeln, Schleimhautschwellung und systemisch Blutdruckabfall (Schockgefahr!) verursacht.

2. **Immunkomplexreaktionen** (sog. Typ III): Reaktionszeit: Stunden bis Tage; lok. Sy.: Hautreaktionen bis zur Nekrose (*Arthus-Phänomen*); gen. Sy.: *Serumkrankheit* mit Fieber, Quaddeln, Lymphknoten- und Gelenkschwellung, Eiweiß im Urin. Das **Arthus-Phänomen** ist das Ergebnis einer lokalen Antigen-Antikörper-Reaktion in Gefäßnähe. Ein dabei stark aktiviertes Komplementsystem (→ S.66) lockt Granulozyten an, die die Antigen-Antikörper-Komplexe nicht nur intrazellulär verdauen (→ S.66), sondern auch u.a. körpereigenes Gewebe angreifen (Nekrose). **Serumkrankheit:** Beim Erstkontakt mit Antigen (z.B. mit Serum bei der passiven Immunisierung, → S.66) bilden sich erst nach Tagen Antikörper, die wegen des Antigenüberschusses immer gleich zu Komplexen reagieren (→ **B**). Diese werden in den Gefäßen abgelagert (z.B. in den Nierenglomeruli), wo anschließend ähnliche Reaktionen wie beim Arthus-Phänomen ablaufen.

3. **Reaktion vom verzögerten Typ** (sog. Typ IV): Reaktionszeit: Tage bis Wochen; lok. Sy.: Rötung, Knötchen; gen. Sy.: Fieber, Übelkeit. Hier handelt es sich um allergische Reaktionen der zellulären Immunabwehr (T-Lymphozyten und Makrophagen, → S.70). Auslösend sind Mykobakterien (z.B. Tbc), Pilze, sog. Kontaktallergene (z.B. Chromverbindungen) u.a.m.

Organverpflanzung. In einer zellulären Immunantwort werden verpflanzte Organe häufig abgestoßen („*host-versus-graft reaction*" [Reaktion des Empfängers gegen das Transplantat]), da, außer bei eineiigen Zwillingen, manche Gewebsantigene des Spenders (*Histokompatibilitätsantigene*) für den Empfänger „fremd" sind. Mit bestimmten Medikamenten (*immunsuppressive Substanzen*) kann allerdings eine vorübergehende *Immuntoleranz* erzeugt werden. Auch die umgekehrte Reaktion kommt vor: Wird immunkompetentes Gewebe verpflanzt, kann es gegen den Empfänger gerichtete Antikörper bilden („*graft-versus-host reaction*").

Blut

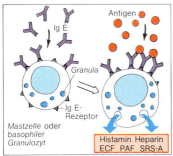

A. Anaphylaxie (n. Kownatzki)

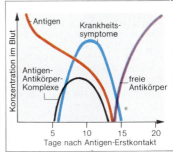

B. Serumkrankheit (n. Kownatzki)

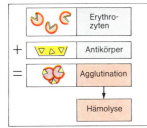

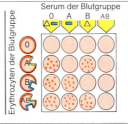

C. AB0-Blutgruppenverträglichkeit

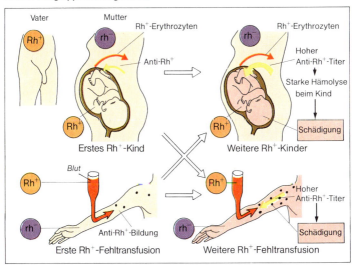

D. Rh-Sensibilisierung zwischen Mutter und Kind und bei Bluttransfusionen

Blutstillung

Die Blutstillung ist das Zusammenwirken von *Plasma-* und *Gewebsfaktoren* mit den Blutplättchen (**Thrombozyten**). Damit werden Lecks im Gefäßsystem innerhalb weniger Minuten abgedichtet.

Wenn z. b. durch eine Verletzung die innerste Gefäßauskleidung (*Endothel*) Defekte aufweist, kommt das Blut dort mit den unter dem Endothel liegenden *Kollagenfasern* in Berührung. Dieser Kontakt löst ein Verkleben der Thrombozyten miteinander (*Aggregation*) und ihre Anlagerung (*Adhäsion*) an die defekten Endothelstellen aus (→ **A1**).

Dieser **Thrombozytenpfropf** (sog. *weißer Thrombus*) führt, besonders bei kleinen Defekten, zu einer *vorläufigen Abdichtung* des Lecks (→ **A2**). Die Thrombozyten ändern während dieser Phase ihre Form (*viskose Metamorphose*) und setzen dabei u. a. *Serotonin* frei, das lokal eine **Gefäßverengung** bewirkt (→ **A2**). Außerdem rollt sich die Innenschicht des verletzten Gefäßes ein. Beides trägt zur weiteren Abdichtung des Lecks bei.

Gleichzeitig mit diesen Vorgängen wird die eigentliche **Blutgerinnung** (→ **A3**) durch zwei weitere Mechanismen in Gang gesetzt:

a) ein „**exogenes**" **System**, dessen Auslöser bei einer Gewebeverletzung freiwerdenden Gewebsfaktoren sind (→ S. 76f.);

b) ein „**endogenes**" **System**, das durch den Kontakt des Gerinnungsfaktors XII mit den Kollagenfasern gestartet wird (→ S. 76f.).

Beide Systeme aktivieren einzeln oder gemeinsam den Plasmafaktor **X**, der zusammen mit anderen Faktoren (→ S. 76f.) **Prothrombin** (Faktor II) zu **Thrombin**, und dieses wiederum **Fibrinogen** (Faktor I) zu **Fibrin** umwandelt (→ **B**).

Sowohl für das endogene System als auch zum Wirksamwerden des aktivierten Faktors X (Xa) sind *Phospholipide* notwendig (s. u.). Sie werden aus den Thrombozyten freigesetzt (sog. Thrombozytenfaktor 3 [TF 3, → **B**]) oder stammen aus verletztem Gewebe (sog. Gewebsfaktoren).

Fibrin besteht aus Fasern, die sich miteinander vernetzen und so eine Art Filz bilden, der zusammen mit den Thrombozyten und Erythrozyten den **endgültigen** („gemischten") **Thrombus** darstellt (→ **B unten**).

Dieser Thrombus zieht sich nach der Gerinnung zusammen („*Retraktion*"); später wächst Bindegewebe in den Thrombus („*Organisation*"), und schließlich ist der ehemalige Defekt vernarbt, wobei sich die dem Blut zugewandte Seite wieder mit Endothel überzieht (→ **B unten**).

Ca^{2+}-Ionen sind für mehrere Schritte der Blutgerinnung notwendig (s. u.; → S. 77). Setzt man z. B. aus der Vene abgenommenem Blut *Zitrat-* oder *Oxalationen* zu, binden diese die Ca^{2+}-Ionen. Die Blutgerinnung wird damit verhindert, ein Effekt, der für viele Blutuntersuchungen erwünscht ist.

Vitamin K ist für die Bildung der Gerinnungsfaktoren **Prothrombin** (II), **VII**, **IX** und **X** notwendig (→ S. 76f.). Nach der Synthese ihrer Proteinketten werden diese an einigen N-terminalen Glutamylresten carboxyliert. Vitamin K ist der Kofaktor dieser enzymatischen Reaktion, bei der γ-*Carboxyglutamyl-Reste* entstehen. Mit ihrer Hilfe werden die genannten Gerinnungsfaktoren an Ca^{2+} gebunden, und dieses wiederum verbindet sich mit *Phospholipiden*, so daß auf der Oberfläche von Lipoproteinen (→ S. 220ff.) wesentliche Reaktionen der Blutgerinnung ablaufen können. Vitamin K wird normalerweise von den Darmbakterien zur Verfügung gestellt. Ein *Vitamin-K-Mangel* tritt daher besonders dann auf, wenn die Darmflora, z. B. durch Antibiotika, dezimiert ist.

Blut

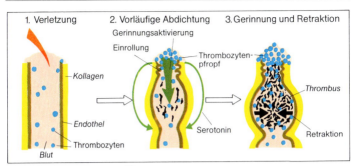

A. Mechanismen der Blutstillung

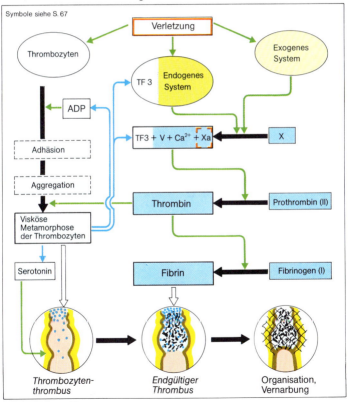

B. Blutstillung (Übersicht)

76 Blut

Blutgerinnung und Fibrinolyse

Bei kleinen Endotheldefekten wird neben den Thrombozyten (→ S.74) hauptsächlich das „endogene" System der Blutgerinnung aktiviert. Kommt der Plasmafaktor XII mit anderen Oberflächen als dem Endothel der Gefäße in Kontakt (z. B. Kollagen), wird er aktiviert (XII a, → **A oben**) und startet damit das endogene System, an dem außer einem Thrombozytenfaktor (**TF 3**) nur Plasmafaktoren und Ca^{2+} beteiligt sind (→ **A oben**).

Ist die Gewebeverletzung etwas größer, können Gewebsfaktoren (sog. *Gewebsthrombokinase*) zusammen mit dem Plasmafaktor VII und Ca^{2+} als „**exogenes**" **System** wirken.

Beide Systeme aktivieren alternativ oder gemeinsam den Faktor **X** (→ S.75), der in seiner aktivierten Form (**Xa**) zusammen mit *Phospholipiden* (aus Thrombozyten [**TF 3**] oder Gewebe), dem Plasmafaktor **V** und Ca^{2+} das Prothrombin zu Thrombin umwandelt (→ **A Mitte**). Thrombin aktiviert nicht nur Fibrinogen zu Fibrin, sondern auch den fibrinstabilisierenden Faktor **XIII** (→ **A Mitte**) und wirkt während der Blutstillung außerdem auf die Thrombozyten (→ **B** u. S.75).

Die einzelnen (monomeren) Fibrinfäden werden zu $Fibrin_s$ vernetzt, das von Faktor XIII a (→ **A Mitte**) schließlich zu $Fibrin_i$ stabilisiert wird.

Bei der Blutgerinnung muß verhindert werden, daß es über die lokale Reaktion hinaus zu einer generalisierten Gerinnung im ganzen Gefäßsystem kommt. Eine wichtige Funktion hat dabei, neben dem Antrithrombin 3 (s. u.), das **Plasmin**, das Fibrin wieder auflösen kann (**Fibrinolyse**) (→ **A unten**).

Plasmin entsteht aus *Plasminogen*, das durch verschiedene Faktoren aus Blut und Gewebe, darunter wahrscheinlich auch durch den Faktor XII a, aktiviert werden kann.

Therapeutisch wird *Streptokinase* als Aktivator verwendet, wenn frische Thromben innerhalb des Gefäßsystems wieder aufgelöst werden sollen. Einer überschießenden Fibrinolyse wirken physiologischerweise sog. *Antiplasmine* entgegen. Therapeutisch können zu diesem Zweck ε-*Aminokapronsäure, Aprotinin* und ähnliche Substanzen verwendet werden (→ **A unten**). Ein dauerndes „Weiterlaufen" der Gerinnung wird u. a. dadurch gebremst, daß die bei der Fibrinolyse entstehenden *Fibrinbruchstücke* die weitere Fibrinbildung hemmen (→ **A**).

Das wichtigste Thromboseschutzprotein des Blutplasmas ist **Antithrombin 3**. Es bildet mit Thrombin, Faktor Xa u. a. einen Komplex und hemmt diese damit. Verstärkt wird diese Komplexbildung durch natürliches (z. B. aus Mastzellen, → S.72) oder therapeutisch zugeführtes **Heparin**. *Antithrombin-3-Mangel* verursacht Thrombosen.

Eine therapeutische Herabsetzung der Gerinnungsfähigkeit des Blutes (**Antikoagulantientherapie**) ist z. B. bei Thrombosegefahr erwünscht, d. h. wenn Gerinnsel wichtige Blutgefäße zu verstopfen drohen. **Heparin** hemmt indirekt (s. o.) u. a. Thrombin und Faktor Xa, während **Dicumarol** und ähnliche Stoffe die Vitamin-K-vermittelte γ-Carboxylierung (→ S.74) von Prothrombin, Faktor VII, IX und X in der Leber hemmen. **Aspirin**, **Anturan** u. a. hemmen die Aggregation von Thrombozyten (→ S.74).

Zu **Blutungsneigungen**, also zu einer krankhaften Herabsetzung der Blutstillungsfähigkeit, kann es kommen durch a) angeborenen Faktormangel (z. B. Faktor VIII; führt zur sog. *Hämophilie A*), b) erworbenen Faktormangel (*Leberschaden, Vitamin-K-Mangel*), c) erhöhten Faktorverbrauch (sog. *Verbrauchskoagulopathie*), d) Thrombozytenmangel (*Thrombozytopenie*), e) bestimmte Gefäßkrankheiten, f) eine überschießende Fibrinolyse u. a. m.

Faktor		Biologische Halbwertszeit (h)
I	Fibrinogen	96
II	Prothrombin	72
III	Thromboplastin, -kinase	
IV	Ionisiertes Ca^{2+}	
V	Akzeleratorglobulin	20
VII	Prokonvertin	5
VIII	Antihämophiles Globulin A	12
IX	PTC, Christmas-Faktor	24
X	Stuart-Prower-Faktor	60
XI	PTA	48
XII	Hageman-Faktor	60
XIII	Fibrinstabilisierender Faktor	120

Blut

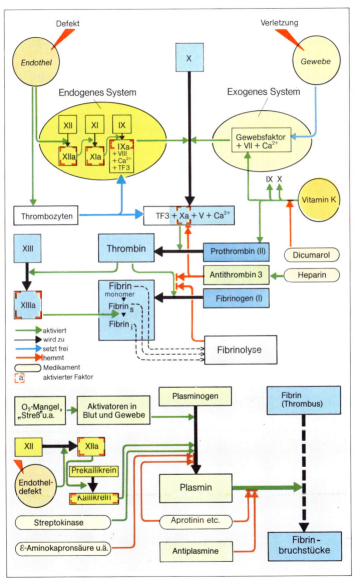

A. Blutgerinnung und Fibrinolyse

78 Atmung

Die Lungen

Die Hauptaufgabe der Lungen ist die *Atmung.* Daneben erfüllt die Lunge *metabolische Aufgaben.* Sie wandelt z. B. Angiotensin I in Angiotensin II um (→ S.152) und entfernt Stoffe, wie z. B. Serotonin, aus der Blutbahn. Der Lungenkreislauf dient außerdem als *Puffer für das Blutvolumen* (→ S. 160 u. S. 184) und fängt kleine Gerinnsel aus dem venösen Körperkreislauf ab, bevor sie in der arteriellen Strombahn Schaden anrichten können (Herz, Gehirn!).

Aufgaben der Atmung

Atmung im engeren Sinn, also „äußere" Atmung, heißt **Gasaustausch** zwischen Organismus und Umwelt *(„Innere Atmung"* = Nahrungsstoff-Oxidation → S. 198). O_2 gelangt mit der Atemluft durch die Atmungsbewegungen in die *Alveolen* der Lunge (*Ventilation*), diffundiert von dort ins Blut, das den O_2-Transport zum Gewebe besorgt, und erreicht aus dem Blut dann das Zellinnere. Das dort entstehende CO_2 geht den umgekehrten Weg. Pro Minute werden in Ruhe ca. 7,5 l Luft ein- und wieder ausgeatmet ($\dot{V}_T$). Bei einer Atemfrequenz (f) von 15/min erreichen davon ca. 5,25 l/min den Alveolarraum ($\dot{V}_A$); der Rest verbleibt im Totraum (→ S. 86).

Im Gegensatz zum Einzeller, bei dem die Wege für die *Diffusion* (→ S. 11) von O_2 und CO_2 zwischen Zelle und Umwelt kurz genug sind, benötigt der vielzellige Organismus des Menschen ein eigenes Transportsystem für den Gasaustausch, den **Blutkreislauf** (→ S. 154ff.). Seine Verästelung im Körper verkürzt die Wege zwischen den *Blutkapillaren* und dem umgebenden Gewebe so weit, daß dort ein Gasaustausch durch einfache Diffusion ermöglicht wird.

Gelangt das O_2-reiche und CO_2-arme *„arterialisierte" Blut* in die Kapillaren des Körperkreislaufs, wird entlang des Konzentrationsgefälles der Gase O_2 ins Gewebe abgegeben und CO_2 aus diesem ins Blut aufgenommen. Dieses nun *„venöse" Blut* erreicht über das rechte Herz die *Lunge,* wo sich wiederum *Kapillaren* befinden, die *in engem Kontakt* mit den **Alveolen** stehen. Etwa 300 Millionen von ihnen sitzen an den Endaufzweigungen des Bronchialbaumes. Die gemeinsame Oberfläche dieser Bläschen (Durchmesser etwa 0,3 mm), die vom dichten Netz der **Lungenkapillaren** umsponnen sind, beträgt rund 100 m². Über diese enorm große Fläche findet der Gasaustausch mittels Diffusion statt, d. h. CO_2 gelangt in die Alveolen und O_2 wird aus diesen ins Blut der Lungenkapillaren aufgenommen. Damit steht wieder arterialisiertes Blut zur Verfügung, das über das linke Herz erneut in die Peripherie gelangt. Das Herz pumpt in Ruhe pro Minute rund 5 l Blut (Herzzeitvolumen [**HZV**]) nacheinander durch die Lunge und durch den Körperkreislauf. Mit diesem Blutstrom werden in Ruhe ca. 0,3 l/min O_2 von der Lunge in die Peripherie gebracht ($\dot{V}_{O_2}$) und ca. 0,25 l/min CO_2 von dort zur Lunge transportiert ($\dot{V}_{CO_2}$).

In einem Gasgemisch addieren sich die Teildrücke **Partialdrücke** der einzelnen Gase immer zum Gesamtdruck der Gasmischung (**Daltonsches Gesetz**). Dabei bestimmt der relative Anteil des einzelnen Gases am Gesamtvolumen des Gasgemisches (fraktionelle Konzentration, → S. 6) den Partialdruck. Eine fraktionelle Konzentration von 0,1 (= 10%) z. B. bedeutet für einen Gesamtdruck von z. B. 100 kPa einen Partialdruck von (100 · 0,1 =) 10 kPa.

Außenluft weist bei einem Barometerdruck von z. B. 101,3 kPa (760 Torr, Umrechnung → S. 3) einen Partialdruck des Sauerstoffs (pO_2) von 21,33 kPa (160 Torr) und einen des Kohlendioxids (pCO_2) von 0,03 kPa (0,23 Torr) auf, während der restliche Druck vom Stickstoff und den Edelgasen bestritten wird (pN_2) (→ **A**, rechts oben).

Bei der *Passage durch die Luftwege* (Mund, Nase, Rachen, Bronchialsystem) wird die *Einatmungsluft voll mit* **Wasser** *gesättigt*, so daß pH_2O auf den Maximalwert (bei 37 °C) von 6,27 kPa (47 Torr) ansteigt (z. a. Wasserbilanz; S. 138). Dadurch fällt der pO_2 von ca. 21,33 kPa (159 Torr) auf ca. 19,87 kPa (149 Torr) ab und der pN_2 sinkt entsprechend. Die unterschiedlichen Partialdrücke in Alveole, Arterie, Vene und Ausatmungsluft sind aus Tafel **A** zu ersehen.

Atmung

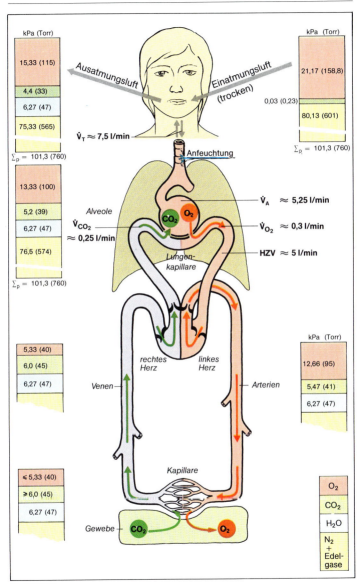

A. Atmung

Atmung

Atmungsmechanik

Die *treibende Kraft* für den Gasaustausch zwischen Alveolen und Umwelt, also für die **Ventilation**, sind unterschiedliche Drücke in diesen Bereichen. Bei der Einatmung (*Inspiration*) muß der Druck in den Alveolen (**intrapulmonaler Druck** [p_{pulm}] → **B**) niedriger sein als der (atmosphärische) Druck der Umweltluft; bei der Ausatmung (*Exspiration*) muß eine umgekehrte Druckdifferenz bestehen. Setzt man den atmosphärischen Druck gleich Null, ergeben sich für p_{pulm} während der Inspiration negative, während der Exspiration jedoch positive Werte (→ **B**). Um diese Drücke herzustellen, muß das Lungenvolumen bei der Inspiration vergrößert, bei der Exspiration verkleinert werden. Das wird zum einen direkt durch die Bewegung des **Zwerchfells** (Diaphragma), zum anderen mit Hilfe der sonstigen Atemmuskeln indirekt über die Bewegung des Brustkorbs (Thorax) erreicht (→ **A**).

In den Bronchialverzweigungen (mehr als 20 Generationen) haben die Äste eine größere gemeinsame Querschnittsfläche als der jeweilige Stamm. Der Luftstrom, der durch den wechselnden p_{pulm} erzeugt wird, verebbt daher bereits in den Endaufzweigungen der Bronchiolen, so daß *Schmutzpartikel* spätestens hier abgelagert werden. Den restlichen kurzen Weg (wenige mm) von bzw. zu den Alveolen legen O_2 und CO_2 durch Diffusion zurück. Die Schmutzpartikel bleiben im Bronchialschleim hängen und werden an Ort und Stelle phagozytiert (→ S. 66) oder vom *Flimmerepithel* in Richtung Trachea zurückgebracht.

Inspiratorisch wirksam sind a) Anspannung (Abflachung) des *Zwerchfells*, b) Hebung (Vergrößerung) des Brustkorbs durch Anspannung der *Mm. scaleni* und der äußeren Zwischenrippenmuskeln (*Mm. intercostales externi*) und c) sonstige sog. *Atemhilfsmuskeln*, die den Brustkorb ebenfalls anheben. **Exspiratorisch wirksam** sind a) die Muskeln der Bauchdecke (*Bauchpresse*), die das Zwerchfell nach oben drängen, b) die Senkung (Verkleinerung) des Brustkorbes, *passiv* der Schwere und der Eigenelastizität (→ S. 88) folgend und c) die Anspannung der inneren Zwischenrippenmuskeln (*Mm. intercostales interni*).

Sowohl die Mm. intercostales externi als auch die Mm. intercostales interni verbinden jeweils zwei übereinanderliegende Rippen. Ihre trotzdem gegensinnige Wirksamkeit erklärt sich hauptsächlich durch die unterschiedliche Hebellänge an der einen bzw. unteren Rippe (→ **A**): Der Abstand des Ansatzes der Mm. intercostales externi an der oberen Rippe (B) von der Drehachse dieser Rippe (A) ist kleiner als der des Ansatzes dieser Muskeln an der unteren Rippe (C') von deren Drehachse (A'). Letztere Hebellänge C'–A' ist damit größer als die Hebellänge A–B, womit es bei der Anspannung dieser Muskeln bevorzugt zu einer Hebung der Rippen kommt. Die Mm. intercostales interni verlaufen gegensinnig, was bei deren Anspannung zu einer Senkung des Brustkorbes führt.

Um die Bewegung von Zwerchfell und Brustkorb für die Ventilation nutzbar zu machen, muß die Lunge diesen Bewegungen folgen können ohne andererseits an Brustkorb und Zwerchfell vollständig fixiert zu sein. Dies ist dadurch erreicht, daß sich zwischen den beiden Blättern der **Pleura** (Brustfell), die einerseits die Lunge (*Pleura pulmonalis* [Lungenfell]), andererseits die umgebenden Organe überziehen (*Pleura parietalis* [Rippenfell]), eine dünne Flüssigkeitsschicht befindet. Die Lunge hat in ihrer natürlichen Lage das Bestreben, sich infolge ihrer Eigenelastizität zu verkleinern. Da die Flüssigkeit im Pleuraspalt aber nicht ausdehnbar ist, bleibt die Lunge an der Brustkorbinnenfläche haften, was dort zu einem Sog, d. h. zu einem gegenüber der Umgebung negativen Druck führt (**intrapleuraler Druck**, auch **intrathorakaler Druck** genannt [p_{pl}]; → **B**). Erweitert sich der Brustkorb bei der Inspiration, wird der Sog stärker, um bei der Exspiration wieder schwächer zu werden (→ **B**). Nur bei forcierter Ausatmung unter Zuhilfenahme der Exspirationsmuskeln (s. o.) kann p_{pl} bei der Ausatmung positiv werden.

Atmung 81

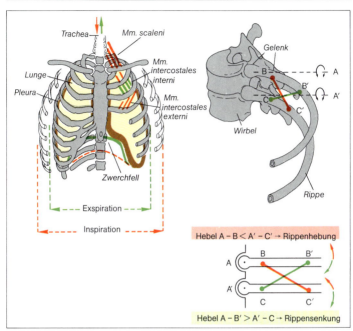

A. Atemmuskulatur

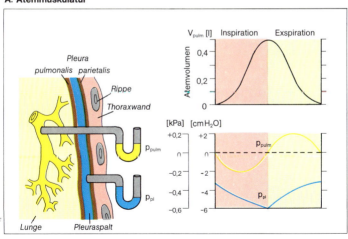

B. Intrapulmonaler und intrapleuraler Druck

82 Atmung

Künstliche Beatmung

Eine künstliche Beatmung ist notwendig, wenn die Spontanatmung unzureichend ist oder völlig ausfällt. Die fehlende O_2-Versorgung des Gewebes führt in Bruchteilen einer Minute zu Bewußtlosigkeit und in wenigen Minuten zu einer irreversiblen Schädigung des Gehirns (*Anoxie*, → S. 102).

Als Notfallmaßnahme bei plötzlichem Atemstillstand wird die **Mund-zu-Mund-Beatmung** durchgeführt. Der Patient liegt dabei auf dem Rücken. Seine Nase wird zugehalten, und der Helfer bläst (von Mund zu Mund) Luft in den Patienten (→ **A rechts**). Dadurch erhöht sich beim Patienten der intrapulmonale Druck (→ S. 80) gegenüber dem atmosphärischen Druck, der auf dem Thorax lastet, und Lunge und Thorax erweitern sich (Inspiration). Wird der Mund des Patienten wieder freigegeben, strömt die eingeblasene Luft wieder aus (Exspiration). Treibende Kraft dabei ist die Elastizität des Brustkorbes. Durch Druck auf den Thorax kann die Ausatmung beschleunigt werden. Der Helfer schöpft erneut frische Luft und beatmet so weiterhin ca. 15mal/Minute. Der O_2-Gehalt der Ausatmungsluft des Helfers (F_{EO_2}, → S. 92) reicht aus, den beatmeten Patienten zufriedenstellend mit O_2 zu versorgen. Der *Erfolg der Beatmung* ist daran ersichtlich, daß die vorher bläuliche (zyanotische) Hautfarbe des Patienten rosafarben wird.

Im Prinzip ähnlich ist die **maschinelle Überdruckbeatmung**. Sie findet ihre Anwendung z. B. bei der Narkose, wenn die Atemmuskulatur des Patienten während einer Operation absichtlich durch Medikamente (curareähnliche Stoffe) gelähmt ist. Das Einblasen der Luft (Inspiration) übernimmt dabei eine Pumpe (→ **A links**). Diese Beatmung kann mit konstantem Volumen („volumengesteuert") oder mit konstantem Druck („druckgesteuert") erfolgen. Beide Methoden haben ihre Vor- und Nachteile. In jedem Fall sollte der Beatmungserfolg laufend kontrolliert werden (exspiratorische Gaskonzentration, Blutgaszusammensetzung etc.).

Nach einem anderen Prinzip arbeitet die **maschinelle Unterdruckbeatmung** (→ **A unten**). Der Patient liegt dabei bis zum Hals in einer Kammer („*Eiserne Lunge*"). Durch die Pumpe wird in dieser Kammer für die Einatmung ein Druck hergestellt, der *kleiner* als der Außendruck und somit auch geringer als der intrapulmonale Druck ist. Diese Differenz bewirkt eine Erweiterung des Thorax, also eine Inspiration. Wird der Unterdruck in der Kammer beseitigt, kommt es wieder zur Exspiration. Diese Beatmungsmethode wird hauptsächlich bei längerdauernden Atemlähmungen (z. B. bei Kinderlähmung) verwendet.

Diese Arten der maschinellen Beatmung behindern allerdings den venösen Rückstrom des Blutes zum Herzen (→ S. 184). Dieser Nachteil wird bei der **Wechseldruckbeatmung** vermieden, bei der die Überdruckbeatmung (→ **A links**) durch ein maschinelles *Absaugen* der Luft während der Exspirationsphase ergänzt wird.

Pneumothorax

Von Pneumothorax spricht man, wenn Luft (z. B. infolge einer Brustkorbverletzung) in den Pleuraspalt (→ S. 80f.) gelangt. Die betroffene Lunge fällt dabei infolge ihrer Eigenelastizität in sich zusammen und steht für die Atmung nicht mehr zur Verfügung (→ **B**). Auch die Wirksamkeit der anderen Lunge ist etwas beeinträchtigt, da in ein Teil der Atemluft zwischen gesunder und kollabierter Lunge hin und her pendelt und damit nicht zum Gasaustausch beiträgt. Im Gegensatz zu diesem *offenen Pneumothorax* kann beim *Ventilpneumothorax* (→ **B**) die bei jeder Atembewegung in den Pleuraspalt eingedrungene Luft nicht mehr entweichen (ein Hautlappen an der Wunde z. B. wirkt dabei als Ventil). Es kommt zu einem starken Überdruck im Pleuraraum der kranken Seite, was zur Verdrängung des Herzens und zu einer Kompression der gesunden Lunge führt. Dieser Zustand kann sehr ernst werden; langsames Ablassen dieses Überdrucks und Verhinderung einer weiteren Ventilwirkung sind die adäquate Hilfe.

Zum *Spontanpneumothorax* kommt es, wenn durch einen Riß in Lunge und Pleura eine offene Verbindung zwischen Bronchialsystem und Pleuraraum entsteht. Es ist dies die häufigste Ursache für einen Pneumothorax.

Atmung 83

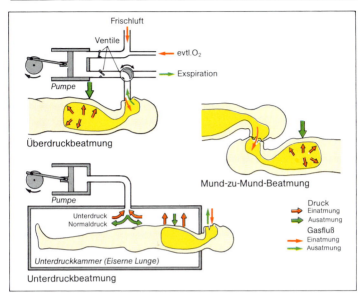

A. Künstliche Beatmung

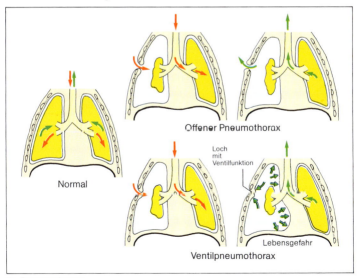

B. Pneumothorax

84 Atmung

Lungenvolumina und ihre Messung (Spirometer)

Nach einer normalen Ausatmung befindet sich der Thorax in einer entspannten Mittelstellung, der sog. **Atemruhelage**. Bei einer normalen Einatmung (in Ruhe) werden ca. 0,5 l Luft, das *Atemzugvolumen*, aufgenommen. Zu diesem Betrag können mit maximaler Anstrengung zusätzlich ca. 2,5 l eingeatmet werden (*inspiratorisches Reservevolumen*). Aus der Atemruhelage kann andererseits noch weiter ausgeatmet werden: max. ca. 1,5 l (*exspiratorisches Reservevolumen*). Besonders das inspiratorische Reservevolumen wird in Anspruch genommen, wenn (z. B. bei körperlicher Anstrengung) das normale Atemzugvolumen nicht mehr für den nötigen Gasaustausch ausreicht (→ S. 49, C). Auch bei maximaler Ausatmung verbleibt noch ein Gasvolumen in der Lunge, das sog. *Residualvolumen*. Summen dieser einzelnen Lungenvolumina werden Kapazitäten genannt. Mit **Vitalkapazität** meint man das Volumen von maximaler Ausatmungsstellung bis zur maximalen Einatmungsstellung, also die Summe von Atemzugvolumen + inspiratorischem Reservevolumen + exspiratorischem Reservevolumen (ca. 4,5 l). Die *totale Lungenkapazität* (ca. 6 l) enthält zusätzlich das Residualvolumen, während mit *funktioneller Residualkapazität* die Summe von exspiratorischem Reservevolumen + Residualvolumen gemeint ist (→ **A** und S. 86).

Mit Ausnahme des Residualvolumens und der Kapazitäten, in denen dieses enthalten ist, können die obigen Größen mit dem **Spirometer** (→ **A**) gemessen werden.

Dieses Gerät besteht aus einem Topf, über den, durch Wasser abgedichtet, eine Glocke gestülpt ist. Der so abgeschlossene Gasraum hat einen Auslaß, an den die Atemwege der Versuchsperson angeschlossen werden. Die Glocke ist mit einem Gegengewicht ausbalanciert. Der Gasinhalt des Spirometers wird durch die Glockenstellung angezeigt, die in Volumeneinheiten (Liter) geeicht ist. Atmet die Versuchsperson in den Spirometer (Exspiration) hebt sich die Glocke, wird inspiriert, senkt sich die Glocke (→ **A**).

Wird das Gerät mit einer fortlaufenden Schreibeinrichtung versehen, heißt es *Spirograph*. Damit kann z. B. das *Atemzeitvolumen* $\dot{V}_T$ gemessen werden, also das Volumen, das pro Minute ein- bzw. ausgeatmet wird (→ S. 90). Der Spirograph findet außerdem Verwendung bei der Messung der Compliance (→ S. 88) und des O_2-Verbrauchs, bei den dynamischen Atmungstests (→ S. 90) u. a.

Es muß betont werden, daß die obengenannten Volumina und Kapazitäten von Mensch zu Mensch je nach Alter, Körpergröße, Konstitution, Geschlecht und Trainingszustand stark schwanken. So kann der obengenannte durchschnittliche Wert von 4,5 l für die Vitalkapazität auch ebenso gut 2,5 oder 7 l betragen, ohne daß diese Werte krankhaft sein müssen.

Um wenigstens einen Teil dieser Faktoren zu berücksichtigen, verwendet man empirische Formeln zur *Standardisierung*. Für die Normalwerte der Vitalkapazität (VK) von Europäern z. B. gilt:

Männlich:
VK = 5,2 h − 0,022 a − 3,6 (± 0,58)
Weiblich:
VK = 5,2 h − 0,018 a − 4,36 (± 0,42),

wobei h die Körpergröße (m), a das Alter (Jahre) und der Wert in Klammern die Standardabweichung darstellen. Selbst so können nur relativ große Abweichungen von der Norm erfaßt werden. Eine höhere Aussagekraft haben Messungen der Lungenvolumina, wenn bei derselben Person öfter gemessen wird und so *Änderungen* erfaßt werden (z. B. Verlaufskontrolle bei einer Lungenkrankheit).

Atmung

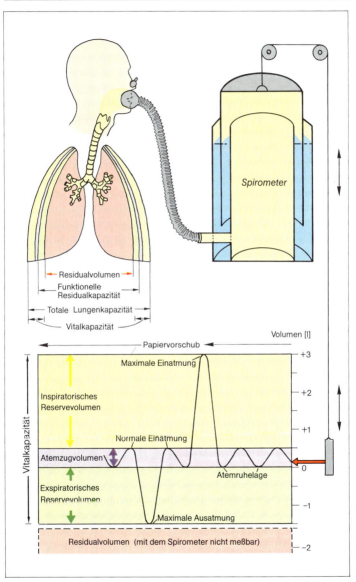

A. Lungenvolumina und ihre Messung

Totraum und Residualvolumen

Unter **Totraum** versteht man bei der Atmung die Summe all der Hohlräume, die zwar der Luftzuleitung dienen, jedoch nicht am Gasaustausch teilnehmen: *Mund-, Nasen-* und *Rachenraum*, die Luftröhre (*Trachea*) und deren Verzweigungen (*Bronchen*), zusammen auch als *anatomischer Totraum* bezeichnet (ca. 0,15 l). Er stimmt normalerweise in seiner Größe mit dem sog. **funktionellen Totraum** überein. Dieser wird jedoch dann größer als der anatomische Totraum, wenn auch in einem Teil der Alveolen kein Gasaustausch stattfindet (→ S. 92).

Der Totraum hat einige wichtige **Funktionen**: Einmal ist er natürlich für die *Zuleitung* der Einatmungsluft zu den Alveolen nötig, zum anderen dient er zur *Säuberung, Anfeuchtung* und *Erwärmung* der Luft. Außerdem stellt er einen Teil des *Stimmorgans* dar (→ S. 324).

Die *Berechnung des Totraums* erfolgt mit Hilfe der *Bohrschen Formel* (→ **A**).

Ableitung: Das Atemzugvolumen V_T setzt sich aus dem Volumen, das aus dem Totraum stammt (V_D) und dem, das mit den Alveolen in Berührung war (V_A), zusammen (→ **A**). In jedem dieser drei Volumina herrscht eine gewisse fraktionelle CO_2-,,Konzentration" (→ S. 5), F_{ECO_2} in V_T, F_{ACO_2} in V_A und der unveränderte fraktionelle CO_2-Anteil der Außenluft (F_{ICO_2}) in V_D. Das Produkt aus dem jeweiligen Gesamtvolumina und dem dazugehörigen fraktionellen CO_2-Anteil ergibt das CO_2-Volumen. Das CO_2-Volumen im Exspirationsvolumen ist außerdem gleich der Summe der CO_2-Volumina in den beiden Einzelkomponenten (→ **A**). F_{ICO_2} kann vernachlässigt werden (→ **A**).

Zur Berechnung von V_D müssen also drei Größen gemessen werden: V_T mit einer Gasuhr oder dem Spirometer, F_{ECO_2} und F_{ACO_2} mit der Bunteschen Bürette oder einem Ultrarotabsorptionsspektrometer. Der fraktionelle Anteil F_{ACO_2} ist in der zuletzt ausgeatmeten Portion von $\dot{V}_T$, also in der *Alveolarluft* enthalten, die kontinuierlich mit Hilfe eines Rahnschen Ventils gewonnen werden kann.

Das **Residualvolumen** bzw. die *funktionelle Residualkapazität* (→ S. 84) kann *nicht* mit dem Spirometer bestimmt werden und muß daher indirekt gemessen werden.

Als Testgas kann z. B. der natürlich vorhandene Stickstoff (N_2) verwendet werden. Seine fraktionelle Konzentration in der Lunge (F_{LN_2}) ist konstant (ca. 0,80 = 80 Vol%). Läßt man nun aus einem Behälter ein abgemessenes Volumen (V_B) eines N_2-freien Gases ein- und ausatmen, verteilt sich N_2 gleichmäßig in Lunge und Behälter (→ **B**). Da sich das Gesamt-N_2-Volumen nicht verändert hat, kann man das N_2-Volumen am Anfang des Versuches (N_2 nur in der Lunge) mit dem am Ende (N_2 in Lunge und Behälter) gleichsetzen. V_L kann sodann errechnet werden (→ **B**). Außer den schon bekannten Größen V_B und F_{LN_2} muß dazu noch der fraktionelle N_2-Anteil am Ende des Versuches (F_{XN_2}) bestimmt werden. Dazu wird der Behälterinhalt nach Versuchsende analysiert. V_L ist gleich dem Residualvolumen (ca. 1,5 l), wenn der Versuch von der extremen Exspirationslage aus begonnen wird, bzw. gleich der funktionellen Residualkapazität (ca. 3 l), wenn sich der Thorax anfangs in Atemruhelage befand.

Zur Messung des Residualvolumens bzw. der funktionellen Residualkapazität kann auch ein *Helium*-O_2-Gemisch aus dem Spirometer angeboten werden. Beim Ein- und Ausatmen verteilt sich das Helium im Gasraum der Lunge. Aus der Heliumverdünnung im Spirometer kann dann, ähnlich wie bei der N_2-Methode (s. o.), auf das Residualvolumen bzw. die funktionelle Residualkapazität geschlossen werden.

Mit diesen Techniken werden nur belüftete Gasräume der Lunge erfaßt, während bei der Bestimmung des Residualvolumens bzw. der funktionellen Residualkapazität mit der *Ganzkörper-Plethysmographie* auch abgeschlossene Lufträume (z. B. Zysten) in der Lunge mitbestimmt werden.

Klinisch bedeutsam ist der Anteil des Residualvolumens an der totalen Lungenkapazität (→ S. 84). Er beträgt normalerweise max. 0,25. Beim *Emphysem* z. B., einer krankhaften Erweiterung der Alveolen, steigt dieser Wert bis über 0,55 an und kann damit als ein grobes Maß für den Schweregrad dieser Erkrankung betrachtet werden.

Atmung 87

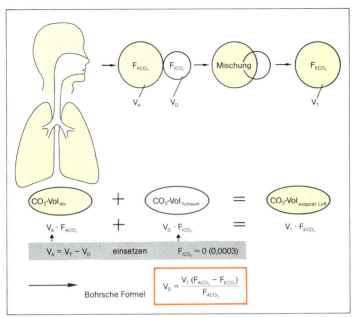

A. Totraumbestimmung

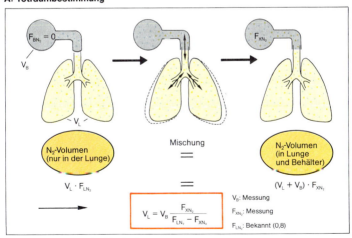

B. Bestimmung von Residualvolumen bzw. funktioneller Residualkapazität

88 Atmung

Druck/Volumen-Beziehung von Lunge und Thorax – Atemarbeit

Nach einer normalen Ausatmung sind Lunge und Thorax in **Atemruhelage**. Das zugehörige **Lungenvolumen** (V_{pulm}) ist die funktionelle Residualkapazität, die hier gleich 0 gesetzt wird ($V_{pulm} = 0$). Die Atemruhelage ist eine stabile Mittelstellung, bei der sich zwei passive Kräfte gerade aufheben: das Bestreben des Thorax, sich zu erweitern (Th) und das der Lunge, sich zusammenzuziehen (L). Bei inspiratorischer Entfernung aus der Atemruhelage ($+V_{pulm}$) wird L > Th, bei Exspiration ($-V_{pulm}$) wird Th > L. In beiden Fällen hat die Einheit „Lunge und Thorax" das Bestreben, in die Atemruhelage zurückzukehren (→ **A**, blaue Pfeile). Bei geschlossenen Atemwegen wird dadurch der **intrapulmonale Druck** (p_{pulm}, → S. 80) positiv ($+p_{pulm}$) bzw. negativ ($-p_{pulm}$). Diese Beziehung zwischen V_{pulm} und p_{pulm} wird im *Druck/Volumen-Diagramm von „Lunge und Thorax"* graphisch erfaßt (→ **A**).

Zur Messung werden, von der Atemruhelage ausgehend, jeweils bestimmte, abgemessene Volumina (*Spirometer*) eingeatmet ($+V_{pulm}$) oder ausgeatmet ($-V_{pulm}$); die Verbindung zum Spirometer wird dann geschlossen und nun der zum jeweiligen Volumen gehörende Druck in den Atemwegen gemessen. Diese sind dabei nach außen abgedichtet, und alle Atemmuskeln müssen entspannt sein.

Unter diesen statischen Ruhebedingungen erhält man die **Ruhedehnungskurve von „Lunge und Thorax"** (→ **A**, blaue Kurve **c–a–b**). Nach Einatmung eines gewissen Volumens ($V_{pulm} > 0$) ergibt sich ein positiver Druck (→ **A, b**), nach Ausatmung ($V_{pulm} < 0$) ein negativer Druck (→ **A, c**). Diese Drücke sind um so größer, je weiter V_{pulm} von 0 abweicht.(Beachte: V_{pulm} wird während der Messung komprimiert bzw. ausgedehnt [→ **A**, schräge Pfeile]).

Die *Steilheit der Ruhedehnungskurve* beschreibt die (statische) **Compliance (Volumendehnbarkeit)** von „**Lunge und Thorax**". Die Compliance ist an jeder Stelle der Kurve $\Delta V_{pulm} / \Delta p_{pulm}$ (→ **B**). *Die größte Compliance* findet man zwischen Atemruhelage und $V_{pulm} = +1$ l, also *im normalen Atembereich*. Hier muß pro Volumeneinheit am wenigsten Gegendruck überwunden werden.

Die eben beschriebene Compliance gilt für „Lunge und Thorax". Es kann auch eine *Compliance jeweils für Thorax* ($\Delta V_{pulm} / \Delta p_{pl}$) und Lunge ($\Delta V_{pulm} / \Delta [p_{pulm} - p_{pl}]$) getrennt angegeben werden (p_{pl} = intrapleuraler Druck; → S. 80).

Analog zur Ruhedehnungskurve kann das Druck/Volumen-Diagramm auch bei *maximaler Anstrengung der Atemmuskulatur* (→ **A**, rote und grüne Kurven) aufgenommen werden: **Exspiratorische** und **inspiratorische Maxima**. Während aus weitgehender Exspirationslage ($V_{pulm} \ll 0$) durch die Exspirationsmuskeln nur ein relativ geringer Druck erzeugt werden kann (→ **A, g**), wächst das Druckmaximum bei großem, positivem V_{pulm} bis auf Werte von über 15 kPa (≈ 150 cm H_2O) an (→ **A, e**). In ähnlicher Weise kann inspiratorisch der größte Sog aus maximaler Exspirationslage (→ **A, f**) erzeugt werden.

Mißt man die Dehnungskurve *während* des Atmens (*dynamisches Druck/Volumen-Diagramm*), ergeben sich während der Ein- und Ausatmung unterschiedliche Werte: Es kommt zu einer *Schleife* im Diagramm (→ **C**). Der dabei als Abszisse aufgetragene „Druckgradient" entspricht z. B. der Druckdifferenz zwischen Mund und Atmosphäre bei Überdruckbeatmung (→ S. 83: A).

Die *Flächen* A_{Rinsp} und A_{Rexsp} innerhalb der Schleife (→ **C**) sind ein Maß für diejenige **Atemarbeit** (Druck · Volumen; → S. 3), die *gegen Strömungs- und Reibungswiderstände* von Lunge und Thorax geleistet wird: A_{Rinsp} bei der Inspiration; A_{Rexsp} bei der Exspiration; die schraffierte Fläche (→ **C**) stellt die *Arbeit gegen die elastischen Kräfte von Lunge und Thorax* (A_{elast}) dar. Für die **Inspirationsarbeit** gilt $A_{Rinsp} + A_{elast}$, für die **Exspirationsarbeit** $A_{Rexsp} - A_{elast}$, da bei der Einatmung *gegen* die elastischen Kräfte geatmet wird, während diese bei der Ausatmung ganz im Gegenteil die treibende (passive) Kraft sind (Vorzeichenumkehr bei A_{elast}). *Die Atemarbeit für Inspiration* entspricht daher normalerweise der *gesamten* Atemarbeit für Inspiration und Exspiration. Wird bei *forcierter Atmung* A_{Rexsp} größer als A_{elast}, verbraucht neben der Einatmung nun auch die Ausatmung (aktive) Muskelenergie.

Atmung 89

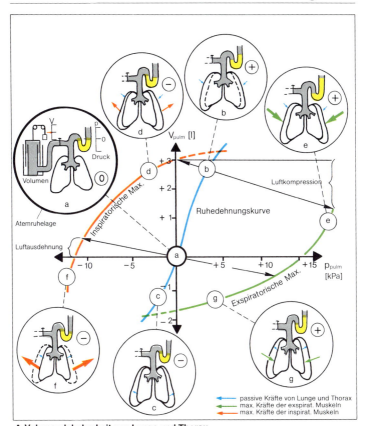

A. Volumendehnbarkeit von Lunge und Thorax

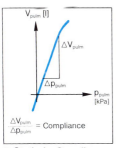

B. Statische Compliance

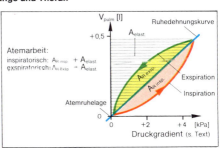

C. Dynamisches Druck/Volumen-Diagramm

Atmung

Oberflächenspannung der Alveolen

Die passive Dehnbarkeit von Lunge und Thorax (→ Compliance; S. 88) hängt u. a. von der *Oberflächenspannung* ab. Solche Kräfte entstehen an der Grenzfläche zwischen Gas und Flüssigkeit, in diesem Fall an der ca. 100 m² großen *Gasaustauschfläche der Alveolen*.

Man kann die Wirksamkeit dieser Kräfte dadurch gut demonstrieren, daß man eine völlig kollabierte Lunge a) mit Luft oder b) mit Flüssigkeit füllt: Im Fall a) setzt die Lunge besonders anfangs der Füllung einen viel höheren Widerstand entgegen („Eröffnungsdruck"), der bei Erreichen der totalen Lungenkapazität (→ S. 84) den intrapulmonalen Druck (p_{pulm}; → S. 81 u. 88) bis auf ca. 2 kPa ($\approx 20\,cmH_2O$) erhöht. Im Fall b) ist der Widerstand und damit p_{pulm} nur etwa 1/4 so groß. Der erhöhte Druckbedarf im Fall a) ist demnach zur Überwindung der Oberflächenspannung nötig.

Der durch die Oberflächenspannung (γ) einer Flüssigkeit hervorgerufene Überdruck (Δp) in einer Gasblase (Radius: r), die von dieser Flüssigkeit umhüllt ist, wird durch das *Gesetz von Laplace* beschrieben: $\Delta p = 2\gamma/r$ (Dimension von γ: $N \cdot m^{-1}$). Da γ für die jeweilige Flüssigkeit normalerweise konstant ist (Plasma z. B. $10^{-3}\,N \cdot m^{-1}$), ist Δp um so größer je kleiner r ist.

Sitzt z. B. auf der Öffnung eines Zylinders eine flache Seifenblase, ist r relativ groß (→ **A1**) und Δp klein. (Da hier 2 Luft-Flüssigkeits-Grenzen zu berücksichtigen sind, lautet die Formel für diesen Fall: $\Delta p = 4\gamma/r$). Wird versucht, das Blasenvolumen zu vergrößern, muß sich vorerst r verkleinern (→ **A2**) und damit Δp vergrößern: Es ist ein relativ hoher „Eröffnungsdruck" notwendig. Bei weiterem Aufblähen vergrößert sich r wieder (→ **A3**), der Druckaufwand/Volumenvermehrung wird jetzt wieder viel geringer. Die Blase platzt bald. Die Alveole verhält sich prinzipiell ähnlich. Dem Platzen wirkt jedoch hier die *Elastizität des Lungengewebes* entgegen.

Aus dem Blasenmodell ist auch zu ersehen, daß a) die Alveolen unterhalb eines gewissen Druckes (→ **A2**) kollabieren und b) sich bei zwei nebeneinanderliegenden Alveolen die kleinere Alveole (Δp hoch) zugunsten der größeren (Δp klein) noch weiter verkleinern würde (→ **A4**). Beides wird in der normalen Lunge durch den sog. **Oberflächenfaktor**, einen Phospholipidfilm (**Surfactant**) auf der Alveolenoberfläche, verhindert. Er setzt γ auf relativ niedrige Werte herab, und zwar bei kleinen Alveolen stärker als bei größeren. Dadurch werden die Ereignisse a) und b) weitgehend verhindert. Produktionsort des Surfactant sind spezialisierte Alveolarzellen (sog. Typ-II-Zellen).

Bei manchen Neugeborenen wirkt dieser Faktor unzureichend, was zu ernsten Störungen des Gasaustausches in der Lunge führt (*Neugeborenen-Atemnotsyndrom*). Auch ein Teil der Lungenschädigung bei O_2-Vergiftung (→ S. 108) beruht auf einer Störung des Surfactant. In diesen Fällen sinkt die Compliance, Alveolen kollabieren (Atelektasen) und ein Lungenödem entwickelt sich.

Atemzeitvolumen und dynamische Atemtests

Das **Atemzeitvolumen** $\dot{V}_T$ errechnet sich aus *Atemzugvolumen* V_T [l] mal *Atemfrequenz f* (min^{-1}). (Bei Ruheatmung ca. $0,5 \cdot 15 = 7,5$ [$l \cdot min^{-1}$].) Dieser Wert kann durch Steigerung von V_T und f auf Werte bis über 100 [$l \cdot min^{-1}$] erhöht werden: „*Atemgrenzwert*". Seine Messung hat z. B. als Verlaufskontrolle bei Erkrankungen der Atemmuskeln (z. B. Myasthenia gravis) eine gewisse klinische Bedeutung (→ **B**).

Ein weiterer Test bestimmt das in der ersten Sekunde maximal ausatembare Volumen (*exspiratorische Sekundenkapazität, Tiffeneau-Test*), das meist *als Anteil der Vitalkapazität* (→ S. 84) (*relative Sekundenkapazität*) angegeben wird (normal > 0,8; → **C**). Damit können klinisch *restriktive Atemstörungen* (Verminderung des funktionstüchtigen Lungenvolumens, z. B. Lungenödem, -entzündung, oder Behinderung der Lungenausdehnung, z. B. Wirbelsäulenverkrümmung) von *obstruktiven Atemstörungen* (Einengung der Luftwege, z. B. Asthma, Bronchitis, Emphysem, Stimmbandlähmung) unterschieden werden (→ **C**).

Ähnlich wie bei der Vitalkapazität (→ S. 84) wird auch die relative Sekundenkapazität dadurch normiert, daß Alter und Geschlecht mit empirischen Formeln berücksichtigt werden.

Atmung 91

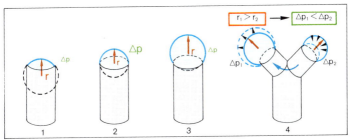

A. Oberflächenspannung (Seifenblasenmodell)

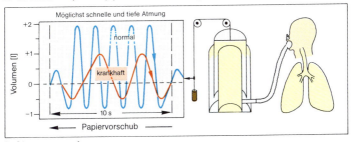

B. Atemgrenzwert

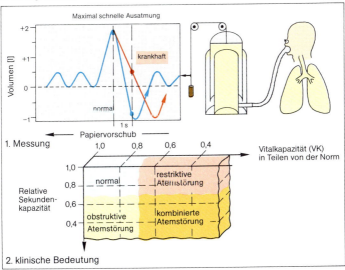

C. Exspiratorische Sekundenkapazität

Atmung

Gasaustausch in der Lunge

Für den Gasaustausch zwischen Alveolen und Blut muß die Lunge belüftet werden (*Ventilation*). Bei jedem Atemzug wird das sog. *Atemzugvolumen* (V_T) ein- und ausgeatmet. Von diesem Volumen V_T war aber nur der sog. alveoläre Anteil (V_A) mit den Alveolen in Berührung, der Rest (V_D) nur mit dem Totraum. Es gilt also: $V_T = V_A + V_D$ (→ S. 87).

Das pro Zeit ventilierte Volumen ($\dot{V}_T$ [l·min^{-1}]) errechnet sich aus V_T · Atemfrequenz f. Analog dazu kann man auch die alveoläre Belüftung ($\dot{V}_A = V_A$ · f) bzw. die Totraumbelüftung ($\dot{V}_D = V_D$ · f) berechnen.

Wird bei gleichbleibendem $\dot{V}_T$ die Atemfrequenz f auf Kosten von V_T erhöht („flache Atmung"), sinkt die für den Gasaustausch wichtige Größe $\dot{V}_A$ ab; der Grund dafür ist der Anstieg von $\dot{V}_D$ (V_D · f), weil V_D eine anatomisch vorgegebene Größe und f angestiegen ist.

Beispiel:
Normal: $V_T = 0,5$ [l], f = 15 [min^{-1}]; $V_D = 0,15$ [l]; $\dot{V}_T = 7,5$ [l·min^{-1}]; $\dot{V}_D = 2,25$ [l·min^{-1}]; $\dot{V}_A = 5,25$ [l·min^{-1}].

Flachere Atmung: $V_T = 0,375$ [l]; f = 20 [min^{-1}]; $V_D = 0,15$ [l] (konstant); $\dot{V}_T = 7,5$ [l·min^{-1}] (gleich gehalten); $\dot{V}_D = 3$ [l·min^{-1}] (erhöht); $\dot{V}_A = 4,5$ [l·min^{-1}] (abgesunken!).

Die flachere Atmung führt also zu einem geringeren Gasaustausch, da $\dot{V}_A$ absinkt. Ähnliches passiert, wenn der Totraum künstlich vergrößert wird (→ S. 106).

Die **Inspirationsluft** enthält einen O_2-Anteil von 0,21 (F_{IO_2}) und einen CO_2-Anteil von 0,0003 (F_{ICO_2}), die *Exspirationsluft* ca. 0,17 O_2 (F_{EO_2}) und ca. 0,035 CO_2 (F_{ECO_2}). Das *eingeatmete O_2-Volumen/Zeit* errechnet sich aus $\dot{V}_T \cdot F_{IO_2}$, das *ausgeatmete O_2-Volumen/Zeit* aus $\dot{V}_T \cdot F_{EO_2}$. Die Differenz dieser Volumina/Zeit, $\dot{V}_T$ ($F_{IO_2} - F_{EO_2}$), ergibt den **Sauerstoffverbrauch** ($\dot{V}_{O_2}$): In Ruhe ca. 0,3 [l·min^{-1}]. Für die **CO_2-Abgabe** ($\dot{V}_{CO_2}$) ergibt sich analog aus $\dot{V}_T$ ($F_{ECO_2} - F_{ICO_2}$) (in Ruhe) ca. 0,25 [l·min^{-1}]. $\dot{V}_{O_2}$ und $\dot{V}_{CO_2}$ erhöhen sich bei schwerer Arbeit auf etwa das Zehnfache. Das Verhältnis $\dot{V}_{CO_2}/\dot{V}_{O_2}$ ist der sog. **respiratorische Quotient**, der je nach Nahrung 0,75 – 1,0 beträgt (→ S. 198).

Da die mittleren *alveolären Partialdrücke* für O_2 13,33 kPa (100 Torr) und für CO_2 5,33 kPa (40 Torr) und die *Partialdrücke im venösen Blut* für O_2 etwa 5,33 kPa (40 Torr), für CO_2 ca. 6,13 kPa (46 Torr) betragen, besteht für O_2 von Alveole zu Kapillare ein Partialdruckgefälle von ca. 8 kPa (60 Torr), für CO_2 in der umgekehrten Richtung von ca. 0,8 kPa (6 Torr). Diese Druckunterschiede (s. a. S. 94f.) sind die *treibenden Kräfte der Gasdiffusion* zwischen dem Alveolarraum und dem Inneren der Erythrozyten (→ **A**).

Der *Diffusionsweg* von der Alveole in den Erythrozyten beträgt 1–2 µm und ist kurz genug, um einen Partialdruckausgleich innerhalb der Zeit zu erreichen, die Erythrozyt und Alveole miteinander in Kontakt sind (in Ruhe ca. 0,75 s; → **A**). Im so arterialisierten Kapillarblut sind pO_2 und pCO_2 deshalb praktisch gleich hoch wie die entsprechenden Werte in der Alveole. (Für den CO_2-Austausch genügt der geringe Druckunterschied von ca. 6 Torr, da CO_2 viel rascher diffundiert als O_2). Bei körperlicher Arbeit (HZV hoch) sinkt die Kontaktzeit bis herab auf 1/3 des Ruhewertes. Besteht z. B. ein Diffusionshindernis (s. u.), wird der alveoläre Partialdruckangleich also bei Belastung eher gefährdet als in Ruhe.

Störungen des Gasaustausches: Die Durchblutung der alveolären Blutkapillaren ist vermindert (z. B. beim Lungeninfarkt; → **B 2**); es besteht ein Diffusionshindernis (z. B. Membranverdickung beim Lungenödem → **B 3**); Alveolen werden nicht belüftet (z. B. wenn ein Fremdkörper eingeatmet wurde; → **B 4**). In den Fällen **B 2** und **B 3** erhöht sich der *funktionelle Totraum* (→ S. 78), in den Fällen **B 3** und **B 4** wird das Blut unzureichend arterialisiert: sog. *alveoläre venöse Beimischung* zum arteriellen Blut. Eine *extraalveoläre venöse Beimischung* (→ **B**) geschieht durch venöses Blut aus arteriovenösen Kurzschlüssen (Shunts) in der Lunge, aus einem Teil der Bronchialvenen und der Thebesiusschen Venen des Herzens. Diese Beimischungen sind die Ursache dafür, daß der pO_2 von 13,33 kPa (100 Torr) (nach der Alveolenpassage) auf Werte von ca. 12,66 kPa (95 Torr) in der Aorta absinkt (und der pCO_2 analog ansteigt) (→ **A** u. S. 78).

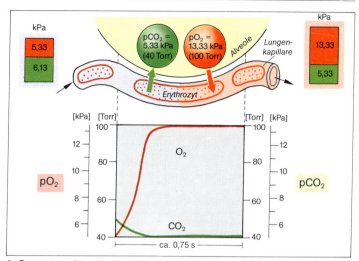

A. Gasaustausch an der Alveole

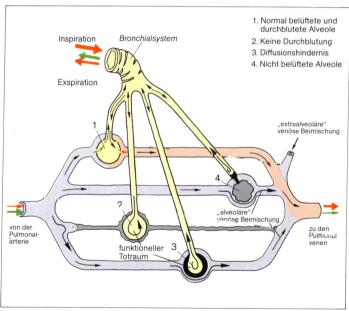

B. Verteilungsstörungen in der Lunge

Lungendurchblutung – Ventilations-Perfusions-Verhältnis

Der rechte Ventrikel pumpt im Mittel genau so viel Blut durch die Lunge, wie der linke Ventrikel durch den gesamten großen (Körper-) Kreislauf schickt. Sieht man von der geringen Blutmenge ab, die die Lunge über die Bronchialarterien erreicht, ist die *mittlere Lungendurchblutung* oder *-perfusion* ($\dot{Q}$) gleich dem Herzzeitvolumen (HZV = 5 l · min^{-1}). Dieser Wert kann z. B. nach dem *Fickschen Prinzip* aus der arterio-venösen O_2-Differenz und dem Sauerstoffverbrauch errechnet werden ($\rightarrow$ S. 154).

Der **Blutdruck** am Beginn der A. pulmonalis beträgt systolisch ca. 25 Torr (3,33 kPa), diastolisch ca. 8 Torr (1,07 kPa) und im Mittel ($\bar{p}$) ca. 15 Torr (2 kPa). Bis zum Beginn der Lungenkapillaren fällt $\bar{p}$ auf schätzungsweise 12 Torr (1,6 kPa) (p_a) ab und beträgt schließlich am Ende des Kapillarbettes nur noch etwa 8 Torr (1,07 kPa) (p_v). Diese Werte gelten für alle Lungenbezirke, die auf Höhe der Pulmonalklappe liegen. In Gefäßen *unterhalb* des Niveaus der Pulmonalklappen (Richtung Lungenbasis) erhöht sich $\bar{p}$ bzw. p_a in *aufrechter Thoraxstellung*, weil sich hier der hydrostatische Druck der Blutsäule (bis zu ca. 12 Torr) hinzuaddiert, während in Bezirken *oberhalb* der Pulmonalklappe (Richtung Lungenspitze) vermindert ist. ($\rightarrow$ **A**). Hier kann der Druck am arteriellen Ende der Kapillaren (p_a) sogar unter 0 (Barometerdruck) absinken, so daß der *atmosphärische* Druck, der in den Alveolen herrscht (p_A), die Kapillaren komprimiert ($p_A > p_a > p_v; \rightarrow$ **A**). In dieser Zone 1 ($\rightarrow$ **A**) wird also höchstens noch während der Systole kurz durchblutet. In mittleren Lungenabschnitten (Zone 2, $\rightarrow$ **A**) kann es am venösen Kapillarende zumindest zeitweise zu einer Lumeneinengung kommen ($p_a > p_A > p_v$), während an der Lungenbasis (Zone 3, $\rightarrow$ **A**) dauernd durchblutet wird ($p_a > p_v > p_A$). Demnach nimmt die Lungendurchblutung ($\dot{Q}$) pro Lungenvolumeneinheit von der Spitze zur Basis zu ($\rightarrow$ **B**, rote Linie). Aus anderen Gründen steigt auch die Belüftung des Alveolarraums ($\dot{V}_A$) in dieser Richtung; dieser Anstieg ist allerdings weniger stark ($\rightarrow$ **B**, orange Linie), so daß $\dot{V}_A/\dot{Q}$ von der Basis zur Spitze zunimmt ($\rightarrow$ **B**, grüne Linie).

Im Durchschnitt herrschen in den Lungenalveolen ein pO_2 von 100 Torr (13,33 kPa) und ein pCO_2 von 40 Torr (5,33 kPa). Im O_2-*armen* Blut der A. pulmonalis betragen der pO_2 40 Torr (5,33 kPa) und der pCO_2 46 Torr (6,13 kPa). Die letzteren beiden Werte werden durch den alveolären Gasaustausch ($\rightarrow$ S. 92) an die Drücke in der Alveole angeglichen. Diese Mittelwerte für die ganze Lunge gelten für eine durchschnittliche alveoläre Ventilation ($\dot{V}_A$) von ca. 5,25 l · min^{-1} und eine Perfusion (Durchblutung [$\dot{Q}$]) von ca. 5 l · min^{-1}. Das **Ventilations-Perfusions-Verhältnis** ($\dot{V}_A/\dot{Q}$) beträgt in diesem Fall also 5,25/5 $\approx$ 1 ($\rightarrow$ **C2**). Wird, im Extremfall, überhaupt nicht belüftet (funktioneller Blut-,,Kurzschluß'' [**Shunt**]), wird $\dot{V}_A/\dot{Q} = 0$ ($\rightarrow$ **C1**). Bei fehlender Perfusion hingegen, als anderem Extrem, herrschen in den betroffenen Alveolen atmosphärische Bedingungen (funktioneller Totraum, $\rightarrow$ S. 86). $\dot{V}_A/\dot{Q}$ geht dann gegen Unendlich (∞, $\rightarrow$ **C3**). Das heißt, daß $\dot{V}_A/\dot{Q}$ im Extremfall in verschiedenen Lungenbereichen zwischen 0 und ∞ bzw. pO_2 zwischen den Werten des Blutes des rechten Ventrikels und der Außenluft variieren können ($\rightarrow$ **D**). So nimmt $\dot{V}_A/\dot{Q}$ in der aufrechten Lunge in Ruhe von der Spitze zur Basis stark ab (3,3–0,63, $\rightarrow$ **D**, $\rightarrow$ **B**, grüne Linie). Bei körperlicher Belastung sind diese Änderungen weniger ausgeprägt.

Regional stark unterschiedliche $\dot{V}_A/\dot{Q}$-Werte machen die Lunge für den Gasaustausch weniger effektiv, weil der relativ hohe alveoläre pO_2 in der Lungenspitze ($\rightarrow$ **D**, rechts) wegen der Form der O_2-Bindungskurve ($\rightarrow$ S.101) praktisch nicht als Ausgleich für den relativ geringen alveoären pO_2 in der Lungenbasis in Betracht kommt. Beim totalen Shunt ($\dot{V}_A/\dot{Q} = 0$) z. B. nützt sogar eine O_2-Beatmung in den betroffenen Lungenanteilen nichts, da der angebotene O_2 dort nicht mit dem Kapillarbett in Kontakt kommt (Situation **C1**). Um extreme Werte von $\dot{V}_A/\dot{Q}$ zu verhindern, existiert allerdings ein Mechanismus, der die Alveolardurchblutung reguliert, die sog. **hypoxische Vasokonstriktion**. Rezeptoren in den Alveolen lösen bei stark erniedrigten alveolären pO_2-Werten auf unbekanntem Weg (Gewebshormone?) eine Konstriktion der zuführenden Blutgefäße aus. Damit werden Shunts in schlecht oder nicht belüfteten Lungenbezirken gedrosselt, womit ,,ertragreicheren'' Lungenbezirken relativ mehr Blut für den Gastransport zur Verfügung gestellt wird.

Bei vielen Lungenkrankheiten kann es zu sehr stark ausgeprägten Abweichungen von den $\dot{V}_A/\dot{Q}$-Normalwerten kommen. So beträgt z. B. bei der *Schocklunge* der Shunt bis zu 50% von $\dot{Q}$. Ein gleichzeitiges Lungenödem ($\rightarrow$ S.102), ein anderes alveoläres Diffusionshindernis oder eine Störung des Surfactant ($\rightarrow$ S. 90) führen dann sehr schnell zu einer bedrohlichen Ateminsuffizienz.

Atmung 95

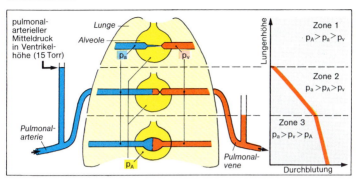

A. Regionale Lungendurchblutung

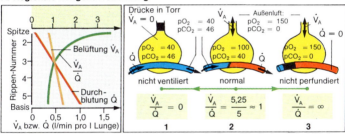

B. Durchblutung und Belüftung der Lungenregionen

C. Einfluß des Ventilations-/Perfusions-Verhältnisses ($\dot{V}_A/\dot{Q}$) auf Partialdrücke in der Lunge

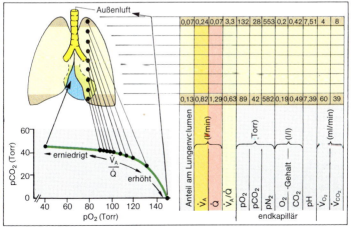

D. Regionale Parameter der Lungenfunktion (A, B, C, D nach West u. Mitarb.)

CO_2-Transport im Blut

Wesentliches Endprodukt des Energiestoffwechsels ist das *Kohlendioxid* (CO_2; → S. 199). Das in den Zellen des Körpers entstehende CO_2 wird *physikalisch gelöst* und diffundiert in die benachbarten *Blutkapillaren*. Im Blut bleibt CO_2 zum kleineren Teil physikalisch gelöst, zum größeren Teil wird es *chemisch gebunden* (→ **A**, blaue Pfeile, → arteriovenöse CO_2-Differenz in der nachfolgenden Tab.). Das so mit CO_2 beladene Blut gelangt im Blutkreislauf über das rechte Herz in die *Lungenkapillaren*. Hier wird CO_2 wieder aus seiner Bindung gelöst (→ **A**, rote Pfeile) und diffundiert in die *Alveolen*, von wo es ins Freie abgeatmet wird (→ **A**, → S. 78 u. untenstehende Tab.).

Das aus den Zellen (→ **A**, Gewebe) diffundierte CO_2 erhöht den pCO_2 des arteriellen Blutes (ca. 5,33 kPa [40 Torr]) auf den venösen Wert von ca. 6,27 kPa (47 Torr). Damit erhöht sich auch das im Plasma physikalisch gelöste CO_2. Der Hauptteil des CO_2 gelangt in die Erythrozyten, erhöht auch dort die Konzentration an physikalisch gelöstem CO_2 und wird außerdem dort chemisch gebunden. Es entsteht HCO_3^- und eine **Carbaminoverbindung** mit dem Hämoglobin (Hb). Etwa 3/4 des HCO_3^- verlassen den Erythrozyten gleich wieder im Austausch gegen Cl^- (**Anionenaustausch** [Hamburger-Shift] → **A**).

Bei der Entstehung des HCO_3^- aus CO_2 in den Erythrozyten spielt die *Carboanhydratase* (CA; → **A**) eine entscheidende Rolle (→ S. 145): Mit diesem Enzym wird die relativ träge Reaktion so stark beschleunigt, daß die kurze Zeit des Kontaktes zwischen Erythrozyten und Kapillaren (< 1 s) für die Umwandlung des CO_2 in HCO_3^- ausreicht. (Das im Plasma ohne Mitwirkung der CA direkt gebildete HCO_3^- spielt quantitativ keine Rolle. Gleiches gilt für die Carbaminobindung des CO_2 an Plasmaproteine.)

Bei der chemischen Bindung von CO_2 werden H^+-Ionen im Erythrozyten frei:

Bikarbonatbildung:
$CO_2 + H_2O \rightleftarrows HCO_3^- + H^+$,
Carbaminobindung:
$Hb - NH_2 + CO_2 \rightleftarrows Hb - NH - COO^- + H^+$.

Die so entstehenden H^+-Ionen werden abgepuffert (→ **A**, Pufferung). *Wesentlicher Puffer* im Erythrozyten ist das **Hämoglobin**, wobei das reduzierte Hämoglobin (→ **B**, *Hb*) mehr H^+-Ionen aufnehmen kann als das oxigenierte Hämoglobin (→ **B**, Oxy-Hb). Damit kann auch folgende Beobachtung erklärt werden: Die *Abgabe von O_2*, d. h. die Umwandlung von Oxy-Hb zu Hb, in den Kapillaren des peripheren Gewebes begünstigt die Bindung von CO_2 (*Haldane-Effekt*), weil ein verstärktes Abpuffern der H^+-Ionen durch Hb eine vermehrte chemische Bindung des CO_2 sowohl in Form des HCO_3^- als auch in Form der Carbaminoverbindung fördert.

In den *Lungenkapillaren* verlaufen alle diese Reaktionen in der Gegenrichtung (→ **A** u. **B**, rote Pfeile): HCO_3^- diffundiert wieder in die Erythrozyten, nimmt H^+ auf und wird zu CO_2 zurückverwandelt. Die Oxygenierung des Hb zu Oxy-Hb unterstützt diesen Vorgang durch vermehrte Freisetzung von H^+-Ionen (*Haldane-Effekt*). Auch aus der Carbaminoverbindung wird CO_2 wieder gelöst. Das CO_2 diffundiert schließlich in die Alveolen, da dort ein niedrigerer pCO_2 herrscht als im venösen Blut.

CO_2-Verteilung im Blut (mmol/l *Blut*, 1 mmol = 22,26 ml CO_2)

		gelöst	HCO_3^-	Carbamino	gesamt
Arteriell:	Plasma*	0,7	13,2	0,1	14,0
	Erythrozyten**	0,5	6,5	1,1	8,1
	Blut	*1,2*	*19,7*	*1,2*	*22,1*
Venös:	Plasma*	0,8	14,3	ca. 0,1	15,2
	Erythrozyten**	0,6	7,2	1,4	9,2
	Blut	*1,4*	*21,5*	*1,5*	*24,4*
Arteriovenöse CO_2-Differenz im Blut		0,2	1,8	0,3	2,3
(% der gesamten Differenz)		(9%)	(78%)	(13%)	(100%)

* ca. 0,55 l Plasma/l Blut; ** ca. 0,45 l Erythrozyten/l Blut

Atmung

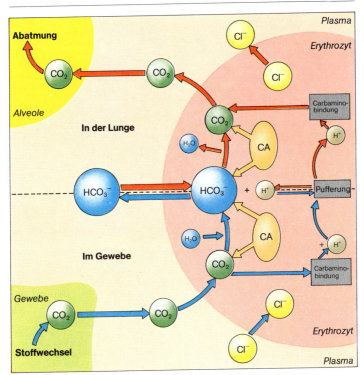

A. CO₂-Transport

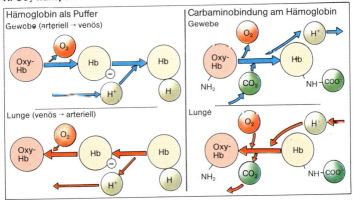

B. Pufferung und Carbaminobindung im Erythrozyten

CO_2-Bindung und -Verteilung im Blut

Der *Gehalt des Blutes an CO_2* in mmol/l, ob in chemisch gebundener oder in physikalisch gelöster Form, ist mehr oder weniger vom *Partialdruck des CO_2* (pCO_2, in kPa oder Torr) abhängig. Graphisch dargestellt ergibt diese Beziehung die sog. *CO_2-Bindungskurve* des Blutes (→ **A**).

Der Verlauf der CO_2-Bindungskurve des Blutes ist von der O_2-Sättigung des Hämoglobins abhängig: Bei gleichem pCO_2 kann vollständig O_2-gesättigtes Blut weniger CO_2 binden als O_2-freies Blut (→ **A**, rote und violette Kurve). Das ist physiologisch auch sinnvoll: Wird das venöse Blut in der Lunge mit O_2 aufgeladen, vermindert sich gleichzeitig die chemische Bindung des CO_2 (Haldane-Effekt; → S. 96). Venöses Blut ist allerdings nie O_2-frei, sondern (je nach Ausschöpfung im betreffenden Organ) immer noch zu einem gewissen Anteil, im Mittel von rund 0,70, mit Sauerstoff gesättigt. Für diesen Wert liegt die entsprechende Kurve (→ **A**, gestrichelte Kurve) zwischen den beiden Kurven für 0,00 bzw. 1,00 O_2-Sättigung. Im arteriellen Blut herrscht ein pCO_2 von ca. 5,33 kPa (40 Torr) und eine O_2-Sättigung von 0,97 (→ **A**, Punkt a). Im venösen Blut beträgt der pCO_2 ca. 6,27 kPa (47 Torr) und die O_2-Sättigung rund 0,70 (→ **A**, Punkt v). Die Verbindung der Punkte a und v wird „**physiologische CO_2-Bindungskurve**" genannt.

Die Konzentration des physikalisch gelösten CO_2 im Blut ist linear vom dort herrschenden pCO_2 abhängig und errechnet sich aus α · pCO_2, wobei α der Löslichkeitskoeffizient für CO_2 ist. Im Plasma bei 37 °C ist α = 0,22 [mmol · l^{-1} · kPa^{-1}]. Als *Bindungskurve des physikalisch gelösten CO_2* ergibt sich daher eine Gerade (→ **A**, grüne Linie). Im Gegensatz dazu nimmt das chemisch gebundene „CO_2" nicht linear mit erhöhtem pCO_2 zu, da u. a. die Pufferkapazität limitiert und nur eine begrenzte Anzahl von Carbaminobindungen am Hämoglobin möglich ist: Es ergibt sich für chemisch gebundenes „CO_2" eine gekrümmte Bindungskurve. Die *Bindungskurve für das Gesamt-„CO_2"* (→ **A**, rote bzw. violette Linie) errechnet sich aus der jeweiligen Summe des physikalisch gelösten und des chemisch gebundenen CO_2.

Das **Gesamt-CO_2** (= 1,00) im arteriellen Blut teilt sich quantitativ etwa folgendermaßen auf (→ **B**): 0,60–0,63 als HCO_3^- im Plasma, 0,26–0,29 als HCO_3^- im Erythrozyten, 0,05 als Carbaminobindung am Hämoglobin, 0,032 physikalisch gelöstes CO_2 im Plasma und 0,023 im Erythrozyten. Von diesen Werten nehmen im venösen Blut zwar die Carbaminoverbindungen relativ am meisten zu; trotzdem wird CO_2 hauptsächlich als HCO_3^- (78% der transportierten Menge, → Tab. auf S. 96, letzte Zeile) vom Gewebe zur Lunge transportiert.

Das Verhältnis der HCO_3^--Konzentration zu der des physikalisch gelösten CO_2 ist in Plasma und Erythrozyt unterschiedlich (rund 20:1 bzw. 12:1). Diese Werte spiegeln auch den Unterschied des pH-Wertes im Plasma (7,4) zu dem im Erythrozyten (ca. 7,2) wider (→ S. 110ff.).

CO_2 im Liquor

CO_2 diffundiert, im Gegensatz zu HCO_3^- und H^+, relativ leicht durch die Blut-Liquor-Schranke (→ S. 272), so daß sich der Liquor-pCO_2 rasch an akute Änderungen des Blut-pCO_2 anpaßt. Nun können aber CO_2-bedingte (sog. respiratorische) pH-Änderungen im Organismus nur von den Nicht-Bikarbonatpuffern (**NBP**) abgepuffert werden (→ S. 116). Da deren Konzentration im Liquor niedrig ist, ziehen akute pCO_2-Schwankungen dort also relativ starke Änderungen des pH-Wertes nach sich. Diese werden von den zentralen Chemorezeptoren erfaßt und mit einer Anpassung der Atemtätigkeit beantwortet (→ S. 104). Im Gegensatz zum Liquor ist Blut reich an NBP (→ S. 116), so daß z. B. ein CO_2-bedingter pH-Abfall im Blut (respiratorische Azidose) effektvoll abgepuffert wird. Dadurch steigt die aktuelle HCO_3^--Konzentration im Blut (→ S. 118) auf höhere Werte als im Liquor an, so daß HCO_3^- (relativ langsam) in den Liquor diffundiert; dies hat dort einen Wiederanstieg des pH-Wertes und damit (via Chemorezeptoren) eine verringerten „Atemantrieb" zur Folge, ein Vorgang, der durch eine renale Kompensation (pH-Anstieg, → S. 118) verstärkt wird. Damit kommt es schließlich zu einer Art „Gewöhnung" an chronische Abweichungen vom normalen pCO_2.

Atmung 99

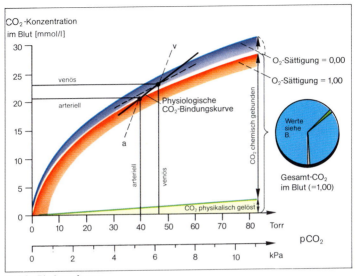

A. CO_2-Bindungskurve

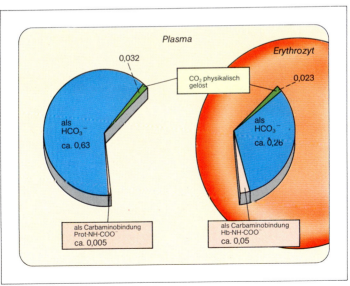

B. Gesamt-CO_2-Verteilung im arteriellen Blut

O_2-Bindung und -Transport im Blut

Ähnlich wie für CO_2 (→ S. 99) kann auch für *Sauerstoff* (O_2) eine *Bindungskurve* gezeichnet werden. Der O_2-Partialdruck (pO_2, in kPa bzw. Torr) wird dabei gegen die O_2-Konzentration ([O_2], in mmol/l) im Blut, gegen die Konzentration oxygenierten Hämoglobins (in g/l; → **A** u. **B**) oder gegen die O_2-Sättigung (→ **C**) aufgetragen.

Der O_2-Gehalt des Blutes ist mit dem an Hämoglobin (Hb) gebundenen O_2 gleichzusetzen, da im Vergleich dazu nur *sehr wenig O_2 physikalisch gelöst* wird (0,13 mmol/l bei 13,33 kPa [100 Torr] oder 20mal weniger als CO_2 bei gleichem Partialdruck) (→ **A**, orange Kurve).

Ab einem gewissen O_2-Partialdruck (ca. 20 kPa) ist das Hb voll O_2-gesättigt, und der Gehalt des Blutes an chemisch gebundenem O_2 kann durch einen noch höheren O_2-Druck nicht mehr vergrößert werden. Die *maximal mögliche Konzentration* an chemisch gebundenem O_2 wird O_2-**Kapazität** des Blutes genannt. Sie kann aus dem Hb-Gehalt dieses Blutes errechnet werden: 1 g Hb bindet max. 0,062 mmol (1,38 ml) O_2. Bei einem Hb-Gehalt von 150 g/l ergibt sich so eine O_2-Kapazität von 9,3 mmol/l oder 0,207 l O_2/l Blut. Der *tatsächlich oxygenierte Anteil am Gesamt-Hb* wird O_2-**Sättigung** genannt. Die O_2-Sättigung kann auch aus dem Verhältnis von tatsächlicher O_2-Konzentration zur O_2-Kapazität errechnet werden und beträgt normalerweise im arteriellen Blut ca. 0,98 (pO_2 = 13,33 kPa [100 Torr]), im venösen Blut bei einem pO_2 von 5,33 kPa (40 Torr) ca. 0,75. Letzterer Wert ist von Organ zu Organ verschieden, da die O_2-*Ausschöpfung* von der Art und der Belastung des jeweiligen Organs abhängig ist.

Die O_2-*Bindungskurve ist S-förmig gekrümmt* und verläuft bei höheren O_2-Partialdrücken praktisch waagrecht (→ **A**, rote Kurve), da die O_2-Kapazität erreicht ist. Ist der Hb-Gehalt des Blutes erhöht oder erniedrigt (→ **A**, gelbe bzw. violette Kurve), verschiebt sich die Kurve (und die O_2-Kapazität) nach oben bzw. unten. Verschiedene Faktoren können die Kurven auch nach rechts oder links verschieben, d. h. den Anfangsteil der Kurve flacher oder steiler machen, ohne daß sich dabei die O_2-Kapazität ändert. Ursachen der „**Linksverschiebung**" sind ein *erniedrigter* pCO_2 und damit ein *erhöhter pH*, außerdem eine *Erniedrigung von Temperatur* und des im Erythrozyten befindlichen *2,3-Diphosphoglyzerates* (2,3-DPG). Zu einer „**Rechtsverschiebung**" kommt es bei einem *pH-Abfall* und einer Erhöhung der übrigen o. a. Faktoren (→ **B**).

Eine „Rechtsverschiebung" bedeutet, daß bei *gleichem* pO_2 *weniger* O_2 an das Hb *gebunden ist* (→ **A**, gestrichelte Pfeile), oder umgekehrt, daß bei einem bestimmten O_2-Gehalt des Blutes der pO_2 höher ist (→ **B**, gestrichelte Pfeile). Eine „Linksverschiebung" hat die gegenteiligen Effekte. Ein einfaches Maß für Rechts- oder Linksverschiebungen ist der sog. O_2-*Halbsättigungsdruck* (**p_{50}**), bei welchem das Hb zu 0,5 (50%) mit O_2 beladen ist. Der p_{50}-Wert beträgt normalerweise (bei pH 7,4 und 37 °C) 3,46 kPa = 26 Torr (ablesbar z. B. an der blauen Kurve in **C**).

Der relativ niedrige pH-Wert bzw. der relativ hohe pCO_2 im peripheren Gewebe bewirkt dort durch „Rechtsverschiebung" eine vermehrte O_2-Abgabe des Hämoglobins. Umgekehrt steigt in den Lungenkapillaren der pH wieder, und O_2 kann vermehrt aufgenommen werden (**Bohr-Effekt**). Da im venösen und arteriellen Blut der pH-Wert (zwischen ca. 7,2 und 7,4) und auch der pO_2 hin- und herpendelt, kann, ähnlich wie beim CO_2 (→ S. 98), eine „*physiologische O_2-Bindungskurve*" gezeichnet werden (→ **B**).

Myoglobin (= O_2-Kurzzeit-Speicher in den Muskeln) und das *Hämoglobin des Fetus* haben bei niedrigem pO_2 einen steileren Verlauf der O_2-Bindungskurve als das normale Hb. Kohlenmonoxid (**CO**) hat eine extrem steile Bindungskurve mit Hb, d. h., schon bei prozentual geringfügigen CO-Beimischungen zur Atemluft wird O_2 vom Hb verdrängt (*CO-Vergiftung*) (→ **C**).

Wenn das normalerweise zweiwertige Eisen im Hb zu dreiwertigem Eisen oxidiert wird, entsteht **Met-Hb**, das *nicht* mehr in der Lage ist, O_2 zu binden (→ **C**).

Atmung

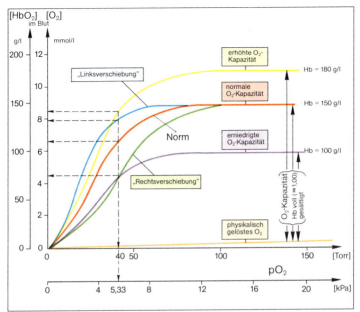

A. O₂-Bindungskurve des Blutes

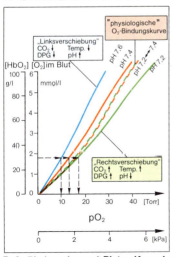

B. O₂-Bindungskurve d. Blutes (Ausschn.)

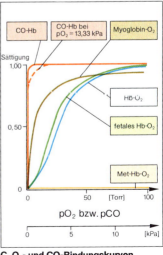

C. O₂- und CO-Bindungskurven

Sauerstoffmangel (Hypoxie, Anoxie)

Unter *Anoxie* wird eine fehlende, unter *Hypoxie* eine zu geringe O_2-Versorgung der Zelle verstanden. Die Anoxien (bzw. Hypoxien) werden nach ihren Ursachen eingeteilt in (→ **A**):

1. Eine **hypoxämische Anoxie** kommt durch mangelnde O_2-Aufladung des Blutes zustande.

Die *Ursachen* dafür können sein:
a) zu tiefer pO_2 in der Außenluft, z. B. in größeren Höhen (→ S. 108),
b) eine verminderte oder völlig ruhende Atemtätigkeit, z. B. durch Lähmung der Atemmuskulatur (→ S. 80f.) oder des Atem-„Zentrums" (→ S. 104), oder durch zu hohen Außendruck auf den Thorax, z. B. beim Schnorchel-Tauchen (→ S. 106),
c) fehlende alveoläre Ventilation trotz tätiger Atemmuskeln, z. B. durch Verlegung der Atemwege durch Wasser oder Fremdkörper, durch Krampf der Bronchialmuskeln, durch Füllung der Alveolen mit Flüssigkeit (Lungenödem), durch einen Pneumothorax (→ S. 82), durch Vergrößerung des Totraums (→ S. 106) oder durch zu flache Atmung (→ S. 92),
d) fehlender oder verminderter O_2-Austausch zwischen Alveole und Blut (→ S. 92), z. B. wegen mangelnder Durchblutung der Lungenkapillaren oder wegen eines Diffusionshindernisses.

2. **Anämische Anoxie:** Darunter versteht man eine Anoxie durch eine unzureichende O_2-Kapazität des Blutes (→ S. 100).

Ursachen dafür sind:
a) Mangel an Erythrozyten, z. B. durch Blutverlust, verminderte Erythrozytenbildung (Knochenmarksschädigung, Cobalamin- oder Folsäure-Mangel) oder vermehrter Erythrozytenabbau,
b) Mangel an Hämoglobin (Hb) trotz ausreichender Erythrozytenzahl (sog. hypochrome Anämie), z. B. durch Eisenmangel,
c) Fehlbildung von Hb (z. B. Sichelzellanämie),
d) Unwirksamkeit des Hb, z. B. durch Kohlenmonoxydvergiftung oder durch Met-Hb-Bildung (→ S. 100).

3. **Ischämische Anoxie:** Sie entsteht durch eine verminderte Durchblutung der Kapillaren.

Ursachen dafür sind:
a) allgemeiner Blutdruckabfall, z. B. durch Herzversagen oder starken Blutverlust (Schock; → S. 186),
b) lokale Durchblutungsstörungen, z. B. durch Gefäßverengung, durch Gefäßverlegung (Embolie, Thrombose) oder durch Abschnüren des betreffenden Körperteils.

4. **Eine Anoxie wegen zu langer Diffusionswege** entsteht dann, wenn es zu einer Vermehrung des Gewebes kommt, ohne daß sich dabei die Zahl der Blutkapillaren mit vermehrt. Eine Blutkapillare kann nämlich um sich herum nur einen in seiner Dicke begrenzten Gewebszylinder mit O_2 versorgen. Der Radius dieses sog. *Kroghschen Zylinders* (O_2-Versorgungsradius), also der *Eindringtiefe des* O_2, ist durch den pO_2 in der Kapillare, durch die O_2-Permeabilität und den O_2-Verbrauch des Gewebes bestimmt. Für maximal tätiges Muskelgewebe wurde ein O_2-Versorgungsradius von ca. 20 µm errechnet. Gewebe, das weiter von der Kapillare entfernt ist, erhält zu wenig O_2 (Anoxie).

5. Von **zytotoxischer Anoxie** spricht man, wenn zwar genug O_2 in der Zelle (Mitochondrien) ankommt, die O_2-Verwertung aber vergiftet ist. Blausäure (HCN) z. B. blockiert die Reaktion von O_2 mit den Nährstoffen (Substraten) der Zelle durch Hemmung der Zytochromoxidase.

Die **Anoxie-Empfindlichkeit** der verschiedenen Organe und Gewebe ist unterschiedlich. Das *Gehirn* ist *besonders empfindlich gegen* O_2-*Mangel*. Das ist um so schwerwiegender, da eine einmal untergegangene Nervenzelle nicht mehr ersetzt wird. Bei einer Anoxie des Körpers ist die Überlebenszeit des Gehirns daher der Wert, der nach Behebung der Anoxie eine Erholung des Organismus begrenzt. Schon nach 15 s Anoxie tritt Bewußtlosigkeit auf. Eine völlige Erholung ist hier noch möglich. Dauert die Anoxie jedoch mehr als etwa 3 min, treten bereits erste, irreparable Schäden auf (→ **B**).

Atmung 103

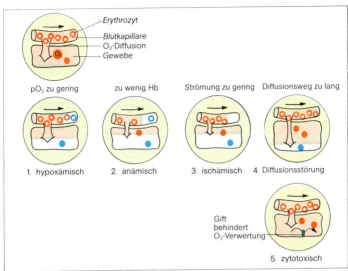

A. Formen der Anoxie

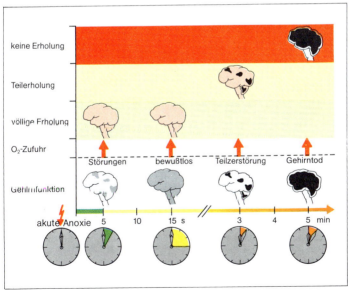

B. Anoxiefolgen am Gehirn

Steuerung der Atmung

Die Atmung wird zentral gesteuert. Die Atemmuskeln (→ S. 80) werden von Nerven aus dem Halsmark (C IV–VIII) und aus dem Brustmark (Th I–VII) versorgt. Zu den Motoneuronen dieser Muskeln laufen Bahnen aus dem verlängerten Mark (**Medulla oblongata**), wo sich, räumlich z. T. getrennt, *inspiratorisch* und *exspiratorisch wirksame Neuronen* befinden (sog. **Atem-„Zentrum"**; → **A**). Diese Neuronengruppen sind *abwechselnd tätig*, wodurch es zu alternierender Inspiration und Exspiration kommt.

Bei Beginn der Inspiration breitet sich von wenigen inspiratorischen Neuronen die Erregung schnell auf die inspiratorischen Nachbarneuronen aus, wobei gleichzeitig die exspiratorischen Neuronen gehemmt werden (→ **A**). Die Erregung der inspiratorischen Neuronen nimmt wieder rasch ab, was z. T. darauf zurückzuführen ist, daß bei zunehmender Einatmung die **Dehnungsrezeptoren in der Lunge** erregt werden (→ **A unten**), deren Aktivierung die inspiratorische Neuronengruppe hemmt. Ob es ohne diesen peripheren Umweg eine solche Rückkoppelung im Zentrum gibt, oder ob die Atemrhythmusentstehung auch auf speziellen Eigenschaften der einzelnen inspiratorischen Nervenzelle beruht (Schrittmachertätigkeit), ist noch nicht eindeutig geklärt. Im gleichen Maß, wie die Erregung der inspiratorischen Neuronen abnimmt, fällt zunehmend die Hemmung der exspiratorischen Neuronen weg. Auch diese erregen sich nun gegenseitig und aktivieren die bei der Ausatmung tätigen Muskeln. Die inspiratorischen Neuronen werden während dieser Zeit gehemmt. Sie aktivieren sich erst wieder nach Abklingen der Erregung der exspiratorischen Neuronen usw.

Das Ausmaß der unwillkürlichen Atemtätigkeit richtet sich in erster Linie nach den Partialdruckwerten von O_2 und CO_2 und wird daher durch **Rückkoppelung** geregelt. **Periphere Chemorezeptoren** an Aorta und A. carotis (*Glomus aorticum, Glomus caroticum*; → **A**) messen den pO_2 des arteriellen Blutes. Fällt er ab, wird über Bahnen im N. vagus und N. glossopharyngeus (N.X, N.IX; → **A**) die Atmung verstärkt, um den pO_2 im Blut wieder anzuheben (z. B. Höhenatmung; → S. 108). Auch ein pCO_2-Anstieg und ein pH-Abfall im Blut haben hier einen ähnlich erregenden Einfluß. Auf einen *CO_2-Anstieg* und damit einen *pH-Abfall im Liquor* reagieren **zentrale Chemorezeptoren** an der Vorderseite der Medulla oblongata (→ S. 272). Dieser Reiz verstärkt die Atemtätigkeit mit dem Ziel, den erhöhten pCO_2 im Blut (und damit auch im Liquor) wieder abzusenken.

Bei einer *chronischen CO_2-Erhöhung* nimmt der zuerst erhöhte zentrale Atemantrieb wieder ab (→ S. 98). Wird dann durch künstliche O_2-Beatmung (→ S. 108) den peripheren Chemorezeptoren eine ausreichende Atmung vorgetäuscht, gerät auch der noch verbliebene periphere Atemantrieb in Gefahr.

Über diese Regelung hinaus gibt es weitere Einflüsse auf die Atmung:

Dehnungsrezeptoren in Muskeln und Sehnen des Körpers (→ **A oben**) werden bei erhöhter Muskelarbeit erregt und führen zu verstärkter Atmung. Dieser Mechanismus führt einmal dazu, das bei Arbeit vermehrt anfallende CO_2 abzuatmen, bevor der pCO_2 im Blut zu stark ansteigt, zum anderen dazu, den zusätzlich benötigten O_2 aufzunehmen. **Einflüsse aus höheren Zentren** des ZNS (Kortex, Limbisches System, Hypothalamus, Pons) auf die Atmung spielen u. a. eine Rolle bei psychischer Erregung (z. B. Angst, Schmerz), bei Reflexen wie Niesen, Husten, Gähnen und Schlucken, beim Sprechen, Singen usw. Auch die **Pressorezeptoren** (→ S. 178) beeinflussen die Atmung, wodurch z. B. die Mehratmung bei Blutdruckabfall zustande kommt. Umgekehrt haben die Chemorezeptoren auch Einfluß auf den Kreislauf (→ S. 180). Die Atemtätigkeit wird außerdem durch die **Körpertemperatur** beeinflußt. Sowohl eine Erhöhung (z. B. Fieber) als auch ein Absinken führen zur Mehratmung; z. T. spielen dabei Temperatureffekte auf Haut- und Chemorezeptoren eine Rolle. Auch **Hormone** beeinflussen die Atmungsregulation: Die erhöhte Atmung in der 2. Hälfte des Menstruationszyklus und während der Schwangerschaft z. B. wird darauf zurückgeführt.

Atmung 105

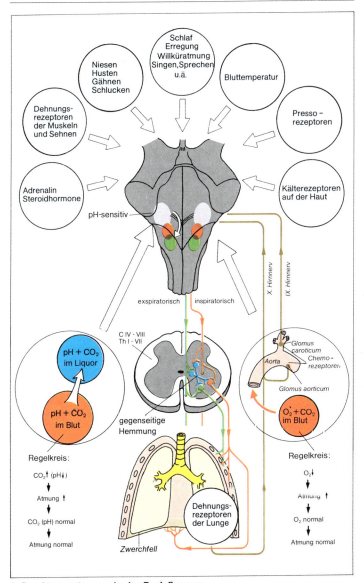

A. Das Atemzentrum und seine Beeinflussung

Atmung beim Tauchen

Beim Tauchen knapp unter die Wasseroberfläche können die Atemwege über einen **Schnorchel** verlängert werden, so daß der Zugang zur Außenluft erhalten bleibt (→ **B**). Die Atmung ist dabei erschwert, da nicht nur der *Totraum* (→ S. 86 u. S. 92) *vergrößert* wird, sondern auch der zusätzlich auf dem Brustkorb lastende *Wasserdruck* bei der Einatmung überwunden werden muß. Die Tauchtiefe bei der Schnorchelatmung ist deshalb begrenzt: 1. Bei starker Verlängerung des Schnorchels erhöht sich entweder der Totraum zu sehr, oder, bei Wahl eines engeren Rohres, der Strömungswiderstand im Rohr steigt zu stark an. 2. Der Wasserdruck wird zu hoch: Bei der Inspiration kann nämlich nur ein Maximaldruck von ca. 11 kPa (112 cmH$_2$O) erzeugt werden (→ S. 88, inspiratorische Maxima). Eine Einatmung ab ca. 112 cm Wassertiefe ist somit nicht mehr möglich: Der Thorax verharrt in starker Exspirationsstellung (hypoxämische Anoxie; → **B** u. S. 102).

Um beim Tauchen auch in größeren Tiefen (bis ca. 70 m) noch eine Atmung zu ermöglichen, werden **Tauchgeräte** verwendet. Sie stellen den Druck der Inspirationsluft (aus Druckflaschen) automatisch auf den umgebenden Wasserdruck ein. Der Taucher kann also mit normalem Kraftaufwand atmen, da der Wasserdruck immer vom Gegendruck des Tauchgerätes kompensiert wird. Durch den hohen Druck steigt aber u. a. der Partialdruck von Stickstoff (pN$_2$; → **A**), so daß mehr N$_2$ im Blut gelöst wird als unter normalen Druckverhältnissen (in 60 m Tiefe ca. 7mal mehr). Beim Auftauchen läßt der hohe Druck wieder nach, und der zusätzliche N$_2$ bleibt nicht in Lösung. Bei zu raschem Auftauchen entstehen so N$_2$-*Gasblasen im Blut*, die zur Verlegung von kleinen Blutgefäßen (*Gasembolie*) führen (**Taucher- oder Caissonkrankheit**; → **A**). Bei Tauchtiefen > 40 – 60 m kommt es zum *Tiefenrausch* (N$_2$-„Narkose"?), ab 75 m zur *O$_2$-Vergiftung* (→ S. 108).

Taucht man ohne Hilfsmittel **mit angehaltener Luft**, steigt der CO$_2$-Partialdruck (pCO$_2$; → S. 78) im Blut, da das im Körper produzierte CO$_2$ nicht abgeatmet wird. Ab einem bestimmten pCO$_2$ kommt es, via Chemorezeptoren (→ S. 104), zum Gefühl der Atemnot, d. h. zum Signal „Auftauchen!". Um diesen Zeitpunkt hinauszuzögern, kann vor dem Tauchen der normale pCO$_2$ im Blut durch *Hyperventilation* (vermehrtes Atmen) gesenkt werden. Geübte Taucher können sich dadurch mehr als eine Minute unter Wasser aufhalten. Der Verlauf der Partialdrücke in der Alveole und Ausmaß und Richtung des alveolären Gasaustausches sind für einen solchen Tauchversuch (10 m tief, 40 s Dauer) in **C** gezeigt: Die anfängliche Hyperventilation senkt den pCO$_2$ (→ **C**, grüne, ausgezogene Linie) und steigert etwas den pO$_2$ (**C**, rote Linie) in der Alveole (und im Blut). Das Tauchen in 10 m Wassertiefe verdoppelt den Druck auf den Thorax und dadurch auf die Alveolen, wodurch die Partialdrücke (pCO$_2$, pO$_2$, pN$_2$) der Gase darin stark erhöht werden. Aus den Alveolen gelangt deshalb vermehrt O$_2$ ins Blut und auch CO$_2$ fließt jetzt in dieser Richtung (→ **C unten**). Ist der pCO$_2$ im Blut weit genug angestiegen, kommt das Signal „Auftauchen!" (s. o.). Wird es befolgt, sinkt der pO$_2$ in Blut und Alveole rapid ab (O$_2$-Verbrauch und Druckentlastung!) und der alveoläre O$_2$-Austausch hört auf. In Höhe der Wasseroberfläche erreicht der pO$_2$ so eben gerade noch tolerierbaren Wert. Wird hingegen vor dem Tauchen übermäßig hyperventiliert, dann kommt das Signal „Auftauchen!" zu spät und der pO$_2$ sinkt vor Erreichen der Wasseroberfläche auf Null ab (Bewußtlosigkeit, Tod durch Ertrinken; → **C**, gestrichelte Linien).

Barotrauma: Beim Tauchen werden gasgefüllte Räume im Körper (Lunge, Mittelohr etc.) durch den erhöhten Druck verkleinert (auf 1/2 bei 10 m Tauchtiefe, auf 1/4 bei 30 m), es sei denn, daß das fehlende Luftvolumen ersetzt wird. Beim Gerätetauchen geschieht dies im Falle der Lunge automatisch. Die Verbindung des Mittelohres mit dem Rachen über die Eustachiosche Röhre ist jedoch nur gelegentlich (beim Schlucken) oder gar nicht (z. B. bei Erkältung) geöffnet. Fehlt hier der Volumenausgleich während des Tauchens, wölbt der steigende Wasserdruck im äußeren Gehörgang das Trommelfell nach innen (Schmerz!) und kann es zum Platzen bringen: Kaltes Wasser dringt nun ein und reizt einseitig das Gleichgewichtsorgan (→ S. 298), was zu Übelkeit, Schwindel und Orientierungsstörungen führt. Der Vorbeugung dient das gelegentliche aktive Einpressen von Luft aus der Lunge in das Mittelohr (Nase zuhalten, pressen!).

Beim Auftauchen dehnen sich die Gasräume wieder aus. Wird zu schnell (> 18 m/min), d. h., ohne regelmäßiges Luftablassen, aufgetaucht, kommt es u. a. zu Rissen in der Lunge mit oft tödlichen Blutungen und Luftembolien.

Atmung 107

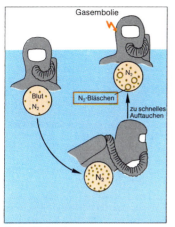

A. Gerätetauchen

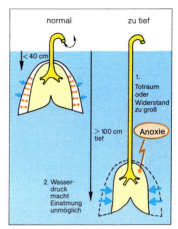

B. Schnorcheltauchen

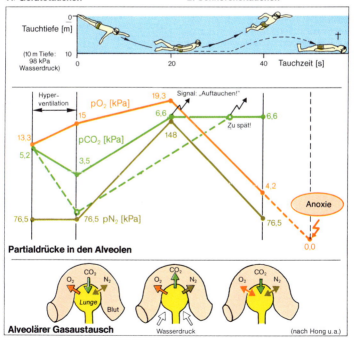

Partialdrücke in den Alveolen

Alveolärer Gasaustausch (nach Hong u.a.)

C. Tieftauchen mit angehaltener Luft

Atmung in großen Höhen

In Meereshöhe beträgt der Barometerdruck (P_B) durchschnittlich 101,3 kPa (760 Torr). Aus dem O_2-Anteil an der Luft (0,21) errechnet sich für diese Höhe somit ein O_2-Partialdruck der Inspirationsluft (pO_{2insp}) von ca. 21,33 kPa (160 Torr) (→ S. 78). Mit zunehmender Höhe über dem Meeresspiegel nehmen P_B, damit pO_{2insp} (→ **A** Spalte 1) und in der Folge auch der O_2-Partialdruck in den Alveolen (pO_{2alv}) ab, der in Meereshöhe rund 13,33 kPa (100 Torr) beträgt (→ **A**, Spalte 2). Sinkt der für die O_2-Versorgung maßgebliche pO_{2alv} unter den kritischen Wert von ca. 4,7 kPa (35 Torr), kommt es zu Störungen der Gehirnfunktion durch Hypoxie (→ S. 102). Bei normaler Atmung würde dieser Wert in ca. 4000 m Höhe erreicht werden (→ **A**, gestrichelte Kurve in Spalte 2). Durch den niedrigen pO_2 wird jedoch via Chemorezeptoren (→ S. 102) das Atemzeitvolumen ($\dot{V}_T$) erhöht (**O_2-Mangelatmung**) (→ **A**, Spalte 4). Der pO_{2alv} kann damit höher gehalten werden, so daß sein kritischer Wert erst bei rund 7000 m erreicht wird (sog. *Höhengewinn*; → **A**).

Größere Höhen können durch **O_2-Atmung** (aus Druckflaschen) erreicht werden. pO_{2insp} ist dabei fast so groß wie der Barometerdruck P_B (→ **A**, Spalte 1). Dementsprechend steigt auch der pO_{2alv} an (→ **A**, Spalte 3). Ohne Mehratmung wird jetzt die kritische Schwelle des pO_{2alv} bei über 12 km erreicht, mit Erhöhung von $\dot{V}_T$ erst bei ca. 14 km. Moderne Langstreckenflugzeuge fliegen deshalb etwas unter dieser Höhe, so daß bei einem Druckabfall in der Kabine ein Überleben mit Sauerstoffmasken möglich ist.

Die maximale Mehratmung (ca. 3fache Ruheatmung) bei O_2-Mangel ist relativ klein, wenn sie z. B. mit der Atemsteigerung bei starker Arbeit in normalen Höhen verglichen wird. Der Grund dafür liegt darin, daß durch die Hyperventilation in der Höhe der pCO_2 im Blut gesenkt wird; es kommt zu einer *respiratorischen Alkalose* (→ S. 116). Damit vermindert sich aber der Atemantrieb über die zentralen Chemorezeptoren (→ S. 104), ein Effekt, der dem Atemantrieb über die O_2-Chemorezeptoren entgegenwirkt. Die respiratorische Alkalose wird allerdings nach einiger Zeit durch eine HCO_3^--Mehrausscheidung kompensiert. Dadurch nähert sich der pH-Wert des Blutes wieder der Norm, so daß der Atemantrieb durch O_2-Mangel nun verstärkt zur Geltung kommen kann. Die Reizung der O_2-Chemorezeptoren in der Höhe bewirkt auch eine *Erhöhung der Herzfrequenz;* eine ausreichende O_2-Versorgung des Gewebes wird damit zusätzlich durch einen *Anstieg des Herzzeitvolumens* (→ S. 154) gewährleistet.

Auch die *Erythropoese* (→ S. 60) wird in der Höhe *angeregt:* Nach längerer Höhenanpassung steigt der Erythrozytengehalt des Blutes an. Dem sind jedoch durch die damit verbundene Erhöhung der Viskosität (Zähigkeit) des Blutes Grenzen gesetzt (→ S. 64 u. 156).

Der Aufenthalt in Höhen von mehr als 14 km ist auch bei O_2-Atmung nur mit Druckkabinen oder -anzügen möglich (Raumfahrt). Oberhalb von ca. 20 km würden ohne einen solchen Schutz die Körperflüssigkeiten bereits zu sieden beginnen (→ **A**), da dort der Barometerdruck (P_B) unter den Wasserdampfdruck bei 37 °C absinkt.

O_2-Vergiftung

Ist der O_2-Partialdruck in der Inspirationsluft (pO_{2insp}) höher als normal (> 22 kPa oder 165 Torr), sei es durch erhöhte O_2-Konzentration (O_2-Therapie) oder durch einen erhöhten Gesamtdruck bei normalem O_2-Gehalt (*Tauchen*, → S. 106), kommt es zur *Hyperoxie*. Die Toxizität des O_2 hängt vom pO_{2insp} (kritisch: > ca. 40 kPa oder 300 Torr) und von der Dauer der Hyperoxie ab. Zu *Lungenstörungen* (Verminderung der Oberflächenfaktors, → S. 90) kommt es, wenn der pO_{2insp} über mehrere Tage ca. 70 kPa (0,7 at) oder für 3 – 6 h ca. 200 kPa (2 at) beträgt. Hauptsymptome sind Husten und Schmerzen beim Atmen. Bei pO_{2insp} > 220 kPa (2,2 at), was ca. 100 m Tauchtiefe mit Preßluftversorgung entspricht, kommt es zu *Krämpfen* und *Bewußtlosigkeit*.

Frühgeborene *erblinden*, wenn sie, z. B. im Brutkasten, für längere Zeit einem $pO_{2insp} \gg 40$ kPa ausgesetzt werden, da sich unter diesen Umständen der Glaskörper trübt.

Atmung 109

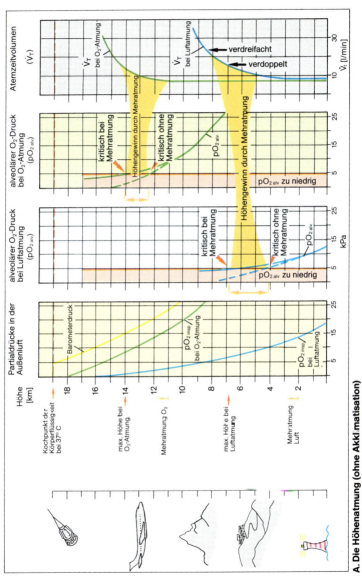

A. Die Höhenatmung (ohne Akklimatisation)

pH-Wert, Puffer, Säure-Basen-Gleichgewicht

Der **pH-Wert** ist ein Maß für die **H$^+$-Ionenkonzentration** (=[H$^+$]), wobei pH = $-\log$[H$^+$] ($\rightarrow$ S.5). Der pH-Wert des Blutes beträgt im Mittel ca. **7,4** (Normalbereich; $\rightarrow$ S.114), was einer [H$^+$] von ca. 40 nmol/l entspricht. Für den Organismus ist die Konstanthaltung des pH-Wertes besonders wichtig: Die *Molekülform der Proteine* z.B. und damit eine *normale Struktur der Zellbestandteile* ist pH-abhängig. Auch eine optimale *Wirksamkeit der Enzyme* ist an einen normalen pH-Wert gebunden. Bei größeren Abweichungen des pH-Wertes von der Norm kommt es deshalb zu *Störungen des Stoffwechsels*, der *Durchlässigkeit von Membranen*, der *Elektrolytverteilung* usw. pH-Werte unter 7,0 und über 7,8 sind mit dem Leben nicht mehr vereinbar.

Für die **Konstanthaltung des pH-Wertes** im Organismus sorgen verschiedene **pH-Puffer** ($\rightarrow$ S.5f). Hauptpuffer des Blutes und der Interstitiumflüssigkeit ist das System $CO_2 + H_2O \rightleftarrows HCO_3^- + H^+$.

Für einen bestimmten pH-Wert in einer Lösung ist das dort herrschende Konzentrations*verhältnis* jeder Puffer-„Base" (z.B. [HCO$_3^-$]) zur dazugehörigen Puffer-„Säure" (im Beispiel also [CO$_2$]) festgelegt (**Henderson-Hasselbalchsche Gleichung**; $\rightarrow$ A u. S.113).

Die große **Bedeutung des CO$_2$/HCO$_3^-$-Puffersystems** im Blut liegt darin, daß es nicht nur (wie die anderen Puffer) H$^+$-Ionen abpuffern kann, sondern zusätzlich darin, daß die Konzentrationen der beiden Pufferkomponenten weitgehend unabhängig voneinander *verändert* werden können: [CO$_2$] durch die **Atmung**, [HCO$_3^-$] durch die **Niere** ($\rightarrow$ A).

Der wichtigste der übrigen Puffer ist das **Hämoglobin** in den Erythrozyten:
HbH $\rightleftarrows$ Hb$^-$ + H$^+$;
HbO$_2$H $\rightleftarrows$ HbO$_2^-$ + H$^+$.

Das relativ saure, oxygenierte Hb nimmt dabei weniger H$^+$-Ionen auf bzw. gibt mehr H$^+$-Ionen ab als das weniger saure, reduzierte Hb ($\rightarrow$ auch S.96 u. S.98). Wird daher z.B. in der Lunge Hb zu HbO$_2$ oxygeniert, werden H$^+$-Ionen frei. Sie gleichen z.T. den pH-Anstieg aus, der seine Ursache in der dort ablaufenden CO$_2$-Abatmung hat.

Pufferwirkung haben außerdem die *Plasmaproteine* sowie anorganische (H$_2$PO$_4^-$ $\rightleftarrows$ H$^+$ + HPO$_4^{2-}$) und (im Erythrozyten) organische *Phosphate*. Auch das Zellinnere der verschiedenen Gewebe kann zur Pufferung herangezogen werden.

Der **Gesamtpufferbestand des Blutes** wird als Summe der **Pufferbasen** angegeben, d.h. als Summe der Konzentrationen aller der Pufferformen, die H$^+$-Ionen aufnehmen können (HCO$_3^-$, Hb$^-$, HbO$_2^-$, HPO$_4^{2-}$ usw.), normalerweise ca. 48 mval/l ($\rightarrow$ S.114 u. 118).

Der pH-Wert des Plasmas und damit des Blutes kann durch eine Reihe von Faktoren beeinflußt werden ($\rightarrow$ A):

a) **H$^+$-Ionen** *werden direkt zugeführt*, z.B. aus dem Stoffwechsel in Form von Milchsäure, Azetessigsäure, β-Hydroxybuttersäure, Ketonsäuren, Schwefelsäure u.a., *oder aus dem Blut entfernt*, z.B. H$^+$-Ionenausscheidung der Niere ($\rightarrow$ S.144ff.) oder H$^+$-Ionenverlust beim Erbrechen ($\rightarrow$ S.114).

b) **OH$^-$-Ionen** *werden zugeführt*, z.B. mit den (basischen) Salzen schwacher Säuren bei vorwiegend pflanzlicher Ernährung. Die beim Abbau entstehenden OH$^-$-Ionen verbinden sich hauptsächlich mit CO$_2$ (es entsteht HCO$_3^-$), was zu einem pH-Anstieg führt.

c) **Die Konzentration von Kohlendioxid** (=[CO$_2$]) wird verändert, z.B. durch CO$_2$-Produktion im **Stoffwechsel** oder CO$_2$-Abatmung in der **Lunge**. Fällt die CO$_2$-Konzentration, steigt damit der pH-Wert u.u. ($\rightarrow$ A).

d) **Die Bikarbonatkonzentration** (= [HCO$_3^-$]) ändert sich, z.B. durch OH$^-$-Zufuhr, HCO$_3^-$-Ausscheidung durch die **Niere** oder HCO$_3^-$-Verlust bei Durchfall ($\rightarrow$ S.146 u. S.114), wobei ein Ansteigen (bzw. Abfallen) von [HCO$_3^-$] einen pH-Anstieg (bzw. -Abfall) zur Folge hat.

Säure-Basen-Haushalt 111

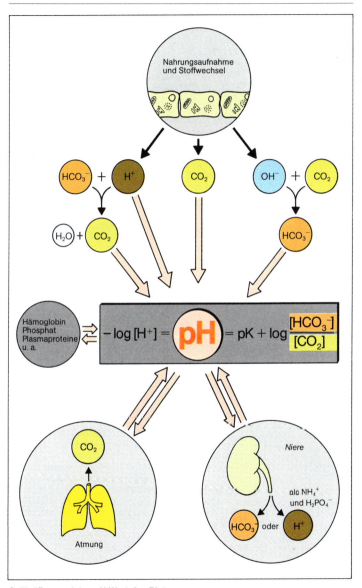

A. Einflüsse auf den pH-Wert des Blutes

Der Bikarbonat-Kohlendioxid-Puffer

In einer Bikarbonatlösung bestimmt das **Verhältnis** der Bikarbonatkonzentration ($= [HCO_3^-]$) zur Konzentration des physikalisch gelösten Kohlendioxids ($= [CO_2H]$) den ph-Wert ($\rightarrow$ **A, oben**, Henderson-Hasselbalchsche Gleichung).

Wenn z. B. $[HCO_3^-] = 24$ mmol/l und $[CO_2] = 1{,}2$ mmol/l, ist $[HCO_3^-]/[CO_2] = 24/1{,}2 = 20$; werden log 20 ($= 1{,}3$) und pK ($= 6{,}1$) in die Gleichung eingesetzt, ergibt sich ein pH-Wert von 7,4 ($\rightarrow$ **A oben**). Erniedrigt sich $[HCO_3^-]$ auf 10 mmol/l und $[CO_2]$ auf 0,5 mmol/l, ist das Verhältnis $10/0{,}5 = 20$: Trotz der Konzentrationsabnahme hat sich das *Verhältnis* der beiden Werte nicht geändert, also bleibt der pH-Wert gleich.

Gelangen in eine gepufferte Lösung H^+-Ionen, so werden sie an die Pufferbase (hier HCO_3^-) gebunden, aus der dadurch die Puffersäure entsteht: $HCO_3^- + H^+ \rightarrow CO_2 + H_2O$. In einem **geschlossenen System** bildet sich dabei genau soviel Puffersäure wie Pufferbase verbraucht wird (das Umgekehrte gilt bei der Zugabe von OH^--Ionen).

Die genannten Ausgangswerte 24/1,2 mmol/l für $[HCO_3^-]/[CO_2]$ ($\rightarrow$ **A oben**) ändern sich bei der Zugabe von z. B. 2 mmol/l H^+-Ionen in 22/3,2, wodurch der pH-Wert auf 6,93 absinkt ($\rightarrow$ **A links**). Wird das zusätzlich entstehende CO_2 jedoch *aus der Lösung entfernt* (**offenes System**; $\rightarrow$ **A rechts**), ändert sich bei H^+-Zugabe (2 mmol/l) nur die Bikarbonatkonzentration. Das Verhältnis $[HCO_3^-]/[CO_2]$ ($= 22/1{,}2$) und damit auch der pH-Wert (7,36) sind in diesem Fall weit weniger abgesunken als bei der Pufferung im geschlossenen System.

Im Organismus entsteht bei der Bikarbonatpufferung dadurch ein **offenes System**, daß der CO_2-**Partialdruck** (pCO_2) und damit die CO_2-**Konzentration** ($[CO_2] = \alpha \cdot pCO_2$; $\rightarrow$ S. 98) des Plasmas durch die **Atmung** geregelt wird ($\rightarrow$ **B**).

Normalerweise wird in der Lunge genau so viel CO_2 abgeatmet wie aus dem Stoffwechsel anfällt (15 000 bis 20 000 mmol/Tag). Dabei herrscht in den Alveolen ein konstanter pCO_2 ($\rightarrow$ S. 92f.), an den sich der pCO_2 des Plasmas bei jeder Lungenpassage angleicht, d. h. der pCO_2 im arteriellen Blut ist ebenfalls konstant. Eine H^+-Zufuhr führt zu einem erhöhten pCO_2 im Blut ($H^+ + HCO_3^- \rightarrow CO_2 + H_2O$) ($\rightarrow$ **B links**). Dieses Mehrangebot von CO_2 wird in der Lunge sehr rasch abgeatmet, so daß sich der arterielle pCO_2 trotz der H^+-Ionenzufuhr praktisch nicht ändert (offenes System).

Daß eine solche Vermehrung der CO_2-Abatmung quantitativ kaum ins Gewicht fällt, zeigt folgende Rechnung:

Verdoppelt sich z. B. der Anfall der H^+-Ionen im Organismus innerhalb eines Tages (normalerweise 60 mmol/Tag) entstehen dadurch (ohne Berücksichtigung der Nicht-Bikarbonatpuffer) zusätzlich 60 mmol CO_2/Tag, was nur rund 0,3% der normalen CO_2-Abgabe/Tag ausmacht.

Im Prinzip ähnlich wirkt sich eine periphere OH^--**Zufuhr** aus. Da $OH^- + CO_2 \rightarrow HCO_3^-$, steigt $[HCO_3^-]$, und der pCO_2 im Blut ist kleiner als normal. Wegen der dadurch verminderten CO_2-Abgabe ändert sich auch hier nichts am arteriellen pCO_2 ($\rightarrow$ **B rechts**), so daß der arterielle pH-Wert nur durch die erhöhte HCO_3^--Konzentration etwas ansteigt.

Parallel zum HCO_3^-/CO_2-System (ca. 53% der Pufferkapazität des Blutes) werden OH^-- oder H^+-Ionen im Blut auch von den (überwiegend intrazellulären) **Nicht-Bikarbonatpuffern** (**NBP**; ca. 47% der Pufferkapazität) abgepuffert. Die NBP puffern im geschlossenen System, d. h. ihre Gesamtkonzentration ([NBP-Base] + [NBP-Säure]) bleibt auch nach einer Pufferung konstant. Sie ändert sich jedoch merklich, wenn die Hämoglobinkonzentration im Blut verändert ist, da **Hämoglobin** der Hauptbestandteil der NBP ist ($\rightarrow$ S. 118).

Säure-Basen-Haushalt 113

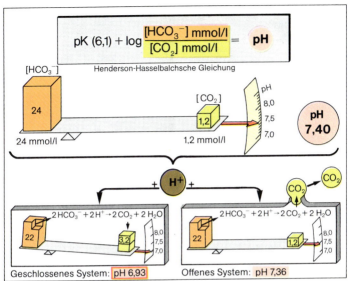

A. Bikarbonat als Puffer im offenen und geschlossenen System

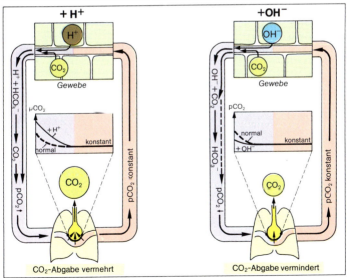

B. Bikarbonat als Blutpuffer: offenes System

Säure-Basen-Haushalt

Der Säure-Basen-Haushalt und seine Störungen

Der Säure-Basen-Haushalt ist im Gleichgewicht, wenn im Organismus folgende Bilanzen ausgeglichen sind:

1. (H^+-Zufuhr bzw. -Produktion) − (HCO_3^--Zufuhr bzw. -Produktion) = (H^+-Ausscheidung) − (HCO_3^--Ausscheidung) ≈ 60 mmol/Tag (nahrungsabhängig),

2. (CO_2-Produktion) = (CO_2-Ausscheidung) ≈ 15000–20000 mmol/Tag.

Bei der 1. Bilanz spielen normalerweise die H^+-Produktion (H_3PO_4 und H_2SO_4) und die adäquate H^+-Ionenausscheidung durch die Niere (→ S.144ff.) die Hauptrollen. Zu einer wesentlichen HCO_3^--Zufuhr kann es aber z. B. bei pflanzlicher Ernährung kommen (Stoffwechsel: $OH^- + CO_2 \rightarrow HCO_3^-$ [→ S.110]). Dabei wird zum Ausgleich HCO_3^- im Urin ausgeschieden (Der Harn eines Pflanzenfressers ist daher alkalisch).

Zu einem ausgeglichenen Säure-Basen-Haushalt gehören außer einem **normalen Plasma-pH-Wert** (*Frau:* **7,40** ± 0,015, *Mann:* **7,39** ± 0,015), der im Vollblut gemessen wird, auch **Normalwerte** für den **CO_2-Partialdruck** und die **Bikarbonatkonzentration im Plasma** (pCO_2: *Frau:* 38 ± 2,5 mmHg = 5,07 ± 0,3 kPa; *Mann:* 41 ± 2,5mmHg = 5,47 ± 0,3kPa; [**HCO_3^-**]: 24 ± 2,5 mmol/l). (Alle Werte gelten für arterialisiertes Kapillarblut).

Wichtig für die Beurteilung des Säure-Basen-Haushaltes ist außerdem die **Summe der Pufferbasen** (**PB**) im Blut (→ S.110). Abweichungen der PB gegenüber der Norm (die von der Hämoglobinkonzentration abhängig ist [→ S.118]), werden als Basenüberschuß oder Basenexzeß (**BE**) ausgedrückt: **BE** = $PB_{aktuell} - PB_{normal}$. Bei einer Erniedrigung der PB ergibt sich damit ein negativer BE, bei einer Erhöhung ein positiver BE (→ auch S.118).

Störungen im Säure-Basen-Gleichgewicht:

Steigt der Blut-pH über die obere Grenze der Norm, dann spricht man von **Alkalose**, fällt er unter die untere Grenze der Norm, kommt es zu einer **Azidose**. Zusätzlich wird je nach der Ursache der Störung eine **metabolische Azidose** (bzw. **Alkalose**) von einer **respiratorischen Azidose** (bzw. **Alkalose**) unterschieden (respiratorische Störungen → S.116f.).

Ursachen einer metabolischen Azidose können u.a. sein: a) unvollständiger Fettabbau: Azidose durch β-Oxybuttersäure oder Azetessigsäure (*Zuckerkrankheit, Hunger*), b) anaerober Abbau der Kohlenhydrate zu Milchsäure (z.B. bei O_2-Mangel im Gewebe), c) vermehrter Anfall von H_3PO_4 und H_2SO_4 im Stoffwechsel, d) HCO_3^--Verlust durch die Nieren (renal-tubuläre Azidose), e) HCO_3^--Verlust bei Durchfall.

Bei einer **metabolischen Azidose** (→ **A**) kommt es zuerst zur **Pufferung** der überschüssigen H^+-Ionen (auch jeder HCO_3^--Verlust durch Nieren oder Darm entspricht einem Zuwachs an H^+-Ionen). HCO_3^- und die Nicht-Bikarbonatpufferbasen (NBP$^-$) beteiligen sich je etwa zur Hälfte an dieser Pufferung, wobei das aus HCO_3^- entstehende CO_2 den Organismus über die Lunge verläßt (offenes System; → S.112). Der zweite Schritt ist der der **Kompensation der metabolischen Azidose**: Der erniedrigte pH-Wert führt (via zentrale Chemorezeptoren; → S.104) zu einer Erhöhung des Atemzeitvolumens, die wiederum eine Senkung des alveolären und arteriellen pCO_2 zur Folge hat. Bei dieser **respiratorischen Kompensation** (→ **A** unten) wird nicht nur das Verhältnis [HCO_3^-]/[CO_2] wieder der Norm (20:1) genähert, sondern (durch den steigenden pH-Wert) auch NBP–H wieder in NBP$^-$ zurückverwandelt. Dieser Vorgang verbraucht HCO_3^-, was zur Kompensation eine zusätzliche CO_2-Abatmung notwendig macht (→ **A** unten). Dauert die Ursache der Azidose an, reicht die respiratorische Kompensation nicht aus. Es muß dann eine vermehrte **H^+-Ausscheidung durch die Niere** stattfinden (→ S.144ff.).

Eine **metabolische Alkalose** wird u. a. hervorgerufen a) durch *Zufuhr von OH^--Ionen*, z.B. in Form basischer Salze (Laktat, Zitrat) oder b) durch *Verlust von H^+-Ionen* durch Erbrechen oder bei K^+-Mangel (→ S.148f.). Die **Pufferung** dieser Störung verläuft sinngemäß wie bei der metabolischen Azidose (s. o.). Eine *respiratorische Kompensation* durch Hypoventilation ist allerdings wegen des dabei entstehenden O_2-*Mangels* nur sehr

Säure-Basen-Haushalt 115

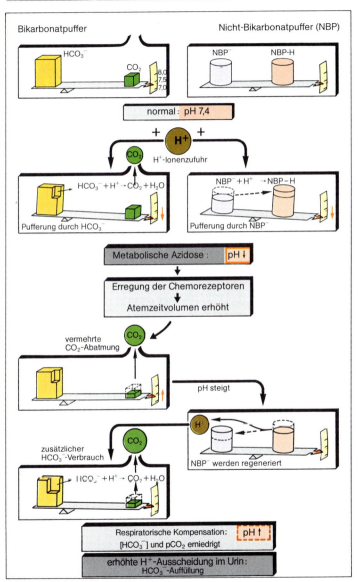

A. Metabolische Azidose

Säure-Basen-Haushalt

begrenzt möglich. Sofern die Alkalose nicht renalen Ursprungs ist, kann sie durch eine **vermehrte HCO_3^--Ausscheidung im Urin** normalisiert werden.

Wird mehr CO_2 abgeatmet als im Stoffwechsel entsteht, kommt es zu einem Abfall des pCO_2 im Plasma (*Hypokapnie*) und damit zur sog. **respiratorischen Alkalose**. Wird umgekehrt relativ zu wenig CO_2 abgeatmet, steigt der pCO_2 im Plasma (*Hyperkapnie*), d. h. es kommt zu einer **respiratorischen Azidose** ($\rightarrow$ **A**). Während bei der metabolischen Azidose ($\rightarrow$ S.114) das Bikarbonat und die Nicht-Bikarbonatpufferbasen (NBP^-) den pH-Abfall *parallel* abpuffern, verhalten sich die beiden Puffersysteme bei der respiratorischen Azidose sehr *unterschiedlich* ($\rightarrow$ **A**).

Die Erhöhung des pCO_2 führt zu einer erhöhten CO_2-Konzentration im Plasma ($[CO_2] = \alpha \cdot pCO_2$), was wiederum eine vermehrte Bildung von HCO_3^- und H^+ zur Folge hat ($\rightarrow$ **A**). Die H^+-Ionen werden von den NBP-Basen abgefangen ($NBP^- + H^+ \rightarrow NBP-H$), während sich $[HCO_3^-]$ im Plasma erhöht. Die Summe der Pufferbasen (PB) bleibt also, ganz im Gegensatz zur metabolischen Azidose, prinzipiell gleich. (Ein geringes Absinken von PB rührt daher, daß HCO_3^- teilweise ins Interstitium abdiffundiert.) Trotz des Anstiegs von $[HCO_3^-]$ wird $[HCO_3^-]/[CO_2]$ kleiner und der pH-Wert sinkt. Bleibt die Erhöhung des pCO_2 bestehen, kommt ein Ausgleichmechanismus in Gang ($\rightarrow$ **A**): Nach einer Anlaufzeit von 1–2 Tagen werden in der Niere vermehrt H^+-Ionen (als titrierbare Säure und NH_4^+; $\rightarrow$ S.144ff.) ausgeschieden. Für jedes von der Tubuluszelle sezernierte H^+-Ion wird ein HCO_3^--Ion ins Blut abgegeben. („Die Nieren-Schwelle für HCO_3^- erhöht sich".) Dadurch steigt $[HCO_3^-]$ im Blut so lange, bis sich der pH-Wert trotz erhöhtem pCO_2 wieder normalisiert hat (**renale Kompensation**). Ein Teil des HCO_3^- wird dabei dazu benützt, diejenigen H^+-Ionen abzufangen, die während des pH-Anstieges aus der Reaktion $NBP-H \rightarrow NBP^- + H^+$ wieder freiwerden ($\rightarrow$ **A**).

Ursachen einer respiratorischen Azidose sind eine Verminderung des funktionstüchtigen Lungengewebes (z. B. Tuberkulose), ein unzureichender Atemantrieb (z. B. bei Kinderlähmung, Schlafmittelvergiftung u. a.), eine Einschränkung der Brustkorbbeweglichkeit (z. B. bei Wirbelsäulenverkrümmung) u. a.

Bei der **respiratorischen Alkalose** ist der pCO_2 im Plasma erniedrigt. Dadurch sinkt auch $[HCO_3^-]$ etwas, da sich ein Teil des HCO_3^- zu CO_2 umwandelt ($H^+ + HCO_3^- \rightarrow CO_2 + H_2O$) und für diese Reaktion von den NBP dauernd H^+-Ionen nachgeliefert werden ($NBP-H \rightarrow NBP^- + H^+$). Aus dem gleichen Grund sinkt $[HCO_3^-]$ auch bei der respiratorischen Kompensation einer metabolischen Azidose weiter ab ($\rightarrow$ S.115; A unten u. S.118). Zur Normalisierung des pH-Wertes (Kompensation) ist ein weiteres Absinken von $[HCO_3^-]$ nötig. Erreicht wird dies dadurch, daß die Niere (durch verminderte H^+-Sekretion der Tubuli) vermehrt HCO_3^- ausscheidet, d. h. „die HCO_3^--Schwelle der Niere wird gesenkt" (**renale Kompensation**).

Ursache für eine **respiratorische Alkalose** sind z. B. Hyperventilation aus psychischen Gründen oder in größeren Höhen (O_2-Mangelatmung; $\rightarrow$ S.108).

CO_2 kann viel rascher als HCO_3^- und H^+ vom Blut in den **Liquor** übertreten. Da dort außerdem die Proteinkonzentration klein ist und damit wenig NBP zur Verfügung stehen, wird eine akute respiratorische Azidose oder Alkalose relativ starke pH-Schwankungen im Liquor auslösen. Sie sind der adäquate Reiz für die zentralen Chemorezeptoren ($\rightarrow$ S.98, u. S.104).

Säure-Basen-Haushalt 117

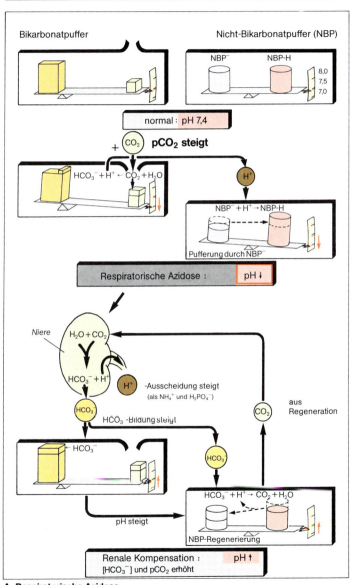

A. Respiratorische Azidose

Säure-Basen-Haushalt

Bestimmung der Säure-Basen-Verhältnisse im Blut

Die Henderson-Hasselbalchsche Gleichung (→ S. 5 u. 110 ff.) enthält zwei konstante Größen (für Plasma, bei 37°C):
pK-Wert = 6,1;
$\alpha = 0{,}225$ mmol · l^{-1} · kPa^{-1}
$= 0{,}03$ mmol · l^{-1} · $mmHg^{-1}$.
Außerdem enthält die Gleichung *drei* Veränderliche (**pH-Wert**, [HCO_3^-] und **pCO_2**). Aus der Henderson-Hasselbalchschen Gleichung folgt, daß bei Konstanthaltung einer Veränderlichen (z. B. [HCO_3^-]) die anderen beiden (*pCO_2 und pH*) voneinander abhängig sein müssen: Graphisch dargestellt ergibt diese Abhängigkeit dann eine *Gerade*, wenn der *Logarithmus* des pCO_2 gegen den **pH**-Wert aufgetragen wird (→ **A–C**).
In einer Lösung mit 24 mmol/l HCO_3^- (*aber ohne sonstige Puffer*) bleibt [HCO_3^-] bei Variierung des pCO_2 konstant, während sich der *pH*-Wert (entlang der blauen Linie im Nomogramm **A**) ändert. Für niedrigere (z. B. 13 mmol/l) und höhere (z. B. 40 mmol/l) Werte lassen sich ebenfalls solche [HCO_3^-]-Geraden zeichnen (→ **A** u. **B**, orange Linien), die alle zueinander parallel sind. Der Maßstab in den gezeigten Nomogrammen (Siggaard-Andersen-Nomogramme) ist einfachheitshalber außerdem so gewählt, daß diese Geraden mit den Koordinaten einen Winkel von 45° bilden. Im Nomogramm **C** sind nicht die ausgezogenen [HCO_3^-]-Geraden, sondern nur noch deren Schnittpunkte mit der Horizontalen beim normalen pCO_2 (40 mmHg = 5,33 kPa) eingezeichnet.

Im **Blut** sind nicht nur HCO_3^- sondern auch die Nicht-Bikarbonatpuffer (**NBP**) enthalten. Verändert sich daher im Blut der pCO_2, variiert der pH-Wert vergleichsweise weniger stark (→ S. 116), d. h. die Geraden werden aber als 45° (→ **B**, grüne und rote Linien); das wiederum ist gleichbedeutend damit, daß sich jetzt auch die HCO_3^--Konzentration ändert, und zwar in der gleichen Richtung, in der der pCO_2 geändert wird (→ S. 116).

Man unterscheidet daher bei jeder Blutprobe 1. den tatsächlichen (*aktuellen*) *Bikarbonatwert* ([HCO_3^-]$_{akt}$) und 2. eine **Standardbikarbonatkonzentration** ([HCO_3^-]$_{ST}$; beim normalen $pCO_2 = 40$ mmHg), ein Wert, der die Beurteilung von [HCO_3^-] unabhängig von pCO_2-Änderungen zuläßt. Die [HCO_3^-]-Gerade, die von der pCO_2/pH-Geraden bei *normalem* pCO_2 geschnitten wird (→ z. B. **B** u. **C**, rote Linie und Punkt d), gibt daher [HCO_3^-]$_{ST}$ an. [HCO_3^-]$_{akt}$ dagegen wird an der [HCO_3^-]-Geraden abgelesen, die in der Höhe des *tatsächlichen* pCO_2 geschnitten wird (→ z. B. **B**, rote Linie und Punkt c). Im Nomogramm **C** muß zu dieser Ablesung eine 45°-Linie zur Bikarbonatskala gezogen werden, → Punkt e).

Bestimmung der pCO_2-pH-Geraden des Blutes:
Mit der *Äquilibrierungsmethode* (*Astrup*) wird dreimal der pH-Wert gemessen: 1. in der unveränderten Blutprobe, 2. nach Äquilibrierung mit einem hohen pCO_2 (z. B. 75 mmHg, → **C**, Punkt A bzw. a), 3. nach Äquilibrierung mit einem niedrigen pCO_2 (z. B. 20 mmHg, → **C**, Punkt B bzw. b). Aus der Geraden A–B bzw. a–b kann mit dem pH-Wert aus Messung 1 der ursprüngliche pCO_2 abgelesen werden (→ **C**, Großbuchstaben, grün = Normalwerte). Das 2. Beispiel (→ **C**, Kleinbuchstaben, rot) zeigt eine Störung des Säure-Basen-Haushaltes: Der pH-Wert ist zu niedrig (7,2) und [HCO_3^-]$_{ST}$ (→ **C**, Punkt d) ist auf 13 mmol/l abgesunken (metabolische Azidose). Zur teilweisen respiratorischen Kompensation (→ S. 114) ist auch der pCO_2 abgesunken (30 mmHg = 4 kPa), wodurch sich [HCO_3^-]$_{akt}$ (→ **C**, Punkt e) auf 11 mmol/l erniedrigt hat.

Auch die **Gesamtpufferbase** (**PB**) und der **Basenexzeß** (**BE**) (→ S. 114) können in Nomogramm **C** abgelesen werden: Abgelesene PB (Punkt G) abzüglich normale PB (Punkt G bzw. g) ergibt BE (direkt bei Punkt F bzw. f ablesbar). Punkt G ist dabei vom Hb-Gehalt des Blutes abhängig (→ **C**, [Hb]/PB-Gegenüberstellung).

Die pCO_2/pH-Gerade einer Blutprobe läßt sich z. B. auch dann ermitteln, wenn 1. der pCO_2 (ohne Äquilibrierung), 2. der pH-Wert und 3. die Hämoglobinkonzentration des Blutes bekannt sind. Mit 1. und 2. läßt sich ein Punkt der gesuchten Geraden zeichnen (→ z. B. **C**, Punkt c). Durch ihn muß die Gerade nun so gelegt werden, daß PB (Punkt g) – PB$_{normal}$ (hängt vom Hb-Wert ab) = BE (Punkt f) ist.

Säure-Basen-Haushalt 119

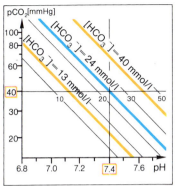

A. pCO$_2$/pH-Nomogramm (ohne NBP)

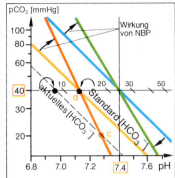

B. pCO$_2$/pH-Nomogramm (mit NBP)

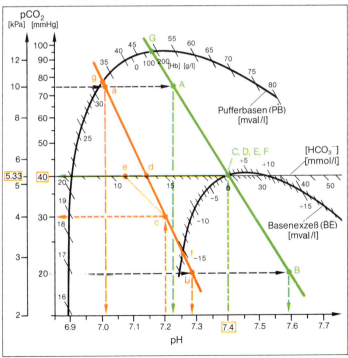

C. Siggaard-Andersen-Nomogramm

Niere, Salz- und Wasserhaushalt

Bau und Funktion der Niere

Eine wesentliche Funktion der Niere ist es, die **Salz- und Wasserausscheidung** zu kontrollieren und damit **Volumen** und **Osmolalität** (→ S. 8) des **Extrazellulärraumes** (→ S. 138) konstant zu halten. Durch die Angleichung der H^+- und HCO_3^--Ausscheidung an die Aufnahme dieser Ionen in den Körper und an Atmung und Stoffwechsel hält die Niere den **pH-Wert** des Blutes konstant (→ S. 110ff.).

Zusätzlich hat die Niere die Aufgabe, **Endprodukte** des **Stoffwechsels** zu **eliminieren** (z. B. Harnstoff, Harnsäure), gleichzeitig aber wertvolle Blutbestandteile (z. B. *Glukose, Aminosäuren*) zu *konservieren*. Sie hat außerdem einige Funktionen im **Stoffwechsel** (z. B. Protein- und Peptidabbau, Glukoneogenese) und ist der Produktionsort von **Hormonen** (Renin, Erythropoetin, D-Hormon, Prostaglandine).

Die *funktionelle Einheit der Niere* ist das **Nephron** (1,2 Millionen/Niere). Am Beginn des Nephrons, im **Glomerulus**, wird das Blut *gefiltert:* Proteine und Zellen werden zurückgehalten, während das Wasser mit allen sonstigen gelösten Stoffen in den **Tubulus** (Harnkanälchen) gelangt. Von dort wird der größte Teil dieses *Filtrats* wieder durch die Tubuluswand zurück ins Blut transportiert (*Resorption*). Der Rest wird mit dem *Urin* ausgeschieden (*Exkretion*).

Die Abschnitte des Nephrons:

a) Die *Malpighischen Körperchen* liegen in der Nierenrinde (→ **A1** u. **A2**) und bestehen aus der **Bowmanschen Kapsel** und dem **Glomerulus** (→ **B**), der in die Kapsel hineingestülpt ist. Damit entsteht ein parietales und ein viszerales Blatt dieser Kapsel. Zwischen beiden liegt der *Kapselraum*, in den der **Primärharn** abfiltriert wird (→ **B**). Eine Arteriole (*Vas afferens*) bringt das Blut zum Glomerulus und zweigt sich dort in Kapillaren auf, die sich wieder zum abführenden Gefäß (*Vas efferens*) vereinigen, aus dem dann das *peritubuläre Kapillarnetz* entspringt (→ S. 122).

Das glomeruläre Filter besteht aus mehreren Schichten (→ **B**): Auf der Harnseite aus dem viszeralen Blatt der Bowmannschen Kapsel, deren Zellen (*Podozyten*) hier ineinander verzahnte sog. Fußfortsätze haben. Die schlitzförmigen Räume dazwischen sind mit einer sog. *Schlitzmembran* bedeckt, die *Poren* von ca. 5 nm Durchmesser hat. Als weitere Schichten schließen sich blutwärts die *Basalmembran* und schließlich das gefensterte *Endothel* der Kapillaren an.

b) **Der proximale Tubulus** als längster Teil des Nephrons ist anfangs gewunden (*proximales Konvolut*; → **A3**) und geht dann in ein gerades Stück (*Pars recta*; → **A4**) über. Die Zellen des proximalen Tubulus haben lumenwärts einen hohen *Bürstensaum* und auf der anderen Zellseite *tiefe Einfaltungen der Basalmembran* (*basales Labyrinth*), die in engem Kontakt mit den *Mitochondrien* im Zellinneren stehen (→ **A** u. S. 21, **C**).

c) An den proximalen Tubulus schließt sich die **Henlesche Schleife** mit einem **dünnen** (ins Nierenmark) *absteigenden* (→ **A5**), einem *dünnen aufsteigenden* und einem *dicken aufsteigenden Teil* an (→ **A6**). Dessen Fortsetzung besitzt eine Gruppe spezieller Zellen (*Macula densa*; → S. 152), die jeweils den Glomerulusgefäßen des eigenen Nephrons eng benachbart sind.

Nur etwa 20% der Schleifen (die der tiefen, sog. juxtamedullären Nephrone) gelangen zur inneren Markzone, der Rest ist kürzer (→ **A** u. S. 122).

d) Der **distale Tubulus** (→ **A7**) ist kürzer als der proximale. Er beginnt an der Macula densa und mündet in die **Sammelrohre** (→ **A8**), die anatomisch und funktionell in einen *kortikalen* (Rinde) und einen *medullären* (Mark) Abschnitt eingeteilt werden. Die Zellen des distalen Tubulus sind uneinheitlich und besitzen keinen Bürstensaum (→ **A**).

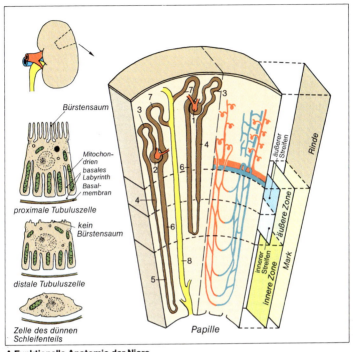

A. Funktionelle Anatomie der Niere

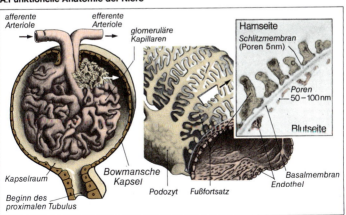

B. Glomerulus und Bowmansche Kapsel

Niere, Salz- und Wasserhaushalt

Blutkreislauf der Niere

Über die *Nierenarterie* (*A. renalis*) erreicht das Blut die *Aa. interlobares* und schließlich die *Aa. arcuatae* (→ **A1a** u. **A2a**), die zwischen Rinde und Mark der Niere verlaufen. Die **Blutverteilung** auf diese beiden Bezirke ist *ungleich*: An der gesamten **Nierendurchblutung** von ca. 1,2 l/min ($1/4$–$1/5$ des Herzminutenvolumens; → S. 154) ist das Mark normalerweise mit nur rund 8% beteiligt, obwohl sein Gewichtsanteil an der Niere 20–25% ausmacht.

Der O_2-**Verbrauch der Nieren** beträgt ca. 18 ml/min. Wegen der hohen Durchblutung der nur rund 300 g schweren Nieren (ca. 0,5% des Körpergewichtes) ist die *arteriovenöse O_2-Differenz* nur gering (14 ml/l Blut). O_2 wird hauptsächlich für den *oxidativen Stoffwechsel der Nierenrinde* gebraucht. Sie benötigt viel Energie für aktive Transportprozesse. Im *Nierenmark* ist der Stoffwechsel überwiegend *anaerob* (→ S. 46 u. S. 246).

Die Niere hat im Gegensatz zu den meisten anderen Organen *zwei hintereinandergeschaltete* **Kapillarnetze** (→ **A2** u. **B**). Im ersten, das im Glomerulus liegt (→ S. 120), herrscht ein relativ *hoher Druck* (→ **B** u. S. 124), der, ebenso wie die Durchblutung der Nierenrinde, über die Weite der afferenten (und evtl. der efferenten) Arteriole (→ S. 120) geregelt wird. Das zweite Kapillarnetz umspinnt die Tubuli (*peritubuläre Kapillaren*). Es dient der Versorgung der Tubuluszellen und tauscht außerdem mit dem Tubuluslumen Stoffe aus (Resorption, Sekretion; → S. 126ff.).

Die Niere enthält *zwei Typen von Nephronen*, die sich u. a. in der Anlage ihres zweiten Kapillarnetzes unterscheiden (→ **A2**):

1. Die sog. **kortikalen Nephrone** haben ein Kapillarnetz ähnlich dem der meisten anderen Gewebe des Körpers und nur *kurze* Henlesche Schleifen.

2. Aus den efferenten Arteriolen der sog. **juxtamedullären Nephrone** (an der Mark-Rinden-Grenze) hingegen entspringen *sehr lange* (40 mm!), ins Nierenmark absteigende Gefäße, die sog. **Vasa recta**. Sie begleiten die langen Henleschen Schleifen der juxtamedullären Nephrone z. T. bis zur Papillenspitze (→ S. 121). Die Vasa recta versorgen als einzige das Nierenmark. Ihr haarnadelförmiger Verlauf *ist wichtig für die Urinkonzentrierung* (→ S. 136).

Eine *Änderung der Blutverteilung* zwischen den Gefäßgebieten dieser beiden Nephrontypen beeinflußt u. a. die NaCl-Ausscheidung.

Eine *erhöhte Markdurchblutung* erniedrigt die Osmolalität des Nierenmarks (*Auswascheffekt*) und damit die Konzentrierungsfähigkeit der Niere (→ S. 136, *Druckdiurese* → S. 142).

Als **Autoregulation der Nierendurchblutung** bezeichnet man die Tatsache, daß sich der renale Plasmafluß (RPF, s. u.) und die GFR (→ S. 124) (auch an der denervierten Niere) nur wenig ändert, wenn der Blutdruck im Körperkreislauf zwischen ca. 10,6 kPa (80 mmHg) und 26,6 kPa (200 mmHg) variiert wird (→ **C**). Über noch nicht ganz geklärte Mechanismen wird der Arteriolenwiderstand der kortikalen Nephrone automatisch dem herrschenden Blutdruck angepaßt. Fällt dieser allerdings unter 10,6 kPa (80 mmHg), ist keine Gegenregulation mehr möglich: Die Durchblutung fällt schnell ab, und die Filtration versiegt.

Die **Nierendurchblutung** (= renaler Blutfluß = **RBF**) kann durch **Messung** *des renalen Plasmaflusses* (**RPF**, normalerweise ca. 0,6 l/min) mit Hilfe einer *Testsubstanz* (Paraaminohippurat [**PAH**]) nach dem *Fickschen Prinzip* bestimmt werden. Es gilt: Menge PAH/Zeit, die arteriell in die Niere fließt, minus der, die venös die Niere verläßt, ist gleich der Menge/Zeit, die ausgeschieden wird. Da Menge/Zeit = Volumen/Zeit · Konzentration, ergibt sich folgende Beziehung, wobei P_{aPAH} = arterielle PAH-Konz.; P_{rPAH} = renal-venöse PAH-Konz.; U_{PAH} = PAH-Konz. im Urin; $\dot{V}_u$ = Urinzeitvolumen:

$$(RPF \cdot P_{aPAH}) - (RPF \cdot P_{rPAH}) = \dot{V}_u \cdot U_{PAH}$$

oder

$$RPF = \dot{V}_u \cdot U_{PAH}/(P_{aPAH} - P_{rPAH});$$

RBF kann mit dem Hämatokrit (Hkt) (→ S. 60) dann aus RPF/(1-Hkt) errechnet werden. Da P_{rPAH} nur ca. 1/10 von P_{aPAH} beträgt, wird als ungefähres Maß für RPF oft nur $\dot{V}_u \cdot U_{PAH}/P_{aPAH}$, also die **PAH-Clearance** (→ S. 124), verwendet.

Niere, Salz- und Wasserhaushalt

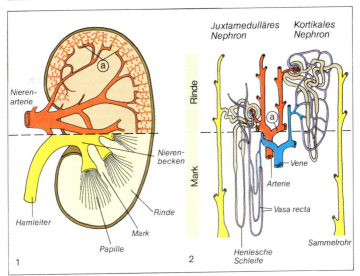

A. Blutgefäßsystem der Niere

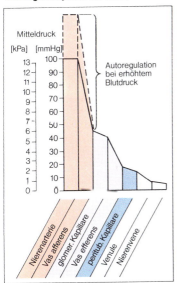

B. Druckverlauf im Gefäßsystem der Niere

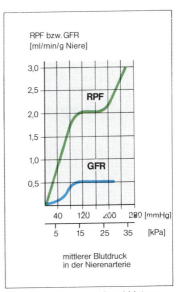

C. Autoregulation von Durchblutung und Filtrationsrate in der Niere

Niere, Salz- und Wasserhaushalt

Glomeruläre Filtration. Clearance

Das Flüssigkeitsvolumen, das von allen Glomeruli pro Zeiteinheit filtriert wird, ist die **glomeruläre Filtrationsrate (GFR** [ml/min]).

Zur **Messung der GFR** muß das Blut einen *Indikator* (**In**) *mit spezifischen Eigenschaften* enthalten:

1. Er muß frei filtrierbar sein.

2. Seine einmal filtrierte Menge im Tubulus darf sich weder durch Resorption noch durch Sekretion ändern.

3. Er darf in der Niere nicht verstoffwechselt werden.

4. Er darf die Nierenfunktion nicht beeinflussen.

Diesen Bedingungen entspricht z. B. **Inulin**. Es muß zur GFR-Messung infundiert werden. Mit gewissen Einschränkungen kann auch **endogenes** (d. h. normalerweise im Blut vorhandenes) **Kreatinin** verwendet werden.

Die filtrierte Indikatormenge/Zeit errechnet sich (→ **A**) aus der Plasmakonzentration des Indikators (P_{In} [g/l]) mal GFR [ml/min]. Laut Bedingung 2 und 3 (s. o.) *ändert sich diese Menge /Zeit während der Nephronpassage nicht:* Es wird demnach die gleiche Menge/Zeit im Urin erscheinen. Diese errechnet sich aus Urinzeitvolumen ($\dot{V}_u$ [ml/min]) mal Indikatorkonzentration im Urin (U_{In} [g/l]). Mit einer Formel ausgedrückt ergibt sich also: $P_{In} \cdot GFR = U_{In} \cdot \dot{V}_u$. Daraus folgt:

$$GFR = \frac{U_{In}}{P_{In}} \cdot \dot{V}_u \ [ml/min] \ (\to \mathbf{A}).$$

Die GFR variiert mit der Körperoberfläche. Um klinisch vergleichbare Werte zu haben, wird der GFR-Wert meist auf 1,73 m² Körperoberfläche bezogen. Letztere errechnet sich aus Körpergröße und -gewicht.

Die GFR beträgt normalerweise rund 120 ml/min/1,73 m² Körperoberfläche, d.h. 180 l/Tag. Da ein 70 kg schwerer Mensch ca. 15 l austauschbare Extrazellulärflüssigkeit (EZF; → S. 138) hat, passiert die EZF etwa 12mal/Tag die Nierentubuli, das Plasmavolumen (3,2 l) sogar fast 60mal/Tag. Von den 180 l, die pro Tag filtriert werden, kehren durch *Resorption* (→ S. 136) aus dem Tubulus mehr als 99% in den Extrazellulärraum zurück (*fraktionelle Resorptionsrate für* H_2O), und nur ca. **1,5 l Urin/Tag** wird ausgeschieden.

Die GFR ist das Produkt aus dem sog. *effektiven Filtrationsdruck* im Glomerulus (p_{eff}), *der glomerulären Filtrationsfläche* (die natürlich auch von der *Anzahl* der intakten Glomeruli abhängt) und der sog. *hydraulischen Leitfähigkeit* des glomerulären Filters (→ S. 120), einem Maß für dessen Wasserdurchlässigkeit.

p_{eff} ist der Blutdruck in den Kapillaren (ca. 6,0 kPa [45 mmHg]) abzüglich des onkotischen Druckes (→ S.8) im Plasma (2,7–4,0 kPa [20—30 mm Hg], s. u.) und des Druckes in der Bowmanschen Kapsel (ca. 2 kPa [15 mmHg]). Durch Änderung des Widerstandes der glomerulären Arteriolen, kann p_{eff} und damit die GFR variiert werden (→ S. 122).

Zu beachten ist, daß nur etwa 20% des durch die Nieren fließenden Plasmawassers abfiltriert werden (**Filtrationsfraktion** = GFR/ RPF). Die Filtration kann dadurch begrenzt sein, daß der onkotische Druck in den Glomeruluskapillaren eben wegen der Wasserfiltration von ca. 2,7 auf 4,0 kPa ansteigt und damit p_{eff} auf Null absinkt (*Filtrationsgleichgewicht*).

Der Ausdruck $U \cdot \dot{V}_u/P$ wird **Clearance** genannt. Die Clearance der o. a. Indikatoren, z. B. von Inulin (C_{In}), ist gleich der GFR. Die Clearance einer beliebigen Substanz x (C_x) kann mit C_{In} verglichen werden: C_x/C_{In}. Dieses Verhältnis ist gleichbedeutend mit der **fraktionellen Ausscheidung** und gibt an, welcher Anteil der filtrierten Menge ausgeschieden wird. Wird eine Substanz aus dem Tubulus durch Resorption wird C_x/C_{In} kleiner als 1 (→ **B1**, z. B. Na⁺, Cl⁻, Glukose, Aminosäuren [→ S. 126ff.]). Ist C_x/C_{In} größer als 1, findet zusätzlich zur Filtration eine *Sekretion* in den Tubulus statt (→ **B2**).

Bei PAH (→ S. 122) ist diese Sekretion so stark, daß schon nach einer einzigen Nierenpassage 90% der PAH-Menge aus dem Blut entfernt werden (**Extraktionsrate**). Die *PAH-Clearance* ist damit ein annäherndes *Maß für den renalen Plasmafluß* (**RPF**) und ca. 5mal so groß wie C_{In} bzw. GFR.

Die pro Zeit *resorbierte* bzw. **sezernierte Menge** eines Stoffes x errechnet sich aus der *Differenz* zwischen *filtrierter Menge/Zeit* ($P_x \cdot GFR$) und *ausgeschiedener Menge/Zeit* ($U_x \cdot \dot{V}_u$).

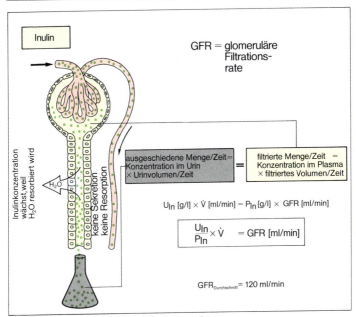

A. Inulinclearance (glomeruläre Filtrationsrate)

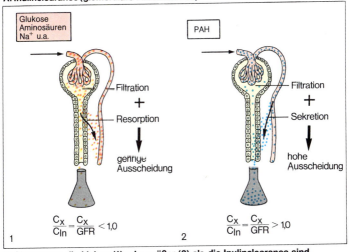

B. Clearances, die kleiner (1) oder größer (2) als die Inulinclearance sind

Niere, Salz- und Wasserhaushalt

Transportvorgänge am Nephron I

Im Plasma gelöste Substanzen gelangen in den Harn entweder durch *Filtration* am Glomerulus oder durch *Sekretion* durch die Tubuluswand. Durch **Resorption** (aktiv oder passiv) können sie den Tubulus wieder verlassen (→ **A**: „w", „x", „y").

Filtration: Am Glomerulus wird ca. $^1/_5$ des Plasmawassers abfiltriert (*Filtrationsfraktion* = GFR/RPF, → S.124). Dabei läßt das glomeruläre Filter (→ S.120) alle im Plasma gelösten Stoffe mit einem Molekülradius r < 1,8 nm (Molekulargewicht ≈ 15000) frei hindurch. Stoffe mit r > 4,4 nm (Molekulargewicht ≈ 80000) sind normalerweise *nicht* filtrierbar (z.B. Globuline).

Moleküle mit 1,8 nm < r < 4,4 nm sind nur teilweise filtrierbar, wobei negativ geladene Teilchen (z.B. *Albumin*, r = 3,5 nm) schlechter (Albumin zu 0,3%) durchgelassen werden als neutrale Stoffe. Der Grund dafür sind wahrscheinlich negative Wandladungen im glomerulären Filter (→ S.120), die auf Anionen abstoßend wirken.

Sind kleinmolekulare Stoffe z.T. an Plasmaproteine gebunden (**Proteinbindung**; → S.12), kann der proteingebundene Anteil *nicht* filtriert werden (→ **B**: „T").

Die *Reinigung des glomerulären Filters* von hängengebliebenen Stoffen erfolgt wahrscheinlich mittels Phagozytose (→ S.66) durch sog. Mesangiumzellen des Glomerulus.

Durch **aktive transzelluläre Sekretion** (→ **A**: „z") werden *körpereigene Stoffwechselprodukte*, z.B. Harnsäure, Glukuronide, Hippurat, Sulfate und *körperfremde Substanzen* (Penizillin, Diuretika und auch PAH; → S.124) ausgeschieden (→ **C**).

Manche Substanzen (z.B. Ammoniak [**NH$_3$**] und **H$^+$-Ionen**) werden erst im Stoffwechsel der Tubuluszelle gebildet und gelangen dann durch *zelluläre Sekretion* in den Tubulus. Während *NH$_3$ passiv* in das Tubuluslumen diffundiert (→ **A**: „v"), werden *H$^+$-Ionen aktiv sezerniert* (→ **A**: „u" u. S.144ff.).

Der tubulären **Resorption** unterliegen neben H$_2$O sehr viele anorganische (Na$^+$, Cl$^-$, K$^+$, Phosphat, Ca^{2+} u.a.) und organische Substanzen (Glukose, Aminosäuren, CO$_2$ bzw. HCO$_3^-$, Harnsäure, Harnstoff, Vitamin C, Peptide, Proteine u.a.) (→ **C** u. S.128f.).

Aktive und **passive Transportvorgänge** (→ S.11ff.) sind dabei oft eng miteinander verbunden: H$_2$O wird *passiv resorbiert*, wenn durch die *aktive Resorption* eines gelösten Stoffes (z.B. **Na$^+$** oder **HCO$_3^-$**) ein *osmotisches Gefälle* geschaffen wurde (→ S.8). Die *Wasserresorption* führt einerseits zum „solvent drag" (→ S.12 u. S.132), andererseits *zur Konzentrierung* anderer *gelöster Stoffe* im Tubulus (z.B. **Harnstoff**), die dann ebenfalls entlang eines Konzentrationsgefälles ins Blut passiv resorbiert werden. Bei lonen kommen dazu *elektrische Einflüsse*: Wird Na$^+$ resorbiert, muß entweder ein Anion folgen (z.B. im proximalen Tubulus **Cl$^-$**; → S.132) oder ein Kation sezerniert werden (z.B. im distalen Tubulus **K$^+$**; → S.148ff.). Glukose, Aminosäuren, Phosphat u.a. werden *aktiv* transportiert; da hierbei in vielen Fällen die Energie aus einer engen *Koppelung an den aktiven Na$^+$-Transport* gewonnen wird, spricht man in diesen Fällen von **Co-Transport** oder sekundär aktivem Transport (Mechanismus → S.128).

Manche Substanzen werden durch *passive Diffusion* resorbiert (z.B. **Harnstoff**). Die *Permeabilität* (→ S.11) solcher Stoffe hängt u.a. von deren *Lipoidlöslichkeit* ab. Die nichtionisierte Form von schwachen Elektrolyten ist besser lipoidlöslich und kann die Membran deshalb leichter passieren als die ionisierte Form (**Non-ionic diffusion**; → **A**: „Y$^-$" ⇌ Y^0"). Der *pH-Wert* des Harns gewinnt damit Einfluß auf die passive Resorption. Auch die *Molekülgröße* spielt bei der Diffusion eine Rolle: Je kleiner das Molekül, desto besser diffundiert es (→ S.11f.).

Niere, Salz- und Wasserhaushalt 127

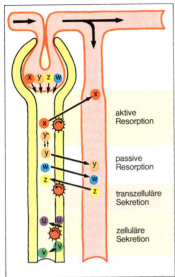

A. Filtration und tubulärer Transport

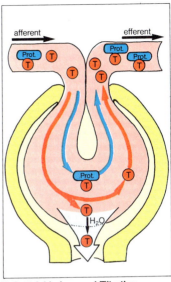

B. Proteinbindung und Filtration

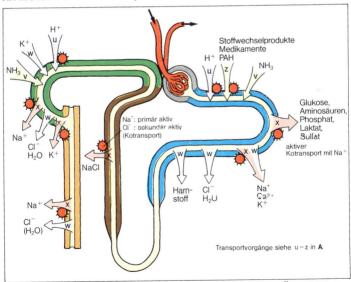

C. Verteilung wichtiger Transportprozesse entlang des Nephrons (Übersicht)

Niere, Salz- und Wasserhaushalt

Transportvorgänge am Nephron II

Multipliziert man die GFR (→ S. 124) von 180 l/d mit der jeweiligen Plasmakonzentration der mitfiltrierten Substanz, so ergibt sich z. B. für Glukose eine **filtrierte Menge/Zeit** („Load") von 160 g/d und für die Summe der Aminosäuren von ca. 70 g/d. Trotz der geringen Durchlässigkeit des glomerulären Filters für Albumin (ca. 0,3%) gelangen schätzungsweise auch davon noch 20 g/d in den Primärharn. Aufgabe der Resorptionssysteme des Nephrons ist es nun, diese für den Körper so wertvollen Substanzen vor der Ausscheidung zu bewahren.

Glukose wird normalerweise zu über 99% resorbiert. Das Konzentrationsprofil im proximalen Tubulus (→ **A, a**) zeigt, daß die Resorption am Anfang des Tubulus sehr rasch abläuft, während sich gegen Ende eine sehr niedrige, aber passive Konzentration (C_∞) einstellt, bei der sich die aktive Resorption aus dem und das passive „Leck" in das Lumen gerade aufheben. Weiter stromabwärts kann Glukose jetzt noch dadurch resorbiert werden, daß die Lumenkonzentration durch Resorption von Wasser wieder etwas größer als C_∞ wird.

Das *Leck* ensteht durch passive Diffusion vor allem an den Undichtigkeiten *zwischen* den Zellen („tight" junctions, → S. 20 u. → **B**) und errechnet sich nach dem Fickschen Gesetz aus Permeabilität P × Konzentrationsdifferenz ΔC zwischen Plasma und Lumen. Die *aktive Resorption* J_{akt} ist bei steigender Glukosekonzentration (C) sättigbar und wird nach *Michaelis* u. *Menten* mit einer maximalen Transportrate (J_{max}) und einer Halbsättigungskonstante (K_m) beschrieben (s.a. S.13):

$$J_{akt} = J_{max} \cdot C/(K_m + C).$$

Steigt C in Plasma und Primärharn auf über 10 mmol/l (z. B. beim *Diabetes mellitus*), wird das Resorptionssystem gesättigt (J_{akt} nähert sich J_{max}) und das Konzentrationsprofil (→ **A**) flacht so stark ab, daß Glukose im Endurin erscheint (*Glukosurie*).

In die Tubuluszelle wird Glukose gegen einen Konzentrationsgradienten („bergauf" = aktiv) aufgenommen. Sie benützt ein Transportsystem in der Bürstensaummembran („Carrier", → **B, a**), durch das auch Na^+ („bergab") in die Zelle fließt (*sekundär aktiver Cotransport mit* Na^+). Der Na^+-Gradient wiederum wird durch die (primär) aktive Na^+-„Pumpe" (Na^+-K^+-ATPase) an der basolateralen Membran aufrechterhalten (→ **B**). Glukose verläßt die Zelle wieder durch sog. erleichterte Diffusion (→ **B, b** u. S.13).

Aminosäuren werden prinzipiell sehr ähnlich wie Glukose resorbiert (→ **A** u. **B**). Es gibt etwa sieben verschiedene Transportsysteme (meist Na^+-Cotransport), so daß J_{max} und K_m je nach Aminosäure und Carrier variieren kann. L-Valin z. B. wird sehr rasch (→ **A, b**), L-Glutamin ähnlich wie Glukose (→ **A, a**) und L-Histidin (→ **A, c**) relativ langsam resorbiert. Dementsprechend gelangen von diesen Aminosäuren 99,9%, 99,2% bzw. nur 94,3% der filtrierten Menge wieder zurück ins Blut.

Eine vermehrte Aminosäureausscheidung (*Hyperaminoazidurie*) entsteht *prärenal* bei erhöhter Plasmakonzentration (Sättigung der Resorption, s.o.) oder *renal* durch einen Transportdefekt, der spezifisch (z. B. *Zystinurie*) oder unspezifisch (z. B. *Fanconi-Syndrom*) sein kann. Aminosäuren werden auch von der Blutseite in die Tubuluszellen aufgenommen (→ **B** u. **C**), was wohl, besonders in distalen Nephronabschnitten, der Zellernährung dient.

Auch **Phosphat** (→ S. 144), **Laktat, Zitrat** u. v. a. Substanzen werden im proximalen Tubulus sekundär aktiv (Na^+-Cotransport) resorbiert. Ein Na^+-Cl^--K^+-Cotransport ist im distalen Nephron verwirklicht (→ S. 132). **Harnsäure** und **Oxalat** werden gleichzeitig resorbiert und sezerniert. Im Falle der Harnsäure überwiegt dabei die Resorption (nur 10% Ausscheidung), bei Oxalat die Sekretion (Ausscheidung > filtrierte Menge).

Oligopeptide (z. B. Glutathion, Angiotensin) werden durch luminal außen liegende Peptidasen des Bürstensaums (γ-Glutamyltransferase, Aminopeptidase M u. a.) so rasch gespalten, daß sie vollständig in Form freier Aminosäure resorbiert werden können. Analoges gilt für *Maltose*, die zu Glukose abgebaut und in dieser Form resorbiert wird (→ **C**).

Proteine (*Albumin*, Lysozym, β-Mikroglobulin u. v. a.) werden durch *Pinozytose* resorbiert und intrazellulär lysosomal „verdaut" (→ **D**). Diese Resorption ist schon normalerweise gesättigt, so daß eine erhöhte Glomerulusdurchlässigkeit für Proteine zur *Proteinurie* führt.

Niere, Salz- und Wasserhaushalt

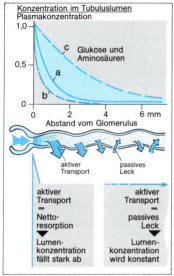

A. Glukose- und Aminosäurenresorption

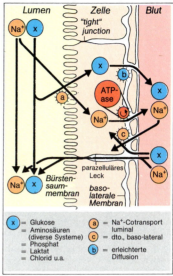

B. Sekundär aktiver Na$^+$-Cotransport

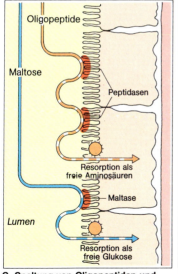

C. Spaltung von Oligopeptiden und Maltose im Tubuluslumen

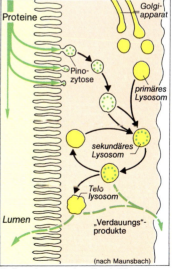

D. Proteinresorption durch Pinozytose

Niere, Salz- und Wasserhaushalt

Stoffauswahl, "Entgiftung" und Ausscheidung im Organismus

Mit der **Nahrung** werden nicht nur Substanzen aufgenommen, die der Körper für sein Wachstum und seinen Energiehaushalt verwenden kann, sondern auch *physiologisch unnütze* oder sogar *schädliche Stoffe*, letztere u. U. auch mit der *Atemluft*. Der Organismus kann die verwendbaren Stoffe von den anderen bei ihrer *Aufnahme* in den Körper, *im Stoffwechsel* und bei ihrer *Ausscheidung* unterscheiden. Das beginnt bereits bei der **Nahrungsaufnahme**: *Geruch* und *Geschmack* (→ S. 296) vieler *schädlicher Substanzen* verhindern ihre Aufnahme bzw. führen zum *Erbrechen* (→ S. 204).

Im **Darmtrakt** (→ **A1**) werden dann wegen der **Spezifität** *der Verdauungsenzyme* und *der Resorptionsmechanismen* die nützlichen Stoffe gespalten und absorbiert (→ S. 218ff.), während physiologisch unnütze Substanzen kaum vom Darmepithel aufgenommen und daher im Stuhl ausgeschieden werden.

Ganz ähnlich verhalten sich die Tubuli der **Niere**: Unbrauchbare und schädliche Stoffe im Blut werden nach der glomerulären Filtration kaum resorbiert und fallen damit der *Ausscheidung* im Urin anheim. Das gilt z. B. für die Endprodukte aus dem Stoffwechsel stickstoffhaltiger Substanzen (→ S. 146). Für den Organismus wichtige Substanzen (z. B. Glukose, Aminosäuren u. v. a.) hingegen werden in der Niere ähnlich wie am Darm *durch eigene Transportsysteme resorbiert* und damit vor der Ausscheidung geschützt.

Die aus dem **Darm** absorbierten Substanzen gelangen zur **Leber**, die schon bei der *ersten Passage* bis zu 95% einer Substanz aus dem Pfortaderblut aufnehmen kann. Auch in der Leberzelle werden die obengenannten Substanzgruppen wieder unterschieden: Nützliche Stoffe werden hier gespeichert oder verstoffwechselt.

Die Leber ist außerdem in der Lage, unnütze oder schädliche Stoffe *unschädlich zu machen* (zu „*entgiften*"):

Mehrere Mechanismen stehen dazu zur Verfügung: Nach dem enzymatischen Anfügen einer OH- oder COOH-Gruppe (→ A2) werden solche Stoffe mit *Glukuronsäure, Sulfat, Azetat* oder *Aminosäuren* (→ A3 u. S. 214) gekoppelt. Die so entstehenden Substanzen können aktiv *in die Galle sezerniert* werden (→ A4), erreichen so den Darm und werden größteils *mit dem Stuhl ausgeschieden*. Ein zweiter Koppelungsmechanismus in der Leber benützt *Glutathion* als Akzeptor für auszuscheidende Stoffe: Spezifische Enzyme koppeln so toxische bzw. krebserzeugende Stoffe wie Chloroform, Methyljodid, Epoxide, Naphthalen, Phenanthren u. v. a. an Glutathion (→ A3), die dann von der *Niere* in der Form sog. *Merkaptursäuren* ausgeschieden werden.

Auch die **Lunge** (→ **A5**) kann *als Ausscheidungsorgan* fungieren. Für Blut, das vom Darmtrakt kommend die Leber passiert hat, wirkt die Lunge als *Filter*. Sie kann besonders gut *fettlösliche Stoffe* (z. B. Serotonin, Methadon) abfangen, inaktivieren und z.T. *in den Bronchusschleim ausscheiden*. Damit wird in erster Linie das für solche Stoffe besonders empfindliche *Gehirn geschützt*.

Ein Teil der aus dem Darm aufgenommenen Stoffe gelangt unverändert in den Körperkreislauf, wo er den **Zellen der anderen Organe** zur Verfügung steht; auch dabei wird wieder selektiert. Hirn- oder Muskelzellen z. B. nehmen mit spezifischen Transportmechanismen die für den eigenen Stoffwechsel wichtigen Substanzen auf. Mit einem hohen Anteil ihrer Durchblutung am Herzzeitvolumen (→ S.154) übt schließlich die **Niere** eine wirksame *Kontrolle auf die Blutzusammensetzung* aus. Unnütze und schädliche organische Säuren und Basen werden nicht nur geringgradig resorbiert (s. o.) sondern auch durch eigene, *aktive Transportprozesse* in das Tubulusvolumen *sezerniert* (→ A6 u. S.126).

Niere, Salz- und Wasserhaushalt

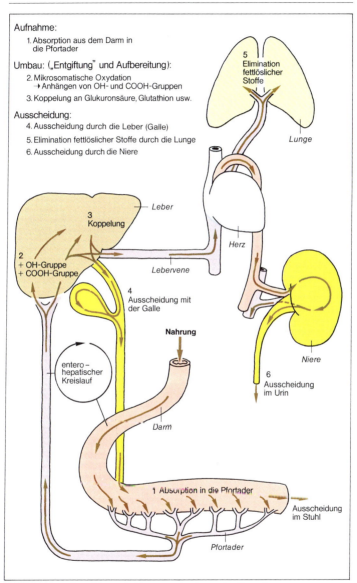

Aufnahme:
1. Absorption aus dem Darm in die Pfortader

Umbau: („Entgiftung" und Aufbereitung):
2. Mikrosomatische Oxydation → Anhängen von OH- und COOH-Gruppen
3. Koppelung an Glukuronsäure, Glutathion usw.

Ausscheidung:
4. Ausscheidung durch die Leber (Galle)
5. Elimination fettlöslicher Stoffe durch die Lunge
6. Ausscheidung durch die Niere

A. „Entgiftungs-" und Ausscheidungsmechanismen im Organismus

Die Rolle der Niere im Salzhaushalt

Kochsalz (**NaCl**) wird je nach Geschmack in einer Menge von 8–15 g/d aufgenommen. Die 180 l, die in den Nieren täglich filtriert werden, enthalten ca. 1,5 kg NaCl (*Load*, → S. 128). Normalerweise werden davon im Durchschnitt mehr als 99% aus dem Tubulus **resorbiert**, weniger als 1% wird ausgeschieden. Das genaue Ausmaß der Na^+-Ausscheidung gleicht die Niere der Salzaufnahme so an, daß die Na^+-Konzentration und damit das extrazelluläre Volumen (→ S. 138) im Körper konstant bleiben. Für den tubulären Na^+-Transport muß z. T. Stoffwechselenergie (→ S. 16) aufgewendet werden, während Cl^- passiv oder sekundär aktiv resorbiert wird. Im **proximalen Tubulus** wird bis zu dessen Ende NaCl und Wasser, das dem NaCl passiv folgt, resorbiert. Dabei ist sowohl die resorbierte als auch die im Tubulus verbleibende Flüssigkeit zu jedem Zeitpunkt plasmaisoton (ca. 300 mosm/kg H_2O; → S. 8): sog. *isosmolale Resorption*. Am Ende des proximalen Tubulus sind so bereits 60–70% der filtrierten Menge von Wasser und Na^+ wieder ins Blut zurückgekehrt (→ **B**). Wegen der gleichzeitigen HCO_3^--Resorption (→ S. 146) hinkt dabei die Cl^--Resorption etwas hinterher.

Mechanismus der „proximalen" Na^+-Resorption: Die in der basolateralen Membran (*basales Labyrinth*, → S. 20f.) lokalisierte Na^+-K^+-ATPase ist der **aktive Transportmechanismus für Na^+**, das damit aus der Zelle ins Interstitium „gepumpt" wird. Die Na^+-Konzentration in der Zelle wird dadurch tief gehalten, und neues Na^+ kann vom Tubuluslumen durch die Bürstensaummembran (→ S. 20f.) passiv in die Zelle gelangen. Dieser Einstrom wird durch den hohen elektrochemischen Na^+-Gradienten zwischen Lumen und Zelle in Gang gehalten und treibt „Carrier" an, mit deren Hilfe H^+-Ionen ins Lumen sezerniert (→ S. 144) und Glukose, Aminosäuren etc. (→ S. 128) aus dem Primärharn resorbiert werden. Ein großer Anteil des Na^+ wird im proximalen Tubulus von vornherein **passiv resorbiert**, und zwar im Gegensatz zum aktiven Transport vor allem durch die Spalten *zwischen* den Tubuluszellen (**parazellulär**). Zwei Mechanismen sind für diesen passiven, transepithelialen Na^+- und Cl^--Ausstrom verantwortlich:

a) Na^+ und Cl^- *diffundieren* entlang ihres elektrochemischen Gradienten vom Lumen ins Interstitium;

b) dem aktiv transportierten Na^+ und HCO_3^- folgt parazellulär *Wasser* nach. Dieses „reißt". Na^+- und Cl^--Ionen (und z. B. auch Harnstoff) „mit sich": „**Solvent drag**" (→ S. 12).

Im *dicken, aufsteigenden Teil* der **Henleschen Schleife** werden weitere 15–20% des filtrierten NaCl aktiv resorbiert.

Der *primär aktive Transport für Na^+* wird auch hier wieder von der basolateralen Na^+-K^+-ATPase besorgt, während luminal ein gemeinsamer Carrier für Na^+, K^+ und 2 Cl^- existiert (*sekundär aktiver Cotransport*). Für Wasser ist dieses Epithel nur sehr schlecht durchgängig. Auch die passive Durchlässigkeit für Na^+ und Cl^- ist dort niedrig, so daß diese Ionen nicht mehr ins Tubuluslumen zurückdiffundieren können. Die aktive NaCl-Pumpe kann daher im Lumen einen hypotonen Harn, im umgebenden Interstitium ein hypertones Milieu erzeugen (→ **B** u. S. 134ff.).

Die restlichen 10–20% des Na^+ erreichen den **distalen Tubulus** und schließlich das **Sammelrohr**. In beiden Abschnitten wird weiterhin Na^+ (von Cl^- gefolgt) aktiv resorbiert. Vor allem im *kortikalen Sammelrohr* beeinflußt **Aldosteron** (→ S. 140 u. S. 150) die Na^+-Resorption und kontrolliert damit die **NaCl-Ausscheidung im Urin**, die je nach Salz- und Wasseraufnahme zwischen etwa 5% und 0,5% der filtrierten Menge schwankt.

Neben Aldosteron haben aber auch die *GFR*, die *Nierenmarkdurchblutung*, sympathische *Nierennerven* und wahrscheinlich ein „*natriuretisches Hormon*" Einfluß auf die Na^+-Ausscheidung. Die Summe dieser z. T. fördernden, z. T. hemmenden Einflüsse (z. T. an ganz verschiedenen Tubulusabschnitten) bestimmt letztlich die Na^+- (und Cl^--)Ausscheidung.

Niere, Salz- und Wasserhaushalt

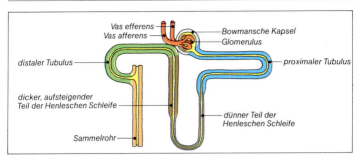

A. Nephronsegmente

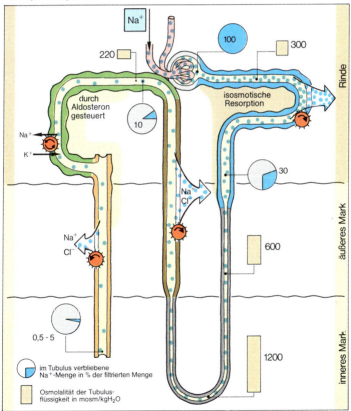

B. Na^+-Resorption entlang des Nephrons

Niere, Salz- und Wasserhaushalt

Gegenstromsysteme

Gegenstromsysteme sind in der Natur weit verbreitet und erfüllen verschiedene Aufgaben:

1. **Einfaches Austauschsystem** (→ **A1**): Ein einfaches Wärmeaustauschsystem besteht z. B. aus *2 Röhren*, in denen *parallel* kaltes (0 °C) bzw. heißes (100 °C) Wasser fließt. Durch den Wärmeaustausch zwischen den beiden Röhren wird an beiden Enden schließlich Wasser von 50 °C herausfließen, d. h. der anfänglich hohe Temperaturgradient (100 °C) ist aufgehoben.

2. **Ein Gegenstromaustauschsystem** (→ **A2**) entsteht dann, wenn die *Flußrichtung in einer der Röhren umgedreht* wird. Da nun überall ein Temperaturgradient besteht, kann über die ganze Länge Wärme ausgetauscht werden. Statt Wärme können bei einer teildurchlässigen Trennwand auch Stoffe ausgetauscht werden, sofern für sie ein Konzentrationsgradient besteht. Ein Beispiel dafür ist die *Leber*: Die Galle fließt im Gegenstrom zum Arterien- und Pfortaderblut, so daß manche, mit der Galle ausgeschiedene Stoffe wieder ins Blut zurückkehren können.

Betrachtet man nun einen Flüssigkeitsstrom, der in einer *haarnadelförmigen Schleife* mit einer Umgebung in Kontakt steht, deren Temperatur vom Röhreninnern abweicht (Eis, → **A3**), so geht am Schleifenende zwar dauernd Wärme verloren, die aus der Schleife kommende Flüssigkeit ist aber nur wenig kälter als die eintretende. Ein solcher Mechanismus erlaubt es z. B. Pinguinen und Enten, im Eis zu stehen. Auch bei der Temperaturregulation des Menschen spielt ein solcher Wärmeaustausch zwischen Arterien und Venen eine Rolle (→ S. 194).

In der **Niere** findet in den **Vasa recta** (→ S. 122) ein ähnlicher *Gegenstromaustausch* für im Blut gelöste Stoffe bzw. für Plasmawasser statt. Vorbedingung dafür ist ein zunehmend hypertones Nierenmark (s. u.). Aus osmotischen Gründen fließt ein Teil des Plasmawassers vom ab- in den aufsteigenden Teil der Vasa recta und somit am Nierenmark sozusagen vorbei (→ **A4**). Umgekehrt gelangen die gelösten Stoffe vom aufsteigenden, venösen Schenkel, der diese Stoffe aus dem hypertonen Nierenmark mitbringt, immer wieder in den absteigenden Schenkel. Das gilt besonders für die im Nierenmark gebildeten (z. B. CO_2) und die dort resorbierten Stoffe (z. B. Harnstoff; → S. 136: B).

Die hohe Osmolalität des Nierenmarks (s. u.) wird damit trotz der notwendigen Blutversorgung normalerweise nur wenig gestört.

3. In einem sog. **Gegenstrommultiplikationssystem** wird durch *Energieaufwand* dauernd ein *Konzentrationsgradient* zwischen den beiden Röhren *geschaffen* (→ **A5**). Durch den Gegenstrom wird dieser relativ geringe **Gradient zwischen den Röhren** (*Einzelschritt*) zu einem relativ großen **Gradient entlang der Schleifenschenkel** verstärkt. Letzterer ist in seinem Ausmaß um so größer, *je länger die Schleife* und *je größer der Gradient* des Einzelschrittes ist, und außerdem ist er umgekehrt (dem Quadrat) der *Stromstärke* in der Schleife proportional.

Im Nierentubulus (→ **A5** u. **A6**) wird aus dem **dicken, aufsteigenden Teil der Henleschen Schleife** dauernd Na^+ und Cl^- **aktiv**, d. h. unter Aufwand von Stoffwechselenergie, in das umgebende Interstitium **transportiert** (→ S. 132). Dieser Tubulusteil ist im Gegensatz zum absteigenden Schleifenteil, dessen Osmolalität (→ **A5**) mit der des Interstitiums im Gleichgewicht steht, **für Wasser sehr wenig durchlässig**; der **aktive NaCl-Transport** *erzeugt damit den Einzelschrittgradienten* zwischen dem aufsteigenden Schleifenschenkel auf der einen Seite und dem absteigenden Schenkel und dem Interstitium des Nierenmarks auf der anderen Seite. Da die hohe Osmolalität des Interstitiums den Wasserentzug aus dem Sammelrohr verursacht (→ S. 136), ist dieser aktive NaCl-Transport **die treibende Kraft für den Konzentrierungsmechanismus** der Niere.

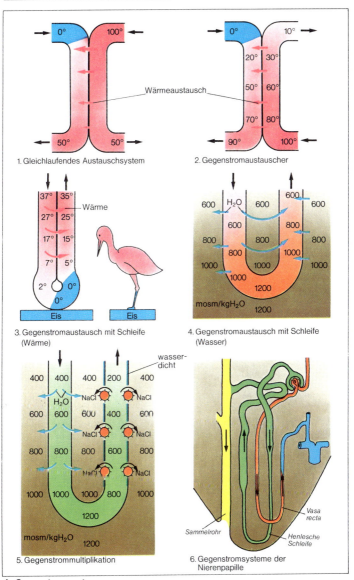

A. Gegenstromsysteme

Wasserresorption und Harnkonzentrierung in der Niere

In den **Glomeruli** der Niere werden beim Menschen ca. 120 ml/min oder 180 l/Tag Plasmawasser abfiltriert (GFR; → S.124). Dieser Primärharn ist plasmaisoton, d. h. er hat eine Osmolalität (→ S. 8) von ca. 300 mosm/kgH_2O. Die Urinausscheidung beträgt hingegen im Durchschnitt nur 1,5 l/Tag, und die Osmolalität des Endurins kann je nach Wasseraufnahme zwischen 50 und 1200 mosm/kgH_2O variieren (→ S. 140).

Das Zeitvolumen eines hypotonen Endurins kann vorübergehend auf Werte bis zu 18 ml/min ansteigen.

Proximaler Tubulus: ca. 2/3 des Primärharns werden entlang dieses Nephronsegmentes **resorbiert** (→ **A**). *Treibende Kraft* dafür ist die dort ablaufende *Resorption von Na^+, Cl^-, HCO_3^-* u. a., denen das Wasser zum osmotischen Ausgleich nachfolgt. Der Primärharn bleibt daher entlang dieses Tubulussegmentes unverändert isoton (→ S.132).

Eine zusätzliche treibende Kraft für die Wasserresorption ist wahrscheihlich der *onkotische Druck* (→ S. 8) in den peritubulären Kapillaren. Er ist um so höher, je mehr Wasser am Glomerulus filtriert wurde, da die Proteine bei der Filtration im Blut verbleiben (→ S. 113, B).

Henlesche Schleife: Im *absteigenden Schleifenschenkel* wird der Harn durch das *Gegenstrommultiplikationssystem* (→ S.134) zunehmend konzentrierter. Das dabei ins Interstitium abgezogene *Wasser* (→ S.135: A5) wird großteils *durch die Vasa recta abtransportiert* (→ **A**). Aus dem *dicken, aufsteigenden Teil der Henleschen Schleife wird NaCl aktiv ins Interstitium transportiert* (→ **A** u. S.134). Da Wasser nicht nachfolgen kann, verläßt die Henlesche Schleife ein *hypotoner Harn*, der wahrscheinlich auch *entlang des distalen Tubulus hypoton* bleibt. Hier wird wieder Na^+ (und Cl^-) resorbiert (→ S.132); trotzdem ändert sich dadurch wahrscheinlich die Osmolalität nicht wesentlich, da dafür andere Substanzen (NH_3, K^+) sezerniert werden und aus osmotischen Gründen auch H_2O ins Interstitium ausströmt (ca. 5% der GFR; → **A**).

In den **Sammelrohren** findet die **endgültige Einstellung des auszuscheidenden Urinvolumens** statt. Unter *ADH-Wirkung* (d. h. in **Antidiurese**) wird hier dem Urin bei seiner Passage durch das zunehmend hypertone Nierenmark maximal so viel Wasser entzogen, daß sich die Osmolalität des Urins (U_{osm}) gegenüber der des Plasmas (P_{osm}) mehr als vervierfacht, d.h. $U/P_{osm} = 4,5$. **In Abwesenheit von ADH** kommt es zur **Wasserdiurese**; U/P_{osm} kann dabei auf einen Minimalwert von weniger als 0,2 absinken. Diese geringe Harnosmolalität (min. ca. 50 mosm/kgH_2O) entsteht dadurch, daß die **Wasserdurchlässigkeit des Sammelrohres ohne ADH sehr gering** ist, so daß dem Urin hier kein Wasser mehr entzogen wird. Die Osmolalität sinkt sogar unter die des distalen Tubulus, da der NaCl-Transport im Sammelrohr (→ S.132) weiterläuft, Wasser aber nicht nachfolgen kann.

Die *Rolle des Harnstoffs bei der Harnkonzentrierung* ist noch nicht ganz geklärt. Der distale Tubulus und die Anfangsteile des Sammelrohrs sind nur wenig durchlässig für Harnstoff; dessen Konzentration steigt daher in diesen Nephronteilen laufend an (→ **B**). Die papillennahen Anteile des Sammelrohrs sind für Harnstoff gut durchlässig. Dadurch *diffundiert* er z.T. *zurück* ins Interstitium (und trägt dort zur Erhaltung der hohen Osmolalität bei), z.T. *wird er ausgeschieden* (→ **B** u. S.146). Eine *Diurese* erhöht die Harnstoffausscheidung.

Die zur **Urinkonzentrierung** nötige hohe Osmolalität des Nierenmarkes kann u.a. beeinträchtigt sein durch a) eine zu hohe Markdurchblutung, b) durch eine osmotische Diurese und c) durch Blockierung des NaCl-Transportes in der Henleschen Schleife (→ S.142).

Niere, Salz- und Wasserhaushalt 137

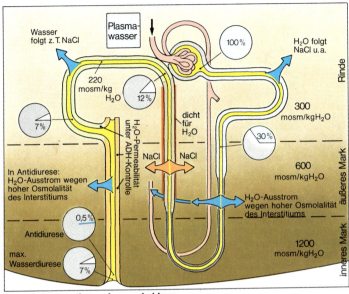

A. Wasserresorption und -ausscheidung

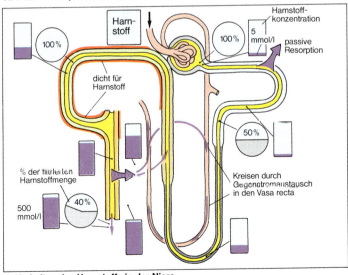

B. Verhalten des Harnstoffs in der Niere

Niere, Salz- und Wasserhaushalt

Wasserhaushalt des Körpers

Wasser ist das lebensnotwendige *Lösungsmittel* im Körper. Am Körpergewicht (1,0) ist Wasser je nach Alter und Geschlecht mit **0,46** (46%) **bis 0,75** beteiligt (→ **B**).

Während der *Säugling* noch einen Wasseranteil von 0,75 hat, fällt er beim *jungen Mann* auf 0,64 (*Frau*: 0,53), *im Alter* beim Mann auf 0,53 (Frau: 0,46). Diese Geschlechtsunterschiede (und auch individuelle Unterschiede) beruhen hauptsächlich auf dem *unterschiedlichen Fettanteil* am Körpergewicht: Während die meisten Gewebe (beim jungen Erwachsenen) einen Wassergehalt von durchschnittlich 0,73 haben, beträgt er im Fett nur ca. 0,2 (→ **B**).

Der normalerweise genau geregelte Wassergehalt des Körpers (Regelung → S. 140) ist das Ergebnis einer ausgeglichenen **Wasserbilanz** (→ **A**): Die *Wasserzufuhr* (*und -bildung*) *muß der Wasserabgabe laufend die Waage halten* s. u. (→ **A**). Eine durchschnittliche **Wasserzufuhr** (2,5 l/Tag) setzt sich zusammen aus (→ **A**): a) *Getränken* (ca. 1,3 l/Tag), b) *Wasser in der festen Nahrung* (0,9 l/Tag) und c) dem im Stoffwechsel entstehenden *Oxidationswasser* (→ S. 199, C). Dem steht eine **gleich hohe Wasserabgabe** gegenüber (→ **A**), die sich durchschnittlich zusammensetzt aus: a) dem *Urin* (1,5 l/Tag), b) dem mit der *Atemluft* und von der *Haut* (→ S. 193, B 3) abgegebenen Wasser und c) dem im *Stuhl* enthaltenen Wasser (→ **A** und S. 230). Der durchschnittliche **Wasserumsatz** beträgt beim Erwachsenen also etwa 1/30 des Körpergewichtes (2,4 l/70 kg), beim Säugling hingegen 1/10 des Körpergewichtes (0,7 l/7 kg), was letzteren für Störungen der Wasserbilanz empfindlicher macht.

Der Wasserumsatz kann sehr erheblich von den angegebenen Mengen abweichen, doch muß immer wieder eine ausgeglichene Bilanz erreicht werden. Ein Marsch bei hohen Außentemperaturen oder die Arbeit in einer Eisengießerei z. B. können zu enormen Wasserverlusten durch **Schwitzen** (→ S.192) führen (viele Liter/Stunde!), was durch Aufnahme gleichgroßer Wasser- (und Salz-)mengen wieder ausgeglichen werden muß. Umgekehrt muß zuviel getrunkene Flüssigkeit durch eine erhöhte Harnausscheidung bilanziert werden (→ S.140).

Ein Wasserdefizit führt zum **Durst**, ein Mechanismus, der durch das sog. *Durstzentrum im Hypothalamus* gesteuert wird. Durstauslösend sind eine erhöhte Osmolalität der Körperflüssigkeiten und Angiotensin II (→ S.140 u. 290).

Bei einem mittleren Gesamtwassergehalt des Körpers von etwa 0,6 (Körpergewicht = 1,0) befinden sich ca. 3/5 (0,35) dieses Wassers im **Intrazellulärraum (IZR)** und ca. 2/5 (0,25) im **Extrazellulärraum (EZR)**, wobei der EZR aus Zwischenzellraum (**Interstitium**, 0,19), **Plasmawasser** (0,045) und sog. *transzellulären Flüssigkeiten* (Liquor, Darmlumen etc., 0,015) besteht (→ **C**). Dabei unterscheidet sich Plasma vom restlichen EZR vor allem durch den *Proteingehalt*, während der IZR auch eine wesentliche andere *Ionenzusammensetzung* als der EZR aufweist (→ S.65, B).

Die **Messung der Flüssigkeitsräume** des Körpers erfolgt meist nach dem *Prinzip der Indikatorverdünnung*. Vorausgesetzt, die jeweilige Indikatorsubstanz (die in die Blutbahn injiziert wird) verteilt sich nur in dem zu messenden Raum (→ **C**), so gilt: *Volumen dieses Raumes* (l) = *injizierte Indikatormenge* (g)/*Indikatorkonzentration* (g/l) nach erfolgter Verteilung im jeweiligen Raum (Messung im abgenommenen Blut). *Inulin* z. B. ist ein Indikator für den größten Teil des **EZF-Volumens**, *Antipyrin* für das **gesamte Körperwasser**. Das **IZF-Volumen** ist daher knapp so groß wie Antipyrinraum minus Inulinraum. Ein Indikator für das **Plasmavolumen** ist z. B. *Evans-Blau*, das völlig an Plasmaproteine gebunden wird. Das **Blutvolumen** errechnet sich dann mit dem Hämatokrit (Hkt; → S. 65A) aus:

$$\text{Blutvolumen} = \frac{\text{Plasmavolumen}}{1 - \text{Hkt}}.$$

Niere, Salz- und Wasserhaushalt

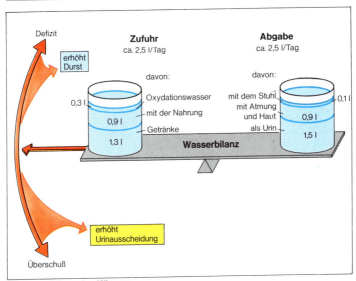

A. Wasserbilanz des Körpers

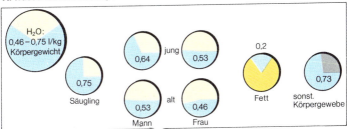

B. Wassergehalt des Körpers

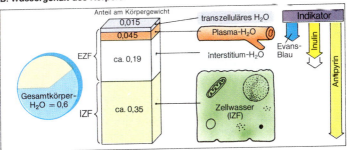

C. Die Flüssigkeitsräume des Körpers

Hormonale Kontrolle des Salz- und Wasserhaushaltes

Die extra- und intrazellulären Körperflüssigkeiten haben – mit wenigen Ausnahmen – eine **Osmolalität** (→ S. 8) von ca. **290 mosm/kg H_2O**. NaCl-Aufnahme oder Wasserverlust z. B. steigern die Osmolalität im Extrazellulärraum (EZR); da dieser mit dem Intrazellulärraum (IZR) im osmotischen Gleichgewicht steht, wäre ein Wasserausstrom aus dem IZR die Folge (→ S. 143,A). Um die Zellen also vor größeren Volumen- und Osmolalitätsschwankungen zu schützen, muß die Osmolalität des EZR einer strengen Regelung unterliegen. Daran sind **Osmorezeptoren** (v. a. im Hypothalamus), **Adiuretin** (= **ADH** = Vasopressin) als Hormon und die **Niere** als Zielorgan beteiligt (→ S. 136). Für obiges Beispiel einer zu hohen NaCl-Aufnahme wird bei dieser Regelung die Osmolalität durch Wasserretention normalisiert. Der Preis dafür ist ein vergrößerter EZR. Folglich *bestimmt der NaCl-Gehalt des Körpers die Größe des EZR*. Da **Aldosteron** die NaCl-Ausscheidung steuert (→ S. 132 u. S. 150), regelt dieses Hormon somit auch das EZR-Volumen.

Wassermangel (→ **A 1**): Wenn Wasserverluste des Körpers (z. B. mit dem Schweiß, dem Urin, mit der Atemluft u. a.) nicht oder ungenügend ersetzt werden, wird der EZR *hyperton*: Ein *Anstieg der Osmolalität* von nur 3 mosm/kg H_2O genügt, um die **ADH-Ausschüttung** im Hypothalamus bzw. im Hypophysenhinterlappen (→ S. 240) zu erhöhen (→ **A1**). ADH gelangt auf dem Blutweg zur Niere und bewirkt eine *verminderte Wasserausscheidung* (→ S.136). Der gleichzeitig auftretende **Durst** fordert zur Auffüllung des Körperwassers auf (→ S. 138).

Wasserüberschuß (→ **A 2**): Eine Aufnahme hypotoner Flüssigkeit *vermindert die Osmolalität im EZR*. Dieses Signal *hemmt* die Ausschüttung von **ADH**. Eine *Mehrausscheidung von hypotonem Urin* ist die Folge (→ S. 136): Innerhalb von ca. 1 Stunde ist das überschüssige Wasser ausgeschieden.

Wird zuviel Wasser *zu schnell* aufgenommen, kann es zu einer **Wasserintoxikation** (Übelkeit, Erbrechen, Schock) kommen. Ursache dafür ist, daß die Osmolalität im Plasma schon stark abgesunken ist, bevor die Hemmung der ADH-Ausschüttung wirksam werden konnte.

Salzmangel (→ **A4**): Eine *zu hohe Abgabe oder eine zu geringe Aufnahme von NaCl* bei normalem Wasserbestand vermindert u. a. über die herabgesetzte Blutosmolalität die ADH-Ausschüttung und *erhöht* damit *die Wasserausscheidung* (s. o.). Das Ergebnis ist eine **Verminderung des EZR** und damit auch **des Plasmavolumens** (→ **A4**). Die Plasmavolumenabnahme und der evtl. verminderte Blutdruck (→ S.153, B) führen zur Ausschüttung von **Angiotensin II**. Dieses löst **Durst** aus und stimuliert die Ausschüttung von **Aldosteron** (→ S. 150ff.). Aldosteron fördert die Resorption von Na^+ (→ S.153, B), hemmt also die Ausscheidung von Na^+ (*Na^+-Retention*). Durch die Salzretention wird sekundär Wasser zurückgehalten und außerdem wird Wasser getrunken (Durst), so daß sich das EZR-Volumen wieder normalisiert (→ **A4**).

Ein vermindertes Plasmavolumen führt außerdem dazu, daß der Druck im Niederdrucksystem des Kreislaufes abfällt, was der *Dehnungsrezeptoren im linken Herzvorhof* nerval direkt zum Hypothalamus gemeldet wird und so eine ADH-Ausschüttung bewirkt (*Henry-Gauer-Reflex*).

Beim **Salzüberschuß** (→ **A3**) hat die dadurch *erhöhte Plasmaosmolalität* eine vermehrte ADH-Ausschüttung zur Folge (H_2O-*Retention* und *Durst*). Umgekehrt wie beim Salzmangel *erhöht sich jetzt das EZR-* und damit *das Plasmavolumen*, wodurch über eine *Bremsung des Renin-Angiotensin-II-Aldosteron-Mechanismus* und über andere Mechanismen (→ S. 152 u. S. 132) vermehrt NaCl und in der Folge Wasser ausgeschieden wird; das EZR-Volumen normalisiert sich dadurch wieder (→ **A4**).

Niere, Salz- und Wasserhaushalt

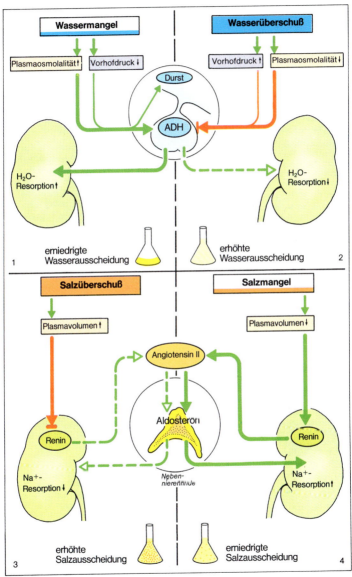

A. Hormonale Kontrolle des Salz- und Wasserhaushalts

142 Niere, Salz- und Wasserhaushalt

Störungen des Salz- und Wasserhaushaltes

Störungen im Salz- und Wasserhaushalt (→ A u. S. 140) können a) die Wasser- und Salzbilanz (d. h. ein Ungleichgewicht von Aufnahme und Abgabe), b) die Verteilung zwischen Plasma, Interstitium (zusammen Extrazellulärraum) und Intrazellulärraum und c) die hormonale Regulation betreffen. Die Störungen sind mit einigen ihrer *Ursachen* und *Konsequenzen* im Folgenden kurz aufgezählt ($\downarrow$ = Abfall, $\uparrow$ = Anstieg, kÄ = keine Änderung):

1. **Isosmotisches Volumendefizit** (→ A1): Extrazellulärvolumen (EZF) $\downarrow$, Intrazellulärvolumen (IZF): kÄ; Osmolalität (Osm): kÄ; bei Erbrechen, Durchfall, diuretischer Therapie (s. u.), Blutverlusten, Verbrennungen, Aszitesdrainage u. a. m.

2. **Wasserdefizit** (→ A2): EZF $\downarrow$, Osm $\uparrow$, Flüssigkeitsverschiebung von IZF nach EZF; bei Schwitzen, Hyperventilation, osmotischer Diurese (s. u.), ADH-Mangel (*Diabetes insipidus*) u. a. m.

3. **Salzdefizit** (→ A3): Osm $\downarrow$, Flüssigkeitsverschiebung von EZF nach IZF: EZF $\downarrow$; bei Erbrechen, Durchfall, Schwitzen, Aldosteronmangel, Hypokaliämie, ZNS-Läsionen, „salzverlierende Nephritis" u. a. m.

4. **Isosmotischer Volumenüberschuß** (→ A4): EZF $\uparrow$, Osm: kÄ; bei Herzinsuffizienz, Nephrosen, akuter Glomerulonephritis, dekompensierter Leberzirrhose u. a. m.

5. **Wasserüberschuß** (→ A5): EZF $\uparrow$, Osm $\downarrow$, Flüssigkeitsverschiebung von EZF nach IZF; beim Trinken von Wasser, bei übermäßiger ADH-Ausschüttung, intensiver Magenspülung, Infusion von Glukoselösungen u. a. m.

6. **Salzüberschuß** (→ A6): Osm $\uparrow$, Flüssigkeitsverschiebung von IZF nach EZF: EZF $\uparrow$; bei Infusionen hypertoner Salzlösungen, übermäßiger Aldosteronausschüttung, Therapie mit Steroidhormonen, Trinken von Salzwasser (Meer), ZNS-Läsion u. a. m.

Die **Folgen** von Störung 1, aber auch von 2 und 3, sind eine *Hypovolämie* (→ S. 186), die von 3 und 5 ein *intrazelluläres Ödem* (u. a. *Hirnschwellung!*) und die von 4, 5 und 6 ein *extrazelluläres Ödem* (*Lungenödem!*).

Diurese und diuretisch wirksame Substanzen:

Diurese bedeutet eine erhöhte Urinausscheidung (> ca. 1 ml/min). Ursachen:

a) Zu einer **Wasserdiurese** kommt es bei einer Osmolalitätserniedrigung des Plasmas und/oder bei einer Erhöhung des Blutvolumens (→ S. 140). Die Senkung des ADH-Spiegels führt dabei zur Ausscheidung von hypotonem Urin und damit von sog. *freiem Wasser*. Darunter wird die Wassermenge verstanden, die einem solchen Urin entzogen werden könnte bis er plasmaisoton wird: 1 l Urin mit 60 mosm/kg H_2O z. B. enthält also 0,8 l freies Wasser.

b) Zu einer **osmotischen Diurese** kommt es, wenn *nichtresorbierbare Substanzen* in den Tubulus filtriert werden (therapeutisch verwendet wird z. B. *Mannitol*). Sie halten aus osmotischen Gründen Wasser im Tubulus fest, das dann mit dieser Substanz ausgeschieden wird. Wird bei an sich resorbierbaren Substanzen (z. B. Glukose) infolge sehr hoher Plasmakonzentrationen die tubuläre Resorptionskapazität (→ S. 128) überschritten, wird Wasser mit dem nicht resorbierten Anteil der Substanz ausgeschieden (z. B. *Glukosurie* und *Diurese* bei der *Zuckerkrankheit*).

c) Die **Druckdiurese** entsteht durch eine erhöhte Nierenmarkdurchblutung meist infolge eines erhöhten Blutdrucks (→ S. 122).

d) **Diuretika** (→ B) sind Medikamente, die eine Diurese auslösen. Sie wirken meist über eine Hemmung der NaCl-Resorption (*Saluretika*); das hat sekundär dann eine verminderte Wasserresorption zur Folge (→ S. 132). (Allerdings kann eine dadurch herbeigeführte Erniedrigung des EZF-Volumens zu einer Stimulierung der Aldosteronausschüttung führen [→ S. 140 u. S. 152], was den diuretischen Effekt beeinträchtigen kann.) *Hemmer der Carboanhydratase* (z. B. Acetazolamid) wirken am proximalen und distalen Tubulus über eine Hemmung der $NaHCO_3$-Resorption (→ B). Die stärksten Diuretika (Furosemid, Ethacrynsäure u. a.) haben ihren Angriffspunkt am NaCl-Transport des *dicken, aufsteigenden Teils der Henleschen Schleife*, während Thiazide vornehmlich den Na^+-Transport am *distalen Tubulus* und Amilorid am proximalen Tubulus und *Sammelrohr* hemmen. Die Wirkung der meisten Diuretika ist von einer *vermehrten K^+-Ausscheidung* begleitet. Diuretika, die als *Aldosteronantagonisten* am distalen Tubulus wirken (z. B. Spironolacton), haben diese Nebenwirkung nicht.

Niere, Salz- und Wasserhaushalt

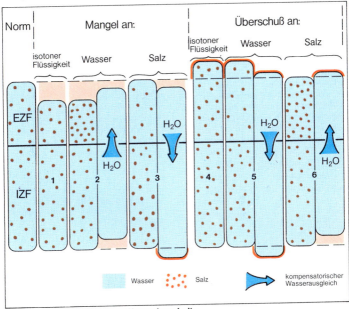

A. Störungen des Salz- und Wasserhaushalts

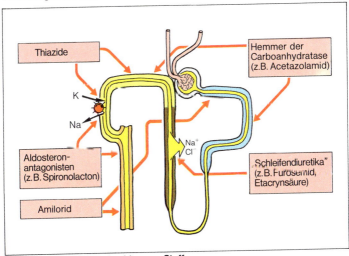

B. Angriffsorte diuretisch wirksamer Stoffe

Niere und Säure-Basen-Haushalt

Das Enzym Karbonathydrolyase oder **Carboanhydratase (CA)** spielt überall da im Körper eine zentrale Rolle, wo ein H^+-Ionengradient, d. h. ein pH-Unterschied aufgebaut werden muß, also im *Nierentubulus*, in der *Magenschleimhaut*, in den *Dünndarm*, in den *Speicheldrüsen* u. a. m. CA spielt außerdem eine wichtige Rolle beim CO_2-*Transport* in den *Erythrozyten* (→ S. 96). CA katalysiert die Bruttoreaktion

$$H_2O + CO_2 \rightleftarrows H^+ + HCO_3^-.$$

Diskutiert werden dabei zwei Möglichkeiten bezüglich der katalysierten Einzelreaktion (→ **A**):

a) $H_2O + CO_2 \overset{CA}{\rightleftarrows} H_2CO_3 \rightleftarrows H^+ + HCO_3^-$;

b) $H_2O \rightleftarrows H^+ + OH^-$;
$OH^- + CO_2 \overset{CA}{\rightleftarrows} HCO_3^-$.

Am Nierentubulus und in der Magenwand (→ S. 208) werden die H^+-Ionen ins Lumen transportiert, während HCO_3^- die Zelle auf der Basal-(Blut-)seite verläßt. Umgekehrt erscheint in den Speicheldrüsen HCO_3^- im Lumen (→ S. 202 u. S. 212), während die H^+-Ionen ins Blut gelangen.

Die **H^+-Ionensekretion in das Lumen des Nierentubulus** erfolgt im Austausch gegen Na^+ (gemeinsamer Carrier, → S. 132) und hat zwei Hauptfunktionen: 1. die **Säureausscheidung** (als titrierbare Säure, als NH_4^+ und in freier Form; s. u.); 2. die **Resorption** des filtrierten **Bikarbonats** (HCO_3^-).

Säureausscheidung im Harn: Bei einer durchschnittlichen Ernährung, die rund 70 g Protein/Tag enthält (→ S. 196), fallen im Körper pro Tag 40–80 mmol H^+-Ionen an. Schwefelsäure (aus dem Stoffwechsel schwefelhaltiger Aminosäuren) und Phosphorsäure (aus dem Phospholipidstoffwechsel) sind dabei die wesentlichen (sog. *fixen*) *Säuren*. Deren H^+-Ionen werden zwar abgepuffert (→ S. 110 ff.), müssen aber trotzdem (zur Regenerierung der Puffer) ausgeschieden werden.

Der *Urin-pH-Wert* kann im Extremfall bis auf 4 absinken, d. h. seine H^+-Konzentration beträgt max. 0,1 mmol/l (→ S. 5). Bei 1,5 l täglicher Urinmenge werden also max. nur 0,15 mmol oder weniger als 1% der anfallenden H^+-Ionen in freier Form ausgeschieden. Eine mengenmäßig viel wichtigere Ausscheidungsform ist die sog. **titrierbare Säure** (→ **B**) (80% Phosphat, 20% Harnsäure, Zitronensäure u. a.).

Phosphat liegt *im Blut* (pH 7,4) zu 80% als HPO_4^{2-} vor, *im* (sauren) *Urin* fast ausschließlich als $H_2PO_4^-$ (→ S. 6), d. h., sezernierte H^+-Ionen wurden von HPO_4^{2-} abgepuffert (→ **B**). Pro Tag werden ca. 170 mmol Phosphat filtriert und 80–95% davon resorbiert (s. a. S. 254 f.), d. h., 8,5–34 mmol Phosphat werden täglich ausgeschieden. 80% davon hat bei der Tubuluspassage eine äquimolare Menge H^+-Ionen aufgenommen, d. h. ca. 7–27 mmol H^+-Ionen werden pro Tag als Phosphat (und *8,5–34 mmol/Tag als gesamte titrierbare Säure*) ausgeschieden. Zu beachten ist, daß pro sezerniertem und ausgeschiedenem H^+-Ion ein Na^+-Ion resorbiert werden konnte (→ **B**). Bei einer *Azidose* (→ S. 114 ff.) steigt die Phosphatausscheidung. Die dadurch erreichte Mehrausscheidung von H^+-Ionen geht der erhöhten NH_4^+-Bildung (s. u.) voran und ist hauptsächlich durch die azidosebedingte Phosphatmobilisation aus dem Knochen (→ S. 254 ff.) verursacht.

Titrierbar heißt diese ausgeschiedene Säure, weil durch Rücktitrieren des Urins mit NaOH bis zum Plasma-pH-Wert (7,4) die Menge dieser Säure bestimmt werden kann.

Das ist nicht der Fall bei der **Ausscheidung von H^+-Ionen in Form von NH_4^+-Ionen** (→ **C2**). In den Tubuluszellen entsteht aus dem Aminosäurenstoffwechsel (s. u.) laufend Ammoniak (NH_3). NH_3 ist ungeladen und kann daher leicht in das Tubuluslumen diffundieren (→ S. 126 u. S. 11). Die dorthin sezernierten H^+-Ionen bilden mit NH_3 die NH_4^+-Ionen, die kaum mehr zurückdiffundieren können. Normalerweise werden so rund 30–50 mmol/Tag H^+-Ionen ausgeschieden. Bei einer *Azidose* (→ S. 114 ff.) ist dieser Mechanismus

Niere, Salz- und Wasserhaushalt 145

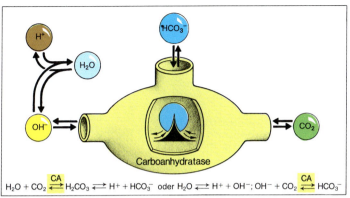

$$H_2O + CO_2 \xrightleftharpoons{CA} H_2CO_3 \rightleftharpoons H^+ + HCO_3^- \text{ oder } H_2O \rightleftharpoons H^+ + OH^-; OH^- + CO_2 \xrightleftharpoons{CA} HCO_3^-$$

A. Carboanhydratase

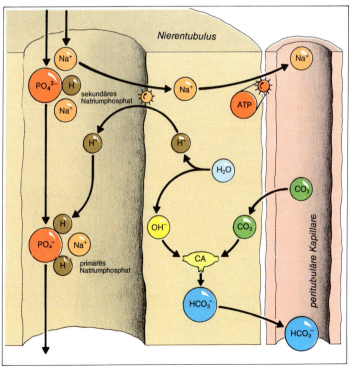

B. H^+-Ausscheidung in Form von $H_2PO_4^-$ („titrierbare Säure")

enorm *anpassungsfähig*: Innerhalb eines Tages kann durch erhöhte NH_3-Produktion die NH_4^+-Ausscheidung auf 300 bis 500 mmol/Tag ansteigen.

Die Hauptmenge der H^+-Ionen wird im proximalen Tubulus sezerniert, wobei der pH-Wert trotz der Pufferung durch HCO_3^-, Phosphat und NH_3 von 7,4 auf ca. 6,7 abfällt.

Resorption von Bikarbonat (HCO_3^-) ($\rightarrow$ **C1**): Pro Tag werden rund 4300 mmol HCO_3^- filtriert, also rund 35mal soviel wie im Blut enthalten ist. Es muß daher für eine äußerst wirksame HCO_3^--Resorption gesorgt sein, da das Säure-Basen-Gleichgewicht im Körper sonst zusammenbrechen würde ($\rightarrow$ S. 110ff.). Die in den Tubulus sezernierten H^+-Ionen reagieren dort mit HCO_3^- zu CO_2 und H_2O ($\rightarrow$ **C1**), wobei evtl. auch eine luminale CA (am Bürstensaum) eine Rolle spielt. CO_2 kann leicht in die Zelle diffundieren. Dort entsteht wieder H^+ und HCO_3^-. Die H^+-Ionen werden erneut sezerniert, während HCO_3^- ins Blut gelangt. Durch die luminale Zellmembran wird HCO_3^- also in Form von CO_2 transportiert. Unter Umständen kann HCO_3^- auch als solches, also ohne Umwandlung in CO_2, die Tubuluswand parazellulär (zwischen den Zellen) kreuzen.

HCO_3^- ist eine sog. *Schwellensubstanz*, d. h. der Plasmaspiegel wird durch die Nierenausscheidung geregelt: Steigt er über den Normalwert, wird HCO_3^- bis zur Normalisierung ausgeschieden ($\rightarrow$ S. 114ff.).

Ein erhöhter (bzw. erniedrigter) pCO_2 im Plasma führt zu einer Erhöhung (bzw. Erniedrigung) der H^+-Sekretion und damit auch der HCO_3^--Resorption, was für die *Kompensation respiratorischer Störungen* wichtig ist ($\rightarrow$ S. 116).

Stickstoffstoffwechsel und -ausscheidung

Während Kohlenhydrate und Fette im Organismus fast ausschließlich zu Wasser und CO_2 abgebaut werden ($\rightarrow$ S. 198), wird der Stickstoff (N) der N-haltigen Stoffe, also der **Proteine, Aminosäuren, Nukleotide** u. a., in Form anderer N-haltiger Substanzen mit der Niere ausgeschieden, großteils als **Harnstoff** (entsteht in der Leber), zu einem geringeren Teil aber auch als NH_4^+ (s. o.), als **Kreatinin**, als **Harnsäure** u. a.

NH_4^+ entsteht im Tubulus aus NH_3 (s. o.). Dieser Ammoniak kommt zu einem kleineren Teil (15–35%) aus der Leber und gelangt als solcher in die Niere, zum größeren Teil entsteht er erst in den Tubuluszellen aus **Glutamin**, das eine Amido- und eine Aminogruppe trägt. Beide können durch verschiedene *Glutaminasen* als NH_3 abgespalten werden. Diese Enzyme werden durch eine Azidose stark aktiviert (oder vermehrt), so daß die NH_4^+-Ausscheidung verzehnfacht werden kann (s. o.). Die Ausscheidung von **Harnsäure** (aus dem Nukelotidstoffwechsel) spielt mit ca. 4 mmol/Tag quantitativ gegenüber **Harnstoff** mit über 300 mmol/Tag nur eine unbedeutende Rolle. Trotzdem kommt der Harnsäureausscheidung eine wichtige klinische Bedeutung zu, da Harnsäure schlecht löslich ist und daher *Nierensteine* bilden kann. Hohe Harnsäurespiegel im Blut können außerdem zur *Gicht* führen.

Von der Energiebilanz des Organismus her wäre es am günstigsten, den Stickstoff in Form von NH_3 auszuscheiden, was im Wasser lebende Tiere auch tun. Landtiere können den toxischen NH_3 jedoch nicht so schnell auswaschen. Harnstoff hingegen ist untoxisch, gut wasserlöslich und trägt außerdem 2 N-Atome/Molekül. Schlangen und Vögel scheiden Stickstoff hauptsächlich in Form von Harnsäurekristallen aus, d. h., hier ist die N-Ausscheidung mit der H^+-Ausscheidung (Harn-*Säure*!) kombiniert, ohne daß dazu Lösungswasser nötig ist. Dieser Mechanismus ist daher auch für in der Wüste lebende Tiere gut geeignet.

Niere, Salz- und Wasserhaushalt   147

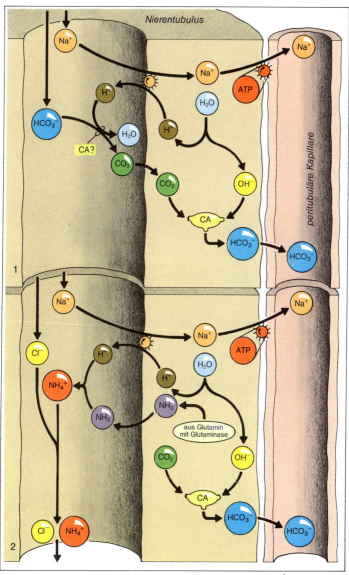

C. Bikarbonatresorption (1) und H^+-Ausscheidung in Form von NH_4^+ (2)

Kaliumhaushalt

Pro Tag werden etwa 50–150 mmol K^+ (*Mindestbedarf* 25 mmol) aufgenommen, wovon ca. *90% im Urin* und 10% mit dem Stuhl ausgeschieden werden. Die **Plasma-K^+-Konzentration** beträgt 3,4–5,2 mmol/l, während in den Zellen des Körpers die 20–30fache „effektive" K^+-Konzentration (→ S. 65, B) herrscht, d. h., von den ca. 4500 mmol K^+-Ionen des Körpers befinden sich 98–99% in den Zellen (3000 mmol in Muskel-Zellen, je ca. 200 mmol in Leber und Erythrozyten usw.). Obwohl der extrazelluläre Anteil also nur 1–2% beträgt, ist er u. a. deshalb so bedeutsam, da über ihn der gesamte K^+-Haushalt geregelt wird.

Die extrazelluläre K^+-Konzentration kann **akut** durch körperinterne **Verschiebung von K^+** zwischen der extrazellulären (EZF) und der intrazellulären Flüssigkeit (IZF) reguliert werden. Dieser relativ rasche Vorgang verhindert oder mildert z. B. dann einen gefährlichen K^+-Anstieg in der EZF, wenn größere K^+-Mengen von außen (Nahrung) zugeführt oder intern freigesetzt werden (z. B. Hämolyse). Diese K^+-Verschiebung wird großteils *hormonal gesteuert*. So führt ein akuter Anstieg des K^+ in der EZF zur Ausschüttung von **Insulin**, das in der Folge die K^+-Aufnahme in die Zellen fördert und so die K^+-Konzentration in der EZF wieder senkt. Auch *Adrenalin, Aldosteron* und eine *Alkalose* fördern die zelluläre K^+-Aufnahme.

Für eine **chronisch** ausgeglichene K^+-Bilanz des Körpers nach außen sorgt vor allem die **Niere** (s. u.), zu einem geringen Anteil aber auch das **Kolon**. Beeinflußt wird die K^+-Ausscheidung vor allem von der K^+- und H^+-Konzentration in der EZF, von Aldosteron und von der Na^+-Ausscheidung (→ **C**). Bei einer chronisch erhöhten K^+-Zufuhr nimmt die Leistungsfähigkeit der K^+-Ausscheidungsmechanismen zu (**K^+-Adaptation**). Auch bei einer weitgehend eingeschränkten Nierenfunktion sorgt diese Adaptation des restlichen, noch funktionierenden Tubulusapparates für eine weitgehend ausgeglichene K^+-Bilanz.

In der **Niere** wird K^+ am Glomerulus filtriert und normalerweise großteils wieder resorbiert (Netto-*Resorption*); u. U. kann die ausgeschiedene Menge allerdings die filtrierte Menge überschreiten (Netto-*Sekretion*, s. u.).

Bis zum Ende des **proximalen Tubulus** werden unabhängig von der K^+-Zufuhr etwa 70–80% der filtrierten K^+-Menge **resorbiert** (→ **A**). Dieser Transport erfolgt wahrscheinlich gegen einen kleinen elektrochemischen Gradienten. K^+-Ionen müssen daher z. T. *aktiv* aus dem Tubuluslumen entfernt werden (→ S. 13), doch verläßt, ähnlich wie bei der Na^+-Resorption (→ S. 132), der Großteil des K^+ den proximalen Tubulus *passiv*.

Rund **10–20%** der filtrierten K^+-Menge verlassen die Tubulusflüssigkeit in der **Henleschen Schleife** (Sekretion im absteigenden Schenkel ist kleiner als Resorption im aufsteigenden Teil), so daß im **distalen Tubulus** nurmehr 10% der filtrierten Menge erscheinen (→ **A**). Bei **hoher K^+-Zufuhr** wird vermehrt K^+ im Urin ausgeschieden (im Extremfall bis zu 150% der filtrierten Menge), bei **K^+-Mangel** ist der Urin K^+-arm (minimal ca. 3% der filtrierten Menge). Diese Angleichung an den jeweiligen Bedarf geschieht fast ausschließlich durch eine stark erhöhte bzw. durch eine fehlende K^+-Sekretion im „späten" **distalen Tubulus** und in den Anfangsteilen des **Sammelrohrs** (→ **B**); außerdem kann dort K^+ wieder (aktiv) resorbiert werden.

Evtl. sind Sekretion und Resorption Leistungen von *zwei verschiedenen Zelltypen* dieses Tubulusabschnittes: **Hauptzellen** (Sekretion) und *Zwischenzellen* (Resorption). Die lumenseitige K^+-„Pumpe" (→ **B**) wäre dann nur in den Zwischenzellen verwirklicht.

Die **zellulären Mechanismen** des K^+-

Niere, Salz- und Wasserhaushalt 149

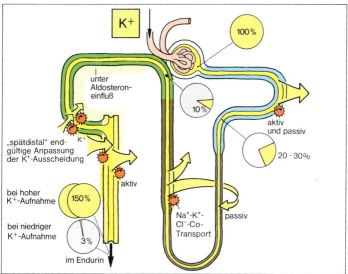

A. Resorption, Sekretion und Ausscheidung von K^+

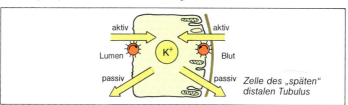

B. K^+-Resorption und K^+-Sekretion im distalen Nephron

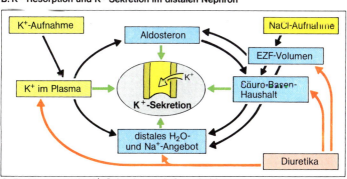

C. Einflüsse auf die K^+-Sekretion und -Ausscheidung (nach Wright u. Mitarb.)

Niere, Salz- und Wasserhaushalt

Transportes im distalen Tubulus und in den Anfangsteilen des Sammelrohrs sind noch nicht ganz geklärt. Wahrscheinlich wird sowohl vom Tubuluslumen, als auch von der Blutseite her K^+ *aktiv ins Zellinnere transportiert* (s. o., → **B**) (im letzteren Fall *im Austausch gegen* Na^+). Die Folge davon ist die sehr *hohe intrazelluläre* K^+*-Konzentration*, die die wesentliche treibende Kraft für den *passiven* K^+ *-Ausstrom* aus der Zelle darstellt (→ **B**). Änderungen der aktiven K^+-Aufnahme und der passiven K^+-Durchlässigkeit der luminalen Zellmembran beeinflussen daher über die intrazelluläre K^+-Konzentration (und über das Zellpotential) die K^+-Sekretion.

Einflüsse auf die K^+**-Ausscheidung**: 1. Eine hohe (bzw. niedrige) **intrazelluläre** K^+**-Konzentration** erhöht (bzw. erniedrigt) die K^+-Ausscheidung wegen des wechselnden chemischen Gradienten zwischen Zellinnerem und Tubuluslumen (s. o.). Die K^+-Konzentration in der Zelle hinwiederum ist sowohl von der K^+**-Konzentration im Plasma** (und damit von der K^+**-Zufuhr**, s. o.) als auch vom Plasma-pH-Wert abhängig (→ **B**). Eine **Azidose** (→ S.114) erniedrigt, eine **Alkalose** (→ S.114) erhöht den K^+-Gehalt der Zellen. Bei einer Alkalose steigt daher die K^+-Ausscheidung, bei einer *akuten* Azidose sinkt, jedoch aus nicht ganz geklärten Gründen bei einer *chronischen* Azidose wieder an.

Die **Potentialdifferenz** zwischen der Blutseite (+) und der Lumenseite (−) des *distalen Tubulus* (normal ca. 60 mV) spielt eine Rolle: Chronischer K^+-Mangel z. B. senkt das Potential auf bis zu 35 mV, wodurch eine der treibenden Kräfte für die K^+-Sekretion vermindert wird.

3. Das **distal-tubuläre Flüssigkeits-Angebot** *beeinflußt* die K^+-Ausscheidung. Steigt dieses Angebot im distalen Tubulus (z. B. durch erhöhte NaCl-Zufuhr, durch osmotische Diurese oder durch Hemmung der Na^+-Resorption im proximalen Tubulus oder in der Henleschen Schleife durch Diuretika [→ S. 142]), so wird K^+ vermehrt sezerniert (K^+-Verlust bei Gabe von bestimmten Diuretika!) (→ **C**).

4. **Aldosteron** (s. u.) stimuliert die aktive Na^+-Resorption am distalen Tubulus und erhöht dabei gleichzeitig die K^+-Sekretion (→ **C**). Bei *chronischer* Aldosterongabe allerdings steigt die Na^+-Ausscheidung nach ca. 2 Wochen wieder an (*Escape-Phänomen*), ohne daß die erhöhte K^+-Ausscheidung nachläßt. Dies beruht wahrscheinlich auf einer sekundären Hemmung der Na^+-Resorption in der Henleschen Schleife.

Wird durch *Aldosteronantagonisten* (→ S.142) die distale Na^+-Resorption gehemmt, kommt es zu einer *verminderten* K^+-Ausscheidung.

5. **Insulin** beeinflußt ganz allgemein die K^+-Aufnahme in die Zellen (→ S. 148). Inwieweit dies auch für die Zellen des distalen Tubulus gilt, ist noch nicht ganz geklärt.

Mineralkortikoide

Mineralkortiko(stero)ide werden in der **Nebennierenrinde (NNR)** gebildet. Wesentliche Aufgabe dieser Hormone ist es, in der Niere und in anderen Organen (Gallenblase, Darm, Schweißdrüsen, Speicheldrüsen u. a.) den Na^+- und K^+-Transport zu steuern. Hauptvertreter der Mineralkortikoide ist das **Aldosteron**, doch haben auch Kortikosteron, Desoxykortikosteron und sogar die Glukokortikoide (→ S. 260) eine Wirkung auf den Salztransport.

Biochemie: Aldosteron gehört zu den C_{21}-Steroiden, hat also 21 C-Atome, und wird in der *Zona glomerulosa* (→ S. 261) der NNR gebildet. Die *Biosynthese* von Aldosteron geht vom *Cholesterin* aus, das hauptsächlich aus dem Plasma aufgenommen wird, jedoch auch in der NNR gebildet werden kann. **ACTH** (→ S. 261) wirkt stimulierend auf die Biosynthese (nicht auf die Ausschüttung) von Aldosteron. Die *Bildungsrate* für Aldosteron beträgt 80 – 240 µg/Tag, die *Plasmakonzentration* 0,10 – 0,15 µg/l. Diese Werte schwanken je nach NaCl-Aufnahme und je nach Tageszeit: Die höchsten Sekretionsraten finden sich morgens, um am späten Abend ein Minimum zu erreichen. Aldosteron wird *in der Leber* an Glukuronsäure gekoppelt (→ S. 214) und so in der *Galle* und im *Urin ausgeschieden*.

Steuerung der Aldosteronausschüttung: Aldosteron führt im ganzen Körper zu einer *Retention von* Na^+ und einer Mehrausscheidung von K^+. Sekundär wird dabei auch Wasser zurückgehalten, so daß als Endeffekt u. a. ein *Anstieg des Extrazellulärvolumens* resultiert (→ S.140ff.).

Es ist daher sinnvoll, daß physiologischerweise die Aldosteronausschüttung durch solche Zustände stimuliert wird, die begleitet sind a) von einer *Ver-*

Niere, Salz- und Wasserhaushalt 151

minderung des Blutvolumens, b) von einer *Hyponatriämie* und c) von einer *Hyperkaliämie.* Die Ausschüttung von *Angiotensin II* (→ S. 152) spielt dabei eine wesentliche Rolle, doch ist noch nicht ganz klar, was der primäre Reiz für die Aldosteronausschüttung ist. *Zyklisches AMP* (→ S. 242) und *Prostaglandine* spielen jedenfalls eine Mittlerrolle dabei.

Aldosteronwirkung: Aldosteron stimuliert an salztransportierenden Zellen die Na^+-Resorption und die K^+-Ausscheidung. Seine Wirkung beginnt eine Stunde nach der Applikation (bzw. Ausschüttung) und erreicht ihren Maximalwert nach 4 Stunden. Dieser verzögerte Wirkungseintritt spiegelt die Zeit wieder, die für die intrazellulären Reaktionsschritte bei der Wirkung von Steroidhormonen notwendig ist (→ S. 244). Aldosteron stimuliert in der Zelle des Zielorgans die Synthese des aldosteroninduzierten Proteins (**AIP**).

AIP hat wahrscheinlich mehrere Effekte. Diskutiert werden: 1. AIP stimuliert die Synthese von ATP (Energiequelle des Na^+-Transportes), 2. AIP beschleunigt die Na^+-,,Pumpe" (→ S. 132), 3. AIP vergrößert die passive Permeabilität (→ S. 11) der Zellmembran für Na^+.

Bildet die NNR zuviel Aldosteron, kommt es zu einem **Hyperaldosteronismus.** Beim sog. *primären Hyperaldosteronismus* (durch NNR-Tumoren, die Aldosteron produzieren: Conn-Syndrom) ist die Aldosteronsekretion der Rückkopplungskontrolle entzogen. Na^+-Retention mit erhöhtem Extrazellulärvolumen und Bluthochdruck bei gleichzeitigem K^+-Verlust sind die Folge.

Der (häufigere) *sekundäre Hyperaldosteronismus* tritt bei einer Verminderung des effektiven Plasmavolumens auf (bei Schwangerschaft, Herzinsuffizienz, chronischer Diuretikagabe, diätetische NaCl-Verarmung, Leberzirrhose u. a.). Der Volumenmangel führt dabei über den Renin-Angiotensin-Mechanismus (→ S. 152) zur Aldosteronausschüttung.

Bei einer *Nebenniereninsuffizienz* (-ausfall [Addisonsche Krankheit]) führt der Mangel an Aldosteron zu einer stark vermehrten Na^+-Ausscheidung mit K^+-Retention, was zusammen mit dem Fehlen der Glukokortikoide (→ S. 260) zu einer lebensbedrohlichen Situation führt.

Ausscheidung von Ca^{2+} und Phosphat

An der Regelung des **Kalziumhaushaltes** ist die Niere als Ausscheidungsorgan wesentlich beteiligt (→ S. 254 ff.). Die *Plasmakonzentration von freiem und gebundenem Kalzium* beträgt 2,3 bis 2,7 mmol/l (4,6–5,4 mval/l). Rund 1,3 mmol/l davon sind *ionisiertes* Ca^{2+}, 0,2 mmol/l sind *komplex gebunden* (an Phosphat und Zitrat), der Rest von 0,8–1,2 mmol/l ist *an Plasmaproteine gebunden* und somit *nicht filtrierbar* (→ S. 12). Täglich werden somit rund 270 mmol (1,5 mmol/l mal 180 l/Tag [→ S. 124]) filtriert, wovon nur **0,5–3% im Urin** erscheinen. Der **Resorptionsort** ist das ganze Nephron mit Ausnahme der Sammelrohre. Meist geht dabei die Ca^{2+}-Resorption der von Na^+ (→ S. 132) parallel. Das gilt u. a. für die *Wirkung von Diuretika* (→ S. 142) und ebenso für den **Ort der Feineinstellung der Ca^{2+}-Ausscheidung,** die hauptsächlich im *distalen Tubulus* geschieht. Dabei *vermindern* **Parathyrin** (→ S. 254) und in geringerem Umfang auch **1,25-Dihydroxykalziferol** (Vitamin-D-Abkömmling; → S. 256) die Ca^{2+}-Ausscheidung, während **Kalzitonin** (→ S. 256) die Ca^{2+}-Ausscheidung *erhöht.*

Von dem glomerulär filtrierten **Phosphat** (→ S. 144ff.) werden 80–95% (hauptsächlich im proximalen Tubulus) **resorbiert.** Im Gegensatz zum Ca^{2+} wirkt *Parathyrin* auf die Phosphatausscheidung *fördernd,* während, ähnlich wie beim Ca^{2+}, *1,25-Dihydroxykalziferol* die Phosphatausscheidung vermindert und *Kalzitonin* die Ausscheidung fördert (→ S. 256).

Niere, Salz- und Wasserhaushalt

Renin-Angiotensin-Mechanismus

Der sog. **juxtaglomeruläre Apparat** (→ **A**) beinhaltet anatomisch a) die *sog. Macula-densa-Zellen* am Beginn des distalen Tubulus, b) die eng benachbarten Teile der *afferenten* (und efferenten) *Arteriole* des **gleichen Nephrons** (sog. *granulierte Zellen*) und c) dazwischenliegende Interstitiumzellen ohne Granula (*agranulierte Zellen = Polkissen*; → auch S. 120).

Von seiner Lage her ist der juxtaglomeruläre Apparat also sehr gut geeignet, Signale über die Urinzusammensetzung im frühdistalen Tubulus (Macula densa) aufzunehmen und für die Steuerung der glomerulären Durchblutung, des Filtrationsdruckes und damit der GFR (→ S. 124) zu verwenden (*Rückkoppelung*).

Biochemie (→ **B**): Die Granulazellen des juxtaglomerulären Apparates enthalten das proteinspaltende Enzym **Renin**, das von dort ins Blut gelangt. Renin spaltet vom *Reninsubstrat* **Angiotensinogen** (aus der Leber) ein Dekapeptid (Peptid mit 10 Aminosäuregruppen) ab, das sog. **Angiotensin I**. Das sog. Converting-Enzym („Umwandlungs"-Enzym), das in der Lunge und anderen Geweben vorkommt, spaltet vom Angiotensin I zwei Aminosäuren ab, wodurch das hochaktive Oktapeptid **Angiotensin II** entsteht, das in Leber und Niere wieder inaktiviert (abgebaut) wird.

Die **Steuerung des Renin-Angiotensin-Mechanismus** (→ **B**) ist noch nicht endgültig geklärt. *Hohe NaCl-Konzentrationen im Macula-densa-Harn* (z. B. durch eine erhöhte GFR) stimulieren offenbar die Reninausschüttung, wodurch die Nierendurchblutung (RBF) und die **GFR** (→ S. 124) sinken und anschließend weniger NaCl ausgeschieden wird (→ **B**). Außerdem führt ein *akut erniedrigter Blutdruck* (bzw. ein *akut erniedrigtes Plasmavolumen*) zur Reninfreisetzung (Druckrezeptoren in der Nierenarterie?), wodurch der Blutdruck (bzw. das Plasmavolumen) wieder angehoben wird (*negative Rückkoppelung;* → **B**).

Die Reninfreisetzung wird (zumindest teilweise) von β_2-Adrenozeptoren (→ S. 56) vermittelt, spricht auf im Blut zirkulierendes Adrenalin an und wird durch einige β-Blocker (→ S. 59) gehemmt. **Angiotensin II** und das davon freigesetzte **Aldosteron** (s. u.) wirken ebenfalls **hemmend** auf die Reninfreisetzung (→ **B**).

Zielorgane und Wirkungen von Angiotensin II:

1. *Herz-Kreislauf-System:* Angiotensin II ist die stärkste *vasokonstriktorische Substanz* des Organismus und wirkt direkt an den Arteriolen. Eine Erhöhung des Blutdruckes ist die Folge (→ **B**). Ob diese Wirkung für die physiologische Regelung eine Rolle spielt, ist nicht sicher geklärt.

2. *ZNS*: Angiotensin II führt auch über eine Stimulierung des Kreislauf-„Zentrums" zu einer Vasokonstriktion, was den direkten Effekt an den Arteriolen noch verstärkt. Außerdem löst Angiotensin II den *Durstmechanismus* im Hypothalamus aus und spielt zusätzlich bei der Regulation des *NaCl-Appetits* eine fördernde Rolle (→ **B**).

3. *Niere*: Angiotensin II wirkt auch hier vasokonstriktorisch, wodurch die renale Durchblutung und die GFR (→ S. 122ff.) abfallen. Einige Befunde weisen darauf hin, daß der Renin-Angiotensin-Mechanismus im juxtaglomerulären Apparat auch *rein lokal* im Sinne einer *Rückkoppelung am Einzelnephron* ablaufen kann. Danach könnte eine erhöhte GFR zu einer gesteigerten NaCl-Konzentration (oder -resorption) an der Macula densa führen, wodurch lokal Renin und Angiotensin II freigesetzt werden. Eine Konstriktion des Vas afferens würde dann die GFR senken und den Macula-densa-Reiz rückgängig machen.

4. *Nebennierenrinde*: Angiotensin II stimuliert dort direkt die Freisetzung von Aldosteron (→ S. 150), das die Na^+-Resorption im distalen Tubulus erhöht und damit den Na^+- und H_2O-sparenden Effekt der GFR-Verminderung verstärkt (→ **B**).

Niere, Salz- und Wasserhaushalt

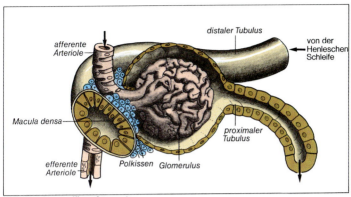

A. Juxtaglomerulärer Apparat

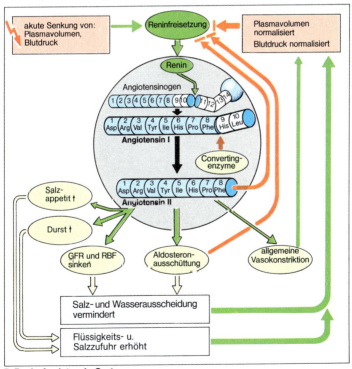

B. Renin-Angiotensin-System

Herz und Kreislauf

Herz-Kreislauf-System

Das Herz pumpt mit seiner *linken Kammer* (*linker Ventrikel*) das Blut durch die *arteriellen Blutgefäße* des *großen Kreislaufs* zu den Blutkapillaren der Körperperipherie. Über die *Venen* gelangt das Blut zurück zum rechten Herz und wird von der *rechten Herzkammer* durch die Lunge gepumpt und wieder dem linken Herz zugeleitet (*kleiner Kreislauf*; → A).

Das **Gesamtblutvolumen** beträgt rund 5 l (ca. 6–8% des Körpergewichtes) und befindet sich zu ca. 80% in den Venen, im rechten Herz und in den Gefäßen des kleinen Kreislaufs, zusammen **Niederdrucksystem** (→ A) genannt, da der Blutdruck dort relativ niedrig ist (im Mittel 2 kPa [15 mmHg]); seiner *hohen Kapazität* und *Dehnbarkeit* wegen kann das Niederdrucksystem auch seiner Funktion als *Blutspeicher* gerecht werden. Wird das normale Blutvolumen (z. B. durch eine Bluttransfusion) erhöht, finden sich mehr als 98% des transfundierten Volumens im Niederdrucksystem wieder und weniger als 2% im arteriellen **Hochdrucksystem**. Umgekehrt ist bei einem zu geringen Blutvolumen auch fast ausschließlich das Niederdrucksystem verkleinert.

Das **Herzzeitvolumen (HZV)**, d. h. das Blutvolumen, das pro Zeiteinheit vom Herzen ausgeworfen wird, errechnet sich aus *Herzfrequenz mal Schlagvolumen* und beträgt in Ruhe ca. 70 [min^{-1}] · 0,07 [l], also ca. 5 l/min. Steigerung der Frequenz und des Schlagvolumens kann das HZV auf ein Vielfaches erhöhen.

Das HZV läßt sich u. a. nach dem Fickschen Prinzip aus der O_2-Aufnahme durch die Lunge ($\dot{V}_{O_2}$, → S. 92) und aus der Differenz zwischen arterieller und venöser O_2-Konzentration (→ S. 92) bestimmen: HZV = $\dot{V}_{O_2}$/AVD$_{O_2}$.

Das HZV verteilt sich auf die im großen Kreislauf „parallel geschalteten" Organe (Gehirn, Herzmuskel, Magen-Darm-Trakt, Muskeln, Niere, Haut usw.) einerseits nach der *Lebenswichtigkeit der Organe*, andererseits nach dem *momentanen Bedarf*; der Lungenkreislauf hingegen erhält das *ganze HZV*, da er zum großen Kreislauf „in Serie" (hintereinander) „geschaltet" ist (→ A).

Eine ausreichende **Durchblutung des Gehirns** wird vorrangig aufrechterhalten, da es nicht nur ein lebenswichtiges Organ ist, sondern auch auf einen O_2-Mangel (Hypoxie; → S. 102) besonders empfindlich reagiert, und einmal zerstörte Nervenzellen nicht mehr ersetzt werden können.

Auch die **Herzmuskeldurchblutung** (in Ruhe ca. 5% des HZV, → S. 188) darf nicht abfallen, da ein Versagen des Herzens den gesamten Kreislauf in Mitleidenschaft ziehen müßte.

Die **Lunge** bekommt Blut über zwei Wege: 1. Über die *Pulmonalarterie* (kleiner Kreislauf, s. o.) gelangt venöses Blut in die Lunge, das dort arterialisiert wird (→ S. 78). 2. Über die *Bronchialarterien* wird arterialisiertes Blut aus dem großen Kreislauf herangeführt, das der Versorgung des Lungengewebes selbst dient. Der Abfluß erfolgt gemeinsam in den *Pulmonalvenen*.

Die **Nieren** erhalten rund 25% des HZV (→ S. 122). Diese im Verhältnis zu ihrem Gewicht (nur 0,5% des Körpergewichtes!) sehr hohe Durchblutung dient zum allergrößten Teil der *Kontroll- und Ausscheidungsfunktion* dieses Organs. Für die Versorgung des Nierengewebes ist nur ein kleiner Bruchteil der Durchblutung notwendig. Im Kreislaufversagen (z. B. Schock; → S. 186) kann daher die Nierendurchblutung vorübergehend zugunsten von Herz und Gehirn gedrosselt werden.

Bei starker körperlicher Arbeit fließen bis zu 2/3 des HZV durch die **Skelettmuskulatur** (→ S. 49). Während der Verdauung bekommt der **Magen-Darm-Trakt** einen ähnlich hohen Anteil am HZV. Es ist daher sinnvoll, daß diese beiden Organgruppen nicht gleichzeitig maximal durchblutet werden (→ A).

Die Durchblutung der **Haut** dient in erster Linie der *Wärmeabgabe* (→ S. 192). Die Haut ist daher bei erhöhter Wärmeproduktion (körperliche Arbeit) und/oder bei hohen Außentemperaturen besonders stark durchblutet.

Herz und Kreislauf 155

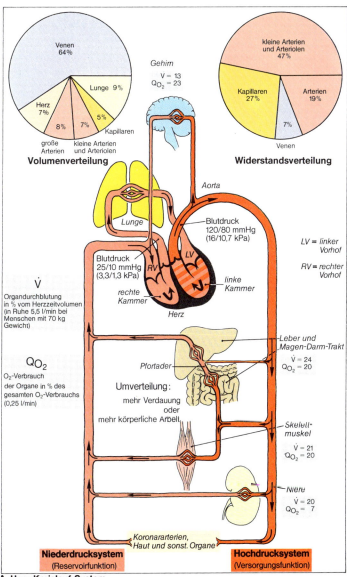

A. Herz-Kreislauf-System

Blutgefäßsystem

Das von der *Aorta* kommende Blut fließt in die von ihr abzweigenden *Arterien*, die sich bis zu den *Arteriolen* mehrfach weiter verzweigen. Die anschließenden *Kapillaren* vereinigen sich wieder zu den *Venulen*, von denen das Blut über die *kleinen* und *großen Venen* schließlich über die *obere* und *untere Hohlvene* (*Vv. cavae*) zum rechten Herzen zurückgelangt (→ **A**). Dabei fällt der **mittlere Blutdruck** (→ S. 160) von ca. 13,33 kPa (100 mmHg) in der Aorta auf ca. 0,5 kPa (ca. 4 mmHg) in den Hohlvenen ab.

Diese **Druckdifferenz** (ΔP) von ca. 13 kPa bestimmt zusammen mit dem **totalen peripheren Strömungswiderstand** (TPR) im großen Kreislauf die **Stromstärke** des Blutes ($\dot V$), also das *Herzzeitvolumen* (→ S. 154). Das *Ohmsche Gesetz* $\Delta P = \dot V \cdot R$ gilt ebenso für den Gesamtkreislauf (R = TPR) als auch für die einzelnen Abschnitte des Kreislaufs; in Abschnitten mit hohem Strömungswiderstand R wird der Druckabfall ΔP besonders stark sein. ($\dot V$ bleibt in hintereinander geschalteten Gefäßabschnitten gleich: Durch die Aorta z. B. fließt also pro Zeiteinheit ebensoviel Blut wie durch alle Arteriolen oder durch alle Kapillaren des großen Kreislaufs.)

Die **Aorta** und die **Arterien** haben zum einen die Aufgabe, das Blut auf die Körperperipherie zu *verteilen*, zum anderen verwandeln sie infolge ihrer Elastizität (altersabhängig!) die stoßweise Blutströmung am Aortaanfang in eine ausgeglichene Strömung (**Windkesselfunktion;** → S. 163).

Die **Arteriolen** sind in ihrer Gesamtheit zu fast 50% am TPR beteiligt (→ S. 155, A), so daß der **Blutdruck** hier entsprechend **stark abfällt (Widerstandsgefäße)**. Jede Änderung des Arteriolenwiderstandes wird sich daher stark auf den TPR auswirken (→ S. 176ff.). Die Weite der einzelnen Arteriolen bestimmt auch die Durchströmung des nachgeschalteten Kapillarnetzes, d. h. die jeweilige *Blutverteilung*.

Nach dem **Hagen-Poiseuilleschen Gesetz**,

$$R = \frac{8 \cdot l \cdot \eta}{\pi \cdot r^4},$$ hängt der *Strömungswiderstand*

(R) in Röhren der *Röhrenlänge* (l) von der *Zähigkeit* (Viskosität, η) der Flüssigkeit und von der **vierten Potenz** des **Röhrenradius** (r^4) ab. Danach genügt z. B. in den Arteriolen eine Radiusverminderung von nur 16%, um den Widerstand zu verdoppeln!

Die **Viskosität** η **des Blutes** *steigt mit wachsendem Hämatokritwert* (→ S. 65, A) und außerdem, da Blut eine heterogene Flüssigkeit ist, *mit sinkender Strömungsgeschwindigkeit*, was durch geldrollenartige Zusammenballung der langsamer bewegten Erythrozyten verursacht wird (→ S. 64). Das kann z. B. im *Schock* (→ S. 186) zu einem Teufelskreis $\eta \uparrow$ → $R \uparrow$ → $\dot V \downarrow$ → $\eta \uparrow\uparrow$ usw. und damit letztlich zu $\dot V = 0$ (*Stase*) führen.

Die **Kapillaren** haben zwar einen noch kleineren Radius (→ **A**) als die Arteriolen, doch ist ihre Gesamtzahl (ca. $5 \cdot 10^9$!) so groß, daß ihr Anteil am TPR nur ca. 27% beträgt. Der dazugehörige Druckabfall ist am **Flüssigkeitsaustausch zwischen Blut** und **Zwischenzellraum** (→ S. 158), eine der Aufgaben der Kapillaren (und der Venulen), wesentlich beteiligt; sie sind durch ihre *sehr große Gesamtoberfläche* (ca. 300 m²) und ihre äußerst dünnen und damit *durchlässigen Wände* für den Stoff- und Flüssigkeitsaustausch besonders geeignet.

Nach dem **Laplaceschen Gesetz** ist die *Wandspannung* (T) in einem Blutgefäß gleich dem *transmuralen Druck* (P_t = Blutdruck im Gefäß minus Umgebungsdruck) mal *Gefäßradius* r: $T = P_t \cdot r$. Da r in den Kapillaren sehr klein ist (3000mal kleiner als in der Aorta; → **A**) ist die Wandspannung gering, so daß nur eine dünne Kapillarwand nötig ist, um dem Druck standzuhalten.

Die **Venen** haben die Aufgabe, das Blut wieder zu sammeln. Als bedeutender Teil des Niederdrucksystems spielen sie mit ihrem großen Volumen (→ **A**) außerdem als **Blutreservoir** eine wichtige Rolle (→ S. 184) (*Kapazitätsgefäße*).

Herz und Kreislauf

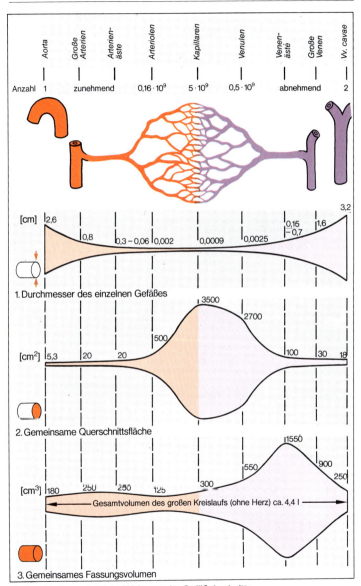

A. Anzahl, Querschnitt und Volumen der Gefäßabschnitte

Flüssigkeitsaustausch durch die Wand der Blutkapillaren

Die Versorgung der Zellen erfolgt über die Blutkapillaren. Ihre relativ *dünnen Wände* (→ S.156) besitzen ca. 8 nm große *Poren*, durch die, mit Ausnahme der Blutzellen und der großen Eiweißkörper, die im Plasma gelösten Stoffe zusammen mit Wasser frei **filtriert** werden können (→ S.12). Aus allen Kapillaren des Körpers werden pro Tag rund 20 l Flüssigkeit (also rund 1/200 des durch den Kreislauf gepumpten Plasmawassers) in den Zwischenzellraum (Interstitium) abfiltriert. Dem steht eine **Resorption**, d. h. eine Rückkehr der Flüssigkeit in die Kapillare, von rund 18 l/Tag gegenüber. Die restlichen 2 l/Tag erreichen die Blutbahn erst wieder über den Umweg der **Lymphe** (→ A).

Die **Triebkräfte von Filtration und Resorption** an der Kapillarwand sind (→ A) der *hydrostatische Druckunterschied* (ΔP) und der *onkotische Druckunterschied mal Reflexionskoeffizient* ($\Delta \pi \cdot \sigma$; → S.8) zwischen Innerem und Äußerem der Kapillare (*Starling-Hypothese, 1896*). ΔP und $\Delta \pi$ bestimmen zusammen mit der *Durchlässigkeit* (hydraulische Leitfähigkeit) und der *Austauschoberfläche* der Kapillarwand das Ausmaß des Flüssigkeitsaustausches.

Δ P ist die treibende Kraft der Filtration und beträgt am *arteriellen Ende* der Kapillare rund 3,9 kPa (29 Torr) und fällt zum *venösen Ende* auf rund 1,9 kPa (14 Torr) ab (→ **A** u. **B**, rote u. violette Linie). Diesen Drücken entgegen wirkt der onkotische Druckunterschied $\Delta \pi$ von rund 2,7 kPa (20 Torr, → **A** u. **B**, grüne Linie), wobei $\sigma = 1$ (keine Proteindurchlässigkeit). $\Delta \pi$ entsteht dadurch, daß die Plasmaproteine Wasser „an sich halten" (→ S.8), während das Interstitium nur wenig Proteine enthät. Die Differenz zwischen Δ P und $\Delta \pi$ beträgt am arteriellen Ende der Kapillare 3,9 − 2,7 = 1,2 kPa, d. h. hier wird *filtriert*, am venösen Ende 1,9 − 2,7 = −0,8 kPa, d. h. hier wird *resorbiert*. Der venöse Schenkel der Austauschstrecke hat einen größeren Durchmesser und ist durchlässiger als der arterielle. Für die Resorption genügt daher eine kürzere Strecke bzw. ein geringerer Druckunterschied als für

die vorangegangene Filtration (→ A). Diese Angaben stellen nur *Durchschnittswerte* dar, d. h. daß u. U. an einer Kapillare nur resorbiert an einer anderen nur filtriert wird.
Gewinnt die Proteindurchlässigkeit des Endothels an Bedeutung (z. B. in der Leber), vermindert sich ($\Delta \pi \cdot \sigma$), weil $\sigma < 1$ (→ S. 8). Eine **Beeinflussung des kapillären Flüssigkeitsaustausches** und u. U. die Entstehung von **Ödemen** (s. a. S. 142) sind durch folgende Faktoren möglich:

a) *Änderung des Blutdruckes* am *arteriellen Ende* der Kapillare; die dazu nötige Widerstandsänderung besorgen die Arteriolen (→ S.156) und die vor der Kapillare gelegenen Schließmuskeln (präkapilläre Sphinkter).
b) *Änderung des venösen Druckes* am Ende der Kapillare, was durch unterschiedliche Kontraktion der Venulen zustandekommen kann. Auch bei einem *venösen Rückstau* (z. B. bei einer Herzinsuffizienz) kann krankhafterweise der Venendruck erhöht sein und zu einem Überwiegen der Filtration führen (→ **B1**); es kommt zur *Flüssigkeitsansammlung im Zwischenraum (Ödem)*.
c) *Änderungen des Proteingehaltes des Plasmas* beeinflussen $\Delta \pi$. Ein Absinken der Plasmaproteine (Hypoproteinämie; → **B2**) z. B. führt daher zu Ödemen.
d) Bei *erhöhter Proteindurchlässigkeit* ($\sigma < 1$), z. B. verursacht durch Histamin (→ S.72), überwiegt die Filtration (Ödem).
e) Auch ein *verminderter Lymphabfluß* (durch Verstopfung oder Verödung von Lymphbahnen) führt zur Flüssigkeitsansammlung im Interstitium, also ebenfalls zum Ödem.

Jede Volumenzunahme des Interstitiums bewirkt dort eine Druckerhöhung und damit eine Verminderung von Δ P. Durch die Ödembildung wird der interstitielle Raum daher nur so lange ausgeweitet, bis sich ein neues Gleichgewicht von Filtration einerseits und Resorption und Lymphabfluß andererseits einstellt.

Bei der Filtration und Resorption von H_2O durch die Kapillarwand werden zwar auch gelöste Teilchen mitgerissen („solvent drag"; → S. 12), doch spielt der **Stoffaustausch durch Diffusion** (→ S. 11) quantitativ bei weitem die größere Rolle. Hat der Stoff beidseits der Kapillarwand die gleiche Konzentration, halten sich Einwärts- und Auswärtsdiffusion die Waage, d. h. die resultierende Nettodiffusion ist 0. Besteht aber für den Stoff ein Konzentrationsunterschied zwischen Plasma und Interstitium, kommt es zur Nettodiffusion dieses Stoffes. Nährstoffe und O_2 verlassen so die Blutbahn, CO_2 und Stoffwechselprodukte diffundieren in die Gegenrichtung.

Herz und Kreislauf

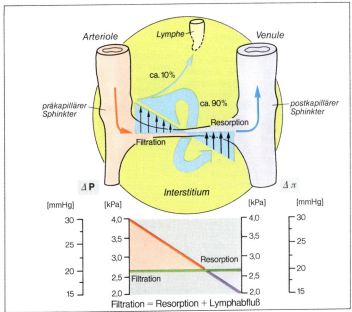

A. Flüssigkeitsaustausch an der Kapillare

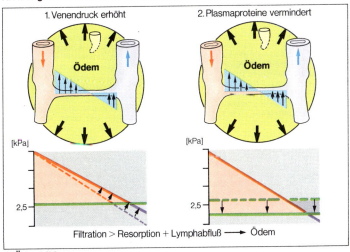

B. Ödembildung

Herz und Kreislauf

Blutdruck

Unter Blutdruck schlechthin ist (auch im folgenden) der **arterielle Blutdruck** im Körperkreislauf gemeint. Er schwankt bei jedem Herzschlag zwischen einem Maximalwert (**systolischer Blutdruck**) während der Systole des Herzens (→ S. 162) und einem Minimalwert (**diastolischer Blutdruck**) während der Diastole des Herzens (→ **A** u. **B1**). Während der systolische Blutdruck hauptsächlich durch die *Herztätigkeit* und die *Elastizität* der großen, arteriellen Gefäße bestimmt ist, wird der diastolische Blutdruck stark von der *Abflußgeschwindigkeit* des Blutes, d. h. vom *totalen peripheren Widerstand* (→ S. 156) beeinflußt.

In Ruhe (sitzend oder liegend) **beträgt der systolische Blutdruck** (am Oberarm gemessen) normalerweise ca. **16 kPa (120 mmHg)**, der **diastolische Blutdruck** ca. **10,7 kPa (80 mmHg)**.

Die **Blutdruckmessung** erfolgt entweder *direkt* über eine im Blutstrom liegende Nadel (→ **A** u. **B1**, geschriebene Blutdruckkurve) oder *indirekt* mit Hilfe einer aufblasbaren *Manschette*. Dazu wird die um den Oberarm gelegte Manschette soweit aufgeblasen, bis der Manschettendruck den erwarteten Blutdruck sicher übersteigt. Beim Ablassen des Manschettendruckes hört man mit einem Höhrrohr (Stethoskop) in der Ellenbeuge ab. Bei einem bestimmten (systolischen) Druck tritt ein zischendes Geräusch auf, das bei einem tieferen (diastolischen) Druck leiser wird. Am Druckmesser kann die jeweils dazugehörige Druckhöhe in mmHg oder in kPa (→ S. 3) abgelesen werden.

Für die Organdurchblutung ist der **mittlere Blutdruck** (→ **A**) entscheidend. Er läßt sich z. B. graphisch bestimmen; dabei wird eine Linie so in die Blutdruckkurve eingezeichnet, daß die obere und untere Fläche zwischen dieser Linie und der Blutdruckkurve einander gleich sind. Die Linie gibt dann der Höhe des mittleren Blutdrucks an. Obwohl der Mitteldruck von der Aorta zur A. femoralis hin abfällt (→ **A1** u. **A2**), kann der systolische Druck in letzterem Gefäß höher als in der Aorta sein.

Ein optimal regulierter Blutdruck (→ S. 176 ff.) ist für die Versorgung des Gewebes unerläßlich. Ein **zu geringer Blutdruck** führt zum *Schock* (→ S. 186), zur *Anoxie* (→ S. 102) und zum *Untergang des Gewebes*. Auch ein **chronisch erhöhter Blutdruck** (*Hypertonie*) schadet, da die *Gefäße* (besonders von Herz, Gehirn, Niere und Netzhaut) dadurch in Mitleidenschaft gezogen werden.

Der **Blutdruck in der Pulmonalarterie** ist *niedriger* als in der Aorta (→ **B2**): Der *systolische Druck* beträgt hier ca. 3,3 kPa (25 mmHg), der *diastolische Druck* ca. 1,3 kPa (10 mmHg). Der **Lungenkreislauf gehört** damit **zum Niederdrucksystem** (→ S. 154). Eine weitere Besonderheit des Lungenkreislaufs ist die *hohe Nachgiebigkeit der Umgebung* der Lungengefäße (luftgefülltes Lungengewebe!). Ein kurzzeitiger Blutvolumenanstieg im Lungenkreislauf z. B. führt daher weniger zu einer Druckerhöhung als vielmehr zu einer *Ausdehnung der Lungengefäße*, die damit eine Art **Reservoirfunktion** haben (→ S. 154 u. 94).

Während der arterielle Blutdruck primär von HZV und TPR abhängt (→ S. 156), wird der **Blutdruck in den Venen** vor allem vom Blutvolumen und von der Volumenkapazität des Kreislaufs bestimmt und beträgt in den herznahen Venen (→ **B3**) nur 0,2–0,5 kPa (1,5–4 mmHg). Solch niedrige Drücke im Inneren des Gefäßes machen den Gefäßweite, die vom sog. transmuralen Druck abhängt (→ S. 156 u. S. 184), stark vom *Umgebungsdruck* abhängig. Innerhalb des Brustkorbes wechselt dieser (*intrathorakale*) *Druck* atmungsbedingt (→ **B4** u. S. 80), so daß die Weite der Hohlvenen mit der Atmung schwankt, was zu einer Art **Pumpwirkung der Atmung auf den venösen Rückstrom** zum Herzen führt (→ auch S. 184). Bei der Inspiration sinkt der intrathorakale Druck (→ **B4**) stärker als der durchschnittliche Druck in der Hohlvene (→ **B3**), was zum Anstieg des transmuralen Druckes (→ **B5**), zur Gefäßausweitung und damit zur Erhöhung des venösen Rückstroms zum rechten Herzen führt. Über den Frank-Starling-Mechanismus (→ S. 182 ff.) kommt es dann zu einer vorübergehenden Erhöhung des Schlagvolumens der rechten Herzkammer (→ **B7**) und der Stromstärke in den Aa. pulmonales (→ **B6**). Das Schlagvolumen des linken Herzens nimmt gleichzeitig etwas ab, da durch die ebenfalls inspirationsbedingte Erweiterung der Lungenvenen die Blutzufuhr zum linken Herzen vorübergehend absinkt.

Herz und Kreislauf 161

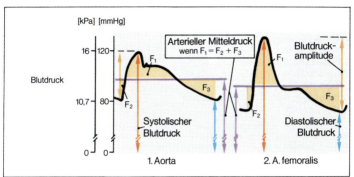

A. Verlauf des arteriellen Blutdrucks

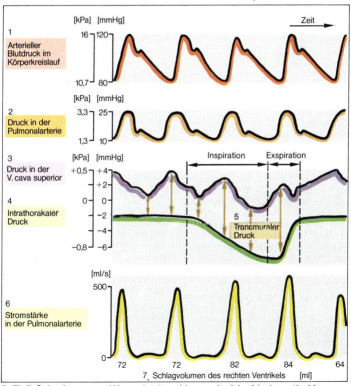

B. Einfluß der Atmung auf Venendruck und Lungenkreislauf (schematisch)

Aktionsphasen des Herzens (Herzzyklus)

Die **Herzfrequenz** beträgt in Ruhe ca. 70/min, d. h., in knapp 1 s laufen die vier **Aktionsphasen des Herzens ab**: Die **Anspannungs- (I)** und **Auswurfphase (II) der Systole** und die **Entspannungs- (III)** und **Füllungsphase (IV) der Diastole** (→ A).

Die Herzklappen sorgen für die **richtige Strömungsrichtung** im Herzen, nämlich *von den Vorhöfen in die Kammern* (Phase IV) und von diesen *in die Aorta* bzw. die *Pulmonalarterie* (Phase II).

Das **Öffnen** und **Schließen der Klappen** (→ A10) wird von den *Drücken beidseits der Klappe* bestimmt: Ist z. B. der Druck im linken Ventrikel größer als in der Aorta, ist die Aortenklappe offen, wird er kleiner als in der Aorta, schließt sie sich.

Den mechanischen Phasen der Herzaktion gehen bestimmte elektrische Vorgänge im Herzen voran, die als **EKG** (→ A1, → S.168ff.) abgeleitet werden können (diese Zuordnung ist für das rechte und linke Herz nicht ganz synchron; → A1 a).

Folgende Vorgänge laufen während eines **Herzzyklus** nacheinander ab: **Vorhofsystole** (Phase IVc): Noch während der Diastole der Ventrikel führt die Entladung des Herzschrittmachers (Sinusknoten; → S.164) zur Erregung der Vorhofmuskulatur (**P-Zacke** im EKG; → A1), die sich daraufhin kontrahiert (erhöhter Vorhofdruck in Phase IVc; → A4); das dadurch ausgetriebene Blut schließt die Ventrikelfüllung ab (s. u.). Hier endet die Diastole; das **enddiastolische** (Ventrikel-) **Volumen** beträgt normalerweise ca. 125 ml (→ A6), kann aber bis zu 250 ml erreichen.

Die elektrische Erregung des Herzens (→ S.164) hat nun die Ventrikel erreicht (**QRS-Komplex**; → A1), die sich daraufhin kontrahieren. In dieser **Anspannungsphase** (Phase I) sind alle vier Klappen geschlossen, d. h. das Blutvolumen in den Ventrikeln (→ A6) bleibt gleich (**isovolumetrische Kontraktion**), und es steigt nur der Druck sehr rasch an (→ A3). Im linken Ventrikel wird er bei rund 10,7 kPa (80 mmHg) größer als der Druck in der Aorta (→ A2 und A3), so daß sich die Taschenklappen öffnen. Damit beginnt die **Austreibungsphase** (Phase II), in der die Drücke im linken Ventrikel und in der Aorta vorübergehend ein Maximum von ca. 16 kPa (120 mmHg) erreichen (→ A2 in Phase IIb). Nach dem Auswurf des Blutes (→ A6 u. A7) entspannen sich die Ventrikel (Phase III), wobei gleich anfangs ihr Druck rasch unter den Aorten- (bzw. Pulmonalarterien-)druck fällt (→ A3). Dadurch schließen sich die Taschenklappen, was die **Diastole** einleitet.

Inzwischen haben sich die Vorhöfe wieder gefüllt, wobei die *Saugwirkung* durch das *Senken der Klappenebene* während der Austreibungsphase ausschlaggebend ist; damit ist bereits am Anfang der Füllungsphase (Phase IVa) für eine rasche Ventrikelfüllung gesorgt (→ A6). (Die aktive Vorhofkontraktion [Phase IVc, s. o.] trägt bei normaler Herzfrequenz nur ca. 15% zur Ventrikelfüllung bei.)

Die **Blutversorgung der Herzmuskulatur** über die *Kranzarterien* (→ A8 u. S.188) erfolgt, besonders im linken Ventrikel, praktisch *nur während der Diastole*, da diese Gefäße in der Systole von den angespannten Herzmuskulatur zusammengepreßt werden (Transmuraler Druck < 0).

Akustischer Ausdruck der normalen Herzaktion sind die **Herztöne** (→ A9): Der erste in der Anspannungsphase, der zweite beim Schluß der Taschenklappen. Krankhafte **Herzgeräusche** treten u. a. bei zu engen oder undichten Klappen auf (*Stenose* bzw. *Insuffizienz*).

Auch die *Wellen des Venenpulses* (→ A5: a, c, x, v, y) spiegeln den Herzzyklus wider. So wird z. B. die positive *a-Welle* durch die Vorhofkontraktion, die negative *x-Welle* durch die Senkung der Klappenebene verursacht.

Herz und Kreislauf

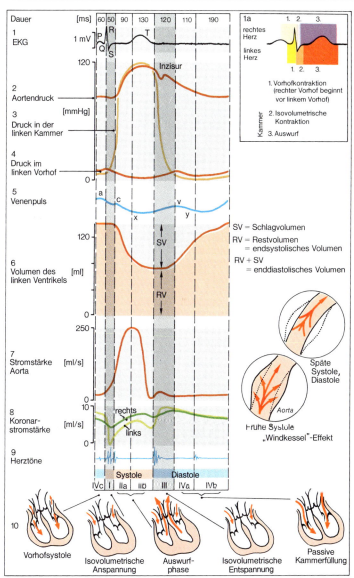

A. Aktionsphasen des Herzens (Herzzyklus)

164 Herz und Kreislauf

Erregungsbildung und -leitung im Herz

Das Herz besitzt *zwei Typen von Herzmuskelzellen* (-fasern): 1. Zellen, die Impulse bilden und weiterleiten, 2. Zellen, die solche Impulse mit einer Verkürzung (Kontraktion) beantworten; letztere stellen die Arbeitsmuskulatur des Herzens (*Myokard*) dar.

Das Myokard der Herzkammern ist *funktionell ein Synzytium*, d. h., die Zellen sind nicht gegeneinander isoliert; ein Reiz, der irgendwo in den Ventrikeln entsteht, führt daher immer zur vollständigen Kontraktion beider Kammern (**Alles-oder-Nichts-Kontraktion**). Ähnliches gilt für die Vorhöfe.

Die Reiz-(Impuls-)bildung geschieht, im Gegensatz zum Skelettmuskel (→ S. 32), innerhalb des Organs (im Zelltyp 1, s. o.): **Autorhythmie** oder **Autonomie des Herzens**.

Die **Erregung des Herzens** (→ **B** u. **C**) erfolgt normalerweise durch die **Sinusknoten**; er ist der **physiologische Schrittmacher** des Herzens (→ **A**). Die Erregung breitet sich von dort auf beide *Vorhöfe* und den *Atrioventrikularknoten* (*AV-Knoten*) aus (→ **A** u. **B**) und gelangt dann über das *Hissche Bündel* mit seinen beiden *(Tawara-) Schenkeln* zu den *Purkinjeschen Fäden*, die die Erregung auf das *Kammermyokard* übertragen; in ihm breitet sich der Reiz von innen nach außen und von der Spitze zur Basis aus, was mit Hilfe des **EKG** auch am intakten Organismus verfolgt werden kann (→ **B**; → S. 168).

Das Zellpotential im Erregungsbildungs- und -leitungssystem des Herzens beinhaltet **kein** konstantes Ruhepotential, sondern steigt nach jeder Repolarisation, dessen negativster Wert *maximales diastolisches Potential* (**MDP**) genannt wird, gleich wieder so lange langsam an (**Schrittmacherpotential, Präpotential**), bis das **Schwellenpotential** (**SP**) erneut erreicht ist und ein weiteres **Aktionspotential** (**AP**; → S. 26 u. 45) ausgelöst wird (→ S.167, A). Folgende Änderungen der Leitfähigkeiten (**g**) und der Ionenströme (**I**; → S. 7 u. 14) bestimmen das **AP der** **Schrittmacherzellen** (s. a. S. 26 u. S. 167, A): Beginnend mit dem **MDP** (Sinusknoten: ca. −70 mV), vermindert sich g_K kontinuierlich. g_{Ca} und g_{Na} sind zu dieser Zeit zwar klein, doch sind es I_{Ca} und I_{Na}, die zur langsamen Depolarisation, also zum *Präpotential* führen. Zögernd erhöht sich nun auch g_{Ca} (und etwas g_{Na}), so daß ein verstärkter I_{Ca} zum späten Präpotential beiträgt. Beim **SP** (Sinusknoten: ca. −40 mV) erhöht sich g_{Ca} nun relativ rasch, um anschließend wieder inaktiviert zu werden, während g_K jetzt stark ansteigt. Nach einem mäßig steilen Anstieg und einem „abgerundeten" Maximum des AP wird die Zelle so wieder bis zum MDP repolarisiert (→ S. 167, A).

Jedes Aktionspotential im Sinusknoten löst einen Herzschlag aus, d. h., die Impulsfrequenz dieses Schrittmachers bestimmt die Schlagfrequenz. Sie kann daher prinzipiell durch folgende **Änderungen des Schrittmacherpotentials** (im Sinusknoten) modifiziert (z. B. vermindert) werden (→ S. 167: A1–A3): 1. Das *Schwellenpotential* wird weniger negativ, so daß die Schwelle später erreicht wird (→ S. 167, A1). 2. Die *Anstiegssteilheit* des Präpotentials wird verringert, so daß die (gleichbleibende) Schwelle später erreicht wird (→ S. 167, A2). 3. Das maximale diastolische Potential wird negativer, so daß die spontane Depolarisation „tiefer" beginnt und so die (gleichbleibende) Schwelle später erreicht wird (→ S. 167, A3). 4. Die *Repolarisation* (→ S. 26) nach einem Aktionspotential verläuft langsamer (flacher).

Die führende Rolle des Sinusknotens bei der Herzerregung kommt dadurch zustande, daß die „tiefer" liegenden Teile des Erregungsbildungs- und -leitungssystems im Herzen eine langsamere Schrittmacherfrequenz als der Sinusknoten haben (Ursache 2 und 4, s. o.), so daß die Erregung von dort bereits eintrifft, bevor die spontane Depolarisierung der tieferen Teile deren eigenes Schwellenpotential erreicht.

Beeinflussung und Störungen der Herzerregung

Bedingt durch seine Autonomie kann das Herz zwar auch ohne äußere Nervenversorgung schlagen, doch ist eine **Anpassung der Herztätigkeit** an einen wechselnden Bedarf des Organismus (→ S. 48) größtenteils an intakte *Herznerven* gebunden (s. u.). Folgende **Qualitäten der Herztätigkeit** können modifiziert werden: 1. Die Häufig-

Herz und Kreislauf 165

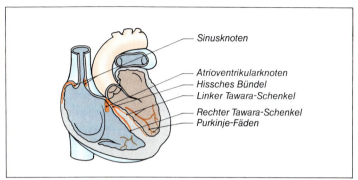

A. Reizbildungs- und -leitungssystem im Herzen

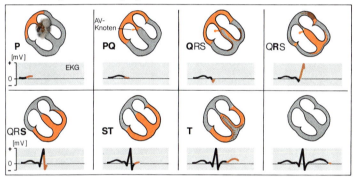

B. Erregungsausbreitung im Herzen und zugehöriges EKG-Bild

Vorgang		Zeit [ms]	EKG	Leitungs- geschwin- digkeit [m·s⁻¹]	Eigen- frequenz [min⁻¹]
Sinusknoten Impulsbildung		0	P-Welle	0,05	70–80
Impulsankunft in entfernten Vorhofteilen	rechter Vorhof linker Vorhof	50 85		} 0,8–1,0	
AV-Knoten Impulsankunft		50	P-Q-Intervall (Erregungs- verzögerung)		40–60
Impulsweiterleitung		125		0,05	
Hissches Bündel aktiviert		130		1,0–1,5	
Schenkelenden aktiviert		145		1,0–1,5	
Purkinje-Fäden aktiviert		150		3,0–3,5	
Myokardinnenseite vollständig aktiviert	rechter Ventrikel linker Ventrikel	175 190	QRS-Komplex	1,0 im Myokard	} 20–40
Myokardaußenseite vollständig aktiviert	rechter Ventrikel linker Ventrikel	205 225			

C. Herzerregung: Zeitverlauf, EKG und Geschwindigkeit

keit (*Frequenz*) der Impulsbildung des Schrittmachers und damit die Schlagfrequenz des Herzens (**Chronotropie**). 2. Die Geschwindigkeit der Erregungsleitung (**Dromotropie**). 3. Die *Kraft* der Herzmuskelzuckung, d. h. die *Kontraktilität* des Herzens (**Inotropie**). 4. Die *Erregbarkeit* im Sinne einer Veränderung der Reizschwelle (**Bathmotropie**).

Die sog. efferenten Herznerven, Äste des N.vagus und des **Sympathikus** (v. a. β_1-Rezeptoren), beeinflussen die Herzfunktion (→ S. 51 ff.), wobei die *Schlagfrequenz* durch die zum Sinusknoten laufenden Fasern des N.vagus *vermindert* (**negativ chronotrope Wirkung**) und durch die des Sympathikus *erhöht* wird (**positiv chronotrope Wirkung**). Verantwortlich dafür sind eine *Steigerungsänderung des Präpotentials* (→ **A2** u. **B1**) und ein *verändertes MDP* im Sinusknoten (→ **A3**).

Die Abflachung des Präpotentials und das negativere MDP unter Vaguseinwirkung haben eine *erhöhte K^+-Leitfähigkeit* (g_K; → S. 26), das *Steilerwerden* des Präpotentials unter Sympathikus- bzw. Adrenalineinfluß eine *erhöhte* g_{Ca} und u. U. eine *verminderte* g_K zur Ursache. In tieferen Anteilen des Reizleitungssystems ist nur der Sympathikus chronotrop wirksam, was ihm einen entscheidenden Einfluß bei einer eventuellen Übernahme der Schrittmacherfunktion durch „tiefere" Reizleitungsanteile sichert (s. u.).

Der *N.vagus* (linker Ast) *verzögert*, der *Sympathikus beschleunigt* die **Reizüberleitung im AV-Knoten** (→ S.164): **negativ** bzw. **positiv dromotrope Wirkung**. Beeinflußt werden dabei v. a. das MDP (→ **A3**) und die Anstiegssteilheit des AP (→ **B2**). Auch hier spielen die Änderungen von g_K und g_{Ca} eine wichtige Rolle.

Eine direkte nervale **Beeinflussung der Kontraktionskraft** der Ventrikel läßt sich beim Menschen nur für den Sympathikus nachweisen (**positiv inotrope Wirkung**).

Ganz ähnlich wie im Skelettmuskel (→ S.36) setzt das **Aktionspotential im Arbeitsmyokard Ca^{2+}-Ionen** aus dem intrazellulären *Longitudinalsystem* frei. Am Myokard verursacht das Aktionspotential aber zusätzlich einen **Ca^{2+}-Einstrom aus dem Extrazellulärraum**. *Je mehr Ca^{2+} einströmt, desto kräftiger* kann die nächste Kontraktion sein. Ein vermehrter Ca^{2+}-Einstrom, wie er unter Sympathikuseinfluß stattfindet, hat daher einen positiv inotropen Effekt (s.o.). Der N.vagus hat beim Menschen *keinen* direkten Einfluß auf die Ventrikel, doch führt eine vagusbedingte Frequenzverminderung (s.o.) zu einer geringeren Ca^{2+}-Aufnahme/Zeit und damit indirekt zu einem negativ inotropen Effekt. Umgekehrt hat eine Frequenzerhöhung einen positiv inotropen Effekt (**Frequenzinotropie**). Sowohl ein verlängertes *Aktionspotentialplateau* des Myokards (→ S.45) als auch eine Erhöhung des extrazellulären Ca^{2+} steigern über einen *vermehrten Ca^{2+}-Einstrom* die intrazelluläre Ca^{2+}-Konzentration und erhöhen damit die Herzkraft. Der gleiche Effekt wird durch eine *Verminderung des Ca^{2+}-Ausstroms* erreicht; da dieser um so kleiner ist, je höher intrazellulär das Na^+ ansteigt, bewirken Hemmer der Na^+-K^+-Pumpe (Glykoside wie z. B. Strophantin und Digitoxin) eine Herzkraftsteigerung.

Eine *geringgradige* **Hyperkaliämie** hebt u. a. im Sinusknoten das MDP und wirkt daher u. U. positiv chronotrop. Bei *starker Hyperkaliämie* führt das positivere MDP zur Inaktivation der Na^+-Kanäle (→ S. 26), d. h., Anstiegssteilheit und Amplitude des AP im AV-Knoten sind vermindert (negativ dromotroper Effekt). Außerdem erhöht sich g_K, so daß das Präpotential flacher wird (negativ chronotrope Wirkung; → **A2** u. **B1**) und die Repolarisation beschleunigt ist, womit das Ca^{2+} in der Zelle absinkt. Ein negativ inotroper Effekt und Re-entry-Phänomene (s. u.) am Myokard sind die Folge. Im Extremfall erlischt auch die Schrittmachertätigkeit (*Herzlähmung*). Eine (mäßige) **Hypokaliämie** wirkt positiv chronotrop und inotrop (→ **B**). Eine **Hyperkalzämie** erhöht wahrscheinlich g_K und verkürzt deshalb das AP.

Auch die **Temperatur** beeinflußt die Herzerregung. *Fieber* z. B. wirkt positiv chronotrop (→ **B1**) und negativ inotrop, *Abkühlung* negativ chrono- und dromotrop (→ **B**) und positiv inotrop.

Rhythmusstörungen des Herzens können die *Impulsbildung* und die *Impulsausbreitung* betreffen (→ S. 174). Wichtigste Ursache des Kammerflatterns und -flimmerns (→ S. 174) ist wahrscheinlich ein **Kreisen** (Re-entry, Wiedereintritt) der Erregung (→ **C**): Eine der Ursachen dafür könnte z. B. eine für die Vorwärtserregung blockierte Stelle am Übergang von Purkinje-Faser zum Myokard sein (→ **C2**). Sie wird von rückwärts über normal erregbare Anteile von der Erregung erreicht (→ **C1** u. **C3**), die so erneut ihren zuvor genommenen Weg durchlaufen kann (→ **C4**). Im gesunden Myokard führt eine starke Verkürzung des AP (z. B. Hyperkaliämie, s.o.) und damit der Refraktärperiode zum Re-entry.

Herz und Kreislauf

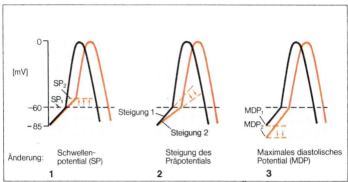

A. Herzfrequenzänderungen (hier: -erniedrigung) durch Änderung am Potential des Schrittmachers (Text z.T. vorherige Seite)

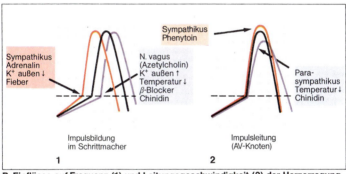

B. Einflüsse auf Frequenz (1) und Leitungsgeschwindigkeit (2) der Herzerregung

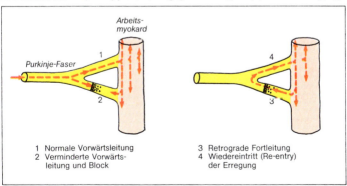

1 Normale Vorwärtsleitung
2 Verminderte Vorwärtsleitung und Block
3 Retrograde Fortleitung
4 Wiedereintritt (Re-entry) der Erregung

C. Kreisen der Myokarderregung (nach A.M.Katz)

Herz und Kreislauf

Elektrokardiogramm

Im Elektrokardiogramm (EKG) werden die elektrischen Spannungen (**Potentiale**, in mV; → S. 7) registriert, die als Folge der Herzerregung zwischen bestimmten Stellen der Haut (*Ableitstellen*) auftreten. Das *EKG* ist damit Ausdruck der elektrischen Erregungsvorgänge am Herzen und kann Auskunft geben über *Herzlage, Herzfrequenz, Erregungsrhythmus* und *-ursprung, Impulsausbreitung, Erregungsrückbildung* und deren *Störungen,* ganz gleich ob sie anatomische, mechanische, stoffwechsel- oder kreislaufbedingte Ursachen haben. Über die Kontraktion und die Pumpleistung des Herzens sagt das EKG allerdings *nichts* aus. Zu deren Beurteilung müssen Blutdruck (→ S.160), Herzzeitvolumen (→ S.154), Herztöne u. a. herangezogen werden.

Man nimmt an, daß die an der Körperoberfläche abgeleiteten Potentiale des EKG an der Grenze zwischen dem erregten und dem unerregten Teil des Myokards entstehen, d. h., die EKG-Kurve beschreibt das **Wandern** dieser **Erregungsfront**. Ein unerregtes oder ein total erregtes Myokard liefert *kein* im EKG sichtbares Potential (→ S.170).

Während die Erregungsfront durch den Herzmuskel wandert, entstehen dort vielfältige Potentiale, die sich sowohl nach ihrer *Größe* als auch nach ihrer *Richtung* unterscheiden. Solche gerichtete Größen nennt man ganz allgemein **Vektoren**; sie sind graphisch als Pfeile darstellbar, wobei in diesem Fall die Pfeillänge Ausdruck der Potentialhöhe, die Pfeilrichtung Ausdruck der Richtung des Potentials ist (Pfeilspitze: +). Ähnlich wie in einem Kräfteparallelogramm kann aus beliebig vielen solchen Einzelvektoren ein resultierender **Summenvektor** (**Integralvektor**) konstruiert werden (→ **A**). Der Summenvektor der Potentiale der Herzerregung ändert sich während des Erregungsablaufes sowohl nach Größe als auch nach Richtung, d. h., die Pfeilspitze des Summenvektors beschreibt während der Herzerregung *schleifenförmige Bahnen* (→ **C**). Im **Vektorkardiogramm** können diese **Vektorschleifen** auf dem Bildschirm eines Oszillographen direkt sichtbar gemacht werden.

Mit Hilfe der in der Klinik gebräuchlichen **Extremitäten-** und **Brustwandableitungen** des EKG läßt sich der zeitliche Verlauf des Summenvektors ebenfalls sichtbar machen. Dabei ergibt jede EKG-Ableitung ein eindimensionales Abbild des Summenvektors, d. h., mit *zwei Ableitungen* in einer Ebene kann der Summenvektor *in dieser Ebene* (meist der Frontalebene) bestimmt werden; für eine *dreidimensionale Bestimmung* des Summenvektors ist zumindest eine zusätzliche Ableitung in einer anderen Ebene notwendig (→ S.171: **F**).

Dabei muß beachtet werden, daß die Potentialhöhen der einzelnen Ableitungen nur dann miteinander vergleichbar sind, wenn der elektrische Widerstand (Abstand, Gewebebeschaffenheit) zwischen Herz und den betreffenden Ableitelektroden gleich groß ist; diese Bedingung trifft in etwa für die drei Extremitätenableitungen zu. Bei der Aufzeichnung eines Vektorkardiogramms (s. o.) werden diese Ungleichheiten des Widerstands durch elektrische Vorschaltwiderstände ausgeglichen (korrigierte, orthogonale **Ableitungen nach Frank**).

Die **EKG-Standardableitungen I, II und III nach Einthoven** (→ **D**) sind sog. *bipolare Ableitungen* in der Frontalebene.

Dabei wird an beiden Armen und am linken Bein mit dort angebrachten Elektroden abgeleitet und die Spannung zwischen beiden Armen (I), zwischen dem rechten Arm und dem linken Bein (II) und zwischen dem linken Arm und dem linken Bein (III) in ihrem zeitlichen Ablauf gemessen (→ **D**).

Auch die sog. **unipolaren Extremitätenableitungen nach Goldberger** liegen in der Frontalebene. Sie werden ebenfalls an beiden Armen und am linken Bein abgeleitet, doch

Herz und Kreislauf

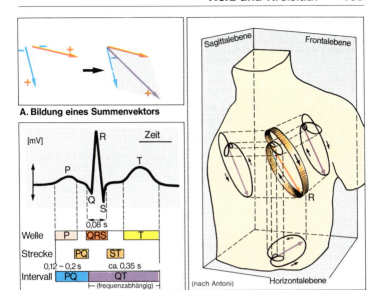

A. Bildung eines Summenvektors

B. EKG-Kurve

C. Vektorschleifen der Herzerregung (nach Antoni)

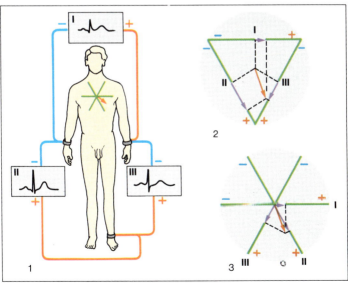

D. Bipolare Ableitungen I, II und III nach Einthoven

Herz und Kreislauf

sind hierbei jeweils die Elektroden zweier Extremitäten (über Widerstände) zusammengeschaltet und dienen als *Bezugselektrode* gegenüber der dritten, *differenten Elektrode* (→ E). Die Goldberger-Ableitungen sind nach der jeweils differenten Elektrode benannt: aV*R* = rechter Arm (→ **E1**), aV*L* = linker Arm und aV*F* = linker Fuß.

Eine **EKG-Kurve** (→ **B**) weist verschiedene **Zacken** bzw. **Wellen** auf, wobei übereinkommensgemäß ein positives Potential einen Ausschlag nach *oben* ergibt, ein *negatives* einen nach *unten*. Die **P-Welle** ($< 0,25$ mV, $< 0,1$ s) ist Ausdruck der *Depolarisation des Vorhofes*. Dessen Repolarisationswelle ist *nicht* sichtbar, da sie in den folgenden Zacken untergeht. Die **Q-Zacke** (mV $< 1/4$ von R), die **R**- und die **S-Zacke** (R + S $> 0,6$ mV), zusammen der **QRS-Komplex** ($< 0,1$ s) (er wird auch so genannt, wenn eine der drei Komponenten fehlt), sind Ausdruck der *Kammerdepolarisation*. Als nächstes kommt die **T-Welle**, die die *Repolarisation der Kammern* widerspiegelt. Obwohl die De- und Repolarisation gegenteilige Vorgänge sind, zeigt die T-Welle normalerweise in die gleiche Richtung wie die R-Zacke (in den meisten Ableitungen +), ein Zeichen dafür, daß die Erregungsrückbildung das Myokard in anderer Weise durchläuft als die Erregungsausbreitung.

Die **PQ-Strecke** und die **ST-Strecke** (→ **B**) liegen normalerweise etwa in der 0-mV-Linie. Voll erregte Vorhöfe (PQ-Strecke) und Kammern (ST-Strecke) erzeugen also *kein* nach außen ableitbares Potential. Das **PQ-Intervall** ($< 0,2$ s; → **B** u. S. 165 **C**) ist die Zeit vom Beginn der Vorhoferregung bis zum Beginn der Kammererregung, auch **Überleitungszeit** genannt. Das **QT-Intervall** ist von der Herzfrequenz abhängig und beträgt bei 75/min 0,35–0,40 s; diese Zeit brauchen die Herzkammern zu ihrer De- und Repolarisation.

In den verschiedenen EKG-Ableitungen wird der momentane Summenvektor der Herzerregung sozusagen von verschiedenen Seiten „betrachtet". Eine Potentialmessung (Ableitung) *parallel* zum Summenvektor zeigt dabei den *vollen* Ausschlag, eine Ableitung *senkrecht* dazu zeigt *keinen* Ausschlag. Bei den Ableitungen I–III wird der Vektor von drei Seiten „betrachtet" (→ **D 2** u. **D 3**), bei den Goldberger-Ableitungen von weiteren drei Seiten (→ **E**).

Werden in zwei dieser Ableitungen (z. B. I und II) die jeweiligen Potentiale gleichzeitig registriert (z. B. der QRS-Komplex), kann daraus sowohl der gleichzeitige Summenvektor (in der Frontalebene) als auch die gleichzeitige Potentialhöhe der anderen Ableitungen der Frontalebene (z. B. III) konstruiert werden (→ **D 2** u. **D 3**). Ein ähnliches Verfahren wird praktisch zur Bestimmung der **„elektrischen Herzachse"** angewandt. Gemeint ist damit der **mittlere QRS-Vektor**, dessen Lage in der Frontalebene bei normaler Erregungsausbreitung etwa der anatomischen Längsachse des Herzens entspricht.

Das mittlere QRS-Potential errechnet sich genaugenommen aus der *Flächensumme* der Q-, R- und S-Zacke (unter Beachtung des Vorzeichens), doch genügt in der Praxis auch die Bestimmung der Zacken-*Höhen* von Q, R und S. Negative Zacken werden dabei von positiven Zacken abgezogen. Führt man diese Berechnung für zwei Ableitungen aus (z. B. in Ableitung I: 0,5 mV – 0,5 mV = 0 mV, in Ableitung II: +1,1 mV [→ **G1**]), kann die *„elektrische Herzachse"* konstruiert werden. (Die Auswertung der 3. Ableitung – im Beispiel Ableitung III – wäre an sich nicht mehr nötig, da sich das Potential in III aus Potential in II minus Potential in I errechnen läßt.)

Der *Normalbereich der Lage der „elektrischen Herzachse"* (→ **H**) erstreckt sich von etwa senkrecht nach unten ($\alpha \approx +90°$) bis schräg nach oben links gerichtet ($\alpha = -30°$; Gradeinteilung → **E3**).

Bei den normalen **Lagetypen** des Herzens unterscheidet man den *Rechtstyp* mit $\alpha = +120°$ bis $+90°$ (häufig bei Kindern; kann bei Erwachsenen schon krankhaft sein), den *Steiltyp* ($\alpha = +90°$ bis $+60°$ [→ **G1**]), den *In-*

Herz und Kreislauf 171

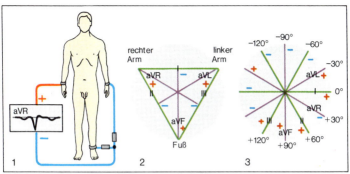

E. Unipolare Extremitätenableitungen nach Goldberger

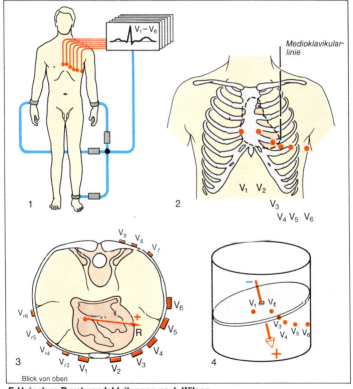

F. Unipolare Brustwandableitungen nach Wilson

172   Herz und Kreislauf

differenztyp ($\alpha = +60°$ bis $+30°$ [→ G 2]) und den *Linkstyp* ($\alpha = +30°$ bis $-30°$ [→ G 3]). **Krankhafte Lagetypen** sind der sog. *überdrehte Rechtstyp* (→ H) ($\alpha > +120°$, bei chronischer Überlastung des rechten Herzens, z. B. durch manche Lungenkrankheiten) und der *überdrehte Linkstyp* (→ H) (α noch negativer als $-30°$, bei Überlastung des linken Herzens, z. B. bei Bluthochdruck, Aortenklappenfehlern u. a.).

Die **sechs unipolaren Brustwandableitungen** V_1-V_6 **nach Wilson** erlauben zusammen mit den oben beschriebenen Ableitungen in der Frontalebene eine *drei-dimensionale* Betrachtung des Summenvektors. V_1-V_6 werden vom Brustkorb abgeleitet, wobei die Ableitungspunkte ungefähr in der *Horizontalebene* liegen (→ F). Als indifferente Elektroden dienen bei V_1-V_6 die drei zusammengeschalteten Extremitätenableitungen (→ F1). Mit den Brustwandableitungen werden insbesondere zum Rücken gerichtete Vektoren erfaßt, die in der Frontalebene nur kleine oder gar keine Potentiale erzeugen. Da der mittlere QRS-Vektor meist nach links unten und hinten zeigt, ist der Brustkorb (vereinfacht als Zylinder dargestellt) bezüglich des mittleren QRS-Vektors durch eine zu diesem Vektor senkrecht stehende Ebene in eine positive und in eine negative Hälfte geteilt (→ F4). Der QRS-Vektor ist daher in V_1-V_3 meist negativ, in V_5 u. V_6 positiv.

Für Sonderfälle kann zusätzlich zu den bisher genannten 12 Standardableitungen a) mit schluckbaren Elektroden aus der Speiseröhre, also hinter dem Herzen, und mit zusätzlichen Brustwandelektroden b) am linken *Rücken* (V_7-V_9) oder c) *vom rechten Thorax* ($V_{r3}-V_{r6}$) (→ F3) abgeleitet werden.

Die **Repolarisation** der Ventrikel führt zu einer eigenen Vektorschleife (→ C), die als **T-Welle** abgeleitet wird. Aus den verschiedenen Ableitungen kann also auch ein räumlicher *T-Vektor* konstruiert werden. Er bildet mit dem mittleren QRS-Vektor normalerweise einen Winkel von max. 60°. Im Alter erweitert sich dieser Winkel, was u. U. auf einen O_2-Mangel des Herzens hinweisen kann. Ein auf 180° *erweiterter QRS-T-Winkel* ist meist krankhaft und kann folgendes bedeuten: 1. zu hoher Ventrikeldruck, 2. Schenkelblock, 3. Digitaliseffekt. QRS-Dauer und QT-Intervall können dabei differenzieren helfen (→ J).

Beim **Herz-** oder **Myokardinfarkt** ist die Blutzufuhr zu einem bestimmten Myokardbezirk unterbrochen. Im *Zentrum* des Infarkts stirbt der Muskel ab (*Nekrose*), d. h., hier kann *keine Depolarisation* mehr stattfinden. Während der ersten 0,04 s der Kammererregung entsteht daher ein „0,04-Vektor", der vom Infarkt „wegzeigt". Da dieser meist im linken Herzen liegt und der mittlere QRS-Vektor auch nach links zeigt, wird der „0,04-Vektor" dem mittleren QRS-Vektor entgegengesetzt sein (→ K), d. h. z. B., bei hohem positiven R entsteht eine *vergrößerte negative Q-Zacke* (→ K 2). Zwischen dem toten Myokardbezirk und der normalen Umgebung liegt eine Zone *mit vermindertner Durchblutung* und daher *gestörten Erregungsverhältnissen*. Die hier *veränderte Repolarisation* führt oft zu einer *umgekehrten* (in vielen Ableitungen negativen) *T-Welle* (T-Vektor „zeigt weg" von der Ischämiezone des Infarkts; → K). Außerdem ist im akuten Stadium des Infarkts die ST-Strecke meist über oder unter die 0-Linie verschoben („Verletzungspotential" der „Verletzungszone"). Das Verletzungspotential des geschädigten Myokardbereichs deformiert den QRST-Bereich des EKG in Richtung des monophasischen Aktionspotentiales des Myokards (→ S. 31, A 3). Man spricht daher von einer *monophasischen Deformierung* des EKG beim frischen Infarkt (→ K1). Die verschobene ST-Strecke normalisiert sich als erstes wieder (→ K 2), während die abnormale T-Zacke noch nach Monaten nachweisbar sein kann (→ K 2). Der „0,04-Vektor" (*vertieftes Q*) tritt zwar frühestens nach mehreren Stunden auf (→ K 2), ist dann aber oft nach Jahren noch deutlich sichtbar (→ K 3).

Auch *Veränderungen der* K^+- *und* Ca^{2+}-*Konzentration im Serum* führen zu Myokarderregungs- und damit zu **EKG-Veränderungen**: Bei $[K^+] > 6{,}5$ mmol/l kommt es zu einem erhöhten, spitzen T und zu Leitungsstörungen mit PQ-Verlängerung und QRS-Verbreiterung und, im Extremfall, zum Herzstillstand (→ S. 166). Bei $[K^+] < 2{,}5$ mmol/l beobachtet man eine ST-Senkung, ein biphasisches T (erst +, dann +) und eine positive, zusätzliche *U-Welle* (zeitlich nach T). Bei $[Ca^{2+}] > 2{,}75$ mmol/l ($> 5{,}5$ mval/l) ist die QT-Zeit auf Kosten der ST-Strecke verkürzt, bei $[Ca^{2+}] < 2{,}25$ mmol/l ($< 4{,}5$ mval/l) ist QT verlängert.

Herz und Kreislauf 173

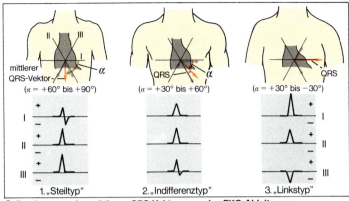

G. Bestimmung des mittleren QRS-Vektors aus den EKG-Ableitungen

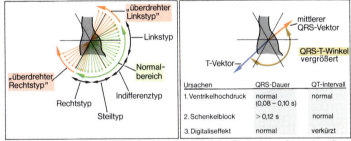

H. Lagetypen des Herzens

J. Mögliche Bedeutung eines zu weiten QRS-T-Winkels

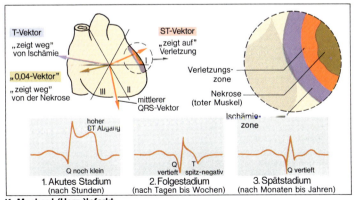

K. Myokard-(Herz-)Infarkt

Herz und Kreislauf

Rhythmusstörungen des Herzens (Arrhythmien)

Arrhythmien können *durch Veränderungen der Erregungsbildung* oder der *Erregungsleitung* verursacht sein. Ihre Diagnose ist eine Domäne des EKG. Störungen der Erregungsbildung führen zu einer *Veränderung des Sinusrhythmus*. Steigt die Sinusfrequenz (in Ruhe) über 100/min, dann spricht man von einer **Sinustachykardie** (→ A2), fällt sie unter 50 bis 60/min, handelt es sich um eine **Sinusbradykardie**. Bei beiden besteht ein regulärer Rhythmus, während bei der **Sinusarrhythmie** die Frequenz schwankt; diese Erscheinung tritt besonders bei Jugendlichen auf und ist *von der Atmung abhängig*: Inspiration beschleunigt, Exspiration verlangsamt die Frequenz.

Auch bei normaler Erregungsbildung im Sinusknoten (nomotope Reizbildung; → A) können im *Vorhof* (*atrial*), im *AV-Knoten* (*nodal*) oder im *Ventrikel* (*ventrikulär*) abnorme *ektope* (*heterotope*) Erregungen starten. Impulse von einem atrialen (oder nodalen) ektopen Fokus (Herd) werden zum Ventrikel weitergeleitet, der daraufhin aus seinem Sinusrhythmus kommt: **Supraventrikuläre Arrhythmie**, bedingt durch **atriale** oder **nodale Extrasystolen** (Herzschläge außer der Reihe). Bei der Vorhofextrasystole ist im EKG die *P-Zacke abnorm*, der QRST-Komplex aber normal. Da durch den atrialen oder nodalen Fokus oft auch der Sinusknoten entladen wird, erfolgt die nächste Systole meist erst wieder im Abstand des Sinusrhythmus (→ B1).

Bei einer **Vorhoftachykardie** (Fokusentladung öfter als 180/min) folgt der Ventrikel dem Erregungsrhythmus bis zu einer Frequenz von ca. 200/min. Darüber hinaus wird nur jede 2. oder 3. Erregung weitergeleitet (2:1- bzw. 3:1-Block), wobei jeder 2. (bzw. 3.) Impuls in die Refraktärphase (→ S. 26) des AV-Knotens fällt und nicht weitergeleitet wird. Bei diesen hohen Vorhoffrequenzen (bis zu 350/min) spricht man auch von **Vorhofflattern**. Beim **Vorhofflimmern** steigen die Fokusentladungen auf bis zu 500/min. Die *Ventrikelerregung* ist dabei völlig *unregelmäßig* (**absolute Arrhythmie**).

Sitzt der ektope Fokus im AV-Knoten, kommt es zu **nodalen Extrasystolen** (→ B1) bzw. zur **nodalen Tachykardie**. Die *P-Welle* ist dabei meist *negativ* und liegt kurz vor, inmitten oder kurz nach dem QRS-Komplex, da die Vorhöfe von diesem ektopen Fokus *rückläufig* erregt werden (→ B1).

Schließlich kann eine *ektope Reizbildung* auch *im Ventrikel* stattfinden: **Ventrikuläre Extrasystolen**. Der *QRS-Komplex* ist dabei verzerrt (→ B2, B3). Wird jetzt rückläufig auch der Sinusknoten entladen, fällt die nächste Sinusentladung aus. Erst der *übernächste Sinusimpuls* führt wieder zu einer Systole (ahnlich wie in B1). Damit entsteht eine *postextrasystolische Pause*. Wird der Vorhof durch die Kammerextrasystole *nicht* rückläufig entladen, kommt die nächste Sinuserregung zur normalen Zeit (*interponierte Extrasystole*; → B2).

Die **Kammertachykardie** ist eine rasche Folge ventrikulärer (ektoper) Reizbildungen, die mit einer Extrasystole beginnen (→ B3). Kammerfüllung und Auswurfleistung des Herzens nehmen dabei ab, und es kann **Kammerflimmern** auftreten, d. h., ein hochfrequentes, unkoordiniertes Zucken des Myokards (→ B4). Ohne Gegenmaßnahmen ist es wegen der fehlenden Blutförderung genau so tödlich wie ein Herzstillstand. Kammerflimmern tritt bevorzugt auf, wenn die Extrasystole in die **vulnerable** („verletzbare") **Phase** der vorhergehenden Erregung fällt (*relative Refraktärphase*, synchron mit der T-Welle im EKG). Kammerflimmern kann u. a. durch einen *Stromunfall* ausgelöst werden, ist aber meist auch durch einen dosierten Stromstoß (*Defibrillator*) wieder zu beseitigen.

Arrhythmien können auch durch **Überleitungsstörungen** *im AV-Knoten* (AV-Block) oder in *den Schenkeln* des Hisschen Bündels (rechter oder linker **Schenkelblock**) verursacht sein. Mit **AV-Block *1. Grades*** wird eine abnorm verlangsamte AV-Überleitung, mit *AV-Block 2. Grades* eine Überleitung nur jedes 2. oder 3. Mal und mit *AV-Block 3. Grades* ein totaler Block (→ B5) bezeichnet. Hier übernehmen ventrikuläre Schrittmacher die Kammererregung (ventrikuläre Bradykardie bei normaler Vorhoferregungsfrequenz). Eine teilweise oder totale Unabhängigkeit des QRS-Komplexes von der P-Welle sind die Folge (→ B5). Während die Sinusfrequenz in Ruhe 60–80/min beträgt, sinkt die Herzfrequenz auf 40–60/min, wenn der AV-Knoten die Schrittmacherrolle übernimmt (→ B5). Die Erregungsfrequenz sog. tertiärer (ventrikulärer) Schrittmacher beträgt nur 20–40/min. Ein **künstlicher Schrittmacher** kann hier gute Dienste leisten.

Ein **Schenkelblock** schließlich führt zu starken EKG-Verformungen, da die betroffene Myokardseite über abnorme Wege von der gesunden Seite her erregt wird.

Herz und Kreislauf 175

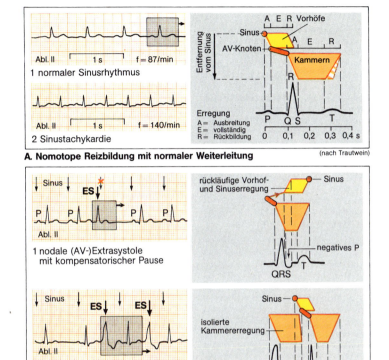

1 normaler Sinusrhythmus
2 Sinustachykardie

A. Nomotope Reizbildung mit normaler Weiterleitung (nach Trautwein)

1 nodale (AV-)Extrasystole mit kompensatorischer Pause

2 interponierte Kammerextrasystole

3 Kammertachykardie nach Extrasystole

4 Kammerflimmern

5 totaler AV-Block mit ventrikulärem Ersatzrhythmus

B. Heterotope Reizbildung (1–5) **und Leitungsstörung** (5) (z.T. nach Riecker)

Herz und Kreislauf

Kreislaufregulation

Die **Aufgaben der Kreislaufregulation** bestehen darin, den ganzen Körper sowohl in Ruhe als auch unter wechselnden Umgebungs- und Belastungsbedingungen ausreichend mit Blut zu versorgen (→ auch S. 154 und S. 48). Dabei muß a) eine **Mindestdurchblutung für alle Organe** gesichert sein, b) die Herzaktion und der Blutdruck einer *optimalen Regelung* unterliegen (**Homöostase**) und c) der **Blutstrom** zu den jeweils aktiven Organsystemen (z. B. Muskel) auf Kosten ruhender Organe (im Beispiel: Magen-Darm-Trakt und Niere; → S. 48) **umverteilt** werden, da eine gleichzeitige Maximaldurchblutung aller Organe (→ **A**) die Herzleistung überfordern würde.

Die **Steuerung der Organdurchblutung** geschieht in erster Linie über eine Änderung der *Gefäßweite*. Der *Spannungszustand* (,,**Tonus**'') der Gefäßmuskulatur kann dabei 1. durch **lokale Einwirkungen** und 2. durch **nervale** oder **hormonale Signale** beeinflußt werden. In Ruhe haben die meisten Gefäße einen mittleren Spannungszustand (**Ruhetonus**; → **C**). Denervierung führt zu einer teilweisen Gefäßerweiterung (**Basistonus**; → **C**). Dieser Basistonus ist die Folge spontaner Depolarisationen in der Gefäßmuskulatur (s. a. S. 44).

Die **lokale Kreislaufsteuerung (Autoregulation)** hat zwei Funktionen: Wenn der Stoffwechsel des Organs konstant ist, dient die Autoregulation vieler Organe dazu, *bei wechselndem Blutdruck die Organdurchblutung konstant zu halten* (z. B. Gefäßkontraktion bei Blutdrucksteigerung in der Niere; → S. 122). Die zweite Aufgabe der Autoregulation ist es, die Durchblutung den Aktivitäts-, d. h. den Stoffwechseländerungen des Organs anzupassen (*metabolische Autoregulation*), wobei die Durchblutung (z. B. in Herz- und Skelettmuskel; → **A** u. **B**) auf ein Vielfaches des Ruhewertes ansteigen kann.

Mechanismen der Autoregulation:
a) *Myogene* (von der Gefäßmuskulatur ausgehende) *Effekte*; sie bestehen darin, daß eine blutdruckbedingte Gefäßerweiterung von einer Kontraktion der Gefäßwand beantwortet wird (z. B. Niere, Gehirn, u. a. *nicht* aber Haut und Lunge).

b) O_2-*Mangel* wirkt allgemein gefäßerweiternd, d. h., die Durchblutung und damit der O_2-Antransport steigen bei wachsendem O_2-Verbrauch. In der *Lunge* hingegen hat ein niedriger pO_2 der Gefäßumgebung eine Gefäßkontraktion zur Folge; damit wird der Blutstrom zu anderen, im Sinne der O_2-Beladung des Blutes ,,ertragreicheren'' Lungenpartien umgeleitet (→ S. 94).

c) Eine Erhöhung der lokalen **Konzentration von Stoffwechselprodukten** (CO_2, H^+-**Ionen**, ADP, AMP u. a.) und allgemein von osmotisch wirksamen Substanzen (K^+) hat eine Durchblutungssteigerung zur Folge, ein Effekt, den der Abtransport dieser Stoffe regeln hilft. Sowohl diese metabolischen Wirkungen als auch der O_2-Mangel sind die Ursache dafür, daß nach einer Drosselung der Blutzufuhr (Abbinden etc.) eine bis zu 5fache Durchblutungssteigerung der betroffenen Region auftritt (**reaktive Hyperämie**).

d) Auch **gefäßaktive Substanzen** (,,Gewebshormone''), wie Kallidin, Bradykinin, Histamin (vasodilatatorisch) und Angiotensin II (vasokonstriktorisch; → S. 152), können wahrscheinlich sowohl auf einen lokalen als auch auf einen nervalen Reiz hin an Ort und Stelle ausgeschüttet werden. Diese Stoffe können außerdem auch, ähnlich wie die Katecholamine (s. u.), als hormonales Signal mit dem Kreislauf von anderen Körperregionen an das zu regelnde Gefäß herangebracht werden.

Die **nervale Kontrolle der Blutgefäße** (in erster Linie der Arteriolen) läuft mit wenigen Ausnahmen über den **Sympathikus** (→ S. 53), wobei die postganglionäre Übertragung sowohl auf α-**Rezeptoren** (→ S. 56ff.), deren Erregung *konstriktorisch* wirkt (→ **C**), als auch auf β_2-**Rezeptoren** (*vasodilatatorisch*) erfolgt.

In **Niere** und **Haut** z. B. finden sich vorwiegend α-Rezeptoren, in der **Skelettmuskulatur** mehr β- als α-Rezeptoren, während **Magen-, Darm-** und **Herzkranzgefäße** α- und β-Rezeptoren etwa in gleichem Ausmaß aufweisen. In der *Haut* (und *Niere?*) wird, vom Basaltonus der Gefäße ausgehend, praktisch nur konstringiert (→ **C**), während in Muskel,

Herz und Kreislauf 177

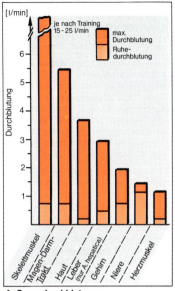

A. Organdurchblutung

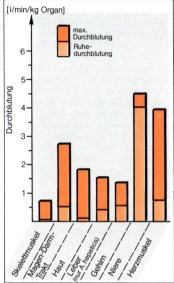

B. Organdurchblutung/Organgewicht

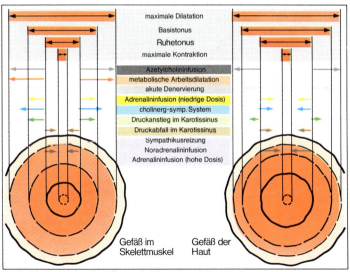

C. Einflüsse auf den Gefäßtonus in Muskel und Haut

(nach Koepchen)

Herz und Kreislauf

Darm usw. das Gefäß vom Basaltonus aus sowohl verengert als auch erweitert werden kann (→ C). Die *β-Rezeptoren* der Skelettmuskulatur reagieren dabei weniger auf nervale Reize als auf im Blut zirkulierendes **Adrenalin** (→ S. 56ff.).

Die **nervale Koordination der Organdurchblutung** erfolgt hauptsächlich auf zwei Wegen: a) über eine *zentrale Mitinnervation*, d. h. z. B., bei einer Aktivierung einer Muskelgruppe geht von der Hirnrinde gleichzeitig ein Impuls zu den Kreislaufzentren (→ **D**), oder b) über eine *nervale Rückmeldung* von den Organen, deren Aktivität und Stoffwechsel sich geändert haben. Stehen nervale und lokal-metabolische Einflüsse im Widerstreit, z. B. Sympathikuserregung bei Muskelarbeit, überwiegen die metabolischen Einflüsse.

Die **Gehirn- und Koronardurchblutung** steht fast ausschließlich *unter lokal-metabolischer Kontrolle*, während die **Hautdurchblutung** vorwiegend zentral reguliert wird und in erster Linie im Dienste der **Temperaturregulation** (→ S.194) steht.

Bei starker Kälte wird die thermisch bedingte Vasokonstriktion der Haut periodisch unterbrochen (*Lewissche Reaktion*), um Gewebeschäden zu vermeiden. Hier spielen sog. **Axonreflexe** eine Rolle: Ein afferenter Impuls geht dabei, von der Haut kommend, noch in der Peripherie auf efferente Gefäßnerven über. Auch die Hautrötung beim Kratzen (*Dermographismus*) entsteht so. Bei Volumenmangel dient die Haut außerdem als Blutreservoir (Hautblässe bei Kreislaufzentralisation; → S.186).

Über die α- und β-Rezeptoren der **Venen** kann deren *Volumen* (**Kapazitätsgefäße**; → S.154) und damit der *venöse Rückstrom* zum Herzen gesteuert werden (→ S.184).

Zu den a. v. Anastomosen der Skelettmuskelgefäße vieler Säugetiere zieht eine eigene, vasodilatatorisch wirkende Nervenbahn, die peripher mit den Sympathikusfasern läuft, postganglionär jedoch cholinerg (→ S. 53) ist. Über diese Bahn wird bereits bei der Planung einer **Muskelaktion** (*Start- oder Erwartungsreaktion*) die Muskeldurchblutung erhöht. Ob diese Bahn beim Menschen existiert, ist allerdings fraglich. Eine *parasympathisch* gesteuerte Gefäßerweiterung erfolgt in den *Genitalorganen* (*Erektion*), in einigen Gefäßen der weichen Hirnhaut und (indirekt über *Kinine*) in den *Speichel-* und *Schweißdrüsen*.

Einen **humoral-hormonalen Einfluß** auf die **Gefäßweite** üben die von der Nebenniere ausgeschütteten Katecholamine aus. **Adrenalin** in *niedriger* Konzentration wirkt *vasodilatatorisch* ($β_2$-*Rezeptoren*), in *hoher* Konzentration konstriktorisch (α-*Rezeptoren*). **Noradrenalin** wirkt (über α-*Rezeptoren*) nur *konstriktorisch* (→ **C**).

Die **zentrale Kreislaufsteuerung** obliegt ZNS-Bezirken im *verlängerten Mark* und in der *Brücke* (→ S. 272). Hier enden die Bahnen, die von den **Rezeptoren im Hochdrucksystem** (*Dehnungs-* oder *Pressorezeptoren* in der *Aorta* und in der *A. carotis*; R_D in **D**) und den **Rezeptoren im Niederdrucksystem** (*Dehnungsrezeptoren* in *V.cava* und in den Vorhöfen; R_A und R_B in **D**) und im **linken Ventrikel** (R_V) herkommen. Diese Rezeptoren messen den arteriellen **Blutdruck**, die **Pulsfrequenz** (R_D und R_V) und den **Füllungsdruck** im Niederdrucksystem (und damit indirekt das **Blutvolumen**), wobei die A-Rezeptoren (R_A) hauptsächlich auf die Vorhofkontraktion und die B-Rezeptoren (R_B) auf die passive Füllung reagieren (→ **D**). Störungen dieser Größen werden von den kreislaufregulierenden Arealen des ZNS (**Kreislauf-„Zentrum"**) mit efferenten Impulsen an Herz und zu den Gefäßen beantwortet (→ **E**).

Seitlich im Kreislauf-„Zentrum" liegt ein „*pressorisches*" *Gebiet* (→ **D**), dessen Neuronen kontinuierlich sympathische Impulse an Herz und Gefäße schicken, also *herzantreibend* (Frequenz, Kraft) und (überwiegend) *vasokonstriktorisch* wirksam sind (**Ruhetonus**; → **C**). Die „pressorischen" Gebiete stehen in enger Verbindung mit in der Mitte des Kreislauf-„Zentrums" gelegenen Neuronen („*depressorisches*" *Feld*; → **D**); beide Felder wiederum sind mit den *Vaguskernen* verbunden, deren Erregung zur Verminderung von Frequenz und Überleitungsgeschwindigkeit im Herzen führt (→ **D**).

Herz und Kreislauf 179

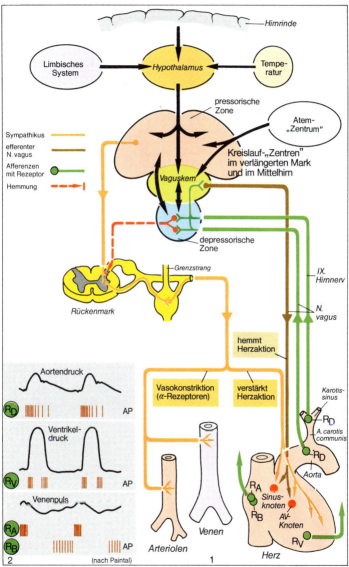

D. Nervale Kreislaufregulation (1) und afferente Aktionspotentiale (AP) von den Kreislaufrezeptoren (2)

Herz und Kreislauf

Über die Bahnen, die von den Pressorezeptoren in Aorta und Karotissinus zentralwärts ziehen, laufen die afferenten Impulse der sog. **homöostatischen Kreislaufreflexe** (→ E), die in erster Linie den **Blutdruck** stabilisieren (*Blutdruck„zügelung"*): Ein **akut zu hoher Blutdruck** erhöht die afferente Impulsrate und aktiert das depressorische Feld, von wo als (depressorische) Reflexantwort a) über den N.vagus die Herzaktion vermindert wird und b) über eine Hemmung der sympathischen Gefäßinnervation eine Gefäßerweiterung und damit eine Verminderung des peripheren Widerstandes erfolgt. Beides führt zur Senkung des erhöhten Blutdrucks (→ **E**, rechts). Umgekehrt führt ein **Blutdruckabfall** zur Aktivierung des pressorischen Systems, was eine Erhöhung des Herzminutenvolumens und des peripheren Widerstandes zur Folge hat, so daß der Blutdruck wieder angehoben wird. Da die Pressorezeptoren auch Differentialeigenschaften (→ S. 276) haben, bezieht sich diese **Selbstregulation des Blutdrucks** auf *akute* Druckänderungen: Bei *Lageänderung des Körpers* z. B. (Liegen/Stehen) kommt es zu einer Umverteilung des Blutes. Der dadurch geänderte venöse Rückstrom würde ohne die homöostatischen Kreislaufreflexe (*orthostatische Reaktion*) zu starken Schwankungen des arteriellen Blutdrucks führen. Auch ein Absinken des pO_2 bzw. ein Anstieg des pCO_2 (*Querverbindungen vom Atemzentrum*) im Blut führt zu einer pressorischen Reaktion, d. h. zu der in diesen Fällen erwünschten Blutdruckerhöhung.

Ist der Blutdruck jedoch *chronisch* erhöht (**Hochdruck**), wird auch der *erhöhte* Druckwert über diese Kreislaufreflexe stabilisiert, d. h., die Blutdruck„zügler" verhindern nicht nur nicht den Hochdruck, sie tragen sogar dazu bei, ihn zu fixieren.

Auch ein momentan *zu hoher venöser Rückstrom* (z. B. nach intravenöser Flüssigkeitsinfusion) führt zu einer Beschleunigung der Herzaktion (→ **E**, links). Die physiologische Bedeutung dieses sog. *Bainbridge-Reflexes* ist nicht ganz klar. Evtl. ergänzt er den Frank-Starling-Mechanismus (→ S. 182ff.).

Die nerval gesteuerte Leistungsanpassung des Kreislaufs kann „fälschlicherweise" auch ohne adäquate körperliche Mehrleistung erfolgen. Die Ursachen sind meist *psychischer Natur*: Streßsituationen („Unter-Druck-Stehen", Angst, Aggressionen) können so z. B. zu einer chronischen Kreislaufbelastung führen. Impulse von der *Hirnrinde* und vom *Limbischen System* (→ **D** u. S. 290) erregen dabei die pressorischen Areale des Kreislauf-„Zentrums", wobei, wie bei den meisten Kreislaufregulationen, der **Hypothalamus als übergeordnetes vegetatives Zentrum** im Mittelpunkt steht (→ **D**). Er ist auch das Steuerorgan für die Anpassung der Hautdurchblutung an die Erfordernisse der Temperaturregulation (→ S. 194f.).

Die Kraft der Ventrikelkontraktion (*Kontraktilität*) kann durch Sympathikuseinwirkung erhöht werden (→ S. 166). Die eigentliche Regelung der Auswurfkraft und des Auswurfvolumens des Herzens ist jedoch in erster Linie ein autonomer Prozeß und wird durch die Ventrikelfüllung, also durch die **Vordehnung** (Ruhedehnung) der Herzmuskelfasern (→ S. 182), gesteuert. Sympathikotonus und Änderung der Elektrolytkonzentrationen (K^+, Ca^{2+}) können diesen Mechanismus jedoch beeinflussen.

Herz und Kreislauf 181

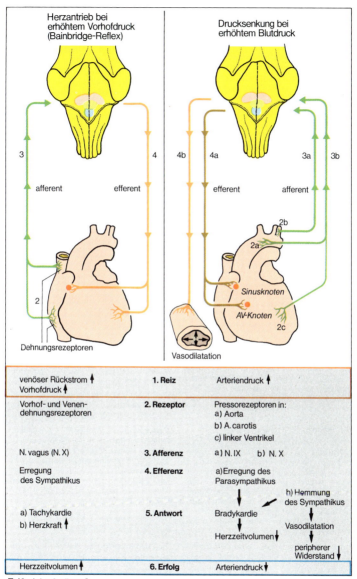

E. Kreislaufreflexe

Herzarbeit – Steuerung des Herzschlagvolumens

Die Abhängigkeit zwischen der *Länge* und der *Spannung* eines Muskels (→ S. 40ff.) kann am Herzen als Beziehung zwischen **Ventrikelvolumen** (entspricht der Muskellänge) und **Ventrikeldruck** (entspricht der Spannung des Muskels) dargestellt werden. Trägt man in ein solches **Druck/Volumen-Diagramm** die Veränderungen von Volumen und Druck während einer vollständigen Herzaktion ein, erhält man das **Arbeitsdiagramm des Herzens** (*Frank* 1895) (→ **A2**, Punkte A-D-S-V-A für den linken Ventrikel).

Zur **Konstruktion des Arbeitsdiagramms** ist die Kenntnis folgender Druck/Volumen-Kurven notwendig:

a) Die **Ruhedehnungskurve**, die die Drücke angibt, die passiv (ohne Muskelkontraktion) bei verschiedenen Füllungsvolumina des Ventrikels entstehen (→ **A1** u. **A2**, blaue Kurve).

b) Die **Kurve der isovolumetrischen Maxima** (→ **A1** u. **A2**, grüne Kurve). Sie wird (experimentell) dadurch gewonnen, daß – ausgehend von verschiedenen Füllungsvolumina – die *maximale Druckentfaltung* des Ventrikels *bei konstantem Ventrikelvolumen* (isovolumetrisch, d.h. ohne Volumenauswurf) gemessen wird (→ **A1**, senkrechte Pfeile).

c) Die **Kurve der isotonischen Maxima** (→ **A1** u. **A2**, violette Kurve). Dabei wird – wieder ausgehend von verschiedenen Füllmengen – der Auswurf (experimentell) so gesteuert, daß während der Volumenverminderung der *Druck konstant* bleibt (Isotonie; → **A1**, waagrechte Pfeile).

d) Die zu jedem Füllungsvolumen gehörende **U-Kurve** (→ **A1** u. **A2**, braune Kurven). Auf ihr liegen die Druck/Volumen-Werte, die bei allen Kombinationen von gleichzeitiger Druck- und Volumenänderung (*Unterstützungszuckung, auxotonische Kontraktion*) entstehen; die U-Kurve ist die Verbindungslinie zwischen dem jeweiligen isovolumetrischen (→ **A2**, Punkt T) und dem isotonischen Maximum (→ **A2**, Punkt M).

Trägt man die Druck- und Volumenwerte einer tatsächlichen Herzaktion als Arbeitsdiagramm in das Druck/Volumen-Diagramm ein, ergibt sich folgender Zyklus (→ A2 u. S. 162f.): Das *enddiastolische Volumen* (EDV) betrage z.B. 130 ml (→ **A1**, Punkt A). Während der *Anspannungsphase* steigt der Ventrikeldruck so lange isovolumetrisch (alle Klappen sind zu!) an, bis der Aortendruck (hier z.B. 10,7 kPa [80 mmHg]) erreicht ist (→ **A2**, Punkt D). Während der *Austreibungsphase* wächst der Druck anfänglich noch weiter, wobei gleichzeitig das Ventrikelvolumen um das Schlagvolumen (SV) verringert wird (*Unterstützungszuckung*). Nach Erreichen des maximalen (systolischen) Druckes (→ **A2**, Punkt S) ändert sich das Volumen praktisch nicht mehr, der Druck aber sinkt, bis er den Aortendruck unterschreitet (→ **A2**, Punkt K). In der *Entspannungsphase* fällt der Druck (bei konstantem Volumen) rasch auf (fast) 0 ab (→ **A2**, Punkt V). Im Ventrikel findet sich jetzt nur noch das *Restvolumen* (*endsystolisches Volumen* [ESV]; im Beispiel: 60 ml). Während der *Füllungsphase* steigt der Ventrikeldruck (entlang der Ruhedehnungskurve) wieder leicht an.

Da Arbeit = Druck mal Volumen (→ S. 3), entspricht die während des Herzzyklus umschriebene *Fläche* im Druck/Volumen-Diagramm (→ **A2**, Punkte A-D-S-V-A) der Druck/Volumen-**Arbeit** (P · V-Arbeit), die das Herz (linke Kammer) während der Systole leistet. Die Fläche *unter* der Ruhedehnungskurve (→ **A2**) entspricht der diastolischen *Füllungsarbeit*.

Zusätzlich zur systolischen P · V-Arbeit beider Ventrikel (in Ruhe ca. 1,1 J) müssen vom Herzen noch weitere 20% (0,22 J) *Arbeit für die Pulswelle* (Ausdehnung der Gefäßwände) geleistet werden. Die Arbeit, die zur *Beschleunigung des Blutstroms* benötigt wird, ist in Ruhe sehr klein (1% der P · V-Arbeit), steigt jedoch bei hohen Herzfrequenzen an.

Die **Leistung** (→ S. 4) des ganzen Herzens beträgt in Ruhe ca. 1,5 Watt.

Die **Anpassung des Herzens an veränderte Füllungen und Aortendrücke** erfolgt *autonom* durch die Änderung der Vordehnung (**Ruhedehnung**; → S. 41ff.): **Frank-Starling-**

Herz und Kreislauf 183

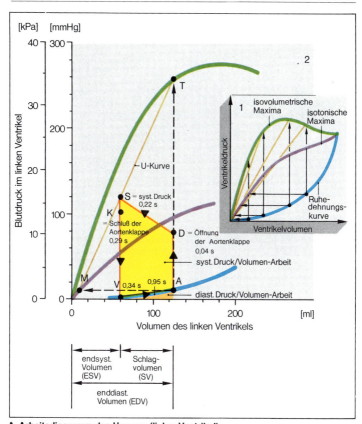

A. Arbeitsdiagramm des Herzens (linker Ventrikel)

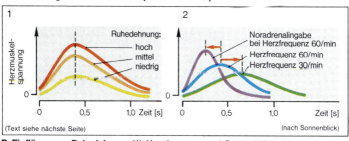

B. Einflüsse von Ruhedehnung (1), Herzfrequenz und Sympathikus (2) auf die Kontraktionsgeschwindigkeit und Spannung des Herzmuskels

184 Herz und Kreislauf

Mechanismus. *Erhöht sich die Füllung* (→ **C1**), so verschiebt sich der Beginn der Anspannungsphase auf der Ruhedehnungskurve nach rechts (→ **C1**, Punkt A_1). Dadurch erhöht sich das Schlagvolumen (und die Herzarbeit), wobei auch das ESV ein wenig ansteigt. *Erhöht sich der Aortendruck* (→ **C2**), so öffnet sich die Aortenklappe erst bei einem entsprechend hohen Ventrikeldruck (→ **C2**, Punkt $D_ü$). In der Übergangsphase wird dadurch das Schlagvolumen vermindert ($SV_ü$). ESV erhöht sich dadurch auf $ESV_ü$ (→ **C2**). Die folgende diastolische Füllung schiebt daher den Beginn der Anspannungsphase nach rechts (→ **C2**, Punkt A_2). Das Schlagvolumen normalisiert sich so (SV_2) trotz erhöhtem Aortendruck (D_2). Das ESV ist dabei relativ stark erhöht worden (ESV_2).

Eine *Erhöhung* der **Kontraktilität des Herzmuskels (positiv inotroper Effekt** z. B. des Sympathikus; → S. 166) *verschiebt u. a. die isovolumetrischen Maxima* (→ **C3**). Dadurch kann das Herz gegen einen erhöhten Druck (→ **C3**, Punkt D_3) arbeiten und/oder (auf Kosten des ESV) ein vergrößertes SV (SV_4) auswerfen.

Eine wichtige **Aufgabe des Frank-Starling-Mechanismus** ist es, *die Schlagvolumina der beiden Herzkammern einander exakt anzugleichen*, so daß sich im *Lungenkreislauf* weder eine Stauung (Lungenödem) noch ein Leerpumpen ereignen kann, was beides fatale Folgen hätte.

Während eine unterschiedliche Vordehnung nur die Kraft des Herzens beeinflußt (→ **B1**), ändert sich die *Kontraktionsgeschwindigkeit* durch die *inotrope Wirkung des Noradrenalins* oder die einer *erhöhten Herzfrequenz* (→ **B2**) (Frequenzinotropie; → S. 166).

Venen

Das von den Kapillaren kommende Blut wird über die Venen gesammelt und zum Herzen zurückgeführt. Die **treibenden Kräfte des venösen Rückstroms** sind a) der nach der Passage der Kapillaren noch verbleibende *Blutdruck* (ca. 15 mmHg [2 kPa]), b) der Sog, der in der Systole durch die *Senkung der Ventilebene des Herzens* entsteht, c) der Druck, den die sich kontrahierende Skelettmuskulatur auf die Venen ausübt („*Muskelpumpe*"); eine Austreibung des Blutes in die falsche Richtung verhindern die *Venenklappen*; d) der durch *Inspiration* bedingte *Überdruck im Bauchraum* bei gleichzeitigem *Unterdruck im Brustraum* (intrapleuraler Druck; → S. 80), der zur Venenausweitung im Thorax und damit zu einem Sog führt (s. a. S. 160).

Beim *Lagewechsel* vom Liegen zum Stehen (**Orthostase**) werden die Beingefäße mit einer Blutsäule, d. h. mit einem *hydrostatischen Druck*, belastet. Er führt in den (im Vergleich zu den Arterien) besonders leicht dehnbaren Venen einer *Ausweitung*, d. h. ca. 0,4 l Blut „versacken" so. Dieses Blut wird dem sog. *zentralen Blutvolumen* (d. h. im wesentlichen dem Lungenkreislauf) entnommen. Dadurch sinkt der venöse Rückstrom zum linken Herz und damit das Schlagvolumen und das Herzzeitvolumen ab. Um dabei ein zu starkes Absinken des Blutdruckes (u. U. *orthostatischer Kollaps*!) zu verhindern, muß reflektorisch die Herzfrequenz und der periphere Widerstand erhöht werden. Das „Versacken" des Blutes ist beim Stehen ausgeprägter als beim Gehen (Muskelpumpe!). Umgekehrt herrscht beim Stehen in den Kopfvenen ein Unterdruck. Etwas innerhalb des Zwerchfells verändert sich der Venendruck bei Lagewechsel nicht: *Indifferenzpunkt*.

Der sog. **zentrale Venendruck** (Druck im rechten Vorhof, normal: 0–12 cm H_2O [0–1,2 kPa]) ist in erster Linie *vom Blutvolumen abhängig*. Seine Messung wird daher klinisch zur Überwachung des Blutvolumens (z. B. bei Infusionen) verwendet. Ein erhöhter zentraler Venendruck (> ca. 20 cm H_2O [2 kPa]) findet sich u. a. aber auch bei einer Herzinsuffizienz, d. h. bei einer zu geringen Pumpwirkung des Herzens und, physiologischerweise, während einer Schwangerschaft.

Herz und Kreislauf 185

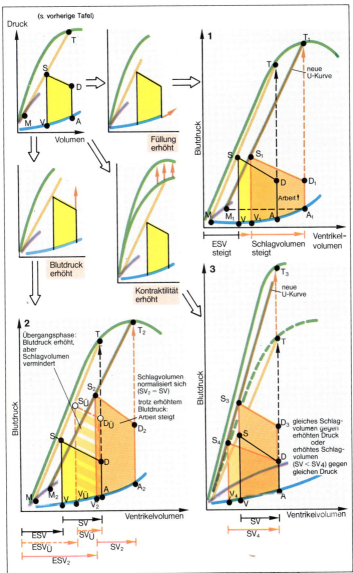

C. Einflüsse von erhöhter Herzfüllung (1), erhöhtem Blutdruck (2) und
erhöhter Kontraktilität (3) auf die Herzaktion

Herz und Kreislauf

Kreislaufschock

Unter Schock wird eine **akute Minderdurchblutung** lebenswichtiger Organe verstanden, was eine akute **Hypoxie** oder **Anoxie** (→ S.102) und eine *Ansammlung von Stoffwechselprodukten* (CO_2, *Milchsäure*) zur Folge hat. Zum Schock im weiteren Sinne zählen auch O_2-*Abgabe*- und -*Verwertungsstörungen* mit (anfänglich) nicht verminderter Durchblutung wie z. B. beim durch Bakteriengifte verursachten *septischen Schock*.

Die **Ursache des Schocks** ist meist ein **vermindertes Herzzeitvolumen**, was seinen Grund 1. in einem *Herzversagen* (**kardiogener Schock**) oder 2. in einem *zu geringen venösen Rückstrom* haben kann. Ursachen zu 2.: a) Verminderung des Blutvolumens (**hypovolämischer Schock**) durch Blutverlust (**hämorrhagischer Schock**) oder Flüssigkeitsverlust (z. B. bei Verbrennungen, bei starkem Erbrechen, bei anhaltendem Durchfall, u. ä.), b) *periphere Gefäßerweiterung* mit einem „Versacken" des Blutes in der Peripherie. Beim **anaphylaktischen Schock** z. B. (→ S.72), bei dem gefäßaktive Substanzen (Histamin u. a.) freigesetzt werden, spielt dieser Mechanismus eine Rolle. Der (kardiogene und hypovolämische) Schock ist u. a. begleitet von einem *erniedrigten Blutdruck* (weicher Puls), einer *erhöhten Herzfrequenz, Blässe*, einer verminderten Urinausscheidung (*Oligurie*) und von starkem *Durst*.

Die meisten dieser Symptome sind Ausdruck der gegenregulatorischen **Maßnahmen des Organismus gegen den beginnenden Schock** (→ A). Dabei ergänzen sich rasche **Maßnahmen, die den Blutdruck erhöhen** und langsamere, die **dem Volumenmangel entgegenwirken**:

Der abfallende Blutdruck erniedrigt die Pressorezeptorenaktivität im arteriellen System (→ S.176ff.), was zur Aktivierung pressorischer Areale im ZNS und zu *erhöhtem Sympathikotonus* führt. **Arterielle Vasokonstriktion** mit Blutentleerung der Haut (Blässe), des Bauchraumes, der Niere (Oligurie) u. a. leitet das verminderte Herzzeitvolumen zu den lebenswichtigen Organen (Koronararterien, Gehirn): **Zentralisation des Kreislaufs**. Die *Vasokonstriktion der venösen Kapazitätsgefäße* erhöht die Herzfüllung. Die gleichzeitige **Tachykardie** hebt das durch die Schlagvolumenverminderung abgefallene Herzzeitvolumen wieder etwas an. Die aus dem Nebennierenmark freigesetzten **Katecholamine** (→ S.58) ergänzen diese nervalen Mechanismen. Der Blutdruckabfall und die Arteriolenverengung *verringern den kapillären Filtrationsdruck* (→ S.158), so daß interstitielle Flüssigkeit in die Blutbahn einströmt. Außerdem lösen Volumenmangel und Blutdruckabfall den *Renin-Angiotensin-Aldosteron-Mechanismus* (→ S.152) aus. Er führt zum **Durst** und verringert die renale Salz- und damit die Wasserausscheidung. Der *verminderte Vorhofdruck* führt zur ADH-Ausschüttung (*Henry-Gauer-Reflex*; → S. 140) und damit ebenfalls zur Wassereinsparung. Später werden durch die erhöhte Erythropoetinausschüttung verlorene Erythrozyten ersetzt (→ S.60ff.) und die *Plasmaproteine* durch *vermehrte Synthese* in der Leber aufgefüllt.

Vom **Schock im engeren Sinne** spricht man, wenn der Organismus *ohne Hilfe von außen* (**Infusion** u. a.) nicht mehr in der Lage ist, sich mit seinen homöostatischen Kompensationsmechanismen aus dem Schock zu erholen. In diesem Falle bilden sich einige z. T. *sich selbst verstärkende Mechanismen* aus, die den Schock verschlimmern, bis er schließlich sogar auch therapeutisch nicht mehr beeinflußbar ist (**irreversibler** oder **refraktärer Schock**). Folgende Mechanismen spielen sich u. a. dabei ab: 1. Volumen ↓ → periphere Vasokonstriktion → periphere Stoffwechselstörung → Erweiterung der Kapazitätsgefäße → „Versacken" des Blutes → Volumen ↓↓. 2. Vasokonstriktion → Strömung ↓ → *Blutviskosität* ↑ (→ S.156) → Strömung ↓↓ usw. → Strömung 0 (*Stase*). 3. Blutdruck ↓ → O_2-Mangel + Azidose → *Schädigung des Myokards* → Herzkraft ↓ → Blutdruck ↓ usw. 4. O_2-Mangel → Gefäßschädigung → Arteriolenöffnung → Volumenabstrom ins Interstitium. 5. Periphere Stoffwechselstörung → Gefäßschädigung → *Gerinnselbildung* → Gefäßverstopfung und *Verbrauchskoagulopathie* (→ S. 76) mit Blutung ins Gewebe → Volumen ↓↓ usw.

Herz und Kreislauf 187

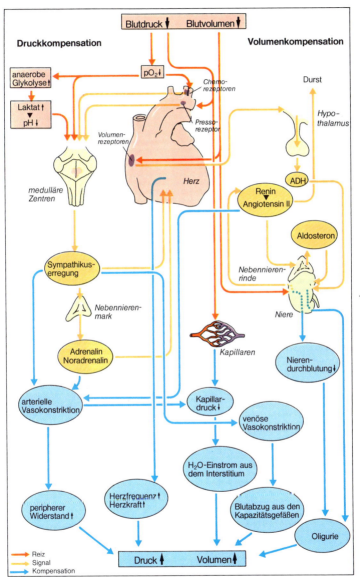

A. Kompensationsmechanismen beim beginnenden Schock

Durchblutung und Stoffwechsel des Herzens

Der Herzmuskel wird durch die rechte (1/7 des Blutes) und linke (6/7 des Blutes) Koronararterie (**Herzkranzgefäße**) aus der Aorta versorgt. Der *venöse Abfluß* erfolgt zu ca. 2/3 über den *Koronarsinus*, zu ca. 1/3 über die kleinen Herzvenen in den rechten Vorhof (→ **A**).

Die **Durchblutung** des **Herzmuskels** ($\dot{V}_{kor}$) beträgt bei einem 300 g schweren Herz *in Ruhe* ca. 250 ml/min und kann *bei Arbeit* auf das 3 bis 4fache ansteigen (→ **A**). $\dot{V}_{kor}$ hängt 1. von der *Druckdifferenz* Aorta – rechter Vorhof und 2. von der *Weite der Koronargefäße* ab, die a) vom *transmuralen Druck* (hoher Umgebungsdruck in der Systole; → S. 163) und b) vom *Tonus* der Gefäßmuskulatur beeinflußt wird.

Die **Steuerung der Koronardurchblutung** geschieht überwiegend *lokalmetabolisch* (→ S. 176ff.). Das venöse Koronarsinusblut hat in Ruhe eine fraktionelle O_2-Konzentration (→ S. 5) von ca. 0,08 (ml/ml Blut). Da der O_2-Gehalt des arteriellen Blutes etwa 0,20 beträgt (→ S. 100), ergibt sich für das Herz in Ruhe eine **arteriovenöse O_2-Differenz** (AVD_{O_2} von ca. 0,12, die bei Arbeit auf über 0,15 ansteigen kann (→ **A**). Aus $\dot{V}_{kor} \cdot AVD_{O_2}$ errechnet sich ein **O_2-Verbrauch** ($\dot{V}_{O_2}$) **des Herzens** von 30 (Ruhe) bis über 90 ml/min.

Der $\dot{V}_{O_2}$ des Myokards steigt einerseits mit der maximalen Verkürzungsgeschwindigkeit (V_{max}) des Herzmuskels (→ S. 42f.), andererseits mit dem Produkt aus *Myokardspannung mal Systolendauer* (sog. **Tension-Time-Index**). Bei kleinem Schlagvolumen und hohem Blutdruck (Myokardspannung ↑) ist $\dot{V}_{O_2}$ trotz gleicher Arbeit (→ S. 182) größer als bei niedrigem Druck und hohem Schlagvolumen. Das bedeutet, daß der **Wirkungsgrad des Herzens**, der in letzterem Fall 0,3 beträgt, bei erhöhtem Blutdruck auf Werte unter 0,15 sinkt. Bei einem schlecht durchbluteten Herzen (**Koronarinsuffizienz**) *verschlechtert* daher ein *erhöhter Ventrikeldruck* (z. B. beim Hochdruck) die O_2-*Versorgung*. Andererseits sind solche Patienten auch durch ein *Absinken des Blutdruckes* (frühmorgens z. B.) gefährdet, da $\dot{V}_{kor}$ dabei abfällt. Auch ein Absinken des pO_2 in der Luft und damit der AVD_{O_2} (*schneller Höhenaufstieg* mit Bergbahn oder Flugzeug) kann bei Koronarinsuffizienz zur Hypoxie und Anoxie (→ S. 102) des Herzmuskels führen (**Angina pectoris** bzw. **Herzinfarkt**). Eine Myokardhypoxie kann u. a. durch periphere Widerstands- und damit Blutdruckverminderung (z. B. mit Nitroglyzerin) oder durch direkte Herzabsetzung der Herzarbeit (β-Rezeptorenblocker; → S. 59) gemildert werden.

Als *Nährstoffe* (**Substrate**) kann das Myokard je nach Angebot *Glukose, freie Fettsäuren, Laktat* u. a. verbrennen. Aufgeteilt nach dem jeweils dazu verwendeten Anteil am O_2-Verbrauch („O_2-*Extraktionskoeffizient*"), werden die drei genannten Substrate *in Ruhe* meist etwa zu je 1/3 herangezogen. Bei körperlicher *Arbeit* wird vom Myokard sinnvollerweise *vermehrt* das aus der Skelettmuskulatur stammende **Laktat** *verbrannt* (→ S. 46, S. 247 u. **A**). Die *anaerobe Energiegewinnung* (z. B. bei Anoxie) aus Glykogen reicht nur für eine Fortdauer der Herztätigkeit von ca. 8 min (*Funktionserhaltungszeit*). Bis zu 30 min nach Anoxie kann das Herz (bei 37°C) wiederbelebt werden. Bei einer *Temperatursenkung* um 10°C verdoppelt sich diese Wiederbelebungszeit, da der Energiebedarf dabei sinkt (Kühlung der Organe bei Transplantationen).

Durchblutungsmessung

Methoden der Durchblutungsmessung sind u. a. 1. die **Plethysmographie** (→ **B**), bei der während eines venösen Staus der (anfängliche) arterielle Einstrom anhand der Volumenzunahme ermittelt wird, 2. die Strömungsmessung nach dem **Prinzip der elektrischen Induktion** (→ **C**): je schneller das (elektrisch leitende) Blut zwischen den Magnetpolen durchfließt, desto höher ist die dadurch induzierte Spannung, und 3. die **Indikatorgastechnik** (→ **D**). Das verwendete Gas (z. B. Argon) wird ca. 10 min eingeatmet. Aus wiederholt entnommenem Blut wird der Verlauf der Gaskonzentration in Arterie (C_{art}) und Vene (C_{ven}) gemessen und davon jeweils ein *zeitlicher Mittelwert* bestimmt, dessen Differenz (AVD_{indik}; → **D**) zusammen mit der Gleichgewichts-Gaskonzentration C_e (bei der $C_{art} = C_{ven} = C_{Gewebe}$) und der Equilibrierungszeit (t) zur Berechnung der jeweiligen Gewebedurchblutung ($\dot{V}$) (z. B. Gehirn, Myokard) herangezogen wird.

Herz und Kreislauf 189

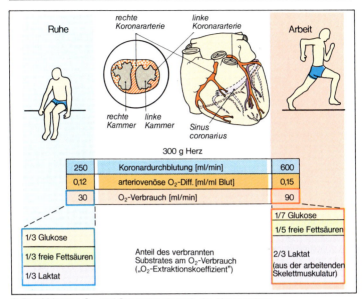

A. Durchblutung, O_2- und Substratverbrauch des Herzmuskels

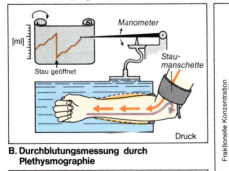

B. Durchblutungsmessung durch Plethysmographie

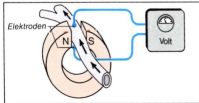

C. Durchblutungsmessung durch elektrische Induktion

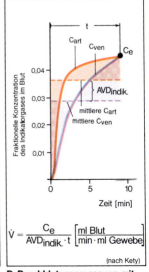

$$\dot{V} = \frac{C_e}{AVD_{indik.} \cdot t} \left[\frac{ml\ Blut}{min \cdot ml\ Gewebe}\right]$$

(nach Kety)

D. Durchblutungsmessung mit Indikatorgas (Kety u. Schmidt)

Herz und Kreislauf

Der Kreislauf vor der Geburt

Die mütterliche **Plazenta** dient dem Fetus als „Darm" (**Nährstoffaufnahme**, z. T. durch aktiven Transport), als „Niere" (**Abgabe von Abbauprodukten**) und schließlich auch als „Lunge", d. h. zur O_2-**Aufnahme** und zur CO_2-**Abgabe**. Trotz der (gegenüber dem Erwachsenen) *nach links verschobenen* O_2-*Bindungskurve* (→ S. 101, C) des Hämoglobins im fetalen Erythrozyten wird das Hämoglobin in der Plazenta nur zu 80% mit O_2 gesättigt.

Das Blut wird im Fetus nach den ihm eigenen Bedürfnissen verteilt: Noch nicht oder wenig in Anspruch genommene Organe, wie die Lunge, werden im wesentlichen umgangen. Das **Herzzeitvolumen** beträgt ca. 0,25 l/min/kg Körpergewicht, die **Herzfrequenz** 130 bis 160/min. Ca. 50% des vom Herzen ausgeworfenen Blutes fließen durch die Plazenta, die restlichen 40% versorgen den Körper (35%) und die Lungen (15%) des Fetus. Zu dieser Leistung sind das linke und das rechte Herz überwiegend *parallelgeschaltet*; ein in Serie geschalteter Lungenkreislauf, wie beim Erwachsenen, ist nicht in vollem Umfang nötig.

Das fetale Blut nimmt folgenden Weg (→ **A**):
1. Nach *Arterialisierung in der Plazenta* (Sättigung = 0,8; → **A**) gelangt das Blut über die **Nabelvene** in den Fetus und umgeht anschließend im **Ductus venosus** z. T. die Leber. Bei der Einmündung in die untere Hohlvene kommt es zur *Mischung mit dem venösen Blut aus der unteren Körperhälfte*. Gelenkt durch spezielle Falten der Hohlvene, gelangt dieses Mischblut vom rechten Vorhof durch ein Loch in der Vorhofscheidewand (**Foramen ovale**) direkt in den linken Vorhof und von dort in die linke Kammer. Dabei findet im rechten Vorhof ein *Kreuzen* (nur geringe Vermischung!) *mit dem venösen Blut aus der oberen Hohlvene* statt, das in die rechte Kammer aufgenommen wird. Dieses letztere Blut gelangt aber nur zu ca. 1/3 in die Lunge (hoher Strömungswiderstand, da noch nicht entfaltet); 2/3 treten durch den **Ductus arteriosus** in die Aorta über, in der, wegen des *geringen peripheren Widerstandes* (Plazenta), ein relativ niedriger **Blutdruck** herrscht: am Ende der Schwangerschaft ca. 8,7 kPa [65 mmHg].

Mit dem teilarterialisierten Blut aus dem linken Ventrikel werden die *Arterien von Kopf* (Gehirn für O_2-Mangel empfindlich!) und *Oberkörper* versorgt (→ **A**). Erst nach deren Abgang aus der Aorta mündet das venöse Blut des Ductus arteriosus ein. Für den unteren Teil des Körpers steht somit nur ein relativ O_2-armes Blut zur Verfügung (Sättigung = 0,6; → **A**). Der Großteil davon gelangt über die **Nabelarterien** wieder zur Plazenta zurück, wo es erneut mit O_2 beladen wird.

Bei der Geburt hört die Ent- und Versorgung durch die Plazenta schlagartig auf. Der *Blut-pCO_2 steigt* dadurch an, was (über die Chemorezeptoren; → S. 104) einen sehr starken Atemantrieb darstellt. Die so ausgelöste **Inspirationsbewegung** erzeugt einen *Unterdruck im Thoraxraum*. Dadurch werden einerseits Plazenta und Nabelvene leergesaugt (*Plazentatransfusion*), andererseits wird die **Lunge entfaltet**.

Die Lungenentfaltung *senkt den Widerstand im Lungenkreislauf*, während der Widerstand im Körperkreislauf wegen der sich selbst verengenden bzw. abgebundenen Nabelschnur *ansteigt*. Es kommt dadurch zur *Änderung der Flußrichtung im Ductus arteriosus*. Der Lungenkreislauf erhält so noch einige Tage nach der Geburt Aortenblut. Die Füllung des rechten Vorhofs wird vermindert (Plazentablut fehlt), die des linken Vorhofs steigt (Lungendurchblutung steigt). Das so entstehende *Druckgefälle vom linken zum rechten Vorhof schließt* mittels Falten das *Foramen ovale*. Dieses wächst später, ebenso wie der Ductus arteriosus und der Ductus venosus, zu. Damit sind Körper- und Lungenkreislauf *in Serie geschaltet*.

Bleiben das Foramen ovale oder der Ductus arteriosus *offen* (zusammen 20% der angeborenen **Herzfehler**), kommt es zu herzbelastenden *Kurzschlußkreisläufen* (**Shunts**). Beim *offenen Foramen ovale* besteht im Kreislauf: Linker Vorhof → rechter Vorhof → rechte Kammer (*Rechtsherzbelastung*) → Lunge → linker Vorhof; Kreislauf beim *offenen Ductus arteriosus*: Aorta → A.pulmonalis → Lunge (*Druckbelastung!*) → linkes Herz (*Volumenbelastung!*) → Aorta.

Herz und Kreislauf

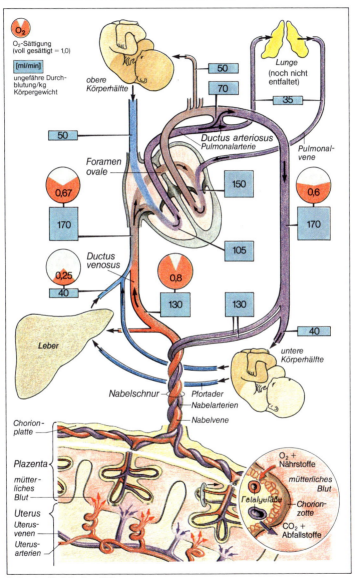

A. Fetaler Kreislauf und Plazenta

Wärmehaushalt und Temperaturregulation

Wärmehaushalt

Der Mensch gehört zu den **homoiothermen** (gleichwarmen) Lebewesen, deren Temperatur auch bei wechselnder Umgebungstemperatur konstant gehalten wird. Betroffen sind davon allerdings nur die *Körperhöhlen* (**Kerntemperatur** $\approx 37\,°C$). Die Gliedmaßen und die Haut verhalten sich quasi *poikilotherm* (wechselwarm, → S.194,A).

Eine *Konstanthaltung der Kerntemperatur* ist nur dann möglich, wenn die **Wärmeproduktion** und die **Wärmeaufnahme** mit der **Wärmeabgabe** ins *Gleichgewicht* gebracht werden: Thermoregulation (→ S. 194).

Die **Wärmeproduktion** (→ **A1**) hängt vom *Energieumsatz* (→ S. 196ff.) ab. *In Ruhe* sind an der Wärmebildung zu mehr als der Hälfte die inneren Organe beteiligt und zu fast 1/5 Muskulatur und Haut (→ **A2 oben**). *Bei körperlicher Arbeit* nimmt die Wärmebildung um ein Mehrfaches zu, wobei der Anteil der Muskulatur nicht nur absolut größer wird, sondern auch relativ auf ca. 90% der Wärmebildung anwächst (→ **A2 unten**).

Zur *Warmhaltung des Körpers* kann es notwendig werden, durch Körperbewegungen, durch Muskelzittern und (beim Säugling) ,,zitterfrei'' zusätzlich Wärme zu bilden (→ S.194).

Die **Wärmeaufnahme** (durch Strahlung und Leitung, s. u.) wird bedeutsam, wenn die Umgebungstemperatur über die Hauttemperatur ansteigt.

Die im Körperinnern gebildete Wärme wird vom Blutstrom aufgenommen und zur Körperoberfläche transportiert. Dieser **innere Wärmestrom** ist nur möglich, wenn die **Temperatur der Haut geringer** als die des *Körperkerns* ist. Entscheidend für den Wärmetransport zur Haut ist vor allem die **Hautdurchblutung** (→ S.194).

An der **Wärmeabgabe** (**äußerer Wärmestrom**) sind mehrere Mechanismen beteiligt (→ **B**):

1. **Wärmestrahlung** (→ B1 u. C). Die durch Strahlung abgegebene Wärmemenge ist u. a. von (der vierten Potenz) der Temperatur des Strahlers abhängig. Das gilt einerseits für die Hautoberfläche, andererseits aber auch für Menschen oder Gegenstände der Umgebung. Ist ein Gegenstand der Umgebung heißer als die Haut, nimmt der Körper von dort Strahlungswärme auf, ist er kälter (oder ist kein strahlender Körper da, z. B. Nachthimmel), kann die Haut in diese Richtung Strahlungswärme abgeben.

Strahlung benötigt kein Vehikel zur Wärmeübertragung und wird außerdem durch die Temperatur der Luft (Luft selbst ist ein schlechter Strahler!) kaum beeinflußt: So kann z. B. trotz dazwischen befindlicher, warmer Zimmerluft an eine kalte Zimmerwand Wärme abgegeben und andererseits von der Sonne (trotz luftleerem Weltraum) oder von einem Infrarotstrahler (trotz kalter Luft) ausgesandte Strahlenwärme aufgenommen werden.

2. **Wärmeleitung** von der Haut an die umgebende *Luft*. Dazu muß die *Luft kühler als die Haut* sein, d. h., es muß ein *Temperaturgefälle* bestehen. Stark gefördert wird diese Art der Wärmeabgabe, wenn die jeweils erwärmte Luftschicht von der Haut (z. B. durch Wind) weggewebt wird (**Konvektion;** → B2 u. C).

3. Die ersten beiden Mechanismen sind bei hohen Außentemperaturen und bei starker körperlicher Arbeit nicht mehr wirksam genug; unter diesen Umständen muß Wärme durch **Verdunstung** von Wasser abgegeben werden (→ B3 u. C). Bei Umgebungstemperaturen *über ca. 36°C* (→ **C**) erfolgt die Wärmeabgabe *nur noch durch Verdunstung*. Bei noch höheren Außentemperaturen wird Wärme durch Strahlung und Leitung (+ Konvektion) *aufgenommen*. Zum Ausgleich muß die Wärmeabgabe durch Verdunstung dann noch mehr erhöht werden.

Voraussetzung für eine Wärmeabgabe durch Verdunstung ist, daß die Umgebungsluft relativ trocken ist (Wüste, Sauna). Bei sehr hoher Luftfeuchtigkeit (z. B. tropischer Urwald) können selbst in körperlicher Ruhe nur Außentemperaturen bis ca. 33°C toleriert werden.

Das zur Verdunstung nötige Wasser gelangt auf die Hautoberfläche einerseits durch *Diffusion* (*Perspiratio insensibilis*), andererseits durch die neuronal aktivierbaren **Schweißdrüsen** (→ B3, S. 53 u. S. 195, D). Dem Körper werden pro Liter verdunsteter Flüssigkeit 2428 kJ (580 kcal) an Wärme entzogen.

Wärmehaushalt und Temperaturregulation 193

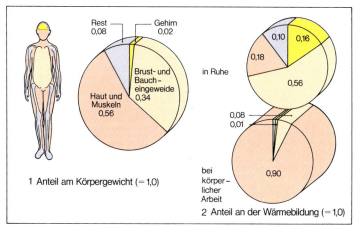

A. Relativer Anteil der Organe am Körpergewicht (1) und an der Wärmebildung (2)

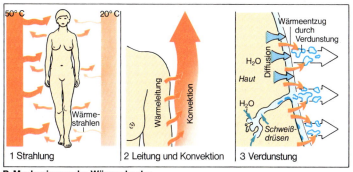

B. Mechanismen der Wärmeabgabe

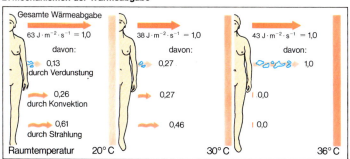

C. Wärmeabgabe (nackt, Ruhe) bei verschiedenen Umgebungstemperaturen

Wärmehaushalt und Temperaturregulation

Temperaturregulation

Aufgabe der Temperaturregelung (Thermoregulation) ist es, die Kerntemperatur trotz der Schwankungen von Wärmeaufnahme, -bildung und -abgabe (→ S.192) auf einem **Sollwert** konstant zu halten. Dieser Sollwert beträgt im Mittel rund **37°C**. Er unterliegt *Tagesschwankungen* von etwa ±0,5°C (Minimum ca. 3 Uhr, Maximum ca. 17 Uhr; → S. 10: Abb. 2). Diese Sollwertverstellung wird durch eine „innere Uhr" (→ S. 292) gesteuert. Eine längerfristige **Sollwertverstellung** wird beim *Menstruationszyklus* (→ S. 263) und, krankhafterweise, beim *Fieber* (s. u.) beobachtet.

Der **Hypothalamus** (→ S. 290) ist das **Steuerzentrum der Thermoregulation**. Hier finden sich temperaturempfindliche Fühler (**Thermorezeptoren**), die die Kerntemperatur (→ **A**) registrieren. Zusätzliche Informationen erhält der Hypothalamus von den *Thermorezeptoren der Haut* (→ S. 276) und des Rückenmarks. In den thermoregulatorischen Zentren des Hypothalamus wird die tatsächliche Körpertemperatur (**Istwert**) mit dem Sollwert *verglichen*. Ergeben sich dabei Abweichungen, hat der Organismus mehrere **Möglichkeiten der Thermoregulation** (→ **D**):

Steigt die Körpertemperatur *über* den Sollwert, so wird die **Wärmeabgabe** erhöht a) *durch vermehrte Schweißbildung* (→ S.192) und b) *durch Erhöhung der Hautdurchblutung* (Der innere Wärmestrom wächst; → S.192.).

Der innere Wärmestrom erhöht sich dabei in erster Linie deswegen, weil *mehr Blutvolumen/Zeit* auch mehr *Wärme/Zeit* transportieren kann. Zusätzlich vermindert eine verstärkte Durchblutung den *Wärmeaustausch* zwischen den nebeneinander laufenden *Arterien* und *Venen* (→ **B** u. S.134f.), wodurch die Hauttemperatur in der Peripherie erhöht und damit die Wärmeabgabe vermehrt wird.

Eine **Akklimatisation** an dauernd erhöhte Umgebungstemperaturen (Tropen) dauert oft Jahre. Charakteristisch dabei sind: 1. Schweißsekretionsrate steigt, 2. Salzgehalt im Schweiß fällt, 3. Durst und damit H_2O-Zufuhr sind erhöht.

Sinkt die Körpertemperatur *unter* den Sollwert, wird nicht nur die Wärmeabgabe gedrosselt, sondern auch die **Wärmeproduktion** (bis zum Vierfachen des Grundumsatzes) erhöht; *willkürliche Muskelbewegungen* und *Muskelzittern* sind dabei die Hauptmechanismen (→ **D**). Das *Neugeborene* kühlt durch sein hohes Verhältnis von Oberfläche zu Volumen sehr leicht aus. Sog. *zitterfreie Wärmebildung* (im braunen Fettgewebe) ist hier eine zusätzliche Regulationsmöglichkeit.

Mit dieser **physiologischen Temperaturregelung** gelingt es dem Organismus, bei Umgebungstemperaturen zwischen ca. 0°C und 50°C (bei sehr trockener Luft, z. B. in der Sauna, auch bis über 100°C) die Körpertemperatur konstant zu halten (→ **C**). Außerhalb des „behaglichen" Bereiches der *Umgebungstemperatur* (→ **C**) regelt der Mensch seine Temperatur zusätzlich durch sein **Verhalten** (z. B. Aufsuchen von Schatten, Anpassung der Kleidung, Heizen von Wohnräumen u. a.). Unterhalb von ca. 0°C und über 50°C (→ **C**) ist eine Temperaturregelung meist nur noch durch entsprechendes Verhalten möglich.

Fieber wird durch exogene oder endogene (s. u.) *Pyrogene* hervorgerufen, die das Thermoregulationszentrum im Hypothalamus beeinflussen. Dabei findet die Thermoregulation auf erhöhtem Temperaturniveau statt, d. h., der *Sollwert ist bei Fieber nach oben verstellt*. Relativ dazu wird der Körper dabei anfangs zu kalt (es kommt u. a. zu Muskelzittern: *Schüttelfrost*); beim Fieberabfall zum normalen Sollwert ist der Körper zu warm; es kommt zur Gefäßerweiterung und zum Schweißausbruch.

Bei Infektionen, Entzündungen und Nekrosen werden u. a. die *Makrophagen* aktiv (→ S.66ff.). Sie geben den sog. *Leukozyten-stimulierenden Faktor* (→ S. 70) ab, der in der Leber, Gehirn u. a. Organen die Synthese bestimmter Proteine fördert, die als *endogene Pyrogene* (z. T. durch Vermittlung des Prostaglandinstoffwechsels) auf das Thermoregulationszentrum im Hypothalamus einwirken und so Fieber auslösen.

Die **Messung der Kerntemperatur** erfolgt ausreichend genau im Mastdarm (*rektal*) oder in der Mundhöhle (*oral*). Messungen in der geschlossenen Achselhöhle (*axillar*) benötigen sehr lange Meßzeiten (bis zu 1/2 Stunde).

Wärmehaushalt und Temperaturregulation

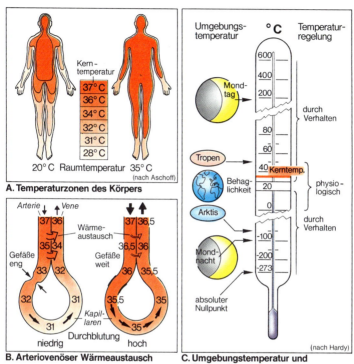

A. Temperaturzonen des Körpers (nach Aschoff)

B. Arteriovenöser Wärmeaustausch

C. Umgebungstemperatur und Temperaturregulation (nach Hardy)

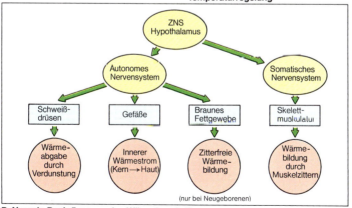

D. Nervale Beeinflussung des Wärmehaushalts

Ernährung

Eine **ausreichende Nahrung** muß dem Körper *genügend Energie*, eine *Mindestmenge* an *Eiweiß* (mit allen essentiellen Aminosäuren) und an *Kohlenhydraten, Mineralstoffe* (inkl. *Spurenelemente*), *essentielle Fettsäuren* und *Vitamine* zuführen. Außerdem muß ausreichend *Wasser* zur Verfügung stehen.

Der tägliche **Energiebedarf** beträgt in Ruhe für einen 70 kg schweren Mann rund 8400 kJ ≈ 2000 kcal (1 cal = 4,1855 J [Joule]; 1000 J = 1 kJ). Je nach Tätigkeit besteht ein *zusätzlicher Bedarf* von täglich ca. 1700 kJ (400 kcal) (leichte Arbeit im Sitzen, → **A**) bis ca. 10500 kJ (≈ 2500 kcal) (Bergarbeiter). Der Ruhe-Energieumsatz bei Frauen ist durchschnittlich etwas geringer (6700 kJ). Während der *Schwangerschaft* und besonders während der *Stillzeit* steigt jedoch ihr Energiebedarf. Bei Jugendlichen zwischen dem 14. und 18. Lebensjahr ist die höchste Energiezufuhr nötig; sie nimmt im Lauf des Lebens wieder ab.

Gedeckt wird der Energiebedarf durch die drei **Grundnahrungsstoffe Eiweiß, Fett** und **Kohlenhydrate** (Chemie → **B** und Lehrbücher der Biochemie). Der *Mindestbedarf* an *Eiweiß* beträgt zum lebensnotwendigen Ausgleich der Stickstoffbilanz etwa 0,5 g/kg Körpergewicht und Tag (*Bilanzminimum*), zu normaler Leistungsfähigkeit jedoch das Doppelte (*funktionelles Eiweißminimum*), wobei etwa die Hälfte als *tierisches Eiweiß* (Fleisch, Fisch, Milch, Eier) zugeführt werden muß, um die Zufuhr der essentiellen *Aminosäuren* in ausreichendem Maße sicherzustellen. Sie sind in den meisten Pflanzenproteinen unzureichend enthalten, was deren *„biologische Wertigkeit"* herabsetzt.

Der restliche, *überwiegende Energiebedarf* wird von *Kohlenhydraten* (Stärke, Zucker, Glykogen) und *Fetten* (tierische und pflanzliche Fette und Öle) gedeckt, die sich als Nahrungsstoffe weitgehend gegenseitig vertreten können: Der Kohlenhydratanteil an der durch die Nahrung zugeführten Energie kann auf Werte von 10% (normal ca. 60%) gesenkt werden, bevor Stoffwechselstörungen auftreten. Fett andererseits ist völlig entbehrlich, wenn für die Zufuhr der *fettlöslichen Vitamine* (Vitamine A, D, E, K) und der *essentiellen Fettsäuren* (Linolsäure u.a.) gesorgt ist. Im Durchschnitt werden mit Fett jedoch etwa 25% der Energie zugeführt (→ **A**), ein Anteil, der bei erhöhtem Energiebedarf steigt.

Die Zufuhr einer ganzen Reihe von anorganischen **Mineralstoffen** ist für den Körper notwendig: K^+ und Na^+ kommen praktisch in jeder Nahrung vor. Außerdem kann der Organismus Na^+ bilanzieren (→ S.140ff.). Na^+-*Mangelerscheinungen* sind erst zu befürchten, wenn mit dem Harn (z. B. Aldosteronmangel, → S.151) oder dem Schweiß (starkes Schwitzen bei alleiniger Wasserzufuhr) große Na^+-Mengen verloren gehen. Bedrohlicher K^+-*Mangel* ist meist eine Nebenwirkung einiger diuretischer (harntreibender) Medikamente oder beruht auf einer zu hohen Aldosteronausschüttung (→ S.151). Auf eine ausreichende Zufuhr muß besonders bei **Kalzium** (0,8 g/Tag), **Eisen** (10 mg/Tag, bei Frauen 15 mg/Tag) und **Jod** (0,15 mg/Tag) geachtet werden. Eine Reihe weiterer „**Spurenelemente**" (Al, Br, Cr, Cu, Mn, Mo, Zn) sind ebenfalls lebensnotwendig, werden jedoch bei einer normalen Ernährung in genügender Menge aufgenommen.

Die **Vitamine** (A, B_1, B_2, B_6, B_{12}, C, D_2, D_3, E, H, K_1, K_2, Folsäure, Niacinamid, Pantothensäure) sind organische Verbindungen, die der Körper im Stoffwechsel (meist als Koenzyme) braucht und *selbst nicht oder nur ungenügend synthetisieren kann*. Trotz der meist sehr geringen benötigten Menge kommt es bei deren Unterschreitung zu spezifischen Mangelerscheinungen (*Avitaminosen*): z.B. Nachtblindheit (Vitamin A), Skorbut (Vitamin C), Rachitis (Vitamin D), perniziöse Anämie (Vitamin B_{12}), Beriberi (Vitamin B_1), Gerinnungsstörungen (Vitamin K).

Ernährung und Verdauung 197

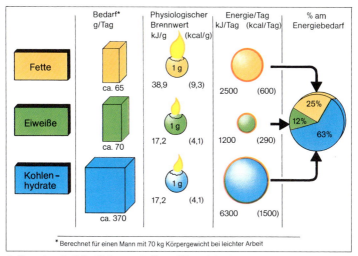

A. Energiegehalt der Nahrungsstoffe und Energiebedarf

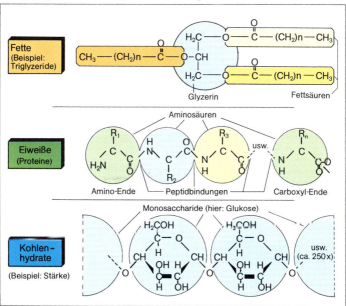

B. Chemischer Aufbau von Fetten, Eiweißen und Kohlenhydraten

198 Ernährung und Verdauung

Stoffwechsel und Kalorimetrie

Werden die Nahrungsstoffe vollständig verbrannt („innere Atmung"), entspricht die dabei erzeugte Wärme ihrem jeweiligen Energiegehalt: **physikalischer Brennwert** (BW_{pk}).

Der BW_{pk} wird mit dem *Verbrennungskalorimeter* bestimmt (→ **A**). In einem isolierten Wasserbehälter befindet sich eine Brennkammer, in die eine bestimmte Menge des jeweiligen Nahrungsstoffes eingebracht und (mit O_2) verbrannt wird. Die dabei erzeugte Wärme wird von dem umgebenden Wasser aufgenommen, dessen Erwärmung somit ein Maß für den gesuchten BW_{pk} ist.

Fette und **Kohlenhydrate** werden zusammen mit O_2 auch im Organismus restlos zu $CO_2 + H_2O$ abgebaut. Ihr **physiologischer Brennwert** (BW_{pl}) ist daher identisch mit dem BW_{pk}. *Im Mittel* beträgt er für Fette 38,9 kJ/g (9,3 kcal/g) und für verdaubare Kohlenhydrate 17,2 kJ/g (4,1 kcal/g) (→ S. 197, A). **Eiweiß** hingegen wird im Organismus nicht vollständig, sondern nur bis zur Stufe des Harnstoffs (u.a.) abgebaut, der bei vollständiger Verbrennung nochmals Energie liefern würde. Der BW_{pk} der Eiweiße ist daher mit ca. 24 kJ/g (5,7 kcal/g) größer als ihr BW_{pl}, der nur ca. 17,2 kJ/g (4,1 kcal/g) beträgt (→ S. 197, A).

In Ruhe wird die dem Körper in Form von Nahrung zugeführte Energie zum größten Teil in **Wärmeenergie** umgewandelt, da kaum mechanische äußere Arbeit geleistet wird. Dabei entspricht die Wärmeabgabe (bei konstanter Körpertemperatur) dem Energieumsatz innerhalb des Organismus (z.B. Arbeit von Herz- und Atemmuskulatur; aktiver Stofftransport usw.).

Die Wärmemenge, die der Körper abgibt, kann direkt gemessen werden: sog. *direkte Kalorimetrie* (→ **B**). Dabei wird das Versuchstier in einen Behälter gesetzt; ein nach außen isolierter Flüssigkeits- oder Eismantel nimmt die zu messende Wärme auf, deren Menge aus dem Temperaturanstieg der Flüssigkeit und aus der Menge des Schmelzwassers berechnet werden kann.

Der Energieumsatz beim Menschen kann einfacher mit der *indirekten Kalorimetrie* bestimmt werden. Hier dient die O_2-*Aufnahme* ($\dot{V}_{O_2}$) (→ S. 92) als ein Maß für den Energieumsatz. Dazu muß das sog. **kalorische Äquivalent** (KÄ) des gerade „verbrannten" Nahrungsstoffes bekannt sein; es errechnet sich aus dem BW_{pl} und der zur Verbrennung notwendigen O_2-Menge.

Zur Verbrennung von 1 mol Glukose werden 6 mol O_2 (6 · 22,4 l) benötigt (→ **C**). Der BW_{pl} von Glukose beträgt 15,7 kJ/g (3,75 kcal/g). 180 g Glukose ergeben damit eine Wärmemenge von 2827 kJ (675 kcal) bei einem O_2-Verbrauch von 134,4 l, also 21 kJ/l O_2 (5,02 kcal/l O_2). Dieser Wert ist das KÄ für Glukose (→ **C**).

Für die verschiedenen *Kohlenhydrate* in der Nahrung beträgt KÄ im Durchschnitt 21,15 kJ/l O_2 (5,05 kcal/l O_2), für die *Fette* 19,6 kJ/l O_2 (4,68 kcal/l O_2) und für die *Eiweiße* 19,65 kJ/l O_2 (4,69 kcal/l O_2).

Zur Berechnung des Energieumsatzes aus KÄ muß demnach außerdem bekannt sein, *welche* Nahrungsstoffe gerade „verbrannt" werden. Ein ungefähres Maß dafür ist der **respiratorische Quotient** ($RQ = \dot{V}_{CO_2}/\dot{V}_{O_2}$, → S. 92). Er beträgt bei reiner Kohlenhydraternährung 1, bei alleiniger Fettzufuhr 0,7. Da der Eiweißanteil an der Nahrung ziemlich konstant ist, kann jedem RQ zwischen 1 und 0,7 ein KÄ zugeordnet werden (→ **D**). Der **Energieumsatz** (EU) errechnet sich schließlich aus:
$EU = K\ddot{A} \cdot \dot{V}_{O_2}$.

Eiweißnahrung erhöht den Energieumsatz um ca. 15–20% (sog. *spezifisch-dynamische Wirkung*). Der erhöhte Umsatz kommt dadurch zustande, daß für die Erzeugung von 1 mol ATP aus Proteinen (Aminosäuren) 89 kJ, aus Glukose aber nur 74 kJ benötigt werden. Die Ausnützung der freien Energie der Aminosäuren ist also geringer als die der Glukose.

Der bei Nüchternheit und völliger Ruhe gemessene Umsatz wird *Grundumsatz* genannt; er hängt stark von der Körperoberfläche ab, ist bei Frauen kleiner als bei Männern und nimmt mit dem Alter ab. Klinisch spielte seine Bestimmung bei der Diagnose von Schilddrüsenerkrankungen eine gewisse Rolle.

Ernährung und Verdauung

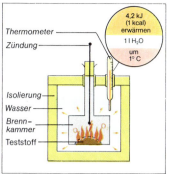

A. Verbrennungskalorimeter

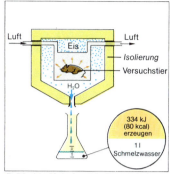

B. Direkte Kalorimetrie (Lavoisier)

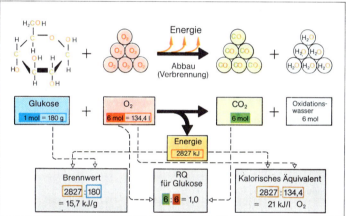

C. Glucoseverbrennung: Respiratorischer Quotient, Brennwert und kalorisches Äquivalent

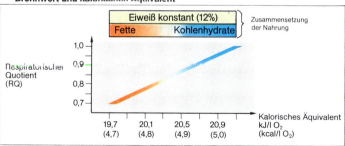

D. Respiratorischer Quotient und kalorisches Äquivalent in Abhängigkeit von den Nahrungsstoffen

Verdauungsorgane: Übersicht und Passagezeiten

Um den Stoff- und Energiebedarf des Organismus (→ S.196ff.) zu decken, muß die Nahrung geschluckt, im Magen-Darm-Trakt verdaut (*aufgespalten*) und anschließend aus dem Darm *aufgenommen* (*absorbiert*) werden. Feste Nahrungsmittel werden zuvor mit den *Zähnen* zerkaut, wobei der Bissen auch mit *Speichel* aus den *Speicheldrüsen* (→ S.202) gemischt wird. Beim *Schlucken* (→ S.204) gelangt der Speisebrei durch die *Speiseröhre* (*Ösophagus*) in den Magen, wo der *Magensaft* (→ S.208) zugemischt wird. Im anschließenden *Zwölffingerdarm* (*Duodenum*) gelangen zusätzlich *Galle* und *Pankreassaft* dazu (→ S.212ff.). Die Passage durch den Hauptanteil des *Dünndarms* (*Jejunum und Ileum*) und den *Dickdarm* (*Zäkum, aufsteigendes, queres, absteigendes, S-förmiges Kolon* [*Sigmoid*]) dient der weiteren Aufschließung der Nahrungsstoffe, der Absorption ihrer Spaltprodukte, der Vitamine und der Mineralstoffe und außerdem der Eindickung des Speisebreis durch Wasserentzug (→ S.228). *Sigmoid* und besonders das Rektum (*Mastdarm*) speichern der *Fäzes* (*Stuhl*) bis zur nächsten willkürlichen Darmentleerung (*Defäkation*, → S. 230).

Die dreischichtige *Muskulatur* des Magen-Darm-Traktes dient der *Durchmischung* und dem *Weitertransport* des Darminhaltes (→ S.204ff., 210ff., 230ff.). Die **Passagezeiten** der Speiseröhre, des Magens und der einzelnen Darmabschnitte sind individuell verschieden und hängen außerdem stark von der Nahrungszusammensetzung ab (mittlere Werte → **A**; s.a. S.206).

Für die **Blutversorgung** von Magen, Darm, Leber, Pankreas und Milz sind drei Hauptäste der Bauchaorta verantwortlich (→ Lehrbücher der Anatomie). Die *Darmdurchblutung* wird während des Verdauungsvorgangs durch die Pumpwirkung der Darmbewegungen auf die Darmgefäße, durch den N. vagus, durch Hormone (VIP u.a.) und durch lokale Reflexe erhöht. Vom Gesamtblutdruck ist die Darmdurchblutung unabhängig (*Autoregulation*).

Eine Darmlähmung (sog. *paralytischer Ileus*) oder ein Darmverschluß behindern zunehmend die Durchblutung, da u.a. die vermehrt entstehenden *Darmgase* (CO_2, Methan, H_2S u.a.) zu einer Aufblähung des Darmrohres unter wachsendem Druck führen. Dieser übersteigt schließlich den Druck in den Darmgefäßen, wodurch die Durchblutung des Darmes völlig unterbunden wird.

Das *venöse Blut* mit den aus dem Darm resorbierten Substanzen gelangt über die **Pfortader** in die *Leber*. Ein Teil der resorbierten Fettbestandteile (→ S.218ff.) wird in die *Darmlymphe* aufgenommen und erreicht so unter Umgehung der Leber den großen Kreislauf.

Die von der **Leber** produzierte Galle ermöglicht die Fettverdauung (→ S.218ff.) und die *Ausscheidung* von Bilirubin, Toxinen u.a. (→ S.214ff.). Die Leber spielt außerdem eine zentrale Rolle im Kohlenhydrat-, Lipid-, Eiweiß- und Hormonstoffwechsel.

Das **Pankreas** (Bauchspeicheldrüse) stellt Bikarbonat (HCO_3^-) und Verdauungsenzyme zur Verfügung (→ S.212f.), hat aber zusätzlich noch wichtige endokrine Funktionen (→ S. 246ff.).

Da über die Mundöffnung auch Bakterien, Viren und körperfremde Makromoleküle in den Körper gelangen, besitzt der Verdauungstrakt hochwirksame **Abwehrsysteme** (→ auch S. 66ff.): Bereits im *Mund* hemmen die Speichelbestandteile das Eindringen von Erregern (Muzine, IgA, Lysozym, Rhodanid, → S.202). Im *Magen* wirken Salzsäure und Pepsine bakterizid, und mit den *Peyerschen Plaques* besitzt der Darmtrakt ein eigenes immunkompetentes Lymphgewebe. Spezialisierte M-Zellen („membranöse Zellen") der Mukosa verschaffen luminalen Antigenen (→ S.66ff.) Zugang zu den Peyerschen Plaques; dort kann als Antwort die IgA-Ausschüttung aktiviert werden (orale Immunisierung, u.U. auch orale Allergisierung; → S. 72). IgA im Darmlumen ist dabei gegen Verdauungsenzyme geschützt. Schließlich sitzen in den Pfortaderästen der *Leber* besonders viele *Makrophagen* (*Kupffersche Sternzellen*), die eine weitere Barriere gegen Erreger aus dem Magen-Darm-Trakt bilden. Beim Neugeborenen wird die Schleimhaut des Verdauungstraktes v.a. durch IgA aus der Muttermilch geschützt.

Ernährung und Verdauung 201

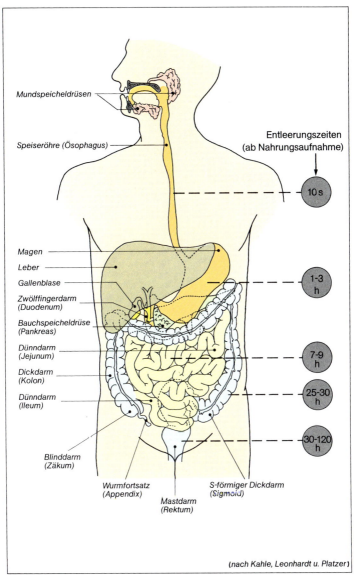

A. Verdauungsorgane und Entleerungszeiten des Magen-Darm-Kanals

Speichel

In der **Zusammensetzung des Speichels** spiegeln sich seine Aufgaben wider: *Schleimstoffe* (*Muzine*) machen den Bissen schlüpfrig und damit schluckfähig; auch erleichtern sie Kau- und Sprechbewegungen. Nahrungsbestandteile werden im Speichel z. T. gelöst, eine Voraussetzung für die Mundverdauung und das Wirksamwerden von Geschmacksreizen (→ S. 296). Mit der α-*Amylase* des Speichels (*Ptyalin*) kann die Verdauung von Kohlenhydraten (Stärke) bereits beim Kauen beginnen. *Immunglobulin A, Lysozym* (→ S. 65ff.) und *Rhodanid-Ionen* dienen der Abwehr von Krankheitserregern, und *der hohe HCO_3^--Gehalt* alkalisiert und puffert den Speichel auf pH 7 bis 8. Ein saurer pH-Wert würde die α-Amylase hemmen und dem Zahnschmelz schaden. Dessen Schutz vor Karies dienen außerdem die *Fluorid-Ionen* des Speichels.

Da die mittlere Speichelproduktion stark vom Wassergehalt des Körpers abhängig ist, werden Mund und Rachen bei Wassermangel trocken; das spart nicht nur Wasser ein, sondern trägt auch zum Gefühl des **Durstes** bei, der für die Flüssigkeitsbilanzierung im Körper wichtig ist (→ S. 138 u. S. 152).

Die Zusammensetzung des Speichels hängt vom **Produktionsort** und von der **Sekretionsrate** ab. Im Mittel werden 1,5 l/d oder ca. 1 ml/min gebildet. 70% (relativ muzinreich) davon stammen aus den Unterkieferspeicheldrüsen (Glandula submandibularis), 25% (relativ wäßrig) aus den Ohrspeicheldrüsen (Glandula parotis) und der Rest aus der Glandula sublingualis sowie der Drüsen der Mundschleimhaut. Der Speichelfluß schwankt stark von ca. 0,1 ml/min (Ruhe) bis max. ca. 4 ml/min (→ **B**).

Bildungsort des Speichels sind die sog. *Azini* der Speicheldrüsen; dieser *Primärspeichel* (→ **A** u. **C**) mit plasmaähnlicher Elektrolytzusammensetzung wird dann während der Speichelpassage durch die *Ausführungsgänge* sekundär modifiziert (→ **A**). Na^+ wird hier resorbiert, K^+, J^- u. a. sezerniert. Steigt der Speichelfluß, wird dieser Einfluß geringer, womit sich die Konzentration von Na^+, K^+ und Cl^- und die *Osmolalität* (in Ruhe ca. 70 mosm/kgH_2O) des Speichels den Werten des Plasmas nähern (→ **B**). An der hohen (aktiven) HCO_3^--Sekretion in den Speichel (bzw. dem H^+-Transport ins Blut) ist die *Carboanhydratase* (→ S. 145, A) beteiligt („seitenverkehrter" Mechanismus im Vergleich zu Niere oder Magen, → S. 145, B u. S. 209, B).

Proteine (Antikörper, Enzyme etc..) gelangen durch *Exozytose* (→ S. 20) in den Primärspeichel. *Cholinerge, α-adrenerge* und *peptiderge* (Substanz P) *Aktivierung* stimulieren die Bildung eines wäßrigen Speichels. Auslösend dafür ist ein vermehrter Ca^+-*Einstrom in die Zelle* (→ **C** u. S. 15f.). Bei cholinerger Stimulierung (→ S. 54) werden in den Speicheldrüsen auch Enzyme (Kallikreine) freigesetzt, die aus Plasma-Kininogenen das stark gefäßerweiternde *Bradykinin* freisetzen. **VIP** (**V**asoactive **i**ntestinal **p**eptide) spielt hier wahrscheinlich die Rolle eines Ko-Transmitters. Eine solche Vasodilatation ist nötig, da der maximale Speichelfluß der Ruhedurchblutung übersteigt. *β-adrenerge Aktivierung* der Speicheldrüsen führt (via *cAMP*, → **C**, S. 56ff. u. S. 242) zu einem an Muzin reichen, hochviskösen Speichel. Er wird z. B. bei Hunden, die Fleisch fressen, vermehrt gebildet, während bei trockener Nahrung überwiegend cholinerger aktiviert wird (wäßriger Speichel).

Die **Auslösung der Speichelproduktion** geschieht *reflektorisch* (→ **D**). Reize sind u. a. Geruch und Geschmack der Speisen, Berührung der Mundschleimhaut und Kauen. Evtl. spielen auch sog. *bedingte Reflexe* eine Rolle. (Sie müssen erlernt werden. Ein ursprünglich nebensächlicher Begleitumstand, z. B. Tellerklappern vor dem Essen, würde später alleine als Reiz genügen.)

Ernährung und Verdauung

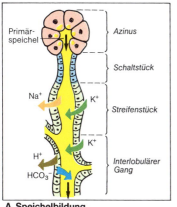

A. Speichelbildung

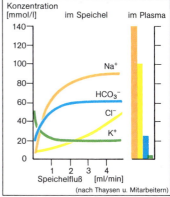

B. Elektrolyte des Speichels

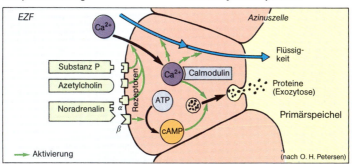

C. Steuerung der Speichelbildung in den Azinus-Zellen

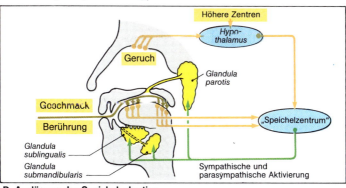

D. Auslösung der Speichelsekretion

Schlucken, Erbrechen

Ist die Nahrung zerkaut und mit Speichel vermischt (→ S.202), formt die Zunge einen *schluckfähigen* Bissen (*Bolus*). Das **Schlucken** (→ **A1–A10**) wird willkürlich dadurch eingeleitet, daß der Bissen mit der Zunge nach hinten oben und gegen den weichen Gaumen gedrückt wird (→ **A1**).

Der weitere Schluckakt ist *reflektorisch gesteuert:*

Der Kiefer schließt sich, der weiche Gaumen wird angehoben (→ **A2**) und dichtet damit den Nasen-Rachen-Raum ab (→ **A3**), während der Bissen den Kehldeckel zurückbiegt (→ **A4**). Durch den Druck der Zunge gelangt der Bissen weiter in den Rachen. Jetzt wird die Atmung angehalten, die Stimmritze geschlossen und Zungenbein und Kehlkopf soweit gehoben, daß der Kehldeckel die Luftröhre völlig verschließt (→ **A5**). Die Schließmuskeln des unteren Rachens erschlaffen (→ **A6**), so daß die Zunge den Bissen in die *Speiseröhre* (*Ösophagus*) drängen kann, und pressen anschließend den Bissen nach unten (→ **A7, A8**). Während der Bissen mit wieder senkt und die Atmung weitergeht (→ **A9**), befördert eine *peristaltische Welle der Ösophagusmuskulatur* (→ **A10**) den Bissen an den Mageneingang.

Der **Ösophagus** ist etwa 25–30 cm lang. Seine Muskulatur ist oben quergestreift, im unteren Teil glatt.

Am *Mageneingang* (**Kardia**) wird der Ösophagus normalerweise durch einen *Sphinktermechanismus* verschlossen. Eine Verwindung der Ösophagusmuskulatur (Wringmechanismus), der Druck im Bauchraum und ein Venenpolster spielen dabei eine Rolle (Öffnungsreflex, → S.206).

Zum **Erbrechen** kommt es meist reflektorisch (→ **B**). **Auslösende Reize** dafür sind starke Dehnung (Überfüllung) und *Schädigungen* (z.B. Alkohol) des Magens. Auch *widerliche Gerüche, Anblicke* und *Vorstellungen, Berührung der Rachenschleimhaut* und *Reizung des Gleichgewichtsorgans* (s.u.) aktivieren das „Brechzentrum" in der Medulla oblongata (→ **B**). Es liegt dort zwischen der Olive (→ **B1**) und dem Tractus solitarius (→ **B2**), also im Bereich der Formatio reticularis (→ **B3**).

Zum Erbrechen führen außer den schon genannten Reizen oft auch *Schwangerschaft* (morgendliches Erbrechen [Vomitus matutinus] und Hyperemesis gravidarum), starke *Schmerzen, Giftstoffe (Toxine), Medikamente* (absichtliches Auslösen durch den Arzt), *Strahlenbelastung* (z.B. bei Tumorbestrahlung), ein *erhöhter Hirndruck* (z.B. beim Hirnödem [→ S.142] oder Tumoren im Bereich des Gehirns) und bestimmte psychische Vorgänge. Zum Teil spielen dabei Chemorezeptoren in der Nähe des Brechzentrums (Area postrema; → **B4**) eine Rolle.

Die **Vorboten des Erbrechens** (→ **B**) sind *Übelkeit, erhöhter Speichelfluß, Blässe, Schweißausbruch* und *Erweiterung der Pupillen*.

Beim *eigentlichen Erbrechen* wird das Zwerchfell in Inspirationsstellung fixiert, und die Bauchmuskeln kontrahieren sich rasch (Bauchpresse). Da sich gleichzeitig das Duodenum kontrahiert und die Kardia erschlafft, wird durch den hohen Druck auf den Magen dessen Inhalt in den Ösophagus gepreßt. Der Rachensphinkter wird gesprengt und der weiche Gaumen angehoben, so daß der Speisebrei aus dem Mund ins Freie gelangen kann.

Das Erbrechen ist in erster Linie ein **Schutzreflex**: Speisen, die z.B. übel riechen und die dem Magen oder dem Gesamtorganismus schaden können (Toxine), werden aus dem Magen (und u.U. aus dem Dünndarm) entfernt. *Länger andauerndes Erbrechen* führt allerdings zu einem spürbaren Verlust von Flüssigkeit und vor allem von H^+-Ionen (Magensalzsäure): Es kommt zu einer „metabolischen" Alkalose (→ S.208 und 114ff.).

Übelkeit und Erbrechen sind auch Symptome der **Kinetosen** (*Bewegungskrankheiten*). Für das Gleichgewichtsorgan (→ S.298) ungewohnte Reize (z.B. im Flugzeug oder auf See) verursachen diese Störungen besonders dann, wenn der Kopf *zusätzlich* bewegt wird und *Diskrepanzen* zum optischen Eindruck bestehen.

Ernährung und Verdauung

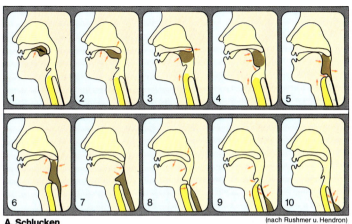

A. Schlucken (nach Rushmer u. Hendron)

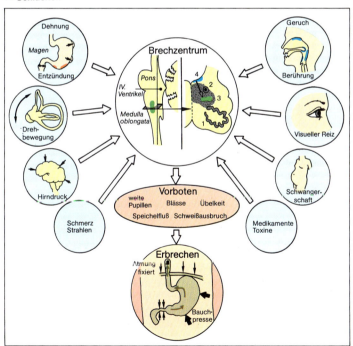

B. Erbrechen

Magen: Bau und Motilität

Die Speiseröhre mündet an der *Kardia* in den *Fundus*, an den sich *Korpus* und *Antrum* anschließen. Der Magenausgang (*Pylorus*) geht in das *Duodenum* über (→ **A**). Funktionell läßt sich ein „*proximaler*" von einem „*distalen*" *Magen* abgrenzen (→ **A**). Die **Größe des Magens** ist von der Füllung abhängig, wobei sich (ohne größere Drucksteigerung) vor allem der „proximale" Magen vergrößert (→ **A** u. **B**). Die Magenwand ist prinzipiell wie die des Dünndarms aufgebaut (→ S. 211). Die Mukosa von Fundus und Korpus enthält sog. *Hauptzellen* (**HZ**) und *Belegzellen* (**BZ**) (→ **A**), die die Bestandteile des Magensaftes produzieren (→ S. 208). Die Magenschleimhaut enthält zudem endokrine Zellen (Bildung von Gastrin u. a.) und schleimabsondernde Nebenzellen (**NZ**). Über die beiden *autonomen Plexus* (→ S. 208) der Magenwand gewinnt das *vegetative Nervensystem* (→ S. 50ff.) Einfluß auf die Magenmotilität (→ **D**).

Beim Schlucken eines Bissens öffnet sich reflektorisch die Kardia, und hemmende Vagusfasern lassen den „proximalen" Magen kurzzeitig erschlaffen (*rezeptive Relaxation*). Anschließend führt die lokale Reizung der Magenwand (z. T. direkt reflektorisch, z. T. über Gastrin) zu einer Aktivierung des „distalen" Magens. Durch eine *anhaltende (tonische) Kontraktion des „proximalen" Magens*, der vor allem als *Speicher* dient, wird dessen Inhalt zur Verarbeitung langsam in den *„distalen" Magen* geschoben; an dessen Obergrenze (mittleres Korpusdrittel) liegt eine *Schrittmacherzone* (s. u.), von der aus *peristaltische Wellen* starten, die bis zum Pylorus laufen. Die Kontraktionen sind im Antrum besonders stark. Durch die Peristaltik wird der Speisebrei in Richtung Pylorus *geschoben* (→ **C5, C6, C1**), *zusammengepreßt* (→ **C2** u. **C3**) und, nach Schließung des Pylorus, wieder *zurückgeworfen* (→ **C3** u. **C4**). Dabei wird die *Nahrung zermahlen*, mit dem *Magensaft gemischt* und *angedaut*; außerdem werden die *Fette emulgiert*.

Die **Verweildauer der Nahrung im Magen** ist sehr unterschiedlich. Feste Nahrung bleibt so lange im Magen, bis sie in Teilchen von etwa 0,3 mm Durchmesser suspendiert ist; erst dann kann auch sie als sog. **Chymus** ins Duodenum abfließen. Die Zeit, nach der 50% der aufgenommenen Menge den Magen wieder verlassen haben, wird für *Wasser* vor allem vom Tonus des „proximalen" Magens bestimmt und beträgt 10–20 min; dieser Wert erhöht sich für *feste Nahrung* je nach deren Zermahlbarkeit und je nach Intensität der Peristaltik auf 1–4 h (Verweildauer von Kohlenhydraten < die von Proteinen < die von Fetten). Die Entleerungsrate wird kleiner, wenn im abgegebenen Chymus der pH sinkt und die Osmolarität steigt. Rezeptoren im Duodenum, enterogastrische Reflexe und Peptidhormone (s. u.) vermitteln diese Regelung (→ **D**). *Unverdauliches* (Knochen, Fasern, Fremdkörper) verläßt den Magen während der Verdauungsphase (digestive Phase) überhaupt nicht. Erst in der anschließenden *interdigestiven Phase* laufen im 2stündigen Rhythmus einer „inneren Uhr" spezielle Kontraktionswellen über Magen und Darm, wobei aus dem Magen neben Unverdaulichem auch Verdauungssekrete und abgestoßene Mukosazellen entleert werden. An der Steuerung dieser Phase ist **Motilin** (aus der Duodenmukosa) beteiligt.

Der **Tonus des „proximalen" Magens** wird neuronal-reflektorisch von erregenden (cholinerg) und hemmenden (Transmitter?) Fasern des N. vagus und vom Sympathikus (noradrenerg, hemmend) bestimmt. Auf humoralem Wege wirken *Motilin* fördernd, $P-Ch$ (→ S. 212), *Gastrin* und andere Peptidhormone hemmend.

Im **Schrittmacher des „distalen" Magens** (s. o.) kommt es etwa alle 20 s zu Potentialschwankungen, die mit zunehmender Geschwindigkeit (0,5 bis 4 cm/s) und Amplitude (0,5 bis 4 mV) zum Pylorus hinablaufen. Dabei wird die potentielle Schrittmacheraktivität distaler Magenanteile (ähnlich wie im Herz) wegen ihrer jeweils geringeren Frequenz vom höher gelegenen Schrittmacher überspielt. Ob und wie oft dieser Erregungswelle Kontraktionen folgen, hängt von der Summe der neuronalen und humoralen Einflüsse ab. **Gastrin**, *Motilin* und $P-Ch$ erhöhen Antwortháufigkeit und Schrittmacherfrequenz. Andere Peptidhormone wie z. B. **GIP** (gastric inhibitory peptide) hemmen diese Motilität direkt, während *Somatostatin* (**SIH**; → S. 246) indirekt wirkt (→ **D**). Der **Pylorus** ist meist offen (freier Abfluß von Flüssigkeit!) und kontrahiert sich nur 1. am Ende der Antrumsystole, um feste Nahrung zurückzuhalten und 2. bei Duodenumkontraktionen, um einen Reflux von dort zu verhindern. Im zweiten Fall löst der saure Chymus im Duodenum die Schließung aus (neuronale und humorale Regelung).

Ernährung und Verdauung

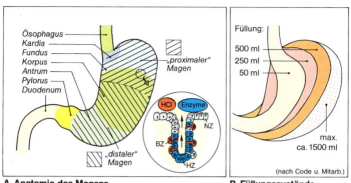

A. Anatomie des Magens

B. Füllungszustände

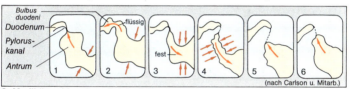

C. Motilitätszyklus des „distalen" Magens (Röntgen-Kino-Aufnahmen)

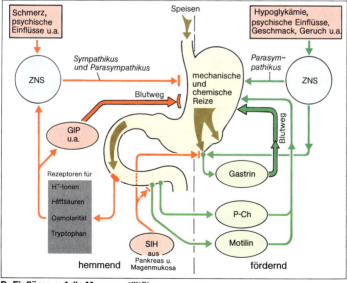

D. Einflüsse auf die Magenmotilität

Ernährung und Verdauung

Magensaft

Im Magen werden pro Tag bis zu 3 l **Magensaft** sezerniert. Seine wesentlichen Bestandteile sind eiweißspaltende Enzyme (**Pepsine**), **Schleim** (*Muzin*), **Salzsäure** (HCl), **Intrinsic factor** (→ S. 226) und „*Gastroferrin*" (→ S. 62).

Die Pepsine entstehen durch Abspaltung eines Molekülteils aus ihren Vorstufen, den *Pepsinogenen*, bei einem pH-Wert unter 6. Eine maximale HCl-Sekretion ergibt einen *pH-Wert des Magensaftes* von etwa 1,0, der durch den Speisebrei auf Werte von etwa 1,8–4 abgepuffert wird, ein Bereich, in dem auch die pH-Optima der meisten Pepsine liegen. Der niedrige pH-Wert trägt außerdem zur *Denaturierung* der zu verdauenden Proteine bei und wirkt *bakterizid*.

Bildungsort der Pepsinogene sind die sog. *Hauptzellen* (→ S. 207, A) des Magenfundus, während spezielle, muköse Zellen (*Nebenzellen*) den **Schleim** bilden, dessen wesentliche Aufgabe der *Schutz der Magenoberfläche* vor dem Magensaft ist. Die **Bildungsstätte der Salzsäure** sind die sog. *Belegzellen* (→ S. 207, A) des Magenfundus und -korpus.

Unter der Mitwirkung von *Carboanhydratase* (CA → S. 144f.) und einer ATP-getriebenen „Pumpe" (→ **B**) werden dabei H^+-Ionen (im Austausch gegen K^+) ca. 10^7fach im Magenlumen angereichert (*aktiver Transport*). K^+ gelangt (zusammen mit Cl^-) über einen passiven Mechanismus zurück ins Lumen (Rezirkulation von K^+). Für jedes sezernierte H^+-Ion verläßt ein HCO_3^--Ion (aus CO_2 + OH^-, → **B**) die Zelle auf der Blutseite (passiver Austausch gegen Cl^-). Außerdem findet sich hier (wie in jeder Zelle) eine aktive Na^+/K^+-„Pumpe" (Na^+-K^+-ATPase).

Bei der Nahrungsaufnahme kommt es zur **Aktivierung der Belegzellen** (s. u.). Dabei öffnen sich gegen das Magenlumen hin tief ins Zellinnere reichende *Kanälchen*, deren Wände einen dichten Bürstensaum besitzen. Diese enorme Vergrößerung der lumenseitigen Zellmembranoberfläche ermöglicht eine max. Steigerung der H^+-Sekretion des Magens von in Ruhe ca. 2 mmol/h auf weit über 20 mmol/h.

Zum Selbstschutz vor den H^+-Ionen des Magensaftes wird von der Mukosa aktiv HCO_3^- sezerniert; es puffert die Säure, die in die Schleimschicht über der Mukosaoberfläche eindringt, ohne den pH-Wert des Mageninhaltes wesentlich zu beeinflussen. Hemmer der HCO_3^--Sekretion (z. B. antientzündliche Medikamente) begünstigen, Aktivatoren (Prostaglandine) schützen vor Magengeschwüren (Ulzera).

Bei der **Auslösung** der physiologischen **Magensaftsekretion** lassen sich drei verschiedene Einflüsse („Phasen") unterscheiden (→ **A**).

1. **Psychisch-nervale Einflüsse**: Die Nahrungsaufnahme in den Mund führt **reflektorisch** zur Magensaftsekretion, wobei Geschmacks-, Geruchs- und Sehnerven die afferenten Schenkel dieser z. T. „bedingten" *Reflexe* sind (→ S. 202). Auch ein *Glukosemangel* im Gehirn kann diesen Reflex auslösen. Andererseits können Aggressionen sekretionssteigernd wirken, Angst hingegen hemmend. Efferenter Nerv ist in jedem Falle der **N. vagus**, dessen Durchschneidung (*Vagotomie*) all diese Einflüsse unterbindet (z. T. als Ulkustherapie). Das durch den N. vagus freigesetzte **Azetylcholin** aktiviert (über einen Ca^{2+}-Einstrom) nicht nur die Belegzellen, sondern auch diesen benachbarte **H**(istamin)-Zellen und die **G**(astrin)-Zellen des Antrums; damit löst der N. vagus indirekt auch parakrine (**Histamin**) und endokrine (**Gastrin**) Einflüsse auf die Magensäuresekretion aus (→ **C**).

2. **Lokale Einflüsse**: Werden tiefere Magenteile (Antrum) durch den Speisebrei berührt, wird dort **Gastrin** freigesetzt, wobei *mechanische* (Dehnung) und *chemische* Faktoren (Peptide, Aminosäuren, Ca^{2+}, Röststoffe, Alkohol u. a.) beteiligt sind. Gastrin gelangt auf dem *Blutweg* über endokrine Aktivierung; s. o.) zu höheren Magenteilen und **fördert** dort die Magensaftsekretion. Ein sehr niedriger pH-Wert des Magensaftes **hemmt** die Gastrinabgabe (negative Rückkoppelung).

3. **Intestinale Einflüsse**: Gelangen erste Chymusportionen ins Duodenum, beeinflussen sie von dort aus rückwirkend die Magensaftsekretion. Dehnung der Darmwand wirkt auf endokrinem Weg (Enterooxyntin? Gastrin?) **fördernd**. Bereits absorbierte Aminosäuren wirken ähnlich. Ein niedriger pH-Wert und Fett im duodenalen Speisebrei **hemmen** die Magensäuresekretion über die Freisetzung verschiedener Peptidhormone (Sekretin, GIP, VIP, SIH). Damit paßt das Duodenum nicht nur die Menge, sondern auch die Zusammensetzung des nachkommenden Speisebreis an die Bedürfnisse des Dünndarms an. SIH hat ganz allgemein einen retardierend-regulierenden Effekt auf die Nahrungsabsorption, wobei evtl. die Sekretion von SIH und Insulin im Pankreas aufeinander abgestimmt werden (s. a. S. 246).

Ernährung und Verdauung 209

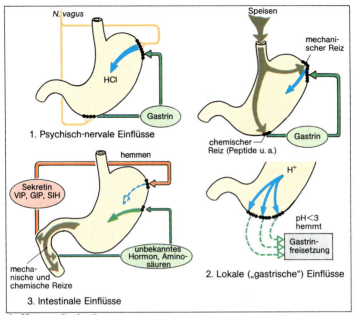

A. Magensaftsekretion

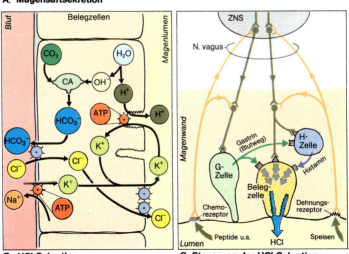

B. HCl-Sekretion   C. Steuerung der HCl-Sekretion

Dünndarm: Bau und Motilität

Der Dünndarm ist ein ca. 3 m langes, schlauchförmiges Organ, das als **Duodenum** am Magenausgang beginnt, sich als **Jejunum** fortsetzt und als **Ileum** in den Dickdarm einmündet (→ S. 200). **Hauptfunktion des Dünndarms** ist es, die Nahrung zu Ende zu verdauen und die Spaltprodukte zusammen mit H_2O und Elektrolyten zu resorbieren.

Der Dünndarm ist außen mit Bauchfell überzogen (Peritoneum, Serosa; → A1), es folgt eine *Längsmuskelschicht* (→ A2), eine *Ringmuskelschicht* (→ A3) und schließlich die *Schleimhaut* (*Mukosa;* → A4), die eine weitere Muskelschicht (→ A5) und, als Grenze zum Darmlumen, eine Schicht aus verschiedenen *Epithelzellen* (→ A6–A8) enthält.

Die Grenzfläche Epithel–Lumen ist gegenüber einem glatten, zylindrischen Rohr auf das ca. 300fache (mehr als 100 m²) vergrößert: 1,3fach durch 1 cm hohe, ringförmige Falten von Mukosa und Submukosa (*Kerckring-Falten;* → A), 5fach durch Fältelung des Epithels (*Zotten [Villi],* rund 1 mm lang und 0,1 mm dick; → A9) und 30fach durch Fältelung (Bürstensaum; → A10) der luminalen Membran der *resorbierenden Epithelzellen* (→ A7). Zwischen der resorbierenden Zellen der **Zotten** sind *schleimbildende Zellen* (→ A6) eingestreut. Am Zottengrund bildet das Epithel Vertiefungen, die sog. **Lieberkühnschen Krypten** (→ A8); deren Wand ist mit verschiedenen Zellen ausgekleidet: a) Zellen die **Schleim** abgeben, der im Darmlumen eine Schutz- und Gleitschicht bildet, b) *undifferenzierte* und *mitotische Zellen,* aus denen die Zottenzellen hervorgehen (s. u.), c) *endokrine Zellen,* die zum Lumen hin wahrscheinlich Rezeptoren haben und auf der Blutseite ihr jeweiliges **Peptidhormon** (Sekretin, P–Ch, Motilin, SIH, GIP u. a.) abgeben, d) *Paneth-Zellen,* die Proteine ins Lumen abgeben (Enzyme, Immunglobuline) und e) *membranöse Zellen* (→ S. 200). Die *Brunnerschen Drüsen* des Duodenums liegen noch tiefer in der Darmwand und geben ein HCO_3^-- und glykoproteinreiches Sekret ins Lumen ab.

Die Zottenspitzen werden laufend abgestoßen, während neue Zellen aus den Krypten nachwachsen. Dadurch wird das gesamte Dünndarmepithel innerhalb von rund 2 Tagen ersetzt (*Mauserungszeit*). *Die abgestoßenen Epithelzellen zerfallen im Darmlumen* und setzen dort Verdauungsenzyme frei. Weitere Zellbestandteile, besonders Eiweiß, erscheinen z. T. später im Stuhl (→ S. 230).

Über das Mesenterium (→ A11) wird der Dünndarm mit Blut- und Lymphgefäßen (→ A12–A14) und mit sympathischen und parasympathischen Nerven versorgt (→ A15 u. S. 50ff.).

Sympathisch efferente Nerven wirken konstriktorisch auf die Blutgefäße und lassen die Darmmuskulatur indirekt dadurch erschlaffen, daß der Plexus myentericus (→ A16) gehemmt wird. **Parasympathisch efferente Nerven** werden im *Plexus myentericus* von prä- auf postganglionär umgeschaltet. Sie wirken auf alle drei Muskelschichten und auf exokrine und endokrine Drüsen des Darms erregend. Der *Plexus submucosus* (→ A17) enthält vor allem die sensorischen Neuronen der Chemo- und Mechanorezeptoren der Mukosa. Deren Meldungen und die der Dehnungsrezeptoren der Muskulatur sind Reize, die periphere oder, über **afferente Nerven,** zentrale Reflexe auslösen.

Vier **Darmbewegungstypen,** die alle von äußerer Innervation unabhängig sind (Autonomie), können unterschieden werden. Die *Eigenbeweglichkeit der Zotten* mittels der Schleimhautmuskulatur dient dem innigen Kontakt Epithel–Speisebrei. *Pendelbewegungen* (Längsmuskulatur; → C1) und *rhythmische Segmentierung* (Ringmuskulatur; → C2) sind **Mischbewegungen,** während *peristaltische Wellen* (→ C3) der **Fortbewegung des Darminhaltes** in Richtung Dickdarm dienen.

Dabei löst der Darminhalt (*Bolus,* → B) über Dehnungsrezeptoren reflektorisch gleichzeitig hinter sich eine Verengerung und stromabwärts eine Erweiterung des Darmlumens aus. Über serotoninerge Zwischenneuronen erregte cholinerge Motoneuronen mit sehr lang anhaltender Erregung (sog. Typ 2) aktivieren dabei gleichzeitig die Ringmuskulatur hinter und die Längsmuskulatur vor dem Bolus. Parallel dazu wird die Ringmuskulatur stromaufwärts enthemmt und stromabwärts gehemmt (→ B).

Ernährung und Verdauung 211

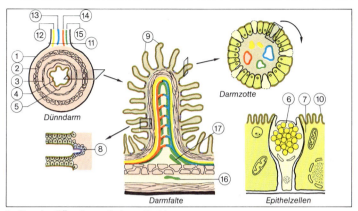

A. Bau des Dünndarms (schematisch)

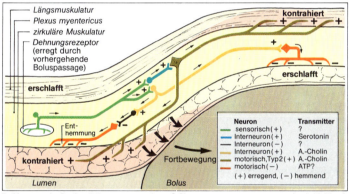

B. Neuronale Peristaltiksteuerung (s.a. C.3)

(nach J.D. Wood)

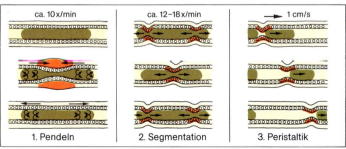

C. Dünndarmmotilität

Pankreassaft und Galle

Die **Bauchspeicheldrüse (Pankreas)** produziert täglich ca. 2 l **Pankreassaft**, der in das Duodenum abfließt. Dieser Saft enthält reichlich Bikarbonationen (**HCO_3^-**) und **Verdauungsenzyme** (-fermente), die zur Spaltung von Eiweiß (Proteine), Fetten und Kohlenhydraten im Chymus benötigt werden.

Die *Sekretion* des Pankreassaftes wird über den *N.vagus* und hauptsächlich *durch zwei Hormone* (aus der Duodenalschleimhaut) *gesteuert*: **Sekretin** und **Pankreozymin-Cholezystokinin (P−Ch; → A)**.

Der *auslösende Reiz* für die Abgabe von *Sekretin* sind Fette und ein niedriger pH-Wert im duodenalen Speisebrei. Sekretin gelangt auf dem *Blutweg* zum Pankreas und fördert dort die Sekretion des Pankreassaftes und dessen Anreicherung mit HCO_3^-. (Je höher die Konzentration des HCO_3^- steigt, desto tiefer fällt die des Cl^- [→ **B**].) HCO_3^- findet zur Neutralisierung des sauren Speisebreis Verwendung (Magen-*Säure*!).

Der *Reiz für die Abgabe von P−Ch* ist ebenfalls ein fettreicher Speisebrei. *P−Ch* führt zu einem *vermehrten Enzymgehalt* des Pankreassaftes:

a) **Pankreasenzyme zur Proteinspaltung** (Proteasen): Die zwei wichtigsten Proteasen werden in ihrer inaktiven Form (Proenzyme) sezerniert: *Trypsinogen und Chymotrypsinogen*. Ihre Aktivierung erfolgt erst im **Darm**, wo eine *Enterokinase* Trypsinogen in **Trypsin** überführt, das wiederum Chymotrypsinogen in **Chymotrypsin** umwandelt (→ **A**). (Geschieht diese Aktivierung schon innerhalb des Pankreas, kommt es zur Selbstandauung des Organs, sog. *akute Pankreasnekrose.*)

Trypsin und Chymotrypsin spalten bestimmte Peptidbindungen *innerhalb* der Proteinmoleküle (*Endopeptidasen*), während ein weiteres Pankreasenzym, eine *Carboxypeptidase*, einzelne Aminosäuren vom Carboxylende der Proteine abspaltet (→ S.197,B u. S. 224).

b) **Pankreasenzyme zur Kohlenhydratspaltung:** Eine *α-Amylase* spaltet Stärke und Glykogen zu Disacchariden, eine *Maltase* Maltose und eine *Saccharase* Saccharose (Rohrzucker) zu Monosacchariden (→ S.197,B u. S. 224).

c) Das wichtigste **Enzym zur Fettverdauung** stammt ebenfalls aus der Bauchspeicheldrüse: Die *Pankreaslipase* spaltet Triglyzeride zu Monoglyzeriden und freien Fettsäuren (→ S.197,B u. S. 218ff.).

Zur normalen Fettverdauung ist **Galle** nötig. Sie wird kontinuierlich in der **Leber** produziert (ca. 0,7 l/Tag), aber nicht immer gleich auch in den Darm abgegeben. Ist nämlich (zwischen den Mahlzeiten) der Schließmuskel (*Sphincter Oddii*) an der Mündung des Gallenganges in das Duodenum geschlossen, gelangt die Galle in die **Gallenblase**, wo sie *eingedickt* und *gespeichert* wird (→ S.214f.).

Wird die Galle zur Verdauung benötigt, *kontrahiert sich die Gallenblase*, und ihr Inhalt mischt sich portionsweise dem duodenalen Speisebrei zu.

Die *Gallenblasenkontraktion* wird z.T. reflektorisch, z.T. *hormonell* durch *P−Ch* (s.o. und → **A**) ausgelöst. Außer Fetten im Speisebrei sind Eigelb und $MgSO_4$ besonders wirksame Reize für die P−Ch-Ausschüttung (sog. *Chologoga*). Sekretin und Gallensalze im Blut hingegen fördern die *Produktion* der Galle in der Leber (sog. *Choleretika*; → S. 214).

Mit der Galle werden außer körpereigenen (→ S.214ff.) auch *körperfremde Stoffe* ausgeschieden, z. B. jodhaltige Substanzen, mit denen die Gallenwege im Röntgenbild sichtbar gemacht werden können (*Cholangio- und Cholezystographie*).

Ernährung und Verdauung 213

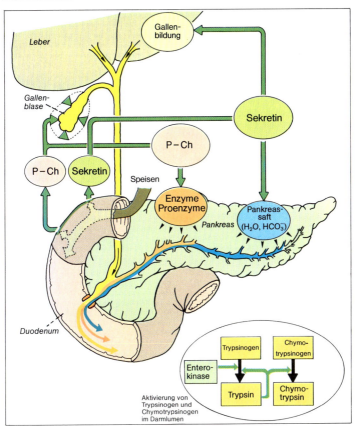

A. Galle und Pankreassaft

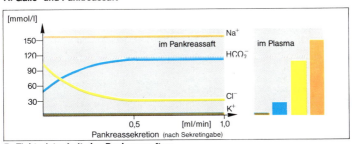

B. Elektrolytgehalt des Pankreassaftes

Ausscheidungsfunktion der Leber, Gallenbildung

Die **Leber** hat neben ihren wichtigen Aufgaben im *Stoffwechsel* (→ S. 200 u. Lehrbücher der Biochemie) auch *exkretorische* (ausscheidende) *Funktionen* (→ **A**): Die **Galle** wird aus den Leberzellen direkt in die zwischen jeweils zwei Leberbälkchen gelegenen *Gallekanälchen* sezerniert (→ **A**). Die **Bestandteile der Galle** sind (neben *Wasser* und *Elektrolyten*) *Bilirubin, Steroidhormone, Gallensäuren, Cholesterin(-ol), Lezithin* (*Phosphatidylcholin*) u. a. m. Auch *Medikamente* können mit der Galle zur Ausscheidung gelangen. Ein Teil dieser Stoffe ist schlecht wasserlöslich und im Blut an Albumine gebunden (z. B. Bilirubin). Die Leberzelle nimmt diese Stoffe (nach Trennung vom Albumin) auf und befördert sie mit einem Transportprotein zu den Mikrosomen, wo eine **Konjugierung** (Koppelung) **an Glukuronsäure** (→ S. 216f.) u. a. stattfindet. Die mit *Taurin, Glyzin* etc. *konjugierten Gallensalze* unterliegen in starkem Maße einem *enterohepatischen Kreislauf* (→ S. 220).

Die Gallensekretion wird gefördert durch a) erhöhte Leberdurchblutung, b) Vagusreizung, c) erhöhte Gallensalzkonzentration im Blut, d) Sekretin u. a. m. Die laufend produzierte *Lebergalle* wird in der Gallenblase gespeichert und eingedickt.

Aus *Cholesterin(-ol)* entstehen in der Leber *Cholsäure* und *Chenodesoxycholsäure*, die sog. *primären* **Gallensäuren** (→**A**). Sekundäre *Gallensäuren* (z. B. Desoxycholsäure, Litocholsäure u.v.a.) werden erst durch Bakterieneinwirkung im Darm gebildet, von wo sie (wie die primären Gallensäuren) resorbiert werden und wieder in die Leber gelangen. Hier werden die Gallensäuren mit *Taurin, Glyzin, Ornithin* u. a. Substanzen konjugiert (→ **A**) und in dieser Form in die Galle abgegeben. Ein durch den *enterohepatischen Kreislauf* erhöhter Gallensäurespiegel in der Pfortader bremst die Gallensäureproduktion in der Leber (negative Rückkoppelung) und führt gleichzeitig zu einer vermehrten Gallensekretion, was wiederum zu einem erhöhten Gallefluß führt.

Diese sog. **gallensalzabhängige Cholerese** (→ auch S. 212) erklärt sich dadurch, daß die treibende Kraft bei der Ausschüttung der Galle in die Gallekanälchen wahrscheinlich der *aktive Transport der konjugierten Gallensäuren* ist und die anorganischen Elektrolyte und Wasser passiv nachfolgen (→ **B**). Zusätzlich existiert eine **gallensalzunabhängige Cholerese** (aktiver NaCl-Transport).

Bilirubin wird ebenfalls aktiv (→ S. 216) in die Galle sezerniert. Dieses Transportsystem wird auch von anderen körpereigenen Stoffen (z. B. Porphyrine) und von exogenen Stoffen wie p-Aminohipursäure (*PAH*), *Phenolrot, Sulfobromphthalein, Penizillin, Glykoside* u.v.a. benützt, wobei es zur kompetitiven Hemmung kommen kann (→ S. 13). Ähnlich wie im Fall des Bilirubins (→ S. 216), des *Thyroxins* und vieler *Steroidhormone* werden auch körperfremde Stoffe vorher konjugiert: Chloramphenicol z. B. mit *Glukuronsäure,* Naphthalin und Phenanthren mit *Glutathion,* wobei besonders bei den letzteren Stoffen die „**Entgiftungs**"-**Funktion der Konjugation** im Vordergrund steht (→ S. 130).

In den weiter stromabwärts gelegenen Gallengängen kommt es zu *Modifikationen der Gallenzusammensetzung* (→ **B**). Die **choleretische Wirkung des Sekretins** hat hier ihren Ansatzpunkt (→ S. 212). Ähnlich wie im Pankreas spielt dabei eine HCO_3^--Sekretion (unter Mitwirkung von *Carboanhydratase,* → S. 130) eine Rolle. Ebenso wie im Darmlumen ist **Cholesterin(-ol)** in der Galle in Form von *Mizellen* (→ S. 218) „gelöst", die es mit *Lezithin* und den *Gallensäuren* bildet. Änderungen des Mischungsverhältnisses dieser drei Stoffe können zur Ausfällung von *Cholesterinkristallen* führen, was eine der Ursachen für eine *Gallensteinbildung* ist (→ **C**).

Die in der **Gallenblase** gesammelte Galle (→ S. 212) wird durch **Wasserentzug** auf 1/5 bis 1/10 eingedickt. *Treibende Kraft* dabei ist ein *aktiver Auswärtstransport von Na^+ und Cl^-*, dem Wasser und andere Ionen passiv folgen (→ **D**). Dabei entsteht ein Konzentrat, das bei kleinem Volumen große Mengen der spezifischen Gallenbestandteile für die Verdauung zur Verfügung hält (→ S. 218f.), andererseits jedoch die *Gallensteinbildung* begünstigt.

Ernährung und Verdauung 215

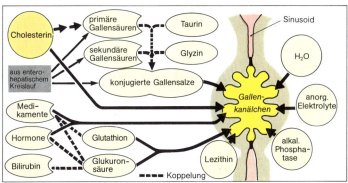

A. Ausscheidungsfunktion der Leber

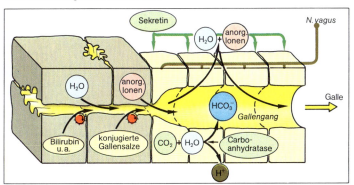

B. Transportvorgänge bei der Gallenbildung

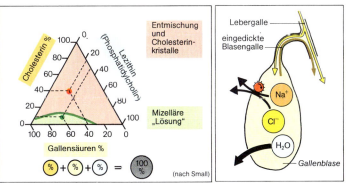

C. Mizelläre „Lösung" von Cholesterin in der Galle   **D. Galleeindickung**

Ernährung und Verdauung

Bilirubinausscheidung
Gelbsucht

Ein wesentlicher Gallenbestandteil ist das **Bilirubin**, das zu etwa 85% aus dem *Abbau der Erythrozyten* (S. 60ff.) stammt (→ **A** u. **B**). Beim Abbau des Hämoglobins (hauptsächlich in den Makrophagen; → S. 66ff.) wird die Globinkomponente und das Eisen abgespalten, und es entstehen über Zwischenstufen *Biliverdin* und schließlich *Bilirubin* (35 mg Bilirubin pro 1 g Hämoglobin). Das schlecht wasserlösliche freie Bilirubin ist wegen seiner Lipidlöslichkeit toxisch und wird daher *im Blut an Albumin gebunden* (2 mol Bilirubin/1 mol Albumin), jedoch ohne dieses in die Leberzelle aufgenommen (→ **A**). Unter Verwendung von Glukose, ATP und UTP wird dort mittels der *Glukuronyltransferase UDP-Glukuronsäure* gebildet und mit Bilirubin konjugiert (Entgiftung). Das so entstandene wasserlösliche **Bilirubinglukuronid** wird *aktiv* in die Gallenkanälchen sezerniert (→ **A** u. S. 214). Ein Teil gelangt in den großen Kreislauf („direktes Bilirubin") und wird über die Niere ausgeschieden.

Die *tägliche Bilirubinausscheidung mit der Galle* beträgt ca. 200–250 mg, wovon aus dem Darm ca. 15% (nur in der unkonjugierten Form) wieder resorbiert werden (*enterohepatischer Kreislauf*). Ein Teil des Bilirubins wird in Leber und Galle zu *Urobilinogen* bzw. im Darm (von Bakterien) zu *Sterkobilinogen* abgebaut (beide farblos). Diese Abbauprodukte des Bilirubins werden, nach teilweiser Oxidation zu den gefärbten Verbindungen *Urobilin* und *Sterkobilin*, mit den Fäzes ausgeschieden (braune Farbe des Stuhls). Urobilinogen wird zum großen Teil im Dünndarm resorbiert und gelangt in die Leber, wo es weiter abgebaut wird. Sterkobilinogen wird teilweise im Rektum resorbiert (Umgehung der Leber; → S. 230) und daher z. T. (2 mg/Tag) von der Niere zusammen mit Urobilinogenspuren ausgeschieden. Bei einer Leberzellschädigung erhöht sich diese renale Ausscheidung der beiden Stoffe, ein diagnostisch wichtiger Befund.

Der **normale Bilirubingehalt des Plasmas** beträgt 3–10 mg/l. Steigt dieser Gehalt auf Werte über ca. 18 mg/l an, färben sich die Augenbindehaut (Skleren) und später auch die Haut gelb: Es kommt zur **Gelbsucht (Ikterus)**.

Die **Ursachen** dafür können in drei Gruppen eingeteilt werden:

1. **Prähepatischer Ikterus**: Die Bilirubinbildung ist z. B. durch verstärkte Hämolyse oder durch fehlerhafte Erythrozytenbildung (perniziöse Anämie) so erhöht, daß die Leber mit der Ausscheidung nur bei erhöhten Bilirubin-Plasma-Spiegeln Schritt hält. Bei diesen Patienten ist besonders das *nichtkonjugierte (indirekte) Bilirubin* erhöht.

2. **Intrahepatischer Ikterus**: Er entsteht durch a) Schädigung der Leberzellen z. B. durch Gifte (Knollenblätterpilz) oder Entzündungen (*Hepatitis*), wobei Transport und Konjugation des Bilirubins beeinträchtigt sind; b) totales Fehlen (Crigler-Najjar-Syndrom) bzw. Mangel an Glukuronyltransferase beim Erwachsenen (Gilbertsches Syndrom) oder Unreife des Glukuronylierungssystems beim Neugeborenenikterus, der außerdem durch Hämolyse verursacht ist; c) Hemmung dieses Enzyms, z. B. durch Steroide; d) einen angeborenen Defekt oder eine Hemmung (z. B. durch Medikamente oder Steroidhormone) der Bilirubinsekretion in die Gallenkanälchen.

3. **Posthepatischer Ikterus**: Dabei kommt es durch Verlegung der Gallenwege, z. B. durch *Gallensteine* oder Tumoren, zu einem Gallenstau. Bei dieser Form ist das im Blut vor allem das *konjugierte („direkte") Bilirubin* und die (diagnostisch wichtige) *alkalische Phosphatase erhöht*, die normalerweise ebenfalls ein Gallebestandteil ist.

Bei 2. a) und d) sowie 3. erscheint das wasserlösliche (konjugierte) Bilirubin auch vermehrt im Urin (Braunfärbung). Besonders bei 3. ist zusätzlich der Stuhl entfärbt, da kein Bilirubin mehr in den Darm gelangt und somit auch kein Sterkobilin usw. entstehen kann.

Unkonjugiertes Bilirubin, das nicht an Albumin gebunden ist, tritt ins Gehirn über und wirkt dort toxisch (*Kernikterus*). Der niedrige Albuminspiegel beim Neugeborenen und Medikamente, die um die Albuminbindung konkurrieren (organische Anionen, wie z. B. Sulfonamide), begünstigen diesen Vorgang.

Ernährung und Verdauung 217

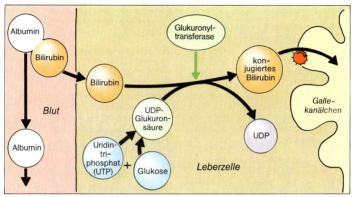

A. Bilirubinkonjugierung in der Leber

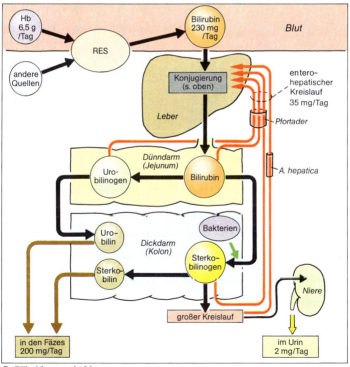

B. Bilirubinausscheidung

218 Ernährung und Verdauung

Fettverdauung

Die tägliche Fettaufnahme (Butter, Öl, Margarine, Milch, Fleisch, Wurst, Eier etc.) ist individuell sehr verschieden (10–250 g/d) und beträgt im Mittel 60–100 g/d. Hauptanteil (90%) sind Neutralfette oder *Triglyzeride*; dazu kommen *Phospholipide, Cholesterinester* und die *fettlöslichen Vitamine* A, D, E, K. Diese Fettstoffe (Lipide) werden normalerweise zu mehr als 95% im Dünndarm absorbiert.

Lipide sind *schlecht wasserlöslich*. Ihre Verdauung und Absorption im wäßrigen Milieu des Magen-Darm-Traktes und ihr Transport im Plasma (→ S. 220ff.) bringen daher besondere Probleme mit sich.

Obwohl Triglyzeride in geringen Mengen auch ungespalten absorbiert werden können, ist die enzymatische Aufschließung der Nahrungsfette Voraussetzung für eine normale Absorption. Die fettspaltenden **Enzyme** (**Lipasen**) stammen aus den *Zungengrunddrüsen* und aus dem *Pankreassaft* (→ **A**). Rund 10–30% der Fette werden bereits im Magen gespalten (saures pH-Optimum der Zungengrund-Lipasen), 80% im Duodenum und oberen Jejunum. Lipasen entfalten ihre Aktivität vor allem an der Grenze zwischen *Ölphase* und wäßriger Umgebung (→ **B**). Voraussetzung dafür ist eine *mechanische Emulgierung* der Fette (v.a. durch die Motorik des „distalen". Magens, → S. 206), die der relativ kleinen Fetttröpfchen einer Emulsion (1–2 µm; → **B1**) den Lipasen eine große Angriffsfläche bieten. Die *Pankreas-Lipase* entfaltet ihre lipolytische Aktivität (max. 140 g Fett/min!) in Anwesenheit von Ca^{2+} und einer **Co-Lipase**, die ihrerseits durch Trypsin-Einwirkung aus *Pro-Co-Lipase* (aus Pankreassaft) entsteht. Die Spaltung der **Triglyzeride** (1. und 3. Esterbindung, → S. 197, B) führt unter H_2O-Zufuhr zu **freien Fettsäuren** und **Monoglyzeriden**. Um das Enzym bildet sich dabei eine sog. *viskös-isotrope Phase*, in der gleichzeitig wäßrige und hydrophobe Bereiche vorhanden sind (→ **B2**).

Bei Ca^{2+}-Überschuß oder zu geringen Monoglyzeridkonzentrationen reagiert ein Teil der Fettsäuren zu *Ca^{2+}-Seifen*, die der Absorption entgehen und ausgeschieden werden.

Unter Mitwirkung der **Gallensalze** (→ S. 214) bilden sich aus den Monoglyzeriden und den langkettigen freien Fettsäuren spontan **Mizellen** (→ **B3**). Mit ihrer Größe von nur 3–6 nm erlauben sie einen *innigen Kontakt* der lipophilen Fettspaltprodukte mit der Darmwand und sind daher notwendige Voraussetzung für eine normale Lipidabsorption (→ S. 220). Polare Anteile der an der Mizellenbildung beteiligten Moleküle sind dabei der wäßrigen Umgebung, apolare Teile dem Inneren der Mizelle zugekehrt. Gänzlich apolare Lipide (z.B. fettlösliche Vitamine, aber auch lipophile Gifte) sind bei all diesen Vorgängen lückenlos in ein lipophiles Milieu (sog. *Kohlenwasserstoff-Kontinuum*) eingebettet und erreichen so schließlich auch das absorbierende Dünndarmepithel. Kurzkettige Fettsäuren hingegen sind sehr polar und benötigen keine Gallensalze zu ihrer Absorption.

Phospholipase A_2 (aus Pro-Phospholipase A_2 des Pankreassaftes durch Trypsin aktiviert) spaltet im Beisein von Gallensalzen und Ca^{2+} die **Phospholipide** (vor allem *Phosphatidylcholin* = *Lezithin*) der Nahrung und der Galle, während die *Cholesterinesterase* (aus Pankreassaft) nicht nur **Cholesterinester** (z.B. aus Eigelb und Milch), sondern auch die 2. Esterbindung der Triglyzeride, die Ester der Vitamine A, D und E und eine Vielzahl anderer Lipidester (auch Fremdstoffe!) angreift; dieses Enzym wird daher neuerdings **nichtspezifische Lipase** genannt.

Interessant ist, daß diese Lipase auch in der **Frauen-Milch** (nicht in der Kuhmilch) vorkommt, dem gestillten Säugling zum Milchfett gleich das Enzym zur Verdauung mitliefert. Das Enzym ist hitzelabil; Pasteurisierung von Humanmilch reduziert die Milchfettverdauung bei Frühgeborenen daher erheblich.

Ernährung und Verdauung

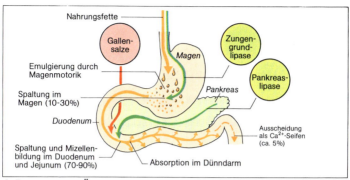

A. Fettverdauung: Übersicht

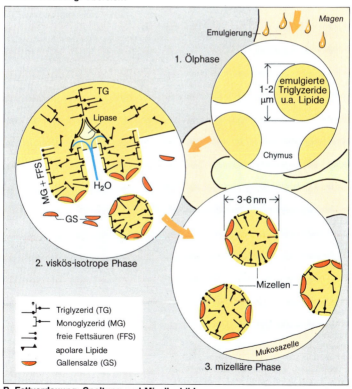

B. Fettverdauung: Spaltung und Mizellenbildung

(nach Patton)

Fettabsorption und Triglyzeridstoffwechsel

Die **Triglyzeride** der Nahrung werden im Magen-Darm-Trakt zu **freien Fettsäuren** und **Monoglyzeriden** gespalten (→ S. 218). Eingebettet in **Mizellen** erreichen sie den Bürstensaum des Dünndarms, wo sie (durch einen passiven Prozeß) in die Mukosazelle aufgenommen werden (→ **A**). Die Fettabsorption ist am Ende des Jejunums abgeschlossen, wohingegen die freiwerdenden **Gallensalze** der Mizellen erst im Ileum absorbiert werden. Der gesamte Gallensalzbestand des Körpers beträgt rund 6 g; diese Menge durchläuft etwa 4 mal pro Tag einen *enterohepatischen Kreislauf* (Galle–Dünndarm–Pfortader–Leber–Galle; → S. 223; B), da für die Fettabsorption ca. 24 g/d benötigt werden.

Während die kurzkettigen Fettsäuren relativ gut wasserlöslich sind und deshalb in freier Form über die Pfortader zur Leber gelangen können, werden die hydrophoben Produkte der Fettverdauung, also langkettige Fettsäuren und Monoglyzeride, im glatten endoplasmatischen Retikulum der **Darmmukosa** wieder *zu Triglyzeriden synthetisiert*; da diese wasserunlöslich sind, werden sie anschließend in den „Kern" von großen *Lipoproteinen*, den **Chylomikronen**, eingebaut (→ **A** u. S. 222f.). Gleiches geschieht mit den apolaren *Estern des Cholesterins* (→ S, 222f.) und *der fettlöslichen Vitamine*. Die hydrophile „Schale" dieser Chylomikronen bilden polarere Lipide (*Cholesterin, Phospholipide*) und Proteine. Letztere werden als **Apolipoproteine** (Typ AI, AII und B) im rauhen endoplasmatischen Retikulum der Mukosazellen synthetisiert. Das Lipid-Protein-Gemisch wird am Golgi-Apparat zu sekretorischen Vesikeln aufbereitet und schließlich als Chylomikronen in den Extrazellulärraum, von dort in die *Darmlymphe* und in der Folge ins *Plasma* abgegeben. Wegen seines Chylomikronengehaltes trübt sich das Plasma nach fetthaltigem Essen für ca. 20–30 Minuten.

Auch die **Leber** synthetisiert Triglyzeride, wobei sie die dazu notwendigen Fettsäuren aus dem Plasma entnimmt oder aus Glukose bildet (→ **B**). Die Lebertriglyzeride werden mit B-, C- und E-Apolipoproteinen in eine weitere Form der Lipoproteine, die **VLDL** (very low density lipoproteins, → S. 222f.) eingebaut und als solche ins Plasma abgegeben.

Triglyzeride bzw. deren Spaltprodukte, die freien Fettsäuren, sind *hochenergetische Substrate* für den *Energiestoffwechsel* (→ S. 198ff.). Aus den Triglyzeriden sowohl der Chylomikronen als auch der VLDL werden von der **Lipoproteinlipase** des Kapillarendothels vieler Organe Fettsäuren abgespalten (→ **B**).

Diesem Schritt geht ein reger Austausch der Proteinanteile zwischen den verschiedenen Lipoproteinen voraus. Eines dieser Proteine, Apolipoprotein CII, gelangt so auch auf die Chylomikronen, wo es als wichtiger Cofaktor an der Triglyzeridspaltung teilnimmt. **Insulin**, das nach einer Mahlzeit ausgeschüttet wird, aktiviert die Lipoproteinlipase, was den raschen Abbau der resorbierten Nahrungstriglyzeride fördert.

Die **freien Fettsäuren** werden im Plasma *an Albumin gebunden* und erreichen so folgende Bestimmungsorte (→ **B**):

1. die **Muskulatur** u.v.a. Organe, wo sie als *Energiequelle* in den Mitochondrien zu CO_2 und H_2O „verbrannt" werden (sog. β-Oxidation);

2. die **Fettzellen**, wo aus den freien Fettsäuren wieder Triglyzeride aufgebaut und gespeichert werden. Bei erhöhtem Energiebedarf oder verminderter Nahrungszufuhr werden in der Fettzelle aus Triglyzeriden die Fettsäuren dann erneut abgespalten und auf dem Blutweg zum Ort des Bedarfs transportiert (→ B). **Adrenalin** fördert, **Insulin** hemmt diese Fettsäurenfreisetzung (→ S. 246ff.);

3. die **Leber**, wo Fettsäuren verbrannt oder aber wieder zu Triglyzeriden aufgebaut werden können. Deren Export in VLDL ist begrenzt, so daß es bei einem Überangebot an Fettsäuren (auch indirekt über Glukose, → B) zu einer Ablagerung von Triglyzeriden in der Leber kommen kann (*Fettleber*).

Ernährung und Verdauung   221

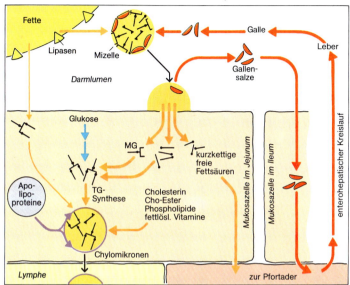

A. Fettabsorption

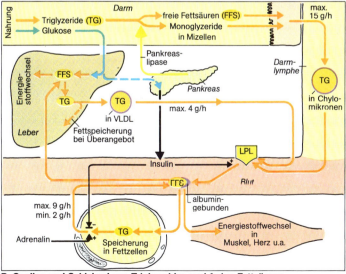

B. Quellen und Schicksal von Triglyzeriden und freien Fettsäuren

Lipoproteine, Cholesterin(-ol)

Triglyzeride und **Cholesterinester** gehören zu den *apolaren Lipiden*. Im wäßrigen Milieu des Körpers ist ihr Transport nur durch Vermittlung anderer Stoffe (Proteine, polare Lipide) und ihre Verwertung im Stoffwechsel nur nach Umwandlung in polarere Moleküle (Fettsäuren, Cholesterin) möglich. Triglyzeride dienen dem Organismus daher vor allem als *Speicher*, aus dem jederzeit *freie Fettsäuren* abgerufen werden können (→ S. 220). Ganz ähnlich sind Cholesterinester die Vorrats- und z. T. die Transportform für Cholesterin. In Darmlymphe und Plasma werden die Triglyzeride im „Kern" der großen Lipoproteine transportiert (→ S. 220). So bestehen *Chylomikronen* zu ca. 86 % und **VLDL** (**v**ery **l**ow **d**ensity **l**ipoproteins) zu ca. 55 % aus Triglyzeriden (→ **A**). Cholesterinester (**Cho-E**) finden sich im „Kern" aller Lipoproteine (→ **A**).

Zu den *polaren Lipiden* gehören neben den freien langkettigen *Fettsäuren* die „Schalen"-Lipide der Lipoproteine, also **Phosphatidylcholin** (**Lezithin**) und **Cholesterin** (**Cholesterol**). Beide sind nicht nur wesentliche Bausteine der *Zellmembranen*, sondern Cholesterin ist auch die Ausgangssubstanz für so wichtige Stoffe wie die *Gallensalze* (→ **B** u. S. 214) und die *Steroidhormone* (→ S. 258 ff.).

Cholesterin wird mit der *Nahrung* z. T. in freier, z. T. in veresterter Form aufgenommen. Die Cholesterinester werden vor der Resorption durch die **unspezifische Pankreaslipase** (→ S. 218) in Cholesterin umgewandelt, zu dem sich im Duodenum auch solches aus der *Galle* gesellt (→ **B**). Cholesterin ist Bestandteil der Mizellen (→ S. 218) und wird aus diesen im oberen Dünndarm absorbiert.

Die **Mukosazelle** enthält mindestens ein Enzym, das einen Teil des Cholesterins erneut verestert (**ACAT** [**A**zyl-**C**oA-**C**holesterol**a**zyl-**t**ransferase]), so daß in die Chylomikronen sowohl Cholesterin als auch Cholesterinester eingebaut werden (→ **A**); ersteres stammt dabei nur z. T. aus dem Darmlumen, da es die Mukosa selbst synthetisiert. Cholesterin und Cholesterinester der Chylomikronen gelangen, nach deren Umwandlung zu *Chylomikronen-Resten* (*-Remnants*) in die **Leber**, wo *saure Lipasen* Cholesterinester wieder zu Cholesterin spalten, das nun zusammen mit dem der Chylomikronenschale und dem aus anderen Quellen (Neusynthese, **HDL** [**h**igh **d**ensity **l**ipoproteins]) folgende Wege gehen kann (→ **B**):

1. Ausscheidung von Cholesterin in die Galle (s. o. und S. 214).
2. Umwandlung von Cholesterin in *Gallensalze*, einem wesentlichen Bestandteil der Galle (→ S. 214).
3. Einbau von Cholesterin in VLDL. Unter Einwirkung von *Lipoproteinlipase* (**LPL**, → S. 220) entstehen daraus VLDL-Reste und schließlich **LDL** (**l**ow **d**ensity **l**ipoproteins), die die Cholesterinester an Zellen mit LDL-Rezeptoren abliefern (s. u.).
4. Einbau von Cholesterin in scheibchenförmige „Prä"-HDL, auf die im Plasma das Enzym **LCAT** (**L**ezithin-**C**holesterol**a**zyl-**t**ransferase) einwirkt. Cholesterin wird dabei zu Cholesterinestern umgewandelt, die den „Kern" der „Prä"-HDL auffüllen und diese so in kugelförmige HDL umwandeln. Das Cholesterin wird für diese Veresterung auch von Chylomikronen-Resten, VLDL-Resten und von abgestorbenen Zellen übernommen. Lezithin wird dabei gleichzeitig zu *Lysolezithin* gespalten, das (an Albumin gebunden) im Plasma abtransportiert wird und anderweitig zur erneuten Lezithinsynthese verwendet werden kann. Die Cholesterinester der HDL werden in der Folge (via VLDL-Reste) großteils auf LDL übertragen (→ **B**). Das HDL-LCAT-System ist damit eine vielseitige Sammel- und Verarbeitungsstelle für Cholesterin und, wenn man von der kurzzeitigen Phase der Absorption aus dem Darm absieht, gleichzeitig die wichtigste Cholesterinesterquelle für die Zellen des Körpers.

LDL sind die Hauptvehikel für die Anlieferung von Cholesterinestern an extrahepatische Zellen; diese besitzen LDL-Rezeptoren, deren Dichte auf der Zelloberfläche je nach Cholesterinesterbedarf geregelt wird. LDL wird in die Zellen endozytotisch aufgenommen, und lysosomale Enzyme spalten die Apoproteine zu Aminosäuren und Cholesterinester zu Cholesterin. Letzteres steht der Zelle damit zum Einbau in Membranen oder für die Steroidsynthese (→ S. 258) zur Verfügung. Bei Cholesterinüberfluß wird ACAT aktiviert, das die Cholesterin verestert und speichert (→ **B**).

Der *tägliche Verlust* von Cholesterin mit dem Stuhl (in Form von *Koprostanol*) und mit der abgeschilferten Haut beträgt ca. 0,6 g, der von Gallensalzen rund 0,5 g. Diese Verluste (abzüglich des Cholesterins in der Nahrung) müssen durch Neusynthese (Darm, Leber) laufend ersetzt werden (→ **B**).

Ernährung und Verdauung 223

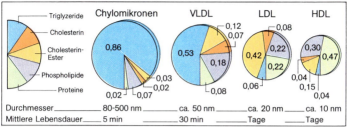

A. Lipid- und Proteinanteil (g/g) in den Lipoproteinen des Plasmas

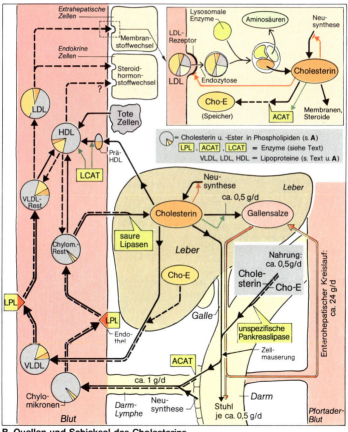

B. Quellen und Schicksal des Cholesterins

Kohlenhydrat- und Eiweißverdauung

Die **Kohlenhydratverdauung** beginnt bereits *im Mund* (→ **A** u. S. 202). Im Speichel ist *Ptyalin* (eine α-*Amylase*) enthalten, das in der Lage ist, bei neutralem pH-Wert die **Stärke**, die den größten Teil der mit der Nahrung aufgenommenen Kohlenhydrate (Polysaccharide) ausmacht, zu Oligo- und Disacchariden (*Maltose, Maltotriose,* α-*Grenzdextrin*) zu spalten. Im „proximalen" Magen (→ S. 206) geht dieser Verdauungsvorgang weiter, wird aber im „distalen" Magen wegen der Durchmischung mit saurem Magensaft unterbrochen. Im Duodenum stellt sich wieder ein etwa neutraler pH-Wert ein, und mit dem Pankreassaft (→ S. 212) gelangt neuerdings eine α-Amylase in den Speisebrei. Damit kann die Polysaccharidverdauung bis zur Stufe der obengenannten Endprodukte zum Abschluß gebracht werden. Die eigentliche *Absorption der Kohlenhydrate* geschieht in Form der Monosaccharide. Maltose, Maltotriose und α-Grenzdextrin müssen daher weiter gespalten werden. Im Pankreassaft und besonders in der Mukosa des Ileums stehen dazu *Maltasen* und *Isomaltasen* zur Verfügung. Das Endprodukt **Glukose** wird „bergauf" in die Mukosazelle aufgenommen (*sekundär aktiver Cotransport mit Na+;* → S. 229, D 2) und „bergab" durch erleichterte Diffusion (→ S. 13) ins Blut abgegeben. Für die Spaltung anderer Disaccharide, wie **Laktose** und **Saccharose**, stehen ebenfalls Enzyme der Mukosa zur Verfügung (*Laktasen, Saccharasen*). Die dabei entstehende *Galaktose* wird ähnlich wie Glukose resorbiert, während für *Fruktose* nur passive Transportmechanismen nachgewiesen sind.

Fehlt z. B. die Laktase, kann Laktose nicht gespalten und daher auch nicht resorbiert werden. Es kommt bei diesem Enzymmangel zu Durchfällen, da die Laktose aus osmotischen Gründen Wasser im Darmlumen zurückhält und die Darmbakterien Laktose zu toxischen Stoffen umbauen.

Die **Eiweiß(Protein)verdauung** beginnt **im Magen** (→ **B**). Die dort ausgeschüttete **Salzsäure** aktiviert die drei aus den Hauptzellen der Magenschleimhaut stammenden **Pepsinogene** zu etwa 8 verschiedenen **Pepsinen**. Diese spalten bei einem pH-Wert von 2–4 (Salzsäure!) die Proteine an den Stellen, wo Tyrosin oder Phenylalanin in das Eiweißmolekül eingebaut sind (→ S. 197,B). Im fast neutralen Dünndarmmilieu (pH ca. 6,5, durch HCO_3^- aus dem Pankreas) werden die Pepsine wieder inaktiviert. Dafür gelangen aus dem Pankreas *Trypsinogen* und *Chymotrypsinogen* ins Duodenum, wo eine dort produzierte *Enterokinase* Trypsinogen zu **Trypsin** und dieses wiederum Chymotrypsinogen zu **Chymotrypsin** aktiviert (→ S. 212). Beides sind Enzyme, die die Eiweißmoleküle bis herab zu den Dipeptiden spalten können. *Carboxypeptidase* (aus dem Pankreas) und *Aminopeptidasen* (aus der Darmschleimhaut) greifen die Proteine zusätzlich vom Molekülende her an (→ S. 197,B). Die endgültige Zerlegung der Peptide in die einzelnen Aminosäuren geschieht durch die am Bürstensaum der Dünndarmmukosa lokalisierten *Dipeptidasen*.

Die verschiedenen **Aminosäuren** werden durch mehrere spezifische Na+-Cotransportsysteme (→ **B** u. S. 229, D 2) sekundär-aktiv aus dem Darmlumen in die Mukosazelle und von dort in die Blutbahn transportiert.

„Basische" Aminosäuren (Arginin, Lysin, Ornithin) haben ein eigenes Transportsystem, ebenso die „sauren" Aminosäuren (Glutaminsäure und Asparaginsäure), die schon in der Mukosazelle abgebaut werden. Wieviele Transportsysteme es für „neutrale" Aminosäuren gibt, ist noch nicht endgültig geklärt; für β- und γ-Aminosäuren sowie für Prolin u. ä. wird je ein eigener Absorptionsmechanismus diskutiert (→ **B**).

Es gibt eine Reihe angeborener *Resorptionsstörungen spezifischer Aminosäuregruppen*, die oft mit ähnlichen Defekten am Nierentubulus (*renale Aminoazidurien*) kombiniert sind (z. B. bei der Zystinurie).

Ernährung und Verdauung 225

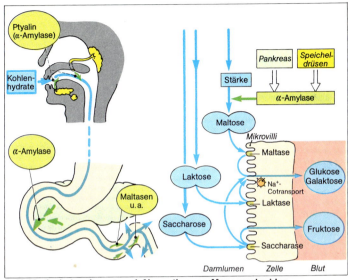

A. Kohlenhydratverdauung und Absorption von Monosacchariden

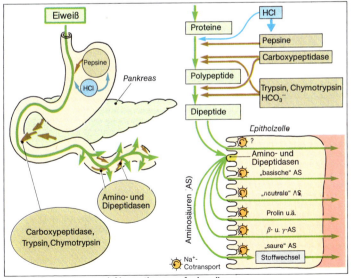

B. Eiweißverdauung und Absorption von Aminosäuren

Vitaminabsorption

Cobalamine (B_{12}-Vitamine) werden durch Mikroorganismen synthetisiert und müssen von höheren Tieren mit der Nahrung aufgenommen werden. Tierische Produkte (Leber, Niere, Fleisch, Fisch, Eier, Milch) sind daher für den Menschen die wichtigsten Cobalaminquellen.

Ausschließlich pflanzliche Kost oder Störungen der Cobalaminabsorption (s. u.) führen zu schweren *Mangelerscheinungen*, wie perniziöse Anämie, Schäden im Rückenmark (funikuläre Myelose) u. a. Sie treten erst nach Jahren auf, weil im Körper das etwa 1000fache der täglich benötigten Menge von 1 µg gespeichert ist.

Da die Cobalamine (CN-, OH-, Methyl-, Adenosylcobalamin) relativ große und schlecht lipidlösliche Moleküle sind, bedarf es zur intestinalen Absorption eigener *Transportmechanismen* (→ **A**). Während der Darmpassage und im Plasma sind die Cobalamine an drei Arten von Proteinen gebunden: 1. **Intrinsic factor (IF)** im Magensaft (aus Belegzellen), 2. **Transcobalamin II (TCII)** im Plasma, 3. *R-Proteine* in Plasma (**TCI**), Granulozyten (**TCIII**), Speichel, Galle, Milch u. a.

Cobalamine werden von der *Magensäure* aus den Proteinen der Nahrung freigesetzt und hauptsächlich an R-Protein des Speichels und (bei hohem pH-Wert) auch an IF gebunden. Im Duodenum wird R-Protein durch *Trypsin* verdaut; das Cobalamin wird dabei frei und vom (trypsinresistenten) IF aufgenommen. Die Mukosa des **Ileums** besitzt hochspezifische *Rezeptoren* für den Cobalamin-IF-Komplex, bindet diesen und nimmt ihn in ihre Zellen auf. Ca^{2+}-lonen und ein pH > 5,6 sind dazu notwendig. Die Rezeptorendichte und damit die Absorption steigen während der Schwangerschaft (→ **A**).

Im Plasma wird das Cobalamin an TC I, II und III gebunden. TC II dient der Verteilung vor allem an alle *teilungsaktive Zellen* des Körpers (TCII-Rezeptoren, Endozytose). TCIII (aus Granulozyten) bringt überschüssige Cobalamine und unerwünschte Cobalaminderivate zur **Leber** (TC-III-Rezeptoren), wo diese *gespeichert bzw. ausgeschieden* werden. TCI (t/2 ca. 10 Tage) dient als Kurzzeitspeicher für Cobalamine im Plasma (→ **A**).

Folsäure oder **Pteroylglutaminsäure (Pte-Glu$_1$)** wird in seiner stoffwechselaktiven Form (*Tetrahydrofolsäure*) für die DNS-Synthese benötigt (*Tagesbedarf* 0,1–0,2 mg).

Mangelerscheinungen sind eine makrozytäre Anämie, Leuko- und Thrombopenie, Durchfälle, Haut- und Haarwuchsstörungen u. a. In der Nahrung kommt Folsäure überwiegend in Formen vor, die statt *einer* Pteroylglutaminsäure (Pte-Glu$_1$) bis zu sieben Glutamylreste (γ-verknüpfte Peptidkette) enthalten (**Pte-Glu$_7$**). Da nur Pte-Glu$_1$ aus dem Darmlumen (proximales **Jejunum**) absorbierbar ist (→ **B**), muß die Polyglutamylkette vor der Absorption durch spezifische Enzyme (*Pteroylpolyglutamat-Hydrolasen*) gekürzt werden. Sie sind wahrscheinlich an der luminalen Membran der Dünndarmmukosa lokalisiert. Die Absorption von Pte-Glu$_1$ wird von einem spezifischen, aktiven **Transportmechanismus** besorgt. In der Mukosazelle entstehen in der Folge aus Pte-Glu$_1$ z. T. *5-Methyl-tetrahydrofolsäure* (5-Me-H$_4$-Pte-Glu$_1$) u. a. Metaboliten (→ **B**). Wenn diese bereits in der Nahrung vorliegen, werden auch sie durch den erwähnten Mechanismus aus dem Darmlumen absorbiert. Gleiches gilt für das zytostatisch wirksame Medikament *Methotrexat*. Bei Ausfall des spezifischen Transportsystems muß die orale Folsäurezufuhr 100fach erhöht werden, um eine ausreichende Resorption (durch passive Diffusion) zu erreichen. Zur Umwandlung von 5-Me-H$_4$-Pte-Glu$_1$ in die stoffwechselaktive Tetrahydrofolsäure ist Cobalamin nötig. Die Folsäurespeicher des Körpers (ca. 7 mg) reichen für den Bedarf einiger Monate.

Die anderen **wasserlöslichen Vitamine** (B$_1$[Thiamin], B$_2$[Riboflavin], C[Askorbinsäure], H[Biotin], Niacin]) werden sekundär-aktiv zusammen mit Na^+ (*Cotransport*), also ganz ähnlich wie Glukose oder Aminosäuren, absorbiert (→ **C**). Resorptionsort ist das Jejunum, für Vitamin C das Ileum. Die B$_6$-Vitamine (Pyridoxal, Pyridoxin, Pyridoxamin) werden wahrscheinlich nur passiv resorbiert (einfache Diffusion).

Die Resorption der **fettlöslichen Vitamine** (A[Retinol], D$_2$[Cholekalziferol], E[Tocopherol], K$_1$[Phyllochinon], K$_2$[Farnochinon]) bedarf wie die von Fetten (→ S.218) der Mizellenbildung. Die Absorptionsmechanismen sind nicht geklärt (z. T. sättigbar und energieabhängig). Der Transport im Plasma erfolgt nach Einbau in Chylomikronen und VLDL (→ S. 220ff.).

Ernährung und Verdauung

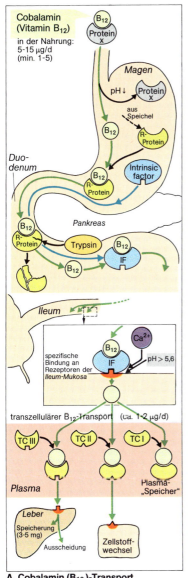

A. Cobalamin (B_{12})-Transport

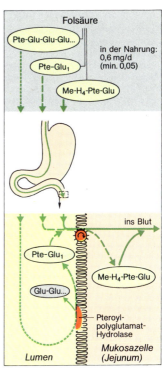

B. Folsäureabsorption

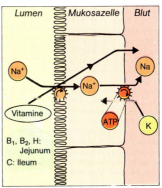

C. Sekundär-aktive Vit.-Absorption

Ernährung und Verdauung

Resorption von Wasser und Mineralstoffen

Pro Tag werden durchschnittlich ca. **1,5 l Wasser** (Getränke, Nahrung) aufgenommen. Daneben werden in den Magen-Darm-Kanal zusätzlich an *Speichel, Magensaft, Galle, Pankreassaft* und *Darmsaft* etwa **6 l/Tag** abgegeben. Da mit dem Stuhl nur etwa 0,1 l/Tag ausgeschieden werden, müssen im Verdauungskanal mindestens **7,4 l/Tag resorbiert** werden. Diese *Wasserresorption* findet hauptsächlich im *Jejunum* und *Ileum*, zum kleineren Teil auch im *Kolon* statt (→ **A**).

Bewegungen von **Wasser** durch die Darmwand sind *osmotisch* bedingt. Werden osmotisch wirksame Teilchen (z. B. Na^+, Cl^-) absorbiert, folgt Wasser nach; werden umgekehrt Substanzen ins Lumen sezerniert oder werden nicht resorbierbare Stoffe mit der Nahrung aufgenommen, so fließt Wasser zur Lumenseite. Schwer resorbierbare Sulfate wirken so als Abführmittel. Die Wasserresorption des ganzen Darmes ist normalerweise sehr viel größer als die Sekretion (Differenz ca. 7,4 l, s. o.).

Die Wasseraufnahme aus dem Darm wird vor allem von der **Absorption von Na^+** (und Cl^-) angetrieben (→ **B**). Na^+ wird dabei durch mehrere Mechanismen absorbiert, wobei in allen Fällen die **Na^+-K^+-„Pumpe"** (-ATPase) an der basolateralen Zellseite die primär treibende Kraft ist; sie hält die Na^+-Konzentration in der Zelle niedrig und das Zellpotential hoch.

1. **Na^+-Cotransport mit Cl^-**: An der luminalen Zellmembran fließt Na^+ „bergab" (chemischer und elektrischer Gradient!) und Cl^- mit dem gemeinsamen Carrier (→ **D2**) „bergauf" in die Zelle. Cl^- verläßt die Zelle wieder „bergab". Dieser Transport bestreitet den größten Anteil der Resorption von Na^+, Cl^- und H_2O aus dem Darm und wird durch Hormone und Transmitter über cAMP (→ S. 242) beeinflußt.

2. **Na^+-Cotransport mit organischen Substanzen**: Hier wird der Na^+-Einstrom in die Zelle dazu benützt, Glukose, Aminosäuren, Vitamine, Gallensäuren u. v. a. „bergauf" in die Zelle zu transportieren (→ **D 3**).

3. In geringem Ausmaß wird Na^+ auch **alleine** absorbiert (Ileum, Rektum; → **D1**) (Dieser Na^+-Transport wird von *Aldosteron* beeinflußt;

→ S.150). Die Mitnahme der positiven Ladung führt zu einem transzellulären, lumennegativen Potential („elektrogener" Transport), entlang dessen nun entweder Cl^- resorbiert (oberer Dünndarm) oder K^+ sezerniert wird (Ileum, → **C**). Wegen der relativ hohen Durchlässigkeit der Dünndarmmukosa für H_2O und kleine Moleküle an den Zellgrenzen („tight" junctions), findet dieser Cl^--, K^+- und H_2O-Fluß vor allem *zwischen* den Zellen (*parazellulär*) statt (→ **D**, links: Cl^-).

4. Vom resorptiven H_2O-Fluß der Mechanismen 1.–3. werden Na^+ und andere kleinmolekulare Stoffe „mitgerissen" (*solvent drag*), ein ebenfalls parazellulärer Vorgang.

In den Epithelzellen der *Lieberkühnschen Krypten* (→ S.211, A8) existiert auch eine **Cl^--Sekretion**. Dabei sitzt der Na^+-Cl^--Cotransport diesmal *an der Blutseite* der Zelle. Der Cl^--Ausstrom ins Lumen wird von cAMP beschleunigt und ist hormonal (VIP [vasoactive intestinal peptide], Prostaglandine) gesteuert. *Cholera-Toxin* aktiviert die Adenylzyklase (→ S. 242) und erhöht damit den cAMP-Spiegel maximal. Durch die so verstärkte Cl^--Sekretion werden auch andere Ionen und große Mengen von Wasser ins Lumen abgegeben, was zu Durchfällen mit max. 1 l/h führt. Physiologische Aufgaben dieser H_2O-„Sekretion" könnten sein: a) die Verflüssigung von zu viskösem Chymus, b) die Ausschwemmung von Produkten der Paneth-Zellen (→ S. 210) und c) eine H_2O-Rezirkulation (Krypten → Lumen → Villi → Krypten) zur Resorptionsförderung von schlecht gelösten Stoffen.

Das **HCO_3^-** des Pankreassaftes puffert den Chymus ab (saurer Magensaft!); ein HCO_3^--Überschuß wird im Jejunum resorbiert (→ **A**).

HCO_3^- wird außerdem im Dünn- und Dickdarm sezerniert (Säureschutz; pH-Konstanz). Bei *Durchfällen* kommt es zu einem HCO_3^--Verlust („metabolische" Azidose; vgl. S.114). Während der Stuhl fast Na^+-frei ist, wird mit ihm mindestens 1/3 des aufgenommenen Ca^{2+} ausgeschieden. K^+ wird in Ileum und Kolon (→ **A** u. **C**) sezerniert und erscheint hochkonzentriert im Stuhl (K^+-Verluste bei Durchfall!). *Vitamin-D-Mangel* (Rachitis) oder Substanzen, die mit dem Ca^{2+} wasserunlösliche Verbindungen eingehen (Phytin, Oxalat, Fettsäuren), setzen die Ca^{2+}-Resorption aus dem Darm herab. Mg^{2+} wird im Darm ganz ähnlich wie Ca^{2+} resorbiert, während das **Eisen** (Fe) einem gesonderten Resorptionsmodus unterliegt (→ S. 62).

Ernährung und Verdauung 229

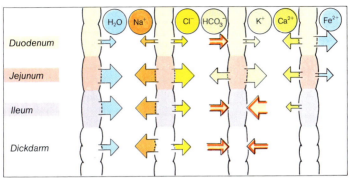

A. Wasser- und Elektrolytresorption im Darm

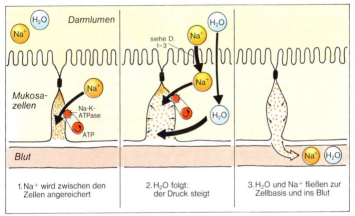

1. Na$^+$ wird zwischen den Zellen angereichert
2. H$_2$O folgt: der Druck steigt
3. H$_2$O und Na$^+$ fließen zur Zellbasis und ins Blut

B. Na$^+$- und H$_2$O-Resorption im Darm (Modell)

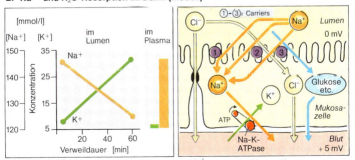

C. Na$^+$- und K$^+$-Austausch im Ileum
(nach Code u. Mitarb.)

D. Na$^+$- und Cl$^-$-Absorption

Dickdarm, Darmentleerung, Fäzes

Der letzte Teil des Magen-Darm-Kanals wird von **Dickdarm** (*Zäkum* und *Kolon*, ca. 1,3 m lang) und **Mastdarm** (*Rektum*) gebildet (→ S.200). Die **Schleimhaut des Dickdarms** ist durch tiefe Einsenkungen (*Krypten*) gekennzeichnet, die überwiegend von schleimbildenden Zellen, sog. *Becherzellen*, ausgekleidet sind. Ein Teil der oberflächlichen Zellen (mit einem *Bürstensaum*; → auch S.210) dienen der Resorption.

Hauptfunktion des Dickdarms ist es, aus dem Darminhalt (Chymus) weiterhin *Wasser* und *Elektrolyte zu resorbieren* (→ S.228). Dadurch werden die ca. 500–1500 ml Chymus, die pro Tag in den Dickdarm eintreten, auf ca. 100–200 ml eingedickt.

Künstlich in das Rektum eingefülltes Wasser (*Einlauf*) kann resorbiert werden. Auch eingeführte Medikamente (*Zäpfchen*) diffundieren durch die Darmwand ins Blut. Die so zugeführten Stoffe sind damit dem Einfluß der Magensäure und der Verdauungsenzyme entzogen und umgehen außerdem die Leber.
Der Dickdarm ist nicht lebensnotwendig. Große Teile davon können z. B. bei Tumoren entfernt werden.

Am Dickdarm lassen sich mehrere Arten von lokalen **Mischbewegungen** nachweisen; charakteristisch sind wechselnde, starke Einschnürungen (*Haustrierung*). Außerdem kommt es alle 2–4 Stunden zu sog. **Massenbewegungen**.

Ein typischer Bewegungsablauf des Dickdarms kann im *Röntgenbild* nach der Aufnahme von bariumhaltigem Speisebrei (*Kontrastbrei*) beobachtet werden (→ **A1**–**A8**): Kontrastbreigabe um 7 Uhr (→ **A1**); 12 Uhr: Der Kontrastbrei ist bereits in den letzten Ileumschlingen und im Zäkum. Der Beginn des Mittagessens beschleunigt die Entleerung des Ileums (→ **A2**). Etwa 5 min später bildet sich an der Spitze des Kontrastbreis eine Abschnürung (→ **A3**), kurz danach wird das Querkolon mit dem Kontrastbrei gefüllt (→ **A4**), der sogleich durch *Quereinschnürungen* wieder zerteilt und damit durchmischt wird (→ **A5**). Wenige Minuten später (noch während der Mahlzeit) verengt sich der Darm plötzlich um den vordersten Anteil des Darminhaltes und befördert diesen in ganz kurzer Zeit (→ **A6**–**A8**) bis hinab in das Sigmoid: sog. *Massenbewegung*. Sie wird fast immer bei den Mahlzeiten ausgelöst; ein sog. *gastrokolischer Reflex* und Magen-Darm-*Hormone* werden dafür verantwortlich gemacht.

Der **Darmausgang (Anus)** ist durch mehrere Mechanismen normalerweise verschlossen (→ **B**). Dazu tragen bei: die sog. *Kohlrauschsche Falte* (→ **B1**), die zwischen zwei gegenüberliegende Falten eingreift; weiterhin die *Mm. puborectales* (→ **B2**), der *innere*, unwillkürliche (→ **B3**) und der *äußere*, willkürliche (→ **B4**) *Analsphinkter* und schließlich ein *venöser Schwellkörper* (→ **B5**).

Wird das obere Rektum (*Ampulla recti*; → **B6**) zunehmend mit Darminhalt gefüllt, werden dort *Druckrezeptoren* (→ **B7**) erregt, was den **Stuhldrang** (→ **B**) auslöst. Wird ihm nachgegeben, kommt es zur **Stuhlentleerung (Defäkation;** → **B)**:

Dabei kontrahiert sich die Längsmuskulatur des Rektums (→ **B8**), die Falten (→ **B1**) verstreichen, die beiden Analsphinkter (→ **B3**, **B4**) und die Mm.puborectales (→ **B2**) erschlaffen, der Darm verkürzt sich und die Ringmuskulatur (→ **B9**) treibt, unterstützt von der Bauchpresse (→ **B10**), den Stuhl ins Freie.

Die *Defäkationsfrequenz* (3mal täglich bis 3mal pro Woche) ist unterschiedlich und hängt u.a. von der aufgenommenen Menge unverdaulicher **Ballaststoffe** (z.B. Zellulose) ab. Zu häufige Entleerung eines dünnflüssigen Stuhles (*Durchfall*) kann ebenso zu Störungen führen (→ S.114ff. u. S.142) wie zu seltene Defäkation (Verstopfung [*Obstipation*]).

Der **Stuhl** (**Fäzes**; → **C**) besteht zu ca. 1/4 aus Trockensubstanz, wovon wiederum 1/3 von *Bakterien* herrührt, die physiologische Dickdarmbewohner sind.

Ernährung und Verdauung 231

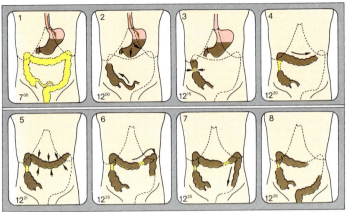

A. Dickdarmmotilität (nach Hertz u. Newton)

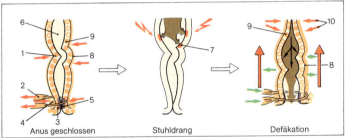

B. Analverschluß und Defäkation

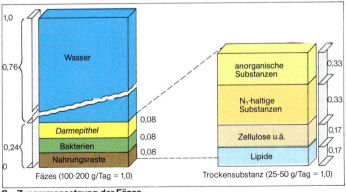

C. Zusammensetzung der Fäzes

Endokrines System und Hormone

Integrationsmechanismen des Körpers

Bei einzelligen Organismen, z. B. bei Bakterien oder Protozoen, antwortet die ganze Zelle auf einen Reiz aus der Umgebung. Eventuelle Signale innerhalb dieser Zelle können wegen der Kürze des Weges durch Diffusion chemischer Stoffe weitergegeben werden. Im Gegensatz dazu müssen beim vielzelligen Organismus die vielen spezialisierten *Zellgruppen* bzw. *Organe* sinnvoll *integriert und koordiniert* werden.

Im Säugetierorganismus dient dazu das **Nervensystem** und das **endokrine System**. Mit beiden Systemen werden, auf *elektrisch-nervalem* bzw. auf *humoral-hormonalem* Wege, **Signale** übermittelt (→ A). Sie dienen der Steuerung des *Stoffwechsels*, der Regelung des *„inneren Milieus"* (Kreislauf, pH-Wert, Wasser- und Elektrolythaushalt, Temperatur etc.) und steuern darüber hinaus das *Wachstum* und die *Reifung* des Organismus, die zur *Fortpflanzung* notwendigen Organfunktionen und schließlich die *Äußerungen des Organismus gegenüber seiner Umwelt*. In diese Steuerung greifen **Reize aus der Umwelt**, **psychisch-emotionale Faktoren** und schließlich **Rückkoppelungsmechanismen** innerhalb des Organismus ein.

Die **Nerven** sind spezialisiert auf die *rasche Weiterleitung* von meist *fein abgestuften Signalen*. In der Peripherie unterscheidet man 1. ein **somatisches Nervensystem** (→ S. 272ff.), das in erster Linie die Skelettmuskulatur steuert und die Signale der Sinneszellen zentralwärts leitet und 2. ein **autonomes** oder **vegetatives Nervensystem** (→ S. 50ff.), das hauptsächlich den Kreislauf, die inneren Organe, die Sexualfunktionen u. a. m. steuert.

Das **endokrine System** ist auf eine *langsame, chronische Signalübertragung* spezialisiert und benützt das *Kreislaufsystem* zur Überwindung größerer Distanzen innerhalb des Körpers.

Die **Botenstoffe** („messengers") des endokrinen Systems sind die **Hormone**; sie stammen aus hormonproduzierenden Zellen und haben entweder eine untergeordnete Hormondrüse oder nichtendokrine Zellen als **Erfolgs-** oder **Zielorgan** (bzw. **Zielzelle** [*Target-Zelle*]).

In enger Zusammenarbeit mit den vegetativen Zentren im Gehirn und dem autonomen Nervensystem regelt das endokrine System die **Ernährung**, den **Stoffwechsel**, das **Wachstum**, die körperliche und psychische **Entwicklung** und **Reifung**, die **Fortpflanzungsmechanismen**, die **Leistungsanpassung** und das „innere Milieu" (**Homöostase**) des Körpers (→ A).

Die meisten dieser überwiegend vegetativen Funktionen unterstehen der zentralen Kontrolle des **Hypothalamus**, der wiederum von *höheren Zentren des Gehirns* beeinflußt wird (→ S. 290).

Im Hypothalamus können *nervale Reize in hormonelle Signale umgesetzt* werden. Spezielle Nervenzellen des Hypothalamus (**neuroendokrine Zellen**) bilden Hormone, die auf einen Reiz hin ins Blut abgegeben werden.

Bei den an den sonstigen Nervenendigungen freigesetzten Stoffen (Azetylcholin, Noradrenalin u. a.) spricht man hingegen von *Übertragerstoffen* oder *Neurotransmittern*, da diese das Signal nur über eine kurze Strecke, den synaptischen Spalt, an die nächste Zelle (meist Nerven- oder Muskelzelle) weitergeben (→ S. 30ff.).

Das **Nebennierenmark** (→ S. 58) nimmt eine Zwischenstellung ein: Hier gelangen Adrenalin und Nordrenalin ins Blut, obwohl sie ihrer chemischen Struktur nach zu den Transmitterstoffen zählen und als solche im Organismus auch Verwendung finden.

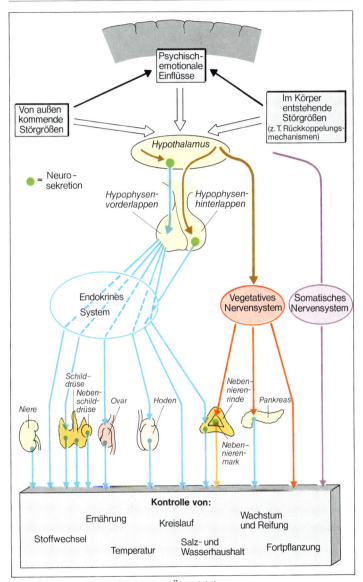

A. Steuerung vegetativer Funktionen (Übersicht)

Endokrines System und Hormone

Die Hormone

Hormone sind chemische Überträgerstoffe des Körpers, die der **Informationsübertragung** bei der *Regelung von Organfunktionen* und *Stoffwechselvorgängen* dienen. Hormone werden in **endokrinen Drüsen** gebildet und (mit Ausnahme der sog. Gewebshormone) auf dem *Blutweg* zu den Zellen des Erfolgsorgans (*Zielzellen*) gebracht. Der *chemischen Struktur* nach lassen sich drei Gruppen von Hormonen unterscheiden: 1. **Peptidhormone** (→ **A**, dunkelblaue Felder) und **Glykoproteinhormone** (→ **A**, hellblaue Felder), 2. **Steroidhormone** (→ **A**, gelbe Felder) und chemisch verwandte Hormone (D-Hormon) und 3. Hormone, die sich von der Aminosäure *Tyrosin* ableiten (→ **A**, orange Felder). Die schlecht wasserlöslichen Steroidhormone werden im Blut an Proteine gebunden; solche z. T. spezifischen Transportproteine sind z. B. *Transkortin* (Kortisol, Progesteron) oder das *Sexualhormonbindungs-Globulin* (Testosteron, Östrogene).

Die meisten Hormone fallen schneller dem Stoffwechsel anheim als ihre Wirkung nachweisbar ist. Das Wachstumshormon (STH, GH) z. B. ist nach 20 min bereits zur Hälfte abgebaut, seine Wirkung dauert jedoch eine ganze Woche an.

Da alle Hormone mehr oder weniger zur selben Zeit im Blut zirkulieren, muß sichergestellt sein, daß sich Zielzelle und Hormon gegenseitig erkennen. Dazu besitzen die Zielzellen *spezifische Bindungsstellen* (**Rezeptoren**) für das jeweilige Hormon. Die Affinitäten (Bindungsfähigkeiten) dieser Rezeptoren für das Hormon müssen sehr hoch sein, da die Hormonkonzentrationen nur 10^{-8} bis 10^{-12} mol/l betragen.

Die **Rezeptoren** für die *Glykoprotein-* und *Peptidhormone* und für *Katecholamine* sitzen *außen* an der *Zellmembran* (→ S. 242). Wird das Hormon dort gebunden, löst sich an der Membraninnenseite ein *intrazellulärer Übertragerstoff* („**second messenger**"), der das Hormonsignal in der Zelle weitergibt. Solche „2. Boten" sind z. B. **cAMP** (→ S. 242) oder **Ca^{2+}** (→ S. 15). *Steroidhormone* hingegen gelangen *selbst* ins Zellinnere (→ S. 244), um sich dort an spezifische *Rezeptorproteine* zu binden.

Eine Zielzelle kann verschiedene Rezeptoren für dasselbe Hormon haben (z. B. Katecholamine, bei denen β-Rezeptoren cAMP und α-Rezeptoren evtl. Ca^{2+} als 2. Botenstoff benützen) oder auch Rezeptoren für verschiedene Hormone besitzen.

Hierarchie der Hormone: In vielen Fällen geht einer Hormonausschüttung ein *nervaler Reiz im ZNS* voraus. Nerval-hormonale Schaltstelle ist in erster Linie der **Hypothalamus** (→ S. 240 u. S. 290). Er setzt das nervale Signal in eine Hormonabgabe aus dem **Hypophysenvorderlappen** (HVL) oder aus dem **Hypophysenhinterlappen** (HHL) um. Ein Großteil der HVL-Hormone (sog. *glandotrope Hormone*) steuert **periphere endokrine Drüsen** (→ **A**, olivgrüne Felder), aus denen dann erst das **Endhormon** freigesetzt wird (→ **A**). An diesen Umschaltstationen kann das ursprüngliche Signal nicht nur *verstärkt*, sondern auch mehrfach *moduliert* werden (z. B. zur rückgekoppelten Regelung; → S. 238).

Die **Hormonfreisetzung aus dem HVL** wird durch **übergeordnete Hormone** *aus dem Hypothalamus* gesteuert (→ **A** u. S. 240). Dabei sind Hormone, die die Freisetzung fördern (**Releasing-Hormone** [**RH**]), von solchen, die die Freisetzung hemmen (**Inhibitor-Hormone** [**IH**]), zu unterscheiden (→ **A** u. Tabelle auf S. 235).

Die **Hormone des HHL** (ADH, Oxytozin) werden im Hypothalamus gebildet, axoplasmatisch zum HHL transportiert und dort durch nervale Signale freigesetzt (→ S. 240). Die beiden HHL-Hormone wirken (wie STH, Prolaktin und LPH [→ S. 240] aus dem HVL) direkt auf die Zielzelle.

Endokrines System und Hormone

Die **Hormone des Nebennierenmarks** (→ **A** u. S. 58) werden über vegetative Nervenfasern freigesetzt, was z. T. auch für die **Pankreashormone** gilt. In erster Linie werden letztere jedoch durch **humorale Signale** (→ S. 246) aus dem Stoffwechsel gesteuert.

Auch die Freisetzung von **Parathormon** (→ S. 254ff.), **Kalzitonin** (→ S. 256), **Aldosteron** (→ S. 152) und **Erythropoetin** (→ S. 60) erfolgt in dieser Weise.

Die sog. **Gewerbshormone** werden außerhalb des klassischen endokrinen Systems gebildet und *wirken meist lokal*. *Angiotensin* (→ S. 152), *Bradykinin* (→ S. 176 u. S. 202), *Histamin* (→ S. 72 und S. 208), *Serotonin* (→ S. 74), die *gastrointestinalen Hormone* (Sekretin, Gastrin, Cholezystokinin-Pankreozymin u.a.; → S. 206ff., S. 194 und S. 198) und die *Prostaglandine* zählen zu dieser Gruppe.

Prostaglandine (PG), die aus *essentiellen Fettsäuren* (→ S. 196) synthetisiert werden, kommen in vielen Organen vor und haben sehr vielfältige Wirkungen (→ z. B. S. 242). Es werden *PGA*, *PGE* und *PGF* unterschieden: **PGA**-typische Wirkungen sind z. B. Gefäßdilatation, Steigerung der Na^+-Ausscheidung in der Niere und Hemmung der Magensaftsekretion; **PGE** erhöht z. B. die Hormonausschüttung im HVL, wirkt hemmend auf die Fettmobilisation sowie auf die Thrombozytenverklebung; PGE steigert außerdem die Herzkraft und die Durchlässigkeit von Blutkapillaren. **PGF**-typische Wirkungen sind u. a. Gefäßkonstriktion, Hemmung der Progesteronsekretion und Kontraktion der Bronchialmuskulatur.

Die hohe Konzentration von **Prostaglandinen** in der *Samenflüssigkeit* hat wahrscheinlich die Aufgabe, den Uterushals erschlaffen zu lassen und so den Durchtritt der Spermien zu erleichtern (→ auch S. 266).

Hormonnamen und -abkürzungen. Die 1974 international empfohlenen Kurznamen der hypothalamischen Releasing-(Freisetzungs-)Hormone (RH) oder Releasing-Faktoren (RF) tragen die Endung -liberin, der hypothalamischen Inhibitor-(Hemm-)Hormone (IH) die Endung -statin und die HVL-Hormone die Endung -tropin.

Kurznamen	andere Namen	Abkürzungen
Hypothalamus		
Kortikoliberin	Kortikotropin-RH	CRF, CRH, ACTH-RH
Folliberin ⎫ *	RH d. follikelstimulierenden Hormons	FRH, FSH-RH, FSH-RF
Lutiliberin ⎭	RH d. luteinisierenden Hormons	LRH, LH-RH, LH-RF
Melanoliberin	Melanotropin-RH	MRF, MRH
Melanostatin	Melanotropin-IH	MIF, MIH
Prolaktostatin	Prolaktin-IH	PIE, PIH
Somatoliberin	RH d. somatotropen Hormons	SRF, SRH, GH-RH
Somatostatin**	IH d. somatotropen Hormons	SIH, GH-IH
Thyroliberin	RH d. thyreotropen Hormons	TRF, TRH
Hypophysenvorderlappen		
Kortikotropin	Adrenokortikotropes Hormon	ACTH
Follitropin	Follikelstimulierendes Hormon	FSH
Lutropin	Luteinisierendes Hormon (interstitialzellenstimulierendes Hormon)	LH, ICSH
Melanotropin	Melanozytenstimulierendes Hormon	MSH
Somatotropin	Wachstumshormon	STH, GH
Thyreotropin	Schilddrüsenstimulierendes Hormon	TSH
Prolaktin	Mammotropes Hormon, laktotropes Hormon, luteotropes Hormon	PRL, LTH, PROL

* Möglicherweise identisch.
** Wird auch im Magen-Darm-Trakt gebildet.

Endokrines System und Hormone

Hypothalamus	Hypophysenvorderlappen	Peripherer Hormonbildungsort
FSH/LH–RH	FSH	Hoden
	LH (ICSH)	Ovar Follikel / Corpus luteum
PIH	Prolaktin (PRL)	
TRH	TSH	Schilddrüse: Follikelzellen
SIH		Leber
SRH	STH	
MRH / MIH	MSH	
CRH	ACTH	Nebennierenrinde

Hypophysenhinterlappen

- ADH
- Oxytozin

Unter Kontrolle des Zentralnervensystems

Unter humoraler Kontrolle:
- Nebennierenmark
- Niere
- Pankreas: A_1-Zellen / A_2-Zellen / B-Zellen
- Nebenschilddrüse
- Schilddrüse: C-Zellen

Legende:
- Peptide (blau)
- Glykoproteine (weiß)
- Steroide u.ä. (gelb)
- Tyrosinderivate (orange)
- → fördert Freisetzung
- ⊣ hemmt Freisetzung
- → wirkt auf
- → sezerniert
- ⇒ Effekt

A. Die Hormone (ohne Gewebshormone)

Endokrines System und Hormone

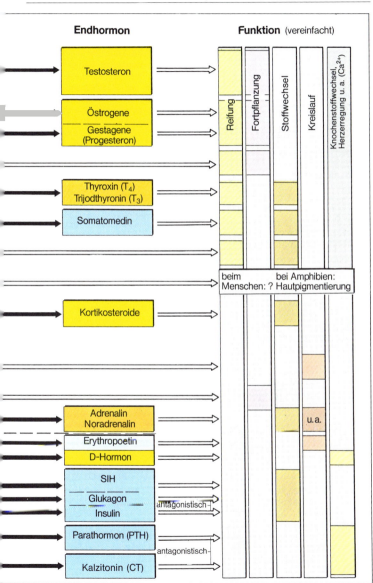

Regelung durch Rückkoppelung – Prinzipielle Hormonwirkungen

Rückkoppelung („feedback") ist ein Vorgang, bei dem die Antwort auf ein Signal (z. B. Zellantwort auf einen hormonellen Reiz) den Signalgeber (im Beispiel: die Hormondrüse) rückläufig beeinflußt. Bei der **positiven Rückkoppelung** *verstärkt* die Antwort das ursprüngliche Signal, das wiederum zu einer verstärkten Antwort führt usw. (→ z. B. S. 264). Bei der **negativen Rückkoppelung** wird das ursprüngliche, auslösende Signal durch die Antwort des Signalempfängers wieder *verringert*. Wie die meisten Regelungsvorgänge im Organismus unterliegen auch die Hormonwirkungen einer solchen negativen Rückkoppelung.

Die *Releasing-Hormone des Hypothalamus* (z. B. CRH) führen zur Ausschüttung des jeweiligen *glandotropen Hormons* aus dem HVL (im Beispiel: ACTH), das seinerseits die periphere Hormondrüse (im Beispiel: Nebennierenrinde) beeinflußt (→ **A1**). Das ausgeschüttete *Endhormon* (z. B. Kortisol) wirkt nicht nur an der Zielzelle, sondern *hemmt rückläufig die Freisetzung des Releasing-Hormons* aus dem Hypothalamus (→ **A3** und **A4**), was nun zur Abnahme der Endhormonausschüttung führt (→ **A5** bis **A7**). Die Hemmung der Releasing-Hormon-Freisetzung wird dadurch wieder geringer (→ **A7**) usw.

Die Rückkoppelung kann z. B. auch dadurch erfolgen, daß das HVL-Hormon den Hypothalamus oder, daß das Endhormon den HVL rückläufig hemmt (→ **A**, rechts unten). Eine weitere Möglichkeit besteht darin, daß die vom Hormon gesteuerte *Stoffwechselgröße* (z. B. Ca^{2+}-Konzentration im Plasma) die Hormonfreisetzung regelt (im Beispiel: Parathormon; → S. 254ff.).

Durch die übergeordneten Hormone werden nicht nur die *Bildung* und die *Ausschüttung des Endhormons* gesteuert, sondern auch das **Wachstum** der peripheren Hormondrüse beeinflußt. Ist z. B. die Endhormonkonzentration im Blut trotz maximaler Synthese und Ausschüttung in den vorhandenen Drüsenzellen immer noch zu niedrig, vermehren sich diese Zellen so lange, bis der Rückkoppelungseffekt des von ihnen sezernierten Endhormons ausreicht, die übergeordnete Hormondrüse zu drosseln (→ z. B. Kropfentstehung, S. 252). Eine solche **kompensatorische Hypertrophie** (ausgleichendes Wachstum) einer peripheren Hormondrüse ist z. B. zu beobachten, wenn ein Teil einer Hormondrüse operativ entfernt wurde.

Werden *Hormone* (z. B. Kortison) *künstlich zugeführt*, wirken diese genau so hemmend auf die glandotrope Hormonausschüttung (im Beispiel: ACTH) wie die normalerweise in der peripheren Drüse (im Beispiel: Nebennierenrinde) abgegebenen Hormone. Die chronische Verabreichung eines Endhormons führt daher zur Hemmung und Rückbildung des normalen Produktionsortes dieses Hormons: **Kompensatorische Atrophie**.

Von einem sog. **Rebound-**(„Rückschlag"-)**Phänomen** spricht man in diesem Zusammenhang dann, wenn nach dem Absetzen der Endhormonabgabe die Ausschüttung des übergeordneten Hormons (im vorigen Beispiel: ACTH) vorübergehend übernormal ist.

Die **prinzipiellen Wirkungen der Hormone** auf ihre Zielzellen bestehen darin, den Stoffwechsel dieser Zellen auf drei Wegen regulierend zu beeinflussen: 1. *Konfigurationsänderungen an Enzymen* (sog. **allosterische Mechanismen**), die *direkte Änderungen der Enzymaktivität* zur Folge haben; 2. Hemmung oder Förderung (**Induktion**) der *Enzymsynthese*; 3. Änderung der **Substratbereitstellung** für die enzymatischen Reaktionen, etwa durch *Änderung der Zellmembrandurchlässigkeit* (-**permeabilität**). *Insulin* z. B. wirkt so auf die intrazelluläre Bereitstellung von *Glukose*.

Endokrines System und Hormone

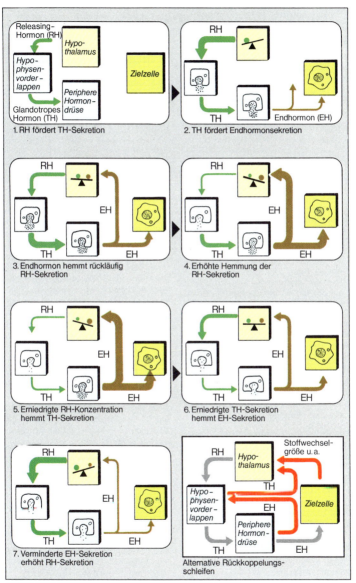

A. Regelung der Hormonsekretion durch Rückkopplung

Endokrines System und Hormone

Hypothalamus-Hypophysen-System

Bestimmte Neuronen des Hypothalamus sind in der Lage, Hormone zu sezernieren: **Neurosekretion**. Die in der Nervenzelle gebildeten Hormone werden nicht, wie die Übertragerstoffe, in einen synaptischen Spalt (→ z. B. S. 54ff.), sondern *direkt ins Blut* abgegeben.

In den neurosekretorischen Neuronen des Hypothalamus werden die Hormone im endoplasmatischen Retikulum des Somas (→ S. 23) synthetisiert und an den Golgi-Apparat abgegeben, wo die Hormone in membranumschlossene **Granula** von 100 bis 300 nm Durchmesser eingebaut werden. Diese Granula *wandern in den Axonen* zum Nervenende (**axoplasmatischer Transport**; → S. 22). Oxytozin und Adiuretin gelangen so bis in den Hypophysenhinterlappen (HHL).

Die **Freisetzung der Hormongranula** aus den Nervenenden ins Blut erfolgt durch *Aktionspotentiale* (→ S. 26ff.), wobei, ähnlich wie bei der Freisetzung von Neurotransmittern (→ S. 56), Ca^{2+} in das Nervenende einströmt. Die Aktionspotentiale in neurosekretorischen Nerven dauern bis zu 10mal länger als in anderen Nerven, um eine ausreichende Hormonfreisetzung sicherzustellen.

Aus den neurosekretorischen Nerven direkt in den *Körperkreislauf* gelangen die **Hormone des Hypophysenhinterlappens**, also Adiuretin (Vasopressin) und Oxytozin (Okytozin) und die des **Pfortadersystem**, d. h. Adrenalin und Noradrenalin (→ S. 58).

Die **Releasing-(Freisetzungs-)Hormone (RH)** *für den Hypophysenvorderlappen* (HVL, *Adenohypophyse*) werden aus den neurosekretorischen Neuronen des Hypothalamus erst in eine Art Pfortadersystem ausgeschüttet, gelangen so auf einem kurzen Blutweg zum Gefäßnetz des HVL, wo sie (über cAMP, → S. 242) die Freisetzung der HVL-Hormone in den Körperkreislauf bewirken (→ **A**).

Die *Regelung der RH-Ausschüttung* erfolgt über Rückkoppelung (→ S. 238) durch die Plasmakonzentration des jeweiligen HVL-Hormons oder des Endhormons.

Für einige HVL-Hormone existieren auch sog. **Inhibiting-(Hemm-)Hormone (IH)**, die ebenfalls vom Hypothalamus über das hypophysäre Pfortadersystem zum HVL gelangen. Verminderte Ausschüttung des IH hat eine vermehrte Freisetzung des zugehörigen HVL-Hormons (→ S. 236f.) zur Folge.

Zur normalen Ausschüttung einiger HVL-Hormone sind zusätzliche Hormone im Blut notwendig. So wirken an der STH-Freisetzung neben SRH und SIH auch Glukokortikoide und Schilddrüsenhormone mit.

Der Hypothalamus ist eng mit dem **Limbischen System**, der **Formatio reticularis** und (über den Thalamus) mit der **Hirnrinde** verbunden (→ S. 290). Der Hormonhaushalt nimmt deshalb nicht nur an rein vegetativen Regulationen teil (*Energie-* und *Wasserhaushalt, Kreislauf-* und *Atemfunktion*), sondern zeigt auch Abhängigkeiten vom *Schlaf-Wach-Rhythmus* und von **psychisch-emotionellen Faktoren. Streßsituationen** können bei Frauen z. B. zum Aussetzen der hormongesteuerten Menstruationsblutung (→ S. 262ff.) führen.

Aus dem **HVL** werden folgende Hormone freigesetzt (→ S. 236ff.): **STH** (s. u.), **ACTH** (wirkt auf die Nebennierenrinde; → S. 246ff. u. S. 260), **TSH** (wirkt auf die Schilddrüse; → S. 250ff.), **FSH** und **LH** (ICSH) (wirken auf Eierstöcke bzw. Hoden; → S. 262ff.) und **Prolaktin** (wirkt v. a. auf die Brustdrüsen; → S. 264).

Das **Wachstumshormon STH** steuert das Skelettwachstum und andere Stoffwechselprozesse (→ S. 246ff.), wobei **Somatomedin** (aus der Leber) meist als Vermittler auftritt, so z. B. beim Sulfateinbau und bei der Proteinsynthese im Knorpel. Somatomedin hemmt auch die STH-Freisetzung im HVL (negative Rückkoppelung).

Der HVL gibt außerdem β-**Endorphin** und ein lipotropes Hormon (β-**LPH**) ab, deren physiologische Bedeutung allerdings noch unklar ist. Beide Hormone entstehen, ebenso wie ACTH, aus *Pro-Opiomelanokortin* (**POMC**).

Endokrines System und Hormone

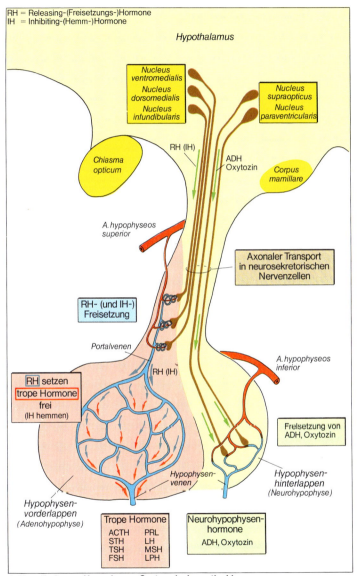

A. Hypothalamus-Hypophysen-System (schematisch)

Endokrines System und Hormone

Zyklisches AMP als Second messenger

Die **Hormone** werden als Signal- oder **Botenstoffe** („**First messenger**") durch den Extrazellulärraum an die jeweilige Zielzelle herangebracht. Für die meisten **Peptid-** und **Glykoproteinhormone** sowie für die **Katecholamine** befinden sich spezifische **Rezeptoren** an der Außenseite der Zellmembran.

Die Membran der Zielzelle enthält außerdem ein „**N**ukleotidregulatorisches Protein" (**N**), an das in Ruhe **G**uanosin**d**iphosphat (**GDP**) gebunden ist (N_{GDP}). Reagiert nun das Hormon (**H**) mit dem Rezeptor (**R**), so bindet sich der entstandene [H-R]-Komplex an N_{GDP}; GDP löst sich daraufhin von N. Die damit freigewordene Bindungsstelle wird nun sofort von intrazellulärem **G**uanosin**tri**phosphat (**GTP**) besetzt. Das so entstandene N_{GTP} trennt sich jetzt von [H-R] und aktiviert die an der Innenseite der Zellmembran lokalisierte **Adenyl(at)zyklase**. Diese Aktivierung hält nur so lange an, bis das N-gebundene GTP durch die gleichfalls an N lokalisierte **GTPase** zu GDP gespalten wird. N_{GDP} steht damit für einen erneuten Aktivierungszyklus zur Verfügung.

Die aktivierte Adenylzyklase synthetisiert aus Adenosintriphosphat (**ATP**) das **zyklische Adenosinmonophosphat** (**cAMP**). cAMP ist somit der „**Second messenger**" (2. Botenstoff), der das extrazelluläre Hormonsignal intrazellulär weitergibt (→ **A**). Obwohl viele Hormone die Adenylzyklase aktivieren können, bleibt die **Spezifität der Hormonwirkung** dadurch gewahrt, daß sich der jeweilige Rezeptor nur mit „seinem" Hormon verbindet.

Cholera-Toxin blockiert die GTPase. Damit entfällt deren „Abschalt"-Wirkung auf die Adenylzyklase, und die cAMP-Konzentration steigt in der Zelle auf extrem hohe Werte an (bezüglich der Folgen für die Darmzelle → S. 228).

cAMP aktiviert **Proteinkinasen**, mit deren Hilfe **Proteine** (meist Enzyme oder Membranproteine) **phosphoryliert** werden (→ **A**). Die spezifische Zellantwort hängt von der Art des phosphorylierten Proteins ab, das wiederum durch die jeweilige in der Zielzelle vorhandene Proteinkinase bestimmt wird. Manchmal scheint noch eine Proteinkinase-Kinase dazwischengeschaltet zu sein. Der *Verstärkereffekt der Kaskade* vom [H-R]-Komplex bis zur Endreaktion wird dann noch weiter erhöht.

Eine weitere Spezifizierung ist dadurch gegeben, das z. B. manche Enzyme durch die Phosphorylierung aktiviert, andere inaktiviert werden. So wirkt cAMP in doppelter Hinsicht glykolytisch: Das Enzym Glykogensynthetase, das den Glykogenaufbau katalysiert, wird durch die Phosphorylierung inaktiviert, während das den Glykogenabbau fördernde Enzym Phosphorylase durch die cAMP-vermittelte Phosphorylierung aktiviert wird.

Die letztendlichen **Zellantworten** sind sehr vielfältig. Sie reichen von Änderungen des *Fett-, Protein-* und *Glukosestoffwechsels* über *Zellteilungs-* und *-differenzierungsprozesse* zu *Sekretionsvorgängen, Permeabilitätsänderungen* und *Muskelkontraktionen*.

Oft besteht ein *enger Zusammenhang zwischen cAMP* und den **Prostaglandinen** (→ S. 235). Einerseits bedienen sich *extrazelluläre* Prostaglandine häufig des cAMP als Second messenger. Andererseits haben *intrazelluläre* Prostaglandine manchmal einen *modifizierenden Effekt* auf die Wirkung anderer Hormone. So bewirkt bei der adrenalinbedingten Lipolyse (β-Rezeptoren) das intrazelluläre cAMP nicht nur die Freisetzung von Fettsäuren (eigentliche Zellantwort), sondern bildet auch PGE (→ S. 235), das wiederum die ursprüngliche Adrenalinwirkung hemmt (*negative Rückkopplung*; → S. 238).

Von der Zellaußenseite angebotenes cAMP hat kaum einen Effekt auf den Stoffwechsel, da die Zellmembran für cAMP wenig durchlässig ist. Das dem cAMP verwandte **Dibutyryl-cAMP** durchdringt die Membran leichter. Mit ihm lassen sich daher viele cAMP-vermittelte Hormoneffekte simulieren.

Die **Inaktivierung des cAMP** zu 5'-AMP erfolgt durch das Enzym **Phosphodiesterase** (→ **B**). Eine Hemmung dieses Enzyms durch Methylxanthine (z. B. Koffein, Theophyllin) verlängert daher die cAMP-Lebensdauer und damit den Hormoneffekt.

Endokrines System und Hormone

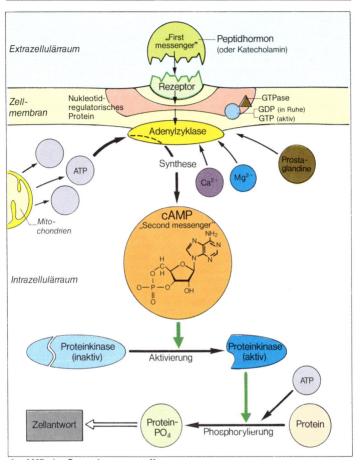

A. cAMP als „Second messenger"

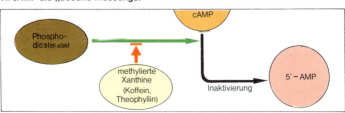

B. Inaktivierung von cAMP

Steroidhormone

Die Steroidhormone (→ S. 237, gelbe Felder) und das D-Hormon (1,25-(OH)$_2$-Kalziferol) haben mit den Peptidhormonen und Katecholaminen (→ S. 242) die **spezifische Zellantwort** gemeinsam, doch ist der Ablauf der biochemischen Reaktion dabei *sehr unterschiedlich* (Vergleich: → **B**). Im Gegensatz zu den Peptidhormonen gelangen die Steroidhormone infolge ihrer *guten Lipoidlöslichkeit* relativ leicht *durch die Zellmembran*. Sie finden in ihrer jeweiligen Zielzelle das zu ihnen passende, spezifische **zytoplasmatische Bindungsprotein** („Rezeptor"-Protein), mit dem sie sich verbinden (→ **A**).

Für manche Hormone (z. B. Östradiol) findet sich in einer Zielzelle mehr als ein Rezeptorprotein; andere Zellen haben u. U. Rezeptoren für mehrere Hormone (z. B. Östradiol und Progesteron).

Die Konzentration des Rezeptorproteins ist variabel: Östradiol. z. B. kann die Progesteronrezeptoren in Progesteron-Zielzellen vermehren.

Die Hormon-Rezeptor-Bindung ist die Voraussetzung für die Hormonwirkung; *getrennt* hat *keiner* der beiden Partner einen Effekt.

Der **Hormon-Rezeptorprotein-Komplex** wandert nach seiner Bildung in den **Zellkern** (Zellaufbau → S. 18ff.) und regt dort eine **vermehrte Bildung von mRNA** an, d. h. die DNA-mRNA-**Transkription** wird durch den Hormon-Rezeptor-Komplex beeinflußt (**Induktion**).

Die mRNA-bildenden sog. *Strukturgene* eines Chromosoms werden durch ein sog. *Operatorgen* quasi aus- und eingeschaltet. Ein vom sog. *Regulatorgen* gebildeter **Repressor** („Unterdrücker") schaltet das Operatorgen auf „Aus". Wahrscheinlich besteht die **Wirkung des Hormons** darin, daß es diesen Repressor inaktiviert; dadurch wird das Operatorgen „eingeschaltet", d. h. mRNA wird vermehrt produziert.

Die **mRNA** *verläßt* den Zellkern und wandert zu den **Ribosomen,** dem Ort der Proteinsynthese (→ S. 18). Hier ermöglicht die erhöhte Matrizenanzahl (mRNA) eine vermehrte Kopierung (**Translation**) von Proteinen. Zusätzlich sind dazu **rRNA** (→ S.18) und (zur Aktivierung der nötigen Aminosäuren) **tRNA** (→ S.18) nötig. Die durch diese Induktion vermehrten Proteine führen dann zur eigentlichen Zellantwort (→ **A**).

In der Nierentubuluszelle z. B. (→ S.151.) führt das aus der Nebennierenrinde stammende Mineralkortikoid **Aldosteron** zur Bildung des sog. *aldosteroninduzierten Proteins* (**AIP**). AIP verursacht a) eine Steigerung der luminalen Na$^+$-Permeabilität und/oder b) eine Steigerung des Energiestoffwechsels (für die Na$^+$-„Pumpen") sowie (wahrscheinlich unabhängig von a) und b)) eine Erhöhung der K$^+$-Aufnahme aus dem Blut. Diese Zellantworten können durch einen sog. *Aldosteronantagonisten* (z. B. Spironolakton; → S.142) blockiert werden. Er verbindet sich zwar mit dem Rezeptorprotein, das ihn mit Aldosteron „verwechselt", doch läßt sich der Transkriptionsmechanismus offenbar nicht durch den „falschen" Komplex „täuschen".

Die **Glukokortikoide** induzieren u. a. eine Reihe von Enzymen, die zur Erhöhung der Glukosekonzentration im Blut führen (→ S. 260). Dazu trägt eine Induzierung von glukoneogenetischen Enzymen (z. B. Glukose-6-Phosphatase, Pyruvatcarboxylase) und von Enzymen bei, die die Umwandlung von Aminosäuren in Glukose fördern (Tryptophanpyrrolase, Tyrosin-α-Ketoglutarat-Transaminase u. a.).

Das durch **1,25(OH)$_2$-Kalziferol** induzierte Protein beeinflußt den Ca^{2+}-Transport (→ S. 254ff.).

Endokrines System und Hormone 245

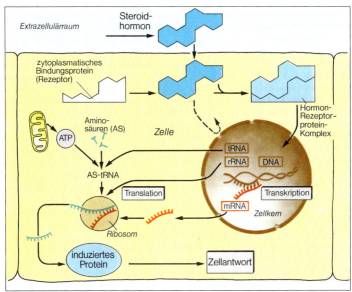

A. Wirkungsmechanismus von Steroidhormonen

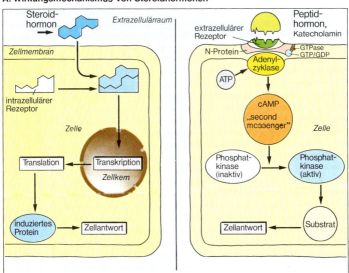

B. Vergleich der zellulären Wirkungen von Steroid- und Peptidhormonen

Endokrines System und Hormone

Kohlenhydratstoffwechsel, Pankreashormone

Glukose ist der *zentrale Energieträger* des menschlichen Stoffwechsels, wobei Gehirn und Erythrozyten absolut glukoseabhängig sind. Die **Blut-Glukose-Konzentration** (*„Blutzuckerspiegel"*) steht deshalb im Mittelpunkt des Energiestoffwechsels. Der Blutzuckerspiegel wird einerseits durch den *Verbrauch*, andererseits durch die *Bildung von Glukose* bestimmt.

Folgende Begriffe sind für das Verständnis des Kohlenhydratstoffwechsels (→ **A**) wichtig:

1. **Glykolyse:** Im engeren Sinn wird darunter der anaerobe Abbau der Glukose zu Laktat (→ S. 46), im weiteren Sinn auch die aerobe Glukoseverbrennung verstanden. Anaerobe Glykolyse findet in den Erythrozyten, im Nierenmark und z.T. (→ S. 46) im Skelettmuskel statt. Aerob wird Glukose v. a. im ZNS. im Skelettmuskel und in den meisten anderen Organen abgebaut.

2. **Glykogenese:** Glykogenbildung aus Glukose (in der Leber, in der Nierenrinde und im Muskel). Die Glykogenese dient der Speicherung von Glukose und der Konstanthaltung des Blutzuckerspiegels. Im Muskel kann Glykogen nur für den Eigenbedarf des Muskels gespeichert werden.

3. Als **Glykogenolyse** bezeichnet man den Glykogenabbau zu Glukose, also die Umkehrung von 2.

4. Mit **Glukoneogenese** (in Leber und Nierenrinde) wird die Neubildung von Glukose aus Nicht-Zuckern, nämlich Aminosäuren (aus Muskelprotein), Laktat (aus der anaeroben Glykolyse von Muskel und Erythrozyt) und Glyzerol (aus dem Fettabbau) bezeichnet.

5. **Lipolyse** ist der Abbau von Fetten, wobei Glyzerol und freie Fettsäuren entstehen, während

6. die **Lipogenese** den Aufbau von Fetten (zur Speicherung in den Fettdepots) bezeichnet.

Die hormonproduzierenden Zellen der *Langerhansschen Inseln* im **Pankreas** spielen eine entscheidende Rolle im Kohlenhydratstoffwechsel. Die A_1-**Zellen** produzieren *Gastrin*, die A_2-**Zellen Glukagon**. Die **B-Zellen** produzieren **Insulin**. Außerdem wird in den A_1-Zellen *Somatostatin* gebildet (→ S. 208). Wahrscheinlich beeinflussen diese Hormone hier gegenseitig ihre Bildung schon rein lokal (*parakrine* Wirkung).

Die **Hauptfunktionen der Pankreashormone** sind: 1. für die Speicherung der beim Essen aufgenommenen Nahrung in Form von Glykogen und Fett zu sorgen (Insulin), 2. die Energiereserven während der Hungerphase oder bei Arbeit, Streßsituationen etc. wieder zu mobilisieren (Glukagon) und 3. dabei den Blutzuckerspiegel möglichst konstant zu halten (→ **A**).

An diesen Aufgaben ist auch **Adrenalin** (→ S.58) beteiligt. Es mobilisiert die Energiereserven bei körperlicher Arbeit und in Alarmsituationen (→ **A**).

Die Wirkungen von Glukagon und Adrenalin (β-Rezeptoren) sind cAMP-vermittelt (→ S. 242). Der „2. Bote" von Insulin und den α-Rezeptoren (Ca^{2+}?) ist nicht sicher bekannt.

Insulin:

Der *Insulingehalt des Pankreas* beträgt ca. 6–10 mg, wovon pro Tag ca. 2 mg ausgeschüttet werden. Injiziert man 4 µg Insulin pro kg Körpergewicht, sinkt der Blutzuckerspiegel auf etwa die Hälfte. Die Halbwertszeit des Insulins beträgt ca. 10–30 min; es wird hauptsächlich in Leber und Niere abgebaut. *Insulinbildung:* Insulin ist ein *Peptid* mit 51 Aminosäuren, das durch Heraustrennung der sog. C-Kette aus *Proinsulin* (84 Aminosäuren) entsteht und zwei Peptidketten (A und B) enthält, die durch zwei Disulfidbrücken (S-S-Brücken) miteinander verbunden sind. Proinsulin wird im endoplasmatischen Retikulum (→ S.18) der B-Zellen gebildet. Unter Beteiligung des Golgi-Apparates (→ S.18) entstehen insulinhaltige *Granula*, die unter Mitwirkung von *cAMP* ihren Inhalt per *Exozytose* (→ S.20, B) in den Extrazellulärraum abgeben.

Der Hauptreiz für die **Insulinausschüttung** ist ein *erhöhter Blutzuckerspiegel* (→ **B**). Auch *Glukagon* (lokal im Pankreas, s. o.) und die *Verdauungstrakt-Hormone* Sekretin, Gastrin (evtl. indirekt über Sekretin) und das sog. „gastric inhibitory polypeptide" (GIP) fördern die Insulinfreisetzung. Evtl. existiert zusätzlich ein eigenes „insulin releasing

Endokrines System und Hormone

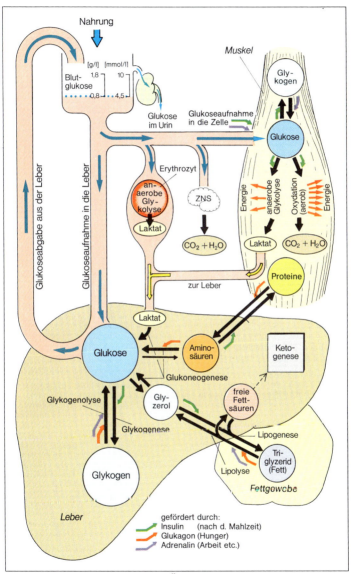

A. Glukosestoffwechsel (vereinfachte Übersicht)

248 Endokrines System und Hormone

polypeptide" (IRP). Außerdem führen manche *Aminosäuren* (Lysin, Arginin, Leuzin) und eine Reihe weiterer Hormone (STH, ACTH, TSH und einige Steroidhormone) zu einer erhöhten Insulinausschüttung. *Adrenalin und Noradrenalin* (α-Rezeptoren) bremsen die Insulinausschüttung ($\rightarrow$ **A, B**).

Ein z. B. stark erniedrigter Blutzuckerspiegel wird im ZNS registriert (Chemorezeptoren für Glukose), worauf reflektorisch die Ausschüttung von Adrenalin ($\rightarrow$ S. 58) erhöht wird.

Insulinwirkung ($\rightarrow$ **C**): Eine wesentliche Aufgabe des Insulins ist es, für die **Speicherung** der mit der Nahrung aufgenommenen Glukose (und Aminosäuren) zu sorgen. Insulin wirkt daher, insgesamt gesehen, **anabol** (gewebeaufbauend), und es **senkt den Blutzuckerspiegel** ($\rightarrow$ **A** u. **B**). Außerdem wird der K^+-Haushalt vom Insulin beeinflußt ($\rightarrow$ S. 148). An der Zelle können zwei blutzuckersenkende Wirkungen des Insulins unterschieden werden: 1. eine Erhöhung der Glukoseaufnahme in die Zelle, also ein Effekt auf die *Zellmembran* und 2. Änderungen der *intrazellulären Enzymaktivität*; sie haben (in der Leber und im Muskel- und Fettgewebe) u. a. eine vermehrte Lipogenese und Glykogenese zur Folge ($\rightarrow$ **A** u. **C**).

Fällt der Blutzuckerspiegel bei zu hoher Insulinkonzentration oder beim Fehlen der blutzuckersteigernden Faktoren ($\rightarrow$ **B**) unter den Normalwert (**Hypoglykämie**), kommt es zu Heißhunger, Schweißausbruch und schließlich wegen des Glukosemangels im Gehirn zum sog. *hypoglykämischen Schock* (mit Bewußtlosigkeit), der rasch zum Tode führen kann.

Glukagon:
Glukagon ist ein Peptidhormon mit 29 Aminosäuren, das in den A_2-Zellen des Pankreas gebildet wird. Ähnlich wie Insulin (s. o.) wird es in *Granula* gespeichert und durch *Exozytose* ausgeschüttet.

Wesentliche **Reize für die Glukagonausschüttung** sind *Hunger* (*Hypoglykämie*, $\rightarrow$ **B**) oder ein Überangebot an *Aminosäuren*, doch führen auch eine Sympathikuserregung (via β-Rezeptoren; $\rightarrow$ **A**) sowie eine Erniedrigung der Plasmakonzentration von freien Fettsäuren zur Glukagonausschüttung. Eine *Hyperglykämie hemmt* die Freisetzung von Glukagon.

Die wesentliche **Wirkung von Glukagon** ($\rightarrow$ **A** u. **C**) besteht darin, den Blutzuckerspiegel zu erhöhen und damit überall die Glukoseversorgung sicherzustellen. Dies wird erreicht durch a) eine vermehrte Glykogenolyse (Leber, nicht Muskel) und b) eine vermehrte Glukoneogenese aus Laktat, Aminosäuren (Proteinabbau = Katabolismus) und Glyzerol (aus der Lipolyse).

Eine erhöhte Aminosäurenkonzentration im Plasma erhöht die Insulinausschüttung, was ohne gleichzeitige Glukosezufuhr zu einer *Hypoglykämie* führen würde. Dies wird aber dadurch verhindert, daß Aminosäuren gleichzeitig auch die Freisetzung des blutzuckersteigernden Glukagons fördern. Glukagon führt dabei außerdem zu einer erhöhten Glukoneogenese aus Aminosäuren, d. h. diese werden z. T. dem *Energiestoffwechsel* zugeführt. Will man daher z. B. bei einem Patienten Aminosäuren mit der Absicht infundieren, den Proteinaufbau zu fördern, muß *gleichzeitig Glukose* gegeben werden, um die Verbrennung dieser Aminosäuren zu verhindern.

STH wirkt kurzfristig insulinähnlich (vermittelt durch Somatomedin), langfristig aber blutzuckersteigernd (Wachstumsförderung).

Der **Diabetes mellitus** (,,Zuckerkrankheit") ist eine Stoffwechselstörung mit (u. a.) *erhöhtem Blutzuckerspiegel* (**Hyperglykämie**). Die Ursache kann z. B. ein *Insulinmangel* oder ein *Überangebot blutzuckersteigernder Hormone* (z. B. Glukagon, Glukokortikosteroide, STH) sein. Wegen der sättigbaren Glukoseresorption in der Niere erscheint bei einer Hyperglykämie (ab 1,8 g/l Glukose im Blut) auch Glukose im Harn (**Glukosurie**), was von einer *erhöhten Flüssigkeitsausscheidung* (*osmotische Diurese;* $\rightarrow$ S. 142) begleitet ist, die wiederum zu *vermehrtem Durst* führt. Außerdem ist beim Diabetes mellitus auch der Protein- und Fettstoffwechsel gestört (u. a.: *metabolische Azidose;* $\rightarrow$ S. 114).

Der Einfluß der **Glukokortikosteroide** auf den Kohlenhydratstoffwechsel ($\rightarrow$ **C**) ist auf S. 260 näher geschildert.

Endokrines System und Hormone

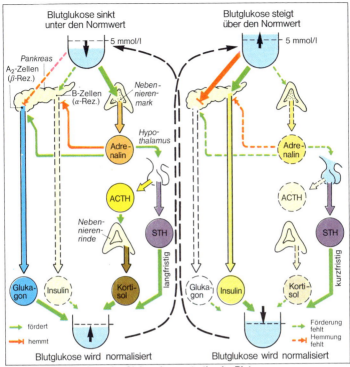

B. Hormonale Regelung der Glukosekonzentration im Blut

Hormon	Insulin	Glukagon	Adrenalin	Kortisol
Funktion	satt ← Puffer → hungrig		Alarm, Arbeit	Bereitstellung
Glukose				
Aufnahme in die Zelle	+ M,F		+ M	− M,F
Glykolyse	+	−	+	−
Glukoneogenese (L)	−	+	+	+
Glykogen Bildung ⇌ Abbau	← L,M	→ L	← L,M	← L
Fett Bildung ⇌ Abbau	← L,F	→ F	→ F	→ F

L = Leber   M = Muskel   F = Fettgewebe

C. Hormoneffekte auf den Kohlenhydrat- und Fettstoffwechsel

Schilddrüsenhormone

Die Schilddrüse enthält kugelige **Follikel** (Durchmesser 50–500 µm), deren Zellen die beiden Schilddrüsen-(Thyroid-)Hormone **Thyroxin** (T_4) und **Trijodthyronin** (T_3) bilden. In den sog. parafollikulären oder C-Zellen der Schilddrüse wird außerdem **Kalzitonin** synthetisiert (→ S. 256). T_3 und T_4 beeinflussen Körperwachstum und -differenzierung sowie in vielfältiger Weise den Stoffwechsel.

T_3 und T_4 werden im **Kolloid** der Follikel *gespeichert* (→ **B**), wobei sie an ein Glykoprotein, das **Thyreoglobulin** gebunden sind.

Biochemie: Thyreoglobulin wird in den *Ribosomen* (→ S.18) der Schilddrüsenzellen aus Aminosäuren synthetisiert und zu den *Golgi-Apparaten* (→ S.18) weiterbefördert, wo die Kohlenhydratkomponente angehängt wird. Ähnlich wie die für den „Export" bestimmten Proteine wird das Thyreoglobulin dabei in Vesikel „verpackt" und dann durch Exozytose (→ **A** u. S. 20) ins Kolloid abgegeben. Hier erfolgt (wahrscheinlich) an der Außenseite der Zellmembran die *Jodierung* der *Tyrosinanteile des Thyreoglobulins*. Dazu notwendig ist **Jod**, das als Jodid-Ion (**J**$^-$) aus dem Blut aktiv (*ATP-abhängig*) in der Schilddrüsenzelle normalerweise rund 25fach angereichert wird (→ **B**). Das **Thyroliberin** (**TSH**) aus der Adenohypophyse, das Steuerungshormon der Schilddrüse, *fördert* diese J$^-$-Aufnahme durch Erhöhung der Transportkapazität (J$^-$-Anreicherung bis 250fach), während andere Anionen (z. B., in der Reihenfolge ihrer Wirksamkeit, ClO_4^-, SCN^-, NO_2^-) die J$^-$-Aufnahme kompetitiv *hemmen* (→ S. 13). Aus dem intrazellulären J$^-$-Bestand (*J$^-$-Pool*) wird laufend J$^-$ entnommen und mit Hilfe einer **Peroxidase** zu elementarem J^0 oder zu J_3^- oxidiert, das, an eine *Jodtransferase* gebunden, in den Follikelraum exozytiert wird und dort sofort mit etwa 10% der 110 Tyrosinreste des Thyreoglobulins zu **Monojodtyrosin** (**MJT**) und **Dijodtyrosin** (**DJT**) reagiert (→ **D**). Diese Syntheseschritte werden durch *TSH gefördert*, durch Thiourazil, Thiozyanat, Resorzin, Glutathion, Vitamin C u.a. *gehemmt*. Der nächste Schritt ist die Reaktion von MJT und DJT (noch thyreoglobulingebunden) zu Thyroxin und Trijodthyronin (→ **D**), die, weiterhin an Thyreoglobulin gebunden, im Kolloid gespeichert werden. Neben der Bildung von T_3 und T_4 fördert *TSH* auch die **Ausschüttung der Schilddrüsenhormone** durch eine vermehrte *Pinozytose* von Kolloid (→ **C**, u. S. 20), das T_3 und T_4 in thyreoglobulingebundener Form enthält. Die gebildeten Vesikel fusionieren mit primären Lysosomen (→ S. 20) zu Zytolysosomen, in denen das Thyreoglobulin durch Proteasen gespalten und abgebaut wird. Dabei werden auch MJT und DJT frei, die durch eine Dejodinase dejodiert werden. Die entstehenden Spaltprodukte, J$^-$ und Tyrosin, werden zur Neusynthese verwendet (Recycling!), während die fertigen, aktiven Hormone T_3 und T_4 (ca. 0,2 mol T_3 und 1–3 mol T_4 pro mol Thyreoglobulin) anschließend (→ **C**) in Richtung Blutkapillare angegeben werden.

Jodstoffwechsel (→ **E**): Jod zirkuliert im Blut in drei Formen: 1. *anorganisches J$^-$* (2–10 µg/l), 2. organisches, nichthormonales Jod (Spuren) in Form von jodiertem Thyreoglobulin, MJT und DJT und 3. Jod, das in T_3 und T_4 enthalten ist, die ihrerseits an Plasmaproteine gebunden sind: „protein bound iodine" (**PBJ**) (35 bis 80 µg Jod/l). 90% davon sind T_4, ein Anteil, der auch „butanolextrahierbares Jod" (**BEJ**) genannt wird. Täglich werden etwa 150 µg (bei Fieber und Schilddrüsenüberfunktion 250 bis 500 µg) T_3 und T_4 (im Verhältnis 5 : 2) „verbraucht". Ausgeschiedenes Jod (→ **E**) muß mit der Nahrung ersetzt werden. Jodreich sind z. B. Meersalz (und daher auch Meerestiere) und Pflanzen (Getreide), die auf jodreichem Boden gewachsen sind. Ungenügender Jodgehalt der Nahrungsmittel wird oft durch *Jodzusatz zum Kochsalz* ausgeglichen. Da Jod auch in der *Muttermilch* erscheint, haben *stillende Frauen* einen *erhöhten Jodbedarf* (ca. 200 µg/Tag).

T_3 und T_4 im Organismus: T_3 ist 2- bis 4mal wirksamer als T_4 und wirkt außerdem schneller (T_3 hat nach Stunden, T_4 nach Tagen seine Maximalwirkung). Das im Blut zirkulierende T_3 stammt nur z. T. aus der Schilddrüse, der Großteil entsteht an den Zielzellen durch Jodabspaltung von T_4. Aus all diesen Gründen wird T_3 für das eigentlich wirksame Hormon gehalten, während dem T_4 die Funktion eines *Prohormons* (Vorrat!) zukäme. T_3 und T_4 liegen im Plasma im Verhältnis 1 : 100 vor und

Endokrines System und Hormone

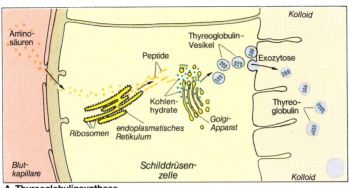

A. Thyreoglobulinsynthese

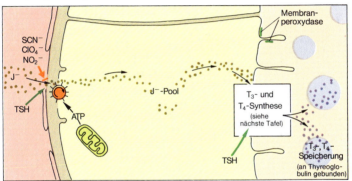

B. Jodaufnahme, Hormonsynthese und -speicherung

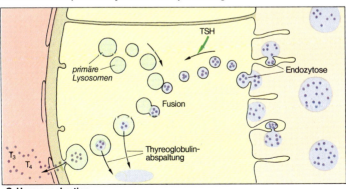

C. Hormonsekretion

Endokrines System und Hormone

sind dort an drei verschiedene Proteine gebunden (bevorzugt T_4): 1. Thyroxinbindendes Globulin (**TBG**), transportiert 2/3 des T_4; 2. thyroxinbindendes Präalbumin (**TBPA**), transportiert zusammen mit 3. Serumalbumin den Rest des T_4. Freies T_3 und T_4 zirkulieren im Blut nur in Spuren.

Regulation der Sekretion von Schilddrüsenhormonen: Im Gegensatz zu den meisten anderen Hormonen ist die T_3/T_4-Konzentration im Plasma ziemlich konstant. Steuerndes Hormon ist **TSH** (Adenohypophyse), das wiederum unter dem (cAMP-vermittelten) Einfluß von **TRH** (Hypothalamus) steht. Dieser Einfluß wird nun durch T_3/T_4 modifiziert: Steigt die Konzentration der Schilddrüsenhormone z. B., bewirken sie eine verminderte *Ansprechbarkeit der Adenohypophyse auf TRH*, was wiederum eine verminderte TSH-Sekretion und, in der Folge, ein Absinken des T_3/T_4-Spiegels bewirkt (*negative Rückkoppelung;* → S. 238). Auch die TRH-Sekretion kann modifiziert werden, z. B. negativ durch T_3/T_4 (Rückkoppelung) oder durch nervale Einflüsse (positiv, z. B. bei Kälte).

Ein **Kropf (Struma)** ist eine diffuse oder knotige *Vergrößerung der Schilddrüse.* Ursache einer diffusen Struma kann z. B. ein *Jodmangel* im Trinkwasser sein. Die Folge ist ein Mangel an T_3/T_4, der u. a. eine Erhöhung der TSH-Ausschüttung bewirkt (s. o.). Chronisch vermehrtes TSH führt dann zum Kropf, da sich unter TSH die Follikelzellen vermehren (*Hyperplastischer Kropf*). Es steigt nun die T_3/T_4-Synthese, was zur Normalisierung der Blutkonzentration dieser Hormone führen kann: *Euthyreote Struma.* Ein solcher Kropf bleibt oft auch dann bestehen, wenn die ursprüngliche „Kropfnoxe" (z. B. Jodmangel) wegfällt. Zu einem Mangel an T_3/T_4 (**Hypothyreose**) kommt es, wenn auch die vergrößerte Schilddrüse nicht mehr genug T_3/T_4 liefern kann: *Hypothyreoter Kropf.* Ein solcher entsteht auch bei angeborenen Störungen der T_3/T_4-Synthese (s. u.), bei entzündlicher Schilddrüsenzerstörung u. a. m. Bei einer **Hyperthyreose** produziert ein Schilddrüsentumor („heißer Knoten") oder eine diffuse Struma (bei *Basedowscher Krankheit*) TSH-unabhängig zu viel T_3/T_4.

Die **Wirkungen der Schilddrüsenhormone** sind vielfältig, doch lassen sich spezifische Zielorgane nur schwer ausmachen.

T_3/T_4 werden wie die Steroidhormone in die Zielzelle aufgenommen, benötigen dort jedoch *kein* spezifisches *Rezeptorprotein.* Der intrazelluläre Angriffspunkt von T_3/T_4 ist die **DNA** des **Zellkerns** (*Beeinflussung der Transkription;* →S. 18). Die Einflüsse auf die **Mitochondrien** sind wohl sekundär: Unter T_3/T_4-Einwirkung vermehren sich sowohl die Anzahl als auch die Cristae (→ S. 18) der Mitochondrien, was die Grundlage der stoffwechselsteigernden Wirkung von T_3/T_4 ist.

In einer gewissen Ähnlichkeit zur Wirkung der Katecholamine **erhöhen** T_3/T_4 allgemein den O_2-**Verbrauch** bei **verstärktem Energieumsatz** und vermehren damit die *Wärmeproduktion.* T_3/T_4 beeinflussen außerdem die *Wirksamkeit anderer Hormone* durch eine direkte Stimulierung der *Adenylzyklase* (→ S. 242). Bei der Hypothyreose verlieren Insulin, Glukagon, STH und Adrenalin z. B. ihren energieumsatzsteigernden Effekt, während bei der Schilddrüsenüberfunktion die Adrenalinempfindlichkeit ansteigt.

T_3/T_4 **fördern** außerdem das **Wachstum** und die **Reifung**, vor allem von *Gehirn* und *Knochen.* Ein Schilddrüsenhormon-Mangel *von Neugeborenen* führt daher zu Wachstums- und Reifungsrückstand (*Zwergwuchs, verzögerte Sexualentwicklung* u. a.) und zu Störungen im ZNS (*Intelligenzdefekte, Krampfanfälle*) also: **Kretinismus.** Eine Behandlung mit Schilddrüsenhormonen innerhalb der ersten 6 Lebensmonate kann einen Teil der Störungen verhindern.

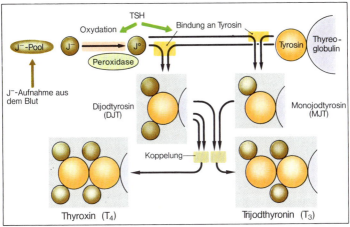

D. Synthese von T_3 und T_4

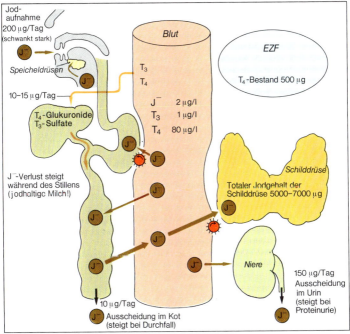

E. Jodhaushalt

Kalziumhaushalt, Knochenstoffwechsel

Kalzium (Ca^{2+}) spielt eine wichtige Rolle beim Wachstum und bei der Entwicklung der Zellen und beeinflußt entscheidend die Durchlässigkeit (Permeabilität) der Zellmembranen, die Blutgerinnung, die Transmitterausschüttung, die Muskelkontraktion (Krämpfe [Tetanie] bei Ca^{2+}-Mangel!), die Sol-Gel-Umwandlung, eine Reihe von Enzymreaktionen u. a. m. Ca^{2+} ist intrazellulär meist an spezielle Proteine gebunden (Calmodulin, Troponin, → S. 15 u. S. 36) und wirkt so oft wie ein „2. Botenstoff" (→ S. 242).

Ca^{2+} ist mit 2% am Körpergewicht beteiligt; 99% davon liegen in den Knochen, 1% ist in den Körperflüssigkeiten gelöst. Die **Gesamt-Ca^{2+}-Konzentration im Serum** beträgt normalerweise **2,3 bis 2,7 mmol/l** (4,6-5,4 mval/l, 9,2 bis 10,8 mg/100 ml).

Rund 60% davon sind *frei* (durch die Kapillarwand, z. B. im Nierenglomerulus) *filtrierbar*, wovon wiederum 4/5 als *ionisiertes* Ca^{2+}, 1/5 in *komplex gebundener Form* vorliegen (Kalziumphosphat, Kalziumzitrat u. a.). Die restlichen 40% des Serum-Ca^{2+} sind *an Proteine gebunden* und damit *nicht frei filtrierbar* (→ S. 12). Diese Proteinbindung ist *vom pH-Wert des Blutes* (→ S. 110ff.) *abhängig*. Sie steigt bei einer Alkalose und sinkt bei einer Azidose (um ca. 0,21 mmol/l Ca^{2+} pro pH-Einheit).

Eng mit dem Ca^{2+}-Haushalt ist der **Phosphathaushalt** verbunden. Die *Serumphosphatkonzentration* beträgt normalerweise 0,8-1,4 mmol/l (2,5 bis 4,3 mg/100 ml). Kalziumphosphatsalze sind nur *schlecht löslich*. Überschreitet das *Produkt von Ca^{2+}-Konzentration* mal *Phosphatkonzentration* einen bestimmten Wert (**Löslichkeitsprodukt**), kommt es zur Kalziumphosphat-*Ausfällung* aus der Lösung, bzw. im lebenden Organismus zur Ablagerung von Kalziumphosphatsalzen und zwar vorwiegend im *Knochen*, in extremen Fällen aber auch in anderen Teilen des Körpers. Infundiert man einem Patienten z. B. eine Phosphatlösung, senkt man dadurch die Ca^{2+}-Konzentration im Serum, da Kalziumphosphat wegen Überschreitens des Löslichkeitsproduktes im Knochen (und evtl. auch in anderen Organen) abgelagert wird. Umgekehrt führt ein Abfall der Serumphosphatkonzentration zu einer Hyperkalzämie, da dadurch Ca^{2+} aus dem Knochen freigesetzt wird.

Für einen ausgeglichenen **Ca^{2+}-Haushalt** (→ **A**) müssen sich Ca^{2+}-Aufnahme und Ca^{2+}-Abgabe die Waage halten. Die tägliche **Ca^{2+}-Aufnahme** beträgt ca. 12-35 mmol/Tag (1 mmol = 2 mval = 40 mg). Milch, Käse, Eier und „hartes" Wasser sind besonders Ca^{2+}-reich. Normalerweise werden rund 9/10 davon wieder mit dem **Stuhl**, der Rest mit dem **Urin** ausgeschieden (→ **A**).

Während der *Schwangerschaft* und beim *Stillen* besteht ein erhöhter Bedarf an Ca^{2+}, das über die Plazenta (ca. 625 mmol) oder über die Muttermilch (bis zu 2000 mmol) vom Kind aufgenommen und in sein Skelett eingebaut wird. Ein Ca^{2+}-**Mangel** tritt daher oft während und nach einer Schwangerschaft, krankhafterweise aber auch bei *Rachitis* (u. a. verursacht durch Vitamin-D_3-Mangel), bei Parathyrinmangel (*Hypoparathyreoidismus*) u. a. m. auf.

Den Ca^{2+}-Haushalt steuern **drei Hormone**: Parathyrin (PTH), (Thyreo-) Kalzitonin und D-Hormon. Sie entfalten ihre Wirkung an **drei Organen**: am *Darm*, an der *Niere* und am *Knochen* (→ **B u. D**).

Parathyrin (PTH, Parathormon): PTH ist ein Peptidhormon (→ S. 242). Es wird in den Ribosomen (→ S. 18) der **Nebenschilddrüsen (Epithelkörperchen)** gebildet. Die Hormonsynthese und -abgabe wird *durch die Ca^{2+}-Konzentration* im Plasma geregelt, wobei Ca^{2+} wahrscheinlich die Aufnahme der zur Hormonsynthese nötigen Aminosäuren steuert. Sinkt die Plasmakalziumkonzentration unter den Normwert (Hypokalzämie), wird vermehrt PTH ins Blut abgegeben, steigt sie darüber, vermindert sich die PTH-Ausschüttung (→ **D**).

Die **PTH-Wirkungen** an Knochen, Darm (hier indirekt) und Niere zielen al-

Endokrines System und Hormone

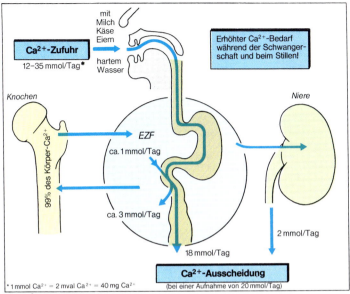

A. Ca^{2+}-Haushalt

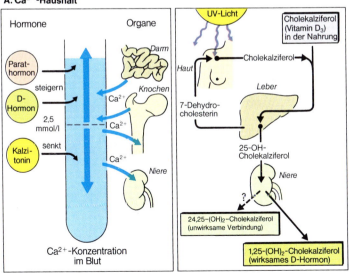

B. Einflüsse auf die Ca^{2+}-Konzentration im Blut

C. Bildung des D-Hormons

le auf eine *Hebung des* (vorher abgesunkenen) *Ca^{2+}-Spiegels* ab (→ **D**):
a) Im **Knochen** werden die Osteoklasten (s. u.) aktiviert, d. h. es kommt zum *Knochenabbau*, wobei Ca^{2+} (und Phosphat) frei wird.
b) Am **Darm** wird die *Ca^{2+}-Aufnahme indirekt* dadurch gesteigert, daß PTH die D-Hormon-Bildung in der Niere fördert.
c) An der **Niere** wird die *Ca^{2+}-Resorption erhöht*, was besonders wegen des erhöhten Ca^{2+}-Anfalls (durch a) und b)!) wichtig ist. Außerdem *hemmt PTH die Phosphatresorption* (→ S. 151). Die dadurch entstehende Hypophosphatämie fördert die Ca^{2+}-Freisetzung aus dem Knochen bzw. verhindert, daß Ca^{2+}-Phosphat im Gewebe ausfällt (Löslichkeitsprodukt; s. o.).

(Thyreo-)**Kalzitonin (CT):** CT ist wie PTH ein Peptidhormon und wird in den sog. parafollikulären oder **C-Zellen der Schilddrüse** gebildet. Durch eine Hyperkalzämie wird die CT-Plasmakonzentration um ein Vielfaches erhöht, bei Ca^{2+}-Konzentrationen unter 2 mmol/l ist kein CT mehr nachweisbar. *CT erniedrigt den* (erhöhten) *Ca^{2+}-Gehalt des Serums* durch Wirkung auf Knochen und Niere:
a) *CT hemmt* im **Knochen** die durch PTH (+ D-Hormon) geförderte *Osteoklastentätigkeit*, führt also (zumindest vorübergehend) zu einem *vermehrten Einbau von Ca^{2+}* in den Knochen (→ **D**). b) An der **Niere** *erhöht CT die Ausscheidung von Ca^{2+}*.

D-Hormon (1,25-(OH)$_2$-Cholekalziferol): Cholekalziferol entsteht unter **UV-Bestrahlung** (Sonne, Höhensonne) in der **Haut** aus der in der **Leber** syntetisierten Vorstufe *7-Dehydrocholesterin*. Besonders bei unzureichender UV-Bestrahlung ist das so gebildete Cholekalziferol oft nicht ausreichend und muß deshalb mit der *Nahrung* zugeführt werden; deshalb auch die Bezeichnung **Vitamin D$_3$ (Bedarf:** Kinder 400 Einheiten/Tag, Erwachsene die Hälfte). Cholekalziferol wird in der Leber zum **25-OH-Cholekalziferol** umgewandelt und erst in der **Niere** entsteht die eigentlich wirksame Substanz **1,25-(OH)$_2$-Cholekalziferol**, kurz auch **D-Hormon** genannt (→ **C**). Die 1-Hydroxylierung in der Niere wird reguliert, wobei PTH, Ca^{2+}- und Phosphatmangel u. a. fördernd und D-Hormon u. a. hemmend wirken.

Ähnlich wie die Steroidhormone (→ S. 244) dringt das D-Hormon in die Zielzellen ein, verbindet sich mit einem intrazellulären Proteinrezeptor und wirkt dann auf den Zellkern ein.

Die D-Hormon-Produktion in der Niere ist *PTH-abhängig* und wird außerdem über den *Phosphatspiegel im Serum* geregelt. Dessen Senkung erhöhte die D-Hormon-Bildung.

Am **Knochen** *fördert* normaldosiertes D-Hormon einerseits die *Mineralisation,* andererseits *unterstützt* es, wie auch am **Darm,** *die PTH-Wirkung* (s. o.); an der **Niere** *fördert* es die *Resorption von Ca^{2+}* und *Phosphat* (→ S. 151). Cholekalziferol-**Mangel** führt zur **Rachitis, Überdosierung** zu Knochenentmineralisierung mit Hyperkalzämie (→ **D**).

Knochenstoffwechsel:

Knochen bestehen aus einer organischen **Matrix** und darin eingelagerten **Mineralien,** nämlich Ca^{2+}, **Phosphat, Mg^{2+}** und **Na^+**. Die Matrix besteht hauptsächlich aus **Kollagen,** einem Eiweiß, das besonders hohe Mengen der Aminosäure *OH-Prolin* enthält (OH-Prolin erscheint bei einem Matrixabbau vermehrt in Plasma und Urin). Normalerweise ist der Knochen in einem Gleichgewicht zwischen Auf- und Abbau, doch kann vorübergehend auch ein Ungleichgewicht herrschen. Die *undifferenzierten Zellen* der Knochenoberfläche können (z. B. durch PTH + D-Hormon) zu **Osteoklasten** aktiviert werden (führen zum Knochenabbau). Wird ihre Aktivität unterdrückt (z. B. durch CT, Östrogene), werden sie zu **Osteoblasten** umgewandelt (*Modulation;* gefördert durch CT u. a., die den Knochenaufbau fördern. Die Osteoblastenwirkung beruht auf ihrem Gehalt an *alkalischer Phosphatase*, einem Enzym, das eine hohe, lokale Phosphatkonzentration erzeugt, was (wegen Überschreitens des Löslichkeitsproduktes) zum Ca^{2+}-Niederschlag führt.

Endokrines System und Hormone 257

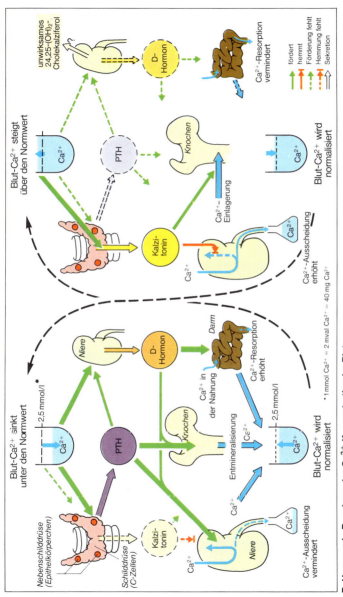

D. Hormonale Regelung der Ca²⁺-Konzentration im Blut

Endokrines System und Hormone

Biosynthese der Steroidhormone

Cholesterin(-ol) ist die Muttersubstanz der Steroidhormone (→ **A**). Es entsteht in der *Leber* und in den endokrinen Drüsen über mehrere Zwischenstufen (*Squalen, Lanosterin* u.a.) aus „*aktivierter Essigsäure*" (*Azetyl-CoA*). Die Plazenta, die auch Steroidhormone produziert (→ S. 268), kann kein Cholesterin bilden und muß es aus dem Blut aufnehmen. Steroidhormone werden nur in geringer Menge an ihren jeweiligen Produktionsorten (Nebennierenrinde, Ovar, Hoden) gespeichert, d. h. bei Bedarf müssen sie erst aus dem zellulären Cholesterin- (und Askorbinsäure-) Vorrat synthetisiert werden.

Cholesterin enthält 27 C-Atome (Numerierung → **A, links oben**). Über mehrere Zwischenstufen entsteht die Ausgangssubstanz der Steroidhormone, **Pregnenolon** (21 C-Atome) (→ **A, a**). Aus Pregnenolon entsteht **Progesteron** (→ **A, b**), das nicht selbst ein wirksames (weibliches Sexual-) Hormon ist (→ S. 262ff.), sondern aus dem auch alle anderen Steroidhormone gebildet werden können: 1. die Hormone der **Nebennierenrinde** (**NNR**) mit 21 C-Atomen (→ **A**, gelbe und orange Felder), 2. die männlichen Sexualhormone (Androgene) mit 19 C-Atomen im Hoden (→ S. 270), im Ovar und in der NNR (→ **A**, grüne und blaue Felder) und 3. die weiblichen Sexualhormone (Östrogene; → S. 262ff.) mit 18 C-Atomen (→ **A**, rote Felder).

Die Ausgangssubstanzen der Steroidhormonsynthese sind in allen Steroidhormondrüsen vorhanden. Welches Hormon endgültig wo produziert wird, hängt daher davon ab, 1. welche *Rezeptoren* für die übergeordneten Steuerhormone (ACTH, FSH, LH) vorhanden sind und 2. welche *Enzyme* zur Veränderung des Steroid-Molekülgerüstes in der jeweiligen Hormondrüsenzelle dominieren. Die Nebennierenrinde enthält **17-, 21-** und **11-Hydroxylasen** (Enzyme, die eine OH-Gruppe an dem der Zahl entsprechenden C-Atom des Steroids einführen). Hydroxylierung am C-Atom 21 (→ **A, c**) macht das Steroid für die 17-Hydroxylase unangreifbar: Es können (wie in der *Zona glomerulosa* der **NNR**) dann nur noch die **Mineralkortikoide** (→ S. 150), also **Kortikosteron** und **Aldosteron** (→ **A, d** und **e**), gebildet werden. Wird zuerst am C-Atom 17 hydroxyliert (→ **A, f** oder **g**), führt der weitere Syntheseweg einerseits zu den **Glukokortikoiden** (*Zona fasciculata* und *Zona reticularis* der *NNR* [→ **A, h–j–k**]), andererseits zu den sog. **17-Ketosteroiden** (Ketogruppe am C-Atom 17 [→ **A, l** und **m**]). Beide Hormongruppen können also auch unter Umgehung des Progesterons aus **17 α-OH-Pregnenolon** gebildet werden (Glukokortikoide: → **A, g–n–h** usw., 17-Ketosteroide: → **A, g–m** oder **g–n–l**).

Von den 17-Ketosteroiden führt ein direkter Weg zu den beiden Östrogenen (→ S. 266) **Östron** und **Östradiol** (→ **A, o–p**) oder ein indirekter über das androgene Hormon **Testosteron** (→ **A, q–r–p**). An manchen Zielzellen für Androgene (z. B. Prostata) ist **Dihydrotestosteron** die eigentlich wirksame Substanz; sie entsteht aus Testosteron (→ **A, s**).

17-Ketosteroide werden in den Gonaden (Keimdrüsen [Hoden, Eierstöcke]) und in der NNR gebildet. Sie erscheinen auch im Urin, was beim sog. *Metopiron-(Methopyrapon-) Test* zur Prüfung der ACTH-Reserve ausgenützt wird: Normalerweise steht die ACTH-Ausschüttung unter der (Rückkoppelungs-) Kontrolle der Glukokortikoide (→ S. 260). Metopiron hemmt die 11-Hydroxylase (→ **A, d** und **j**), so daß unter dem nun enthemmten ACTH-Antrieb beim Gesunden vermehrt 17-Ketosteroide entstehen. Ist dies (bei gesunder NNR) nicht der Fall, muß auf eine krankhafte Veränderung der ACTH-Ausschüttung geschlossen werden.

Der **Abbau der Steroidhormone** findet hauptsächlich in der **Leber** statt. Sie werden dort meist mit ihren OH-Gruppen an Sulfat oder Glukuronsäure gekoppelt (→ S. 130 u. S. 214) und anschließend mit der Galle oder dem Harn ausgeschieden. Hauptausscheidungsform der Östrogene ist das *Östriol*, das der Gestagene (Progesteron, 17α-OH-Progesteron) *Pregnandiol*. Seine Messung im Urin kann dem *Schwangerschaftsnachweis im Harn* dienen (→ S. 268). Ein Anstieg des Östrogenspiegels beim *Mann* (Normalwerte → Tabelle auf S.266), z.B. durch verminderten Östrogenabbau (Leberschaden), führt u.a. zur Entwicklung von Brüsten (*Gynäkomastie*).

Endokrines System und Hormone

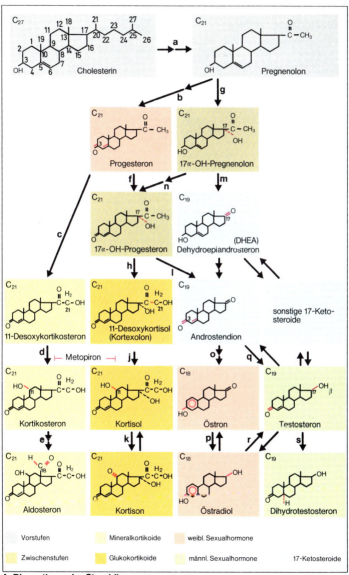

A. Biosynthese der Steroidhormone

Nebennierenrinde: Glukokortikosteroide

Die *Zona glomerulosa* (→ **A**) der Nebennierenrinde (**NNR**) produziert die sog. **Mineralkortikosteroide** (Aldosteron, Kortikosteron; → S. 150 u. S. 259), deren Funktion es in erster Linie ist, Na$^+$ im Körper zurückzuhalten (→ S. 140). Die *Zona fasciculata* (→ **A**) synthetisiert hauptsächlich die **Glukokortikosteroide Kortisol (Hydrokortison)** und (in geringem Ausmaß) *Kortison* (→ S. 259), während die *Zona reticularis* Hauptursprungsort der *anabol* (gewebeaufbauend) **wirksamen Androgene der NNR** (Dehydroepiandrosteron u. a.; → S. 248ff.) ist.

In der Schwerathletik werden manchmal synthetische, anabol wirksame Steroide (sog. *Anabolika*) mit der Absicht verabreicht, die Muskelbildung zu vermehren.

Die physiologische Aufgabe der NNR-Androgene ist noch unklar. Bei (angeborenem) krankhaftem Mangel an 11- oder 21-Hydroxylase (→ S. 258) in der NNR kommt es dort zu einer vermehrten Bildung der Androgene und bei der Frau dadurch u. a. zur *Virilisierung* (Vermännlichung; → S. 270).

Für den **Transport der Glukokortikosteroide** im Blut werden diese an *Transkortin* (spezifisches Transportprotein mit hoher Bindungsfähigkeit) und an Albumin gebunden.

Für die **Regelung der Glukokortikosteroid-Freisetzung** ist das **CRH** und das **ACTH** verantwortlich (→ S. 234ff.). ACTH fördert die Freisetzung der NNR-Hormone, in erster Linie die von Glukokortikosteroiden (→ **A**). ACTH sorgt außerdem für die Aufrechterhaltung der NNR-Struktur und für die Bereitstellung der Hormon-Ausgangssubstanzen (Cholesterin u. a.; → S. 258). Die **ACTH-Ausschüttung** steht einerseits unter der *(negativen Rückkoppelungs-) Kontrolle von Kortisol* (vorwiegend über **CRH**, → **A** u. S. 238), andererseits wird sie durch die Katecholamine des Nebennierenmarks erhöht (→ **A**). Zudem existiert noch ein spontaner *Tag-Nacht-Rhythmus* der CRH-Ausschüttung und damit auch der ACTH- und Kortisolausschüttung (→ **B**).

Rezeptorproteine (→ S. 244) **für Glukokortikosteroide** hat man u. a. in der Skelett-, Herz- und glatten Muskulatur, im Gehirn und im Magen, in Niere, Leber und Lunge und im Lymph- und Fettgewebe gefunden. Die **Wirkungen der** (lebensnotwendigen) **Glukokortikosteroide** sind daher vielfältig. Sie beeinflussen u. a. folgende Funktionen:

1. **Kohlenhydrat- und Aminosäurenstoffwechsel** (→ auch S. 247, A u. S. 249, C): Kortisol *erhöht die Glukosekonzentration im Blut* („*Steroiddiabetes*"), wozu vermehrt *Aminosäuren* gebraucht werden, die wiederum dem Proteinstoffwechsel entstammen: *Katabole* (gewebeabbauende) *Wirkung der Glukokortikosteroide*. Dadurch erhöht sich auch die *Ausscheidung von Harnstoff* (→ S. 146).

2. **Herz- und Kreislauf:** Hier führen die Glukokortikosteroide zu einer *Verstärkung der Herzkraft* und zu einer peripheren *Gefäßkonstriktion,* was in beiden Fällen durch eine *Verstärkung der Katecholamineffekte* (→ S. 176) geschieht. Außerdem führen Glukokortikosteroide zu einer vermehrten Bildung von Adrenalin und Angiotensinogen (→ S. 152).

3. Am **Magen** verstärken die Glukokortikosteroide die Magensaftproduktion. Bei hoher Glukokortikosteroiddosierung besteht dadurch die Gefahr von Magengeschwüren (→ S. 208).

4. **Niere:** Glukokortikosteroide verzögern die *Wasserausscheidung* und halten eine normale *GFR* aufrecht (→ S. 124). In hoher Dosierung zeigen sie die gleiche Wirkung wie Aldosteron (→ S. 150).

5. Am **Gehirn** kommt es bei erhöhtem Glukokortikosteroid-Spiegel neben der Wirkung auf den Hypothalamus (→ **A**) zu *EEG-* und *psychischen Veränderungen.*

6. Die Glukokortikosteroide wirken (in höherer Dosierung) **antientzündlich** und **antiallergisch**, z. T. wegen der Hemmung der Proteinsynthese und der Lymphozytenbildung, z. T. wegen des Hemmeffekts auf die Histaminfreisetzung (→ S. 72) und wegen der Stabilisierung der an der Phagozytose (→ S. 66) beteiligten Lysosomen (→ S. 19f.).

Streß führt zu **Alarmreaktionen** (→ S. 290) des Körpers. Die dabei freigesetzten Katecholamine (→ S. 58) erhöhen die Ausschüttung von ACTH und damit die von Glukokortikosteroiden (→ **A**). Viele der oben angeführten Glukokortikosteroid-Wirkungen stehen daher auch im Dienste dieser Alarmreaktion (Mobilisierung des Energiestoffwechsels, Erhöhung der Herzleistung u. a.).

Endokrines System und Hormone 261

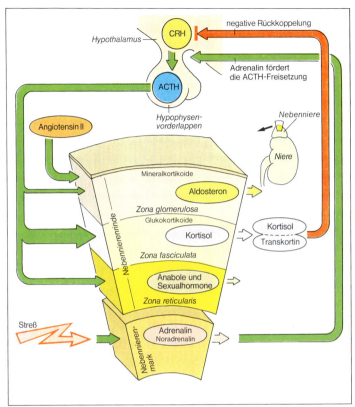

A. Nebenniere

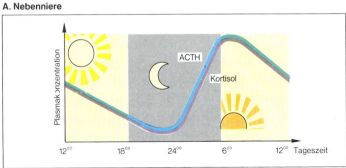

B. Tag-Nacht-Rhythmus der ACTH-Sekretion

Menstruationszyklus

Die Ausschüttung von **FSH, LH** und *Prolaktin* aus dem Hypophysenvorderlappen ist beim *Mann* relativ *konstant* (und niedrig), während es bei der *Frau* nach der Pubertät zu einer *zyklischen Hormonausschüttung* kommt.

Die weiblichen Sexualfunktionen unterliegen daher einer periodischen hormonalen Steuerung; charakteristisches Merkmal dieses **Menstruationszyklus** ist die etwa monatlich wiederkehrende, vaginale **Menstruationsblutung** der Frau.

Folgende **Hormone** spielen beim Menstruationszyklus eine Rolle (→ auch S. 234ff. u. S. 264): **FSH/LH-RH** und **PIH** steuern die Freisetzung der Hypophysenvorderlappen-Hormone **FSH, LH** und **Prolaktin** (PRL). Während PRL vorwiegend den Hypothalamus und die *Brustdrüse* beeinflußt (→ S. 264), steuern FSH und LH die **Hormone des Ovars** (Eierstock), also in erster Linie das *östrogene Hormon* **Östradiol** (E_2; → S. 266) und das *gestagene Hormon* **Progesteron** (P; → S. 267).

Die **Zykluslänge** beträgt **21 bis 35 Tage**. Dabei dauert die **zweite, sekretorische Phase** oder **Gelbkörperphase** (→ **A**) ziemlich regelmäßig ca. **14 Tage**, während die **erste, proliferative Phase** oder **Follikelphase** (→ **A**) **7–21 Tage** dauern kann. Die Dauer der Follikelphase wird von der Reifungszeit des Follikels bestimmt. Im Gegensatz zu vielen Tieren sitzt bei der Frau die „Uhr" des Zyklus also im Ovar. Während des Zyklus spielen sich (neben sonstigen *körperlichen* und *psychischen Umstellungen*) an *Ovar, Uterus* (Gebärmutter) und *Zervix* (Gebärmutterhals) folgende periodische Veränderungen ab (→ **A**):

1. Tag: Beginn der Menstruationsblutung (Dauer: ca. 2–6 Tage).

5.–14. Tag (variabel, s. o.): Die **Follikel-** oder **proliferative Phase** beginnt nach dem Ende der Blutung und dauert bis zur Ovulation (Eisprung). Diese Phase dient dem *Aufbau der Uterusschleimhaut* (Endometrium), die so für die Aufnahme einer befruchteten Eizelle, also *für eine Schwangerschaft* vorbereitet wird. Im Ovar reift in dieser Phase unter dem Einfluß von FSH ein **Follikel** heran (→ **A**). Er produziert zunehmende Mengen von *Östradiol* (E_2, → S. 266). Die **Zervixöffnung** (Muttermund) ist klein und verschlossen; ihr Schleim kann in langen Fäden ausgezogen werden („Spinnbarkeit").

14. Tag (variabel, s. o.): **Ovulation**. Die *E_2-Produktion* des Follikels *steigt* ab etwa dem 13. Tag *stark an* (→ **A** u. S. 264). Die dadurch *verstärkte LH-Ausschüttung* führt zur Ovulation. Kurz danach erhöht sich auch die *Basaltemperatur* (morgendliche, vor dem Aufstehen gemessene Körpertemperatur) um etwa 0,5 °C (→ **A**). Während der Ovulation ist der *Zervixschleim dünn und wäßrig* und der *Muttermund* etwas *geöffnet*, was den Durchtritt von Spermien ermöglicht (→ auch S. 235).

14.–28. Tag: Die *luteale* (**Gelbkörper-**) oder **sekretorische Phase** ist durch die Entwicklung des **Gelbkörpers** und durch Veränderungen an den Drüsen der Uterusschleimhaut charakterisiert (→ **A**). Sie werden, ebenso wie die dazugehörigen Blutgefäße, stark geschlängelt und produzieren ein Sekret. Am stärksten reagiert die Uterusschleimhaut etwa am 22. Tag auf Progesteron, also an dem Termin, an dem eine Eieinnistung (*Nidation*) erfolgen würde. Geschieht dies nicht, bewirken E_2 und P nun eine *FSH/LH-RH-Hemmung* (→ S. 264), was zur *Rückbildung des Gelbkörpers* führt. Der dadurch verursachte rasche Abfall des *E_2- und P-Spiegels* führt zur Konstriktion der Endometriumgefäße und zur *Ischämie*; Es kommt zur *Abstoßung der Uterusschleimhaut, also zur Menstruationsblutung*.

Endokrines System und Hormone

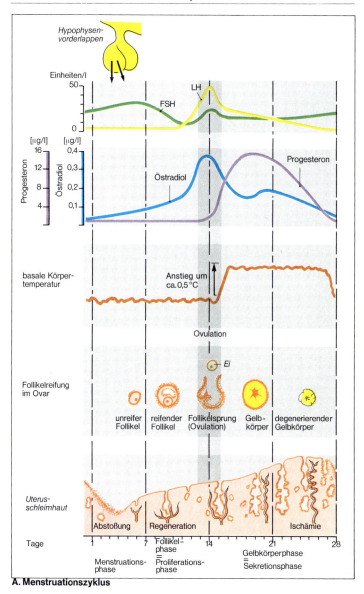

A. Menstruationszyklus

Regelung der Hormonsekretion während des Menstruationszyklus

Die gonadotropen **Releasing-Hormone** *FSH-RH* und *LH-RH* sind eventuell identisch: **FSH/LH-RH**. Dieses Hormon fördert die Freisetzung von **FSH** und **LH** aus dem Hypophysenvorderlappen (HVL).

FSH/LH-RH wird bei der Frau stoßweise etwa im Stundenrhythmus ausgeschüttet. Ein wesentlich schnellerer Rhythmus oder eine kontinuierliche Abgabe senkt die Ausschüttung von FSH und LH erheblich (Unfruchtbarkeit). Da sich während des Menstruationszyklus die Ausschüttung von LH und FSH *relativ zueinander* laufend *ändert*, muß es noch andere Einflüsse auf ihre Freisetzung geben. Neben **zentralnervösen Wirkungen (psychische Einflüsse!)** ist es besonders das **Östradiol** (E_2), das dabei eine Rolle spielt. Diese E_2-Wirkung wird wiederum durch **Progesteron (P)** modifiziert.

Während der **Follikelphase** des Menstruationszyklus *steigt* die Sekretion von FSH an, während die von **LH** relativ *niedrig* bleibt (→ **A** u. S. 262). Am 12.–13. Tag (→ **A**) führt die durch FSH geförderte E_2-Produktion zu einer Stimulierung der FSH- und LH-Freisetzung, was wiederum die Sekretion von E_2 (und später auch von P) fördert. Diese **positive Rückkoppelungsschleife** (→ S. 238) führt u. a. schnell zu **sehr hohen LH-Spiegeln** (→ S. 262), wodurch am **14. Tag** (variabel, → S. 262) der *Eisprung* (**Ovulation**) ausgelöst wird. Fehlt dieser plötzliche LH-Anstieg oder ist er zu niedrig, kommt es zu keiner Ovulation, d. h. es kann auch zu keiner Schwangerschaft kommen.

In der **Gelbkörperphase** des Menstruationszyklus (→ **A, 20. Tag**) wirken E_2 und **P hemmend** auf die Sekretion von FSH und LH, wodurch u. a. die Reifung weiterer Follikel verhindert wird.

Führt man bereits in der ersten Hälfte des Zyklus *Östrogene* zusammen mit *Gestagenen* künstlich zu, kommt es zu keiner Ovulation. Auf diesem Prinzip beruhen die meisten **Ovulationshemmer** („Pille").

Die Hemmung der Gonadotropinausschüttung durch E_2 und P in der zweiten Zyklusphase führt zu einer **negativen Rückkoppelung**, d. h., auch die E_2- und P-Sekretion sinkt gegen Ende des Zyklus, um etwa am 26. Tag *besonders stark abzufallen*, was wahrscheinlich die *Menstruationsblutung* auslöst.

Prolaktin

Die Sektretion von Prolaktin (**PRL**) wird durch *Prolaktostatin* (**PIH**) gehemmt durch *Thyroliberin* (**TRH**) gefördert (→ S. 235ff.). Die Existenz eines Prolaktoliberins (**PRH**) ist umstritten. E_2 und P hemmen die PIH-Freisetzung (→ **A**), so daß es besonders in der 2. Zyklushälfte und während der Schwangerschaft zu einer vermehrten PRL-Ausschüttung kommt. Bei der Frau fördert PRL (zusammen mit anderen Hormonen) während der Schwangerschaft das **Brustwachstum** und die **Laktogenese** (Milchbildung). Das Saugen an der mütterlichen Brustwarze (*Saugreiz*) ist der Auslöser für eine besonders starke PRL-Sekretion während des Stillens. (Zum Einschießen der Milch, also zur *Milchejektion*, ist *Oxytozin* notwendig; → S. 240f.). Darüber hinaus beeinflußt PRL bei Mann *und* Frau die hypothalamisch-hypophysäre Sexualhormonregulation (s. u.) dadurch, daß es im Hypothalamus zur Ausschüttung von *Dopamin* führt, das wiederum die FSH/LH-RH-Abgabe hemmt.

Auch *Streß* und *Medikamente*, z. B. Morphin, Reserpin, Phenothiazin und bestimmte Tranquilizer, hemmen die Ausschüttung von PIH und erhöhen damit die von PRL. Ein übernormal erhöhtes PRL im Blut (**Hyperprolaktinämie**) kann auch durch einen PRL-produzierenden Tumor oder aber durch eine *Hypothyreose* (→ S. 252) verursacht sein, da bei der erhöhte TRH-Spiegel die PRL-Freisetzung stimuliert. Bei *Frauen* führt eine Hyperprolaktinämie nicht nur zu einer (schwangerschaftsunabhängigen) Milchbildung (*Galaktorrhö*), sondern auch zu Störungen des Zyklus mit Ausbleiben der Regelblutung (*Amenorrhö*) und fehlender Ovulation, d. h. zur *Unfruchtbarkeit*. Dieser Umstand wird von manchen Naturvölkern insofern zur Empfängnisverhütung genutzt, als die Mütter langjährig stillen (s. o.) und somit in dieser Zeit (meist) unfruchtbar sind. Beim *Mann*, der normalerweise ähnliche PRL-Plasmaspiegel wie die nichtschwangere Frau hat, führt eine Hyperprolaktinämie zur Beeinträchtigung von Hodenfunktion und Potenz.

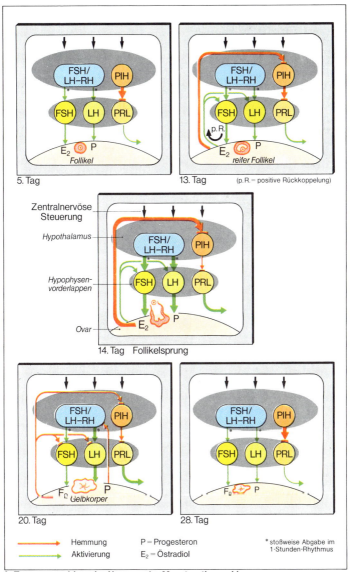

A. Zusammenwirken der Hormone im Menstruationszyklus

Endokrines System und Hormone

Östrogene

Östrogene Hormone sind für die Entwicklung der weiblichen Geschlechtsmerkmale von Bedeutung (allerdings bei weitem nicht in dem Umfang wie es die Androgene für die männliche Geschlechtsentwicklung sind; → S. 270). Östrogene fördern außerdem den Aufbau der Uterusschleimhaut (→ S. 262), den Befruchtungsvorgang u. a. m. Weiterhin ist zu einer optimalen Progesteronwirkung (→ S. 267) oft ein vorbereitender Einfluß der Östrogene notwendig (Uterus u. a.).

Östrogene sind Steroidhormone mit 18 C-Atomen und werden in erster Linie aus dem 17-Ketosteroid Androstendion gebildet (→ S. 259). **Bildungsorte** sind das *Ovar* (Granulosa- und Thekazellen), die *Plazenta* (→ S. 268), die *Nebennierenrinde* und die Leydigschen *Zwischenzellen des Hodens* (→ S. 270).

Neben dem wichtigsten Östrogen **Östradiol** (E_2) haben auch *Östrion* (E_1) und *Östriol* (E_3) eine, wenn auch schwächere, östrogene Wirksamkeit (relative Wirkung $E_2 : E_1 : E_3 = 10 : 5 : 1$). Zum *Transport im Blut* wird E_2 an ein spezifisches Protein gebunden. *Hauptabbauprodukt* von E_2 ist E_3. Oral aufgenommenes E_2 ist praktisch wirkungslos, da es schon bei der ersten Leberpassage weitgehend aus dem Blut entfernt wird. *Oral wirksame Östrogene* müssen daher einen etwas anderen chemischen Aufbau haben.

Durchschnittliche Sekretionsraten von Östradiol (mg/d):

Mann	0,1
Frau	
Menstruationsphase	0,1
Follikelphase	0,2–0,3
Ovulation	0,7
Gelbkörperphase	0,3
Schwangerschaft	8–15

Wirkungen der Östrogene: Ovar: E_2 fördert die *Follikel-* und *Eireifung* (→ S. 262ff.). **Uterus:** E_2 fördert die *Proliferation* (Aufbau) *der Uterusschleimhaut* und verstärkt die Kontraktionen der Uterusmuskulatur. **Vagina:** E_2 führt zur Verdickung der Schleimhaut und zu einer vermehrten Abstoßung glykogenhaltiger Epithelzellen. Das Glykogen erlaubt eine vermehrte Milchsäureproduktion durch die Döderleinschen Bakterien, was den pH-Wert in der Scheide erniedrigt und damit die Infektionsgefahr verringert. **Zervix:** Eine wesentliche Barriere für das Eindringen der Spermien in den Uterus ist der Muttermund (Öffnung → S. 235 u. S. 265) mit dem *zervikalen Schleimpfropf*. Östrogen verändert die Konsistenz dieses Schleims in einer Weise, die, besonders am Ovulationstermin, die *Wanderung der Spermien* fördert und ihre *Überlebenszeit* erhöht. **Befruchtungsvorgang:** E_2 regelt die *Wanderungsgeschwindigkeit des Eies* durch den Eileiter (Tube) und bereitet die Spermien (im weiblichen Organismus) auf das Eindringen in die Eihülle vor (*Kapazitation*).

E_2-Einfluß auf **andere Hormonzellen:** E_2 wirkt auf die übergeordneten hormonellen Organe (→ S. 265) und beeinflußt die Zielzellen des Progesterons (→ S. 267). **Blut:** Östrogene *erhöhen die Gerinnungsfähigkeit* des Blutes, was z. B. bei Gabe der „Pille" eine etwas erhöhte Thrombosegefahr mit sich bringt. **Salz- und Wasserhaushalt:** E_2 führt sowohl an der Niere als auch rein lokal zur H_2O- und Salzretention (-zurückhaltung). Letzteres führt zu einem lokalen Ödem (→ S. 158), was z. B. zur Hautstraffung mittels östrogenhaltiger Kosmetika benutzt wurde. Am **Knochen** wird das Längenwachstum gebremst, der Epiphysenschluß beschleunigt und die Osteoblastentätigkeit (→ S. 256) gefördert. **Fettstoffwechsel:** Atherosklerose ist bei Frauen vor der Menopause selten, was z. T. mit durch E_2 gesenkten Cholesterinspiegel erklärt werden könnte. **Haut:** E_2 macht die Haut dünner und weicher, vermindert die Talgdrüsen und vermehrt die Fettablagerung in der Unterhaut. **ZNS:** Östrogene beeinflussen das sexuelle und soziale Verhalten, die psychische Reaktionsweise u. a. m.

Endokrines System und Hormone

Gestagene

Das bei weitem wirksamste gestagene Hormon ist das **Progesteron (P)**. Es wird in erster Linie während der *sekretorischen Phase* (**Gelbkörperphase**) des Menstruationszyklus sezerniert. **Hauptaufgabe** des P ist es, den Genitaltrakt der Frau für die *Aufnahme* und *Reifung des befruchteten Eies vorzubereiten* und die *Schwangerschaft zu erhalten*.

P ist ein *Steroidhormon* mit 21 C-Atomen (→ S. 259). **Bildungsort** sind der *Gelbkörper*, der *Follikel* (→ S. 264), die *Plazenta* (→ S. 268) und, auch beim Mann, die *Nebennierenrinde*.

Die *Biosynthese* verläuft vom Cholesterin über Pregnenolon zum Progesteron (→ S. 259). Ähnlich wie beim Östradiol (→ S. 266) wird P schon bei der ersten Leberpassage weitgehend abgebaut, so daß *oral gegebenes* P praktisch *unwirksam* ist.
Zum *Transport im Plasma* steht ein spezifisches *P-Bindungsprotein* zur Verfügung. *Hauptabbauprodukt* von Progesteron ist Pregnandiol.

Wirkungen des Progesterons: Für fast alle P-Wirkungen ist ein *vorhergehender* oder *gleichzeitiger Einfluß von Östradiol* (E_2) *notwendig*. Dabei vermehrt E_2 in der Follikelphase des Menstruationszyklus die intrazellulären Rezeptorproteine (→ S. 244) für P. In der Gelbkörperphase verringert sich deren Menge wieder. Der **Uterus** ist das wichtigste Zielorgan des P. Nach vorhergehendem E_2-Einfluß fördert P das *Wachstum* der *Uterusmuskulatur* (*Myometrium*), bewirkt in der *Uterusschleimhaut* (*Endometrium*), die unter E_2-Einfluß aufgebaut worden ist, den drüsigen Umbau (→ S. 262) und verändert dort die Gefäßversorgung und den Glykogengehalt: *Umwandlung von proliferativem zu sekretorischem Endometrium*. Diese Veränderungen erreichen etwa am 22. Zyklustag ihr Maximum. Zu diesem Zeitpunkt wirkt P auch wesentlich bei der eventuellen *Einnistung* eines befruchteten Eies mit.

Eine *überlange P-Einwirkung* führt zu einer Rückbildung des Endometriums, das dann nicht mehr für die Eieinnistung geeignet ist (→ S. 262). P reduziert außerdem die Myometriumaktivität, was besonders während der Schwangerschaft wichtig ist. An der Zervix verändert P die *Konsistenz des Schleimpropfes* in einer Weise, die diesen für Spermien praktisch undurchdringbar macht. Auf diesem Effekt beruht z. T. die *empfängnisverhütende* (*kontrazeptive*) *Wirkung* von P in der ersten Zyklusphase. In der **Brust** fördert P (zusammen mit Prolaktin, STH u. a. Hormonen) die Entwicklung des Milchgangsystems. P-Einfluß auf **andere Hormonzellen**: In der Gelbkörperphase *hemmt P die LH-Freisetzung* (→ S. 264). Werden progesteronähnliche Gestagene auch in der Follikelphase gegeben, beeinträchtigt dieser Hemmeffekt z. T. die Ovulation, was zusammen mit der Wirkung auf die Zervix (s.o.) und einem die Kapazitation der Spermien (→ S.266f.) hemmenden Effekt *kontrazeptiv* wirkt (,,**Mini-Pille**''). **ZNS**: Hohe P-Dosen wirken (über das Abbauprodukt Pregnanolon) anästhetisch. P fördert die Bereitschaft für epileptische Anfälle, hat einen sog. *thermogenen Effekt*, der zur Erhöhung der Basaltemperatur führt (→ S.263) und ist wahrscheinlich die Ursache für Verhaltensstörungen und Depressionen vor der Menstruationsblutung und gegen Ende der Schwangerschaft. An der **Niere** hemmt Progesteron etwas die Aldosteronwirkung (→ S.140 u. S.150), was zu einer vermehrten NaCl-Ausscheidung führt.

	Sekretion (mg/d)	Konzentration (µg/l)
Mann	0,7	0,3
Frau		
Proliferationsphase	4	0,3
Gelbkörperphase	30	15
Frühe Schwangerschaft	90	40
Späte Schwangerschaft	320	130
1 Tag nach der Entbindung		20

Hormonale Regelung der Schwangerschaft

Die **Plazenta** (Mutterkuchen) dient der Ernährung und O_2-Versorgung des Fetus, sie sorgt für den Abtransport seiner Stoffwechselprodukte, und sie deckt den Großteil des Hormonbedarfs während der Schwangerschaft. Besonders am Beginn der Schwangerschaft (→ **A**) sind zu deren Erhaltung auch die Hormone des mütterlichen Ovars nötig (→ **A**).

Die menschliche Plazenta produziert folgende **Hormone**: *Östradiol* (E_2), *Progesteron* (**P**), *Choriongonadotropin* (**HCG**), ein **HCS** (**HPL**) genanntes Hormon und **FSH**.

Als endokrines Organ zeigt die Plazenta einige *Besonderheiten:* Ihre Hormonproduktion ist (wahrscheinlich) unabhängig von den normalen Rückkoppelungskontrollen (→ S. 238); sie produziert sowohl Steroid- als auch Proteohormone, wobei die **Proteohormonphase** (→ **A**) das 1. Schwangerschaftsdrittel, die **Steroidhormonphase** (→ **A**) die spätere Schwangerschaft beherrscht.

Die plazentaren Hormone gelangen sowohl in den mütterlichen als auch in den fetalen Organismus. Wegen der engen Verknüpfung der Hormonbildung in Mutter, Fetus und Plazenta (→ **A**) spricht man auch von **fetoplazentarer Einheit**.

Im Gegensatz zu anderen endokrinen Organen ist die Plazenta für die Produktion der **Steroidhormone P** und E_2 auf die *Zulieferung* der jeweiligen Steroidvorstufen (→ S. 259) aus der mütterlichen und fetalen *Nebennierenrinde* (NNR; → **A**) angewiesen. (Im Fetus ist dieses Organ zeitweise größer als die Niere!)

Aus *Cholesterin*(-*ol*) entsteht so in der Plazenta **Progesteron**, aus diesem in der fetalen NNR u. a. *Dehydroepiandrosteron* (*DHEA*) und aus *DHEA* in der Plazenta E_2, das in der fetalen Leber vorwiegend zu *Östriol* (E_3) umgebaut wird. Im *Hoden* des männlichen Fetus wird *Progesteron* zu *Testosteron* umgebaut (→ S. 270).

Das Proteohormon **HCG** („human chorionic gonadotropin") wird gleich am *Beginn der Schwangerschaft* in großer Menge ausgeschüttet (→ **A** u. **B**); seine wesentlichen *Aufgaben* sind es, a) in der fetalen Nebennierenrinde, insbesondere in deren sog. *fetaler Zone,* die Produktion von DHEA u. a. Steroiden zu stimulieren, b) im mütterlichen Ovar die Ausbildung von Follikeln zu unterdrücken und die *Gelbkörperfunktion*, also die *P*- und E_2-*Produktion*, dort aufrechtzuerhalten (→ **B**). Ab der 6. Schwangerschaftswoche ist dies nicht mehr nötig, da jetzt die Plazenta genug P und E_2 produziert.

Die meisten **Schwangerschaftsteste** basieren auf dem biologischen oder immunologischen *Nachweis von HCG im Urin.*

Da während der Schwangerschaft die E_2- und P-Sekretionsraten stark ansteigen (→ Tab. auf S. 266f.), werden diese Hormone und ihre Abbauprodukte, Östriol bzw. Pregnandiol, im Harn von Schwangeren vermehrt ausgeschieden. Auch diese Tatsache kann zum Nachweis einer Schwangerschaft dienen.

Die Konzentration von **HCS** („human chorionic somatotropin"; identisch mit **HPL** [„human placental lactogen"]) steigt während der Schwangerschaft kontinuierlich an. Es wird u. a. vermutet, daß HCS die *Mammogenese* (Ausbildung der Brust) beeinflußt und die Steroidsynthese in Nebenniere und Plazenta steuert.

Die **hormonale Regulation der Geburt** ist noch nicht geklärt. Eine Möglichkeit wäre, daß am Ende der Schwangerschaft steigende *ACTH*-Spiegel im Fetus dessen NNR zur Sekretion von *Glukokortikoiden* (→ S. 260) anregen, die dann die plazentare Produktion des schwangerschaftserhaltenden *Progesterons* (→ S. 267) hemmen.

Endokrines System und Hormone

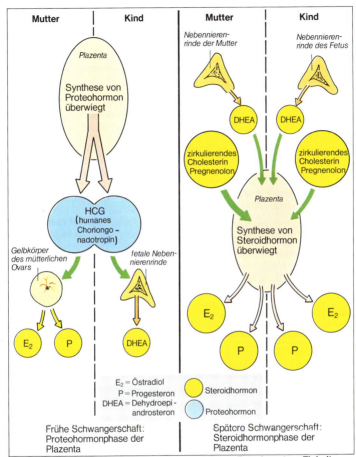

A. Hormonproduktion von Plazenta, Mutter und Fetus: Fetoplazentare Einheit

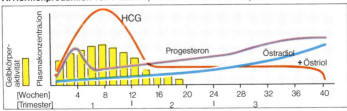

B. Hormonplasmakonzentrationen während der Schwangerschaft

Androgene, Geschlechtsdifferenzierung

Hauptvertreter der Androgene (männliche Geschlechtshormone) ist das **Testosteron (T)**. Seine wichtigsten **Funktionen** sind es, die **Geschlechtsdifferenzierung, die Samenbildung** und den **Geschlechtstrieb** beim Mann zu fördern.

Androgene sind *Steroidhormone* mit 19 C-Atomen. Prinzipiell gehören dazu außer Testosteron und *5-α-Dihydrotestosteron* (**DHT**) (→ S. 259) auch die *17-Ketosteroide* (DHEA u. a.), doch sind diese weniger androgen wirksam. Die Sekretionsrate von T beträgt beim Mann (Hoden) ca. 7 mg/d (Rate sinkt mit dem Alter), bei der Frau (*Ovar, Nebennierenrinde*) ca. 1–2 mg/d. Die Plasmakonzentrationen liegen bei 7 bzw. 0,5 μg/l. Ähnlich wie andere Steroide wird T im Blut an Proteine gebunden. Außer zu DHT kann Testosteron auch zu *Östradiol* (E_2) umgeformt werden (→ S. 259), so daß neben DHT auch E_2 als wirksame, intrazelluläre Hormonform in Frage kommt.

Die **Regelung der T-Ausschüttung** erfolgt durch die Hypophysenvorderlappen-Hormone **LH** und **FSH**. Sie werden nicht, wie bei der Frau, zyklisch (→ S. 262ff.), sondern kontinuierlich ausgeschüttet. (Der jeweilige Ausschüttungsmodus hängt davon ab, ob frühkindlich T auf das ZNS gewirkt hat oder nicht.) **LH** (beim Mann auch **ICSH** genannt; → S. 235) *fördert die T-Ausschüttung* aus den **Leydigschen Zwischenzellen** des Hodens (→ **A**), während **FSH** die Bildung eines Bindungsproteins („Rezeptor", **BP**) in den **Sertolischen Stützzellen** des Hodens stimuliert (→ **A**). *Testosteron hemmt in negativer Rückkoppelung die LH-Ausschüttung*. Für die Regelung der FSH-Freisetzung beim Mann ist ein „Inhibin" postuliert worden (→ **A**).

Neben den wichtigen Testosteronwirkungen auf die männliche Geschlechtsdifferenzierung und die Spermiogenese (s. u.) steuert T die Ausbildung der *sekundären männlichen Geschlechtsmerkmale,* also Genitalwachstum, Behaarungstyp, Körperbau, Kehlkopfgröße (Stimmbruch), Talgdrüsenaktivität (Akne) u. a. m. Eine ausreichende T-Sekretion ist außerdem Voraussetzung für eine normale *Libido* (**Geschlechtstrieb**), die *Potentia generandi* (**Zeugungsfähigkeit**) und die *Potentia coeundi* (**Begattungsfähigkeit**) des Mannes.

Testosteron hat einen fördernden Einfluß auf die *Blutbildung* (→ S. 60ff.) und wirkt **anabol** (gewebeaufbauend; → auch S. 260), was u. a. in der stärker entwickelten Muskulatur des Mannes zum Ausdruck kommt. Im **ZNS** beeinflußt T neben den bereits genannten Vorgängen auch bestimmte *Verhaltensweisen* wie Aggressivität u. a. m.

Geschlechtsdifferenzierung. Nach der Festlegung des **genetischen (chromosomalen) Geschlechts** (→ **B**) bilden sich die geschlechtsspezifischen *Gonaden* (Keimdrüsen) aus, in die anschließend sog. *primäre Keimzellen* einwandern. Die weitere **somatische Geschlechtsentwicklung und -differenzierung** ist **in Abwesenheit von T weiblich** (→ **C**). Für eine **männliche Geschlechtsentwicklung** ist bei beiden Schritten T notwendig (→ **C**), für manche Schritte (z. B. den Abstieg des Hodens in den Hodensack) noch ein weiterer, unbekannter Faktor. Eine Überproduktion von Androgenen oder eine künstliche Testosterongabe kann zur *Vermännlichung* des weiblichen Organismus führen (→ **C**).

Hodenfunktion: Neben Testosteron werden im Hoden in mehreren Entwicklungsstufen die männlichen Keimzellen (**Spermien**) gebildet (frühe Stufen: *Spermatogenese;* späte Stufen: *Spermiogenese*). Die **Spermiogenese** vollzieht sich in den *Hodenkanälchen,* die durch die *Blut-Hoden-Schranke* von der Umgebung streng getrennt sind. Das zur *Spermienreifung* in *Hoden* und *Nebenhoden* nötige Testosteron kann nur durch diese Schranke gelangen, wenn es an das *BP* (s. o.) *gebunden* ist. Zusätzlich ist u. a. Vitamin A zur Spermiogenese notwendig, während sie durch Alkohol gehemmt wird, was bei Alkoholikern zu Unfruchtbarkeit führen kann.

Für ein befruchtungsfähiges Ejakulat (Samenflüssigkeit) ist die Beimischung des Sekrets von **Prostata** und **Samenblasen** notwendig. Auch diese beiden Organe benötigen Testosteron zu ihrer Funktion.

Endokrines System und Hormone 271

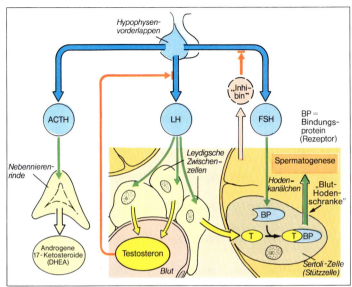

A. Steuerung der Androgenfreisetzung, Testosteronwirkung am Hoden

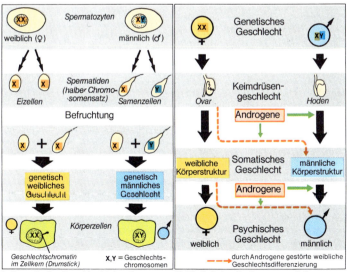

B. Genetische Geschlechtsbestimmung

C. Einfluß der Androgene auf die Geschlechtsdifferenzierung

Zentralnervensystem und Sinnesorgane

Bau des Zentralnervensystems

Das **Zentralnervensystem** (ZNS) besteht aus **Gehirn** und **Rückenmark**. Letzteres ist entsprechend den Wirbeln in *Segmente* eingeteilt, ist jedoch kürzer als die Wirbelsäule (→ **A**). Trotzdem verlassen die Spinalnerven den Wirbelkanal erst in Höhe des zugehörigen Wirbels. Der **Spinalnerv** (→ **B**) enthält die zum ZNS ziehenden (*afferenten*) *Fasern* der **Hinterwurzel** und die zur Peripherie ziehenden (*efferenten*) *Fasern* der **Vorderwurzel**. Ein **Nerv** ist also ein Bündel von Nervenfasern (→ S. 22) mit z. T. unterschiedlicher Funktion und Verlaufsrichtung.

Der **Rückenmarksquerschnitt** (→ **B**) enthält eine dunklere, schmetterlingsförmige Figur, die *graue Substanz*. Sie enthält hauptsächlich die Zellkörper der efferenten Bahnen (vorwiegend zur Muskulatur: *Motoneuronen*) im Vorderhorn und die Zellen der *Interneurone* (Schaltneurone innerhalb des ZNS) im Hinterhorn. Die Zellkörper der afferenten Fasern liegen z. T. *außerhalb* des Rückenmarks im *Spinalganglion*. Der Rest des Rückenmarksquerschnitts ist die sog. *weiße Substanz*, die vorwiegend Axone auf- und absteigender Bahnen enthält.

Das **Gehirn** besteht aus dem *verlängerten Mark* (*Medulla oblongata;* → **E1**), der *Brücke* (*Pons;* → **E2**), dem *Mittelhirn* (*Mesenzephalon;* → **E3**), dem *Kleinhirn* (*Zerebellum;* → **C, E**), dem *Zwischenhirn* (*Dienzephalon*) und dem *Endhirn* (*Telenzephalon;* → **C, D, E**). Die erstgenannten drei Anteile werden zusammen **Hirnstamm** genannt; er ist prinzipiell wie das Rückenmark aufgebaut und enthält z. B. die Zellkörper der Hirnnerven (Kerne [Nuclei]) und die Zentren für Atmung (→ S. 104) und Kreislauf (→ S. 176 ff.). Das **Kleinhirn** ist besonders wichtig für die Motorik des Körpers (→ S. 286).

Das **Zwischenhirn** enthält im *Thalamus* (→ **D4**) eine wichtige Umschaltstation fast aller Afferenzen (von Haut, Auge, Ohr usw., aber auch von anderen Hirnteilen). Zum Zwischenhirn gehört auch der *Hypothalamus* (→ **D5**); er ist Sitz vegetativer Zentren (→ S. 290) und spielt über die anhängende *Hypophyse* (→ **E6**) eine dominierende Rolle im endokrinen System (→ S. 240).

Das **Endhirn** hat **Kerne** und **Rindenbezirke**. Zu ersteren zählen u. a. die für die Motorik wichtigen **Basalganglien**, *Nucleus caudatus* (→ **D7**), *Putamen* (→ **D8**) und *Globus pallidus* (→ **D9**) und z. T. auch das *Corpus amygdaloideum* (→ **D10**). Letzteres gehört zusammen mit anderen Hirnteilen (z. B. Gyrus cinguli; → **E11**) zum **limbischen System** (→ S. 290). Die **Hirnrinde** (Kortex) wird in vier Lappen (*Lobus*) eingeteilt (→ **C, D, E**), die durch Furchen (*Sulci*) getrennt sind (z. B. Sulcus centralis) (→ **C12, D12, E12**) und Sulcus lateralis (→ **C13**). Die beiden Endhirnhälften sind über den *Balken* (→ **D14** und **E14**) miteinander eng verbunden. Der Kortex ist Ursprung aller bewußten und vieler unbewußten Handlungen, Sammelstation aller bewußten Sinneseindrücke, Sitz des Gedächtnisses usw.

Liquor

Das Gehirn ist von Flüssigkeit (**Liquor cerebrospinalis**) umgeben (äußere Liquorräume) und besitzt auch in seinem Inneren Flüssigkeitsräume (*Ventrikel*). Zwei Seitenventrikel (→ **D15, F**) sind mit dem III. und IV. Ventrikel (→ **F**) und dem Zentralkanal des Rückenmarks (→ **B**) verbunden. Pro Tag werden in den *Plexus chorioideus* (→ **D16, F**) ca. 650 ml Liquor produziert und in den Arachnoidalzotten (schematisch → **F**) wieder resorbiert. Der Stoffaustausch zwischen Blut und Liquor bzw. Gehirn ist außer für CO_2, O_2 und H_2O mehr oder weniger stark behindert (*Blut-Hirn-Schranke* bzw. *Blut-Liquor-Schranke*). Manche Stoffe (Glukose, Aminosäuren z. B.) werden dort durch spezielle Mechanismen transportiert, andere (Proteine z. B.) können die Schranke nicht passieren, was auch bei Gabe von Medikamenten beachtet werden muß („Liquorgängigkeit"). Abflußbehinderungen des Liquors führen zur Kompression des Gehirns und (bei Kindern) zum „Wasserkopf" (*Hydrozephalus*).

Zentralnervensystem und Sinnesorgane 273

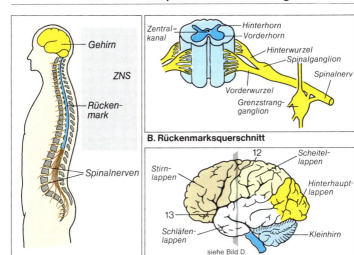

A. Zentralnervensystem (ZNS)

B. Rückenmarksquerschnitt

C. Seitenansicht des Gehirns

D. Gehirn: Querschnitt
(Blick auf die Rückfläche)

E. Gehirn: Längsschnitt in der Mitte

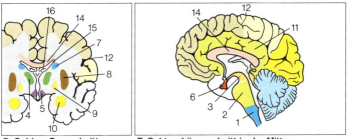

F. Gehirn: Liquorräume

Zentralnervensystem und Sinnesorgane

Aufnahme und Verarbeitung von Reizen

Mit den **Sinnesorganen** nehmen wir aus der Umwelt sehr viele **Informationen** (10^9 bit/s) auf, doch wird uns nur ein sehr kleiner Teil davon (10^1–10^2 bit/s) *bewußt* (→ **A**); der Rest wird entweder unterbewußt verarbeitet oder gar nicht verwendet. Es werden also wichtige (interessante) Informationen für die Hirnrinde (Bewußtsein) *ausgewählt*, was beim „Lauschen" und „Spähen" besonders stark zum Ausdruck kommt. Umgekehrt *geben* wir über die *Sprache* und die *Motorik* (*Mimik*!) Informationen von rund 10^7 bit/s an die Umwelt *ab* (→ **A**).

Bit (engl.: binary digit) ist ein Maß für den *Informationsinhalt*, bit/s also ein Maß für den *Informationsfluß*. (Ein Buchstabe hat ca. 4,5 bit, eine Buchseite ca. 1000 bit; liest man sie in 20 s, nimmt man 1000/20 = 50 bit/s auf. Ein Fernsehbild überträgt mehr als 10^6 bit/s.)

Reize treffen in unterschiedlichen Energieformen auf den Körper (elektromagnetische Energie bei Sehreizen, mechanische Energie beim Tasten usw.). Für diese Reize gibt es **spezifische Rezeptoren** (Fühler), die entweder zu **Sinnesorganen** (Auge, Ohr) zusammengefaßt oder über die Körperoberfläche (Hautrezeptoren) oder im Körperinneren (Druckrezeptoren etc.) verstreut sind. Umgekehrt hat jede Sinneszelle ihren **adäquaten** Reiz.

Bei der **Reizaufnahme** (→ **B**) „wählt" sozusagen der Rezeptor aus den Informationen der Umwelt jeweils die für ihn geeigneten „aus", die Druckrezeptoren der Haut z. B. (→ S. 276) Informationen über das Ausmaß des Druckes. Im Rezeptor verändert der Reiz die Membraneigenschaften der Rezeptorzelle, was dort wiederum zur Entstehung eines **Rezeptor-** (*Generator-*)**Potentials** führt („*lokale Antwort*"): *Je stärker der Reiz, desto höher das Rezeptorpotential* (→ **C1**). Erreicht dieses einen bestimmten **Schwellenwert** (→ **B1**), kommt es zur Auslösung eines in den Nervenfaser weitergeleiteten **Aktionspotentials** (**AP**; → S. 26ff.). *Je höher* dabei der Reiz und je *höher* damit das Rezeptorpotential ist, desto *öfter* wird ein *AP* ausgelöst und weitergeleitet (→ **C2**). Die ursprüngliche Information ist also jetzt in Form der *Frequenz* (Impulse/s) der AP *verschlüsselt* (*kodiert*). An der nächsten *Synapse* (→ S. 30) wird die übertragene Information (Nachricht) wieder *dekodiert*: Je höher die Frequenz, desto mehr Überträgerstoff (Transmitter → z. B. S. 54) wird dort freigesetzt und desto höher ist das *exzitatorische, postsynaptische Potential* (→ S. 30). Erreicht auch dieses wieder eine *Schwelle* (→ **B2**), werden erneut AP weitergeleitet, d. h., die Nachricht wird wieder verschlüsselt (*rekodiert*).

Die **Kodierung in Frequenzform** hat den Vorteil, daß die *Nachricht sicherer übermittelt* wird, als wenn die Höhe des Potentials als Informationsträger diente: Über lange Leitungsstrecken (bis über 1 m im Menschen!) würde die Potential*höhe* viel leichter verändert werden (und damit die Nachricht verfälscht werden) als es bei der AP-*Frequenz* der Fall ist. Andererseits soll an der Synapse die Nachricht (durch andere Neuronen) verstärkt oder abgeschwächt werden. Dazu eignet sich besser die Potential*höhe*, so daß hier vorher dekodiert wird.

Hemmende und fördernde Verschaltungen an den Synapsen werden z. B. zur **Kontrastierung** einer Information während der Weiterleitung zum ZNS verwendet (→ **D** u. S. 312). Dabei werden benachbart weitergeleitete Erregungen abgeschwächt: *laterale Hemmung* (*Inhibition*).

Weitere **wichtige Begriffe der Sinnesphysiologie** sind:
a) **Absolutschwelle** (→ z. B. S. 296, 306 u. 316), b) **Unterschiedsschwelle** (→ z. B. S. 296, 306 u. 322), c) **räumliche und zeitliche Summation** (→ z. B. S. 306), d) **Adaptation** (Gewöhnung, Anpassung; → z. B. S. 306), e) **rezeptives Feld** (→ z. B. S. 312), f) **P-, D-** bzw. **PD-Rezeptoren** (→ S. 276). Diese Begriffe werden auf den angegebenen Seiten nur an Beispielen erklärt, gelten jedoch ganz allgemein für die Funktion von Rezeptoren.

Zentralnervensystem und Sinnesorgane 275

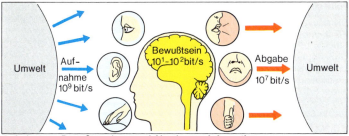

A. Aufnahme, Bewußtmachung und Abgabe von Information

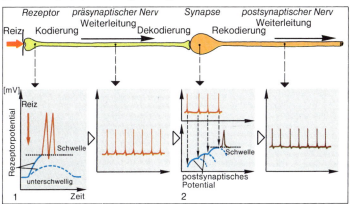

B. Reizverarbeitung und Informationskodierung

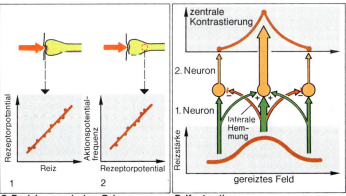

C. Beziehung zwischen Reiz, Rezeptor und Aktionspotential

D. Kontrastierung

Hautsinne, Schmerz

Die Haut des Körpers registriert Druck, Berührung, Vibration (zus. Tastsinn), Temperatur und Schmerzen. Diese **Oberflächensensibilität** wird zusammen mit der **Tiefensensibilität** (Muskel-, Gelenk- und Sehnenrezeptoren; → S. 278) und der *Schmerzsensibilität im Körperinneren* als **somatoviszerale Sensibilität** bezeichnet.

Den **Mechanorezeptoren** der Haut sind *drei Tastqualitäten* zugeordnet: *Druck, Berührung* und *Vibration (Erschütterung)*.

Werden die *Merkel-Zellen* (→ A 2) bzw. die *Tastscheiben* (→ A 5) z. B. durch verschiedene Gewichtauflagen gereizt, findet man in den ableitenden Nervenfasern Aktionspotentiale mit einer Impulsfrequenz (Impulse/s), die dem **Druck** des Gewichtes *proportional* ist (→ B 1). Damit wird die *Intensität* des Druckes gemessen (**Intensitätsdetektoren**). Auf **Berührung** reagieren die *Meissnerschen Körperchen* (→ A 1) bzw. die *Haarwurzelrezeptoren* (→ A 4); dabei spielt nicht die Intensität (z. B. Grad der Haarverbiegung), sondern vielmehr die *Geschwindigkeit* der Reizänderung eine Rolle (**Geschwindigkeitsdetektoren**): Die Anzahl der Impulse ist hierbei dieser Geschwindigkeit proportional (B 2). Die *Pacinischen Körperchen* (→ A 3) sind darauf spezialisiert, **Vibrationen** zu registrieren. Bei einer *einmaligen* Änderung der Reizstärke reagieren sie nur mit *einem* Impuls, ganz gleich wie hoch die Änderungsgeschwindigkeit war. Ändert sich jedoch (wie bei einer Vibration) diese Geschwindigkeit dauernd (d.h., die *Beschleunigung* der Hautverschiebung größer oder kleiner), ergibt sich eine zu dieser Beschleunigung proportionale Impulsfrequenz in der ableitenden Nervenfaser (B 3). Solche **Beschleunigungsdetektoren** finden sich außer in der Haut auch in Sehnen, Muskeln und Gelenkkapseln, d. h., sie spielen auch bei der *Tiefensensibilität* eine Rolle (→ S. 278).

Rezeptoren vom Typ der Intensitätsdetektoren werden oft auch **Proportional-** oder **P-Rezeptoren**, solche vom Typ der Geschwindigkeitsdetektoren **Differential-** oder **D-Rezeptoren** genannt. Eine Mischform sind die **PD-**Rezeptoren, die z. B. die *Gelenkstellung* messen (Teil der Tiefensensibilität): Die *Geschwindigkeit* der Stellungsänderung findet in der vorübergehend hohen Impulsfrequenz (→ **D:** Kurvengipfel), die endgültige Gelenk*stellung* in der sich anschließenden, konstanten Impulsfrequenz ihren Ausdruck (→ **D**). Es ist noch umstritten, ob diese PD-Rezeption im Gelenk selbst oder in den Spindeln (→ S. 278) der ansetzenden Muskeln erfolgt.

Thermorezeptoren gibt es für den Temperaturbereich unter 36 °C (*Kaltrezeptoren*) und für den über 36 °C (*Warmrezeptoren*). Je niedriger die Temperatur (Bereich: 36°–20 °C) ist, desto höher ist die Impulsfrequenz in den ableitenden Nervenfasern der Kaltrezeptoren; bei den Warmrezeptoren ist es umgekehrt (Bereich: 36°–43 °C) (→ **C**). Zwischen 20 °C und 40 °C kommt es bald zu einer *Adaptation der Thermorezeption* (= PD-Rezeption: Wasser von 25 °C wird nur anfangs als kalt empfunden). Extremere Temperaturen werden dagegen dauernd als kalt bzw. warm registriert, was wegen der möglichen Schäden der Haut sinnvoll ist. Für Temperaturen über 45 °C gibt es evtl. eigene Hitzerezeptoren, bei denen es sich wohl um thermospezifische Schmerzrezeptoren handelt.

Schmerz ist die Meldung, daß den Körper im Inneren oder von außen ein *Schaden* trifft (*Nozizeption*), wobei die Erkennung der Ursache weniger wichtig ist. Schmerzen können aus den *Eingeweiden* (→ S. 282), aus der „Tiefe" (z. B. Kopfschmerz) oder von der *Haut* gemeldet werden (s. a. *übertragener Schmerz*, S. 282). Beim zuletzt genannten Oberflächenschmerz unterscheidet man den schnell gemeldeten, *ersten Schmerz* („hell") und den nachfolgenden *zweiten Schmerz* („dumpf"), der länger anhält. Der erste Schmerz führt vorwiegend zu *Fluchtreflexen* (→ S. 280), der zweite eher zu *Schonhaltungen*. Schmerzrezeptoren (freie Nervenendigungen) *adaptieren nicht* (tagelange Zahnschmerzen!), da ein andauernder Schaden sonst in Vergessenheit geriete.

Schädigungen entlang der Schmerzbahnen werden so empfunden, als ob sie aus der Peripherie kämen: *Projizierter Schmerz* (z. B. Rückenschmerzen bei Nervenquetschung durch Bandscheibenvorfall).

Zentralnervensystem und Sinnesorgane 277

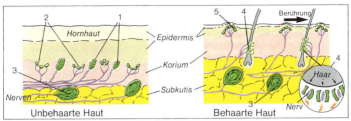

A. Hautrezeptoren

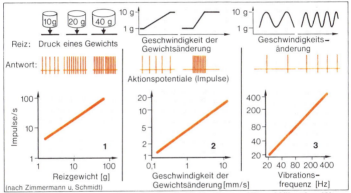

B. Reaktion der Hautrezeptoren für Druck (1), Berührung (2) und Vibration (3)

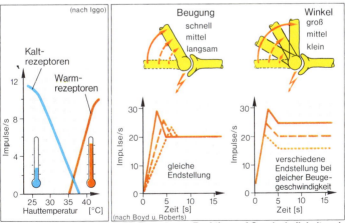

C. Reaktion der Thermorezeptoren

D. PD-Rezeptoren: Reaktion auf Geschwindigkeit und Winkel der Gelenkbeugung

Zentralnervensystem und Sinnesorgane

Tiefensensibilität, Eigenreflex

Zur Messung von Gelenkstellung, Muskellänge usw. (**Tiefensensibilität**) besitzt der Körper sog. **Propriozeptoren**, zu denen neben den *Gelenkrezeptoren* u.a. die *Rezeptoren der Sehnen* und die **Muskelspindeln** zählen (→ **A**). Letztere liegen als sog. *intrafusale Muskelfasern* zwischen der (*extrafusalen*) *Arbeitsmuskulatur* und werden von *γ*-**Motoneuronen** efferent innerviert. Die Mitte der Muskelspindeln ist spiralförmig von Nervenendigungen umschlungen (sog. *anulospirale Endigung*), die den *Dehnungszustand* der Muskelspindel zum Rückenmark melden (*Ia-Fasern*; → **A–C**). Die **Sehnenrezeptoren** (Golgi-Organe) liegen an der Muskel-Sehnen-Grenze und messen die *Spannung* von Sehne und Muskel.

Die Meldungen der Propriozeptoren gelangen u.a. zum Kleinhirn und zur Großhirnrinde (→ S. 286 u. 282), doch sind unbewußte Reaktionen (**Reflexe**) auf diese Meldungen auch schon auf *Rückenmarksebene* möglich: Wird ein Skelettmuskel, z. B. durch einen Schlag auf seine Sehne, plötzlich gedehnt, sind davon auch die Muskelspindeln betroffen. Ihre Dehnung führt zu einer Erregung der *Ia*-Fasern (→ **B** und **C**), die über die Hinterwurzel zum Vorderhorn des Rückenmarks ziehen und dort *direkt die α-Motoneuronen desselben Muskels* erregen, was zu dessen *Kontraktion* führt: Es handelt sich dabei also um nur *eine einzige Schaltstelle* (*Synapse*) zwischen ankommendem (*afferentem*) und abgehendem (*efferentem*) Neuron. Die *Reflexzeit* eines solchen **monosynaptischen Reflexes** (**Dehnungsreflex**) ist daher besonders kurz (ca. 20 ms). Da Reiz und Antwort im selben Organ erfolgen, wird diese Reaktion auch **Eigenreflex** genannt.

Ergänzt wird der Dehnungsreflex durch einige zusätzliche, polysynaptische Schaltungen. Läuft der *Eigenreflex* z. B. *am Streckmuskel* ab (wie beim Beispiel des sog. *Patellarsehnenreflexes*), muß, um eine wirksame Streckung zu ermöglichen, das α-Motoneuron des *zugehörigen Beugers gehemmt* werden, was über ein hemmendes *Zwischenneuron* (→ **B 1**) geschieht. Zur Beendigung der Reflexantwort muß außerdem die *Kontraktion* des Streckers *gehemmt* werden. Vier Mechanismen spielen dabei eine Rolle: a) Die *Muskelspindel* wird *entdehnt*, was zum Rückgang der Erregung in der *Ia*-Faser führt. b) Bei starker *Anspannung der Sehnenrezeptoren* hemmen deren *Ib-Fasern* über ein Zwischenneuron (→ **B 2**) das α-Motoneuron (*autogene Hemmung*). c) Die *Ib*-Fasern erregen außerdem das α-Motoneuron des entgegenwirkenden Muskels (*reziproke Innervation*; → **B**, Beuger). d) Die α-Motoneuronen hemmen sich über Kollateralen und über sog. Renshaw-Zellen als Zwischenneuron rückläufig (*rekurrent*; → **B 3**).

Die Reflexerregbarkeit der Motoneuronen, an denen viele hundert andere Neuronen synaptisch enden, steht u.a. *unter der Kontrolle* sog. *supraspinaler Zentren* im Gehirn. Störungen derselben können zu einem lebhaften Eigenreflexen führen (→ S. 284), während fehlende Eigenreflexe auf bestimmte Störungen im Rückenmark oder im peripheren Nerv schließen lassen.

Außer durch Dehnung des ganzen Muskels (→ **C, links**) kann die anulospirale Endigung auch dadurch erregt werden, daß sich die **intrafusalen Muskelfasern** (→ **C, rechts**) durch eine Erregung der *γ*-**Motoneuronen** kontrahieren, was via Ia-Fasern indirekt zur α-Motoneuronaktivierung führt. Diese sog. *γ-Schleife* ermöglicht im Verein mit der direkten α-Faseraktivierung wahrscheinlich eine präzisere Muskelbewegung (α-γ-*Kopplung*).

Die **Muskelspindeln** dienen vorwiegend der **Regelung der Muskellänge**. Ungewollte Längenänderungen des Muskels werden so über Eigenreflexe wieder korrigiert. Änderungen der Soll-Länge des Muskels werden dabei durch wechselnde (zentral gesteuerte) Aktivität der *γ*-Fasern erreicht, die die *Vordehnung der Muskelspindeln* bestimmen (Prinzip der *γ*-Schleife; → **C, rechts**).

Die **Sehnenrezeptoren** schützen den Muskel vor zu hohen Spannungen und dienen außerdem der **Regelung der Muskelspannung**.

Zentralnervensystem und Sinnesorgane 279

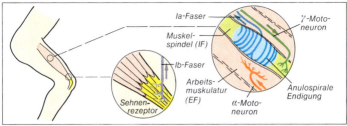

A. Muskelspindel und Sehnenrezeptor

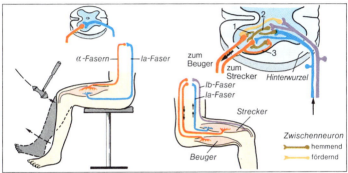

B. Eigenreflex

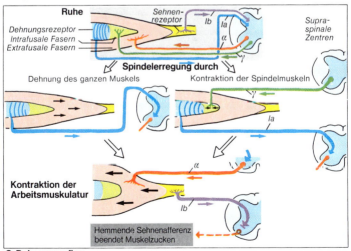

C. Dehnungsreflex

Zentralnervensystem und Sinnesorgane

Fremdreflexe

Im Gegensatz zum Eigenreflex (→ S. 278) sind beim **Fremdreflex** die Rezeptoren vom Erfolgsorgan *räumlich getrennt* angeordnet. Der Reflexbogen kann somatische (motorische, sensorische) oder vegetative Neuronen oder beide gemischt beinhalten und läuft über *mehrere* Synapsen (**polysynaptisch**). Die **Reflexzeit** ist daher *länger* als beim Eigenreflex und außerdem von der *Reizintensität abhängig* (wechselnde **zeitliche Summation** im ZNS). Beispiel: Jucken in der Nase → Niesen. Typisch für einige Fremdreflexe ist außerdem, daß sich, je nach Reizintensität, die Reflexantwort mehr oder weniger weit *ausbreiten* kann (z. B. Hüsteln → Würgehusten).

Zu den Fremdreflexen zählen die **Schutzreflexe**, z. B. *Fluchtreflexe* (s. u.), *Kornealreflex, Tränenfluß, Husten, Niesen*, außerdem Reflexe, die der Ernährung dienen (**Nutritionsreflexe**), z. B. *Schlucken, Saugen*, und solche, die der Fortbewegung dienen (**Lokomotionsreflexe**). Dazu kommen die vielen **vegetativen Reflexe** (Kreislauf, Atmung, Magen, Darm, Sexualfunktion, Blase etc.). Diagnostisch genutzte Fremdreflexe sind der *Fußsohlen-*, der *Kremaster-* und der *Bauchdeckenreflex*. Typische Fremdreflexe sind auch die **Beugereflexe** (**Fluchtreflexe**; → **A**): Ein *Schmerzreiz* an der rechten Fußsohle z. B. führt zu einer *Beugung in allen Gelenken* des rechten Beins.

Die afferenten Impulse werden im Rückenmark folgendermaßen weitergeleitet: a) über erregende Zwischenneuronen (→ **A1**) zu den Motoneuronen der gleichseitigen (ipsilateralen) Beuger; b) über hemmende Zwischenneuronen (→ **A2**) zu den Motoneuronen der ipsilateralen Strecker, die dadurch erschlaffen (→ **A3**); c) über erregende Zwischenneuronen (→ **A4**) zu den Motoneuronen der Strecker der Gegenseite (kontralateral) (→ **A5**). (Dieser sog. **gekreuzte Streckreflex** vergrößert zusätzlich die [Flucht-]Entfernung des Schmerzrezeptors von der Schmerzursache und dient der Abstützung des Körpers); d) über hemmende Zwischenneuronen zu den Motoneuronen der kontralateralen Beuger, die dadurch erschlaffen (→ **A6**); e) zu anderen Rückenmarkssegmenten (auf- u. absteigend; → **A7** und **A8**), da nicht alle Beuger und Strecker von einem Segment versorgt werden. Außerdem wird der Schmerz zum Gehirn gemeldet und *bewußt* gemacht (→ S. 282).

Im Gegensatz zum Eigenreflex, wo bei der Reflexantwort nur die α-Motoneuronen aktiviert werden (γ-Neuronen gehemmt), läuft die Erregung beim Fremdreflex in *beiden* Motoneuronentypen parallel. Dadurch werden die Fasern der Muskelspindeln (→ S. 278) gleichzeitig mit der Arbeitsmuskulatur verkürzt, und somit trotz deren Verkürzung die Dehnung und Ansprechbarkeit der Muskelspindelrezeptoren weitgehend konstant gehalten.

Hemm-Mechanismen bei der Nervenübertragung

Die **Hemmung der synaptischen Übertragung** (→ auch S. 30) kann *vor* dem synaptischen Spalt erfolgen (sog. *präsynaptische Hemmung*) oder durch Einflüsse auf die Membran *jenseits* des Spalts (sog. *postsynaptische Hemmung*) bewirkt werden. Bei der **präsynaptischen Hemmung** (→ **B**) erregt ein zusätzliches Neuron (→ **B, c**) das Ende des präsynaptischen Neurons (→ **B, a**). Durch diese Depolarisierung wird die *Amplitude* der in Neuron a (→ **B**) ankommenden *Aktionspotentiale* (→ S. 26) *vermindert*. Dadurch wird *weniger* erregender *Transmitter* am synaptischen Spalt (→ **B, d**) freigesetzt und das postsynaptische Neuron (→ **B, b**) weniger depolarisiert, so daß das exzitatorische postsynaptische Potential (EPSP; → S. 30) u. U. nicht mehr ausreicht, ein Aktionspotential (AP) auszulösen.

Ganz anders läuft die **postsynaptische Hemmung** ab (→ **C**): Hier führt ein *hemmendes Zwischenneuron* zu einer Hyperpolarisation des postsynaptischen Neurons (inhibitorisches postsynaptisches Potential; IPSP → S. 30). Das hemmende Zwischenneuron kann dabei a) durch *rückläufige Kollateralen* (→ **C1**) durch ein hemmenden Neuronen aktiviert (sog. *Rückwärts-*[rekurrente] *Hemmung* über *Renshaw-Zellen*; → **C2**) oder b) *direkt* vom afferenten Neuron über ein Zwischenneuron „vorwärts" erregt werden (→ **C, rechts**). Die Hemmung der ipsilateralen Strecker (→ **A2** und **A3**) beim Beugereflex ist ein Beispiel dafür. Da der entgegenwirkende (antagonistische) Muskel dabei gehemmt wird, ist dies auch ein Beispiel für eine sog. **antagonistische Hemmung**.

Zentralnervensystem und Sinnesorgane

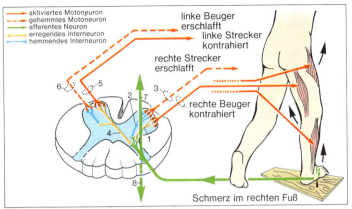

A. Beugereflex

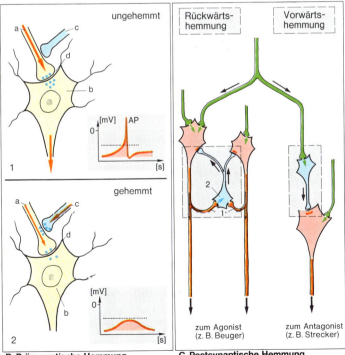

B. Präsynaptische Hemmung   C. Postsynaptische Hemmung

Zentrale Weiterleitung der Sinnesreize

Informationen aus der Umwelt erhält das Zentralnervensystem (ZNS) von den höheren *Sinnesorganen* und über die *Hautrezeptoren* (→ S. 276). Meldungen über *Körperstellung, Muskeltonus* usw. kommen von den *Muskel-, Sehnen-* und *Gelenksrezeptoren* des Bewegungsapparates (→ S. 278 ff.) und vom *Gleichgewichtsorgan* (→ S. 298). Ein Großteil dieser Meldungen erreicht den **Gyrus postcentralis** der Großhirnrinde, wo (ähnlich wie bei der motosensorischen Rinde) jeder Teil des Körpers sein entsprechendes Rindenfeld (*Projektionsfeld*) hat (*somatotopische Gliederung;* → **A** und **B**). Hier lassen sich nach peripherer Reizung umschriebene sog. *evozierte Potentiale* ableiten, die Ausdruck der Erregung zugehöriger Kortexareale sind.

Die Meldungen von der Haut (*Oberflächensensibilität*) und vom Bewegungsapparat (*Tiefensensibilität*) erreichen über die **Hinterwurzel** das Rückenmark und laufen in diesem in folgenden Bahnen zentralwärts: 1. **Hinterstrangbahnen** (→ **C1**): Sie werden *nicht* auf Rückenmarksebene umgeschaltet, sondern erst in den *Hinterstrangkernen* der Medulla oblongata. Von dort ziehen die 2. Neuronen z. T. zum *Kleinhirn* (→ S. 286), z. T. kreuzen sie auf die andere Seite und erreichen den *Thalamus*. Die Hinterstrangbahnen führen die Meldungen über *Druck, Berührung* und *Tiefensensibilität*, sind also Bahnen für den (bewußten) „Lagesinn". 2. Die sensorischen Nerven von den *Rezeptoren* für *Schmerz* und *Temperatur* und ein Teil der Druck- und Berührungsbahnen *kreuzen* im jeweiligen Rückenmarksegment auf die Gegenseite und laufen im **Vorderseitenstrang** des Rückenmarks als *Tractus spinothalamicus* durch den Hirnstamm zum *Thalamus* (→ **C2**). Da diese Bahn auch den Schmerz aus den Eingeweiden leitet, wird er häufig in den zum gleichen Rückenmarksegment gehörenden Hautarealen (**Headsche Zonen**) verspürt: *übertragener Schmerz* (z. B. im linken Schulter-Arm-Bereich bei O_2-Mangel des Herzens: *Angina pectoris*). Diese Zonen sind dabei oft auch übermäßig berührungs- und schmerzempfindlich (*Hyperästhesie* bzw. *Hyperalgesie*). 3. Die sensorischen Fasern aus der *Kopfregion* (**N. trigeminus**) enden ebenfalls im Thalamus. 4. Zum *Kleinhirn* laufen noch zwei weitere Bahnen (vorwiegend *Tiefensensibilität*): *Tractus spinocerebellaris posterior* (→ **C3**) und *Tractus spinocerebellaris anterior* (→ **C4**).

Bei einer *halbseitigen Durchtrennung des Rückenmarks* (*Brown-Séquard-Syndrom*) kommt es *unterhalb* des verletzten Segmentes auf Grund der Bahnenanordnung zuerst zu einer schlaffen, später zu einer spastischen motorischen Lähmung der verletzten Seite, zu Störungen des Tastsinns auf der verletzten Seite und zur Aufhebung der Schmerz- und Temperaturempfindung auf der Gegenseite (*dissoziierte Empfindungslähmung*).

Im **Thalamus** werden die afferenten Bahnen auf das 3. Neuron umgeschaltet, das den Gyrus postcentralis und andere Kortexbezirke erreicht. Ähnlich wie bei der *Sehbahn* und bei der *Hörbahn* handelt es sich hierbei um spezifische Thalamus-Kortex-Verbindungen (**Projektionsbahnen** → **D**), denen auch ganz bestimmte Thalamusanteile zugeordnet sind.

Im Gegensatz dazu gibt es Thalamusanteile, in denen „unspezifische" (sog. *retikuläre*) *Bahnen* zu fast allen Kortexgebieten (vorwiegend Stirnhirn) laufen (→ **E**). Die Impulse dieser Bahnen kommen aus der **Formatio reticularis**, die nicht bei der Motorik (→ S. 284) eine Rolle spielt, sondern die auch von allen Sinnesorganen und den aufsteigenden Rückenmarksbahnen (Auge, Ohr, Oberflächensensibilität usw.) sowie von den Basalganglien u. a. m. afferente Meldungen bekommt. Die retikulären Bahnen spielen u. a. eine wesentliche Rolle für den **Wachheitsgrad** und das *Bewußtsein* (ARAS, → S. 292), vermitteln *affektiv-emotionale Aspekte* (z. B. des Schmerzes) zum limbischen System und haben komplexe *vegetative Funktionen* (Kreislauf, Atmung, Hormone etc.). Neben den primären Projektionsfeldern besitzt die Großhirnrinde eine Reihe von sog. *Assoziationsfeldern*. Auch sie sind (doppelläufig) mit dem Thalamus verbunden (*Assoziationsbahnen*).

Die sensorischen Zuflüsse zum Kortex können an allen Umschaltstationen (Rückenmark, Medulla oblongata und Thalamus) durch **absteigende Bahnen** gehemmt werden. Sie dienen u. a. der Änderung des rezeptiven Feldes, der Schwellenverstellung und (bei gemeinsamer Afferenz verschiedener Herkunft) dem „Heraussuchen" einer Sinnesmodalität.

Zentralnervensystem und Sinnesorgane 283

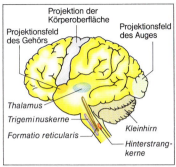

A. Sensorische Zentren des ZNS

B. Somatotopische Gliederung der sensorischen Großhirnrinde

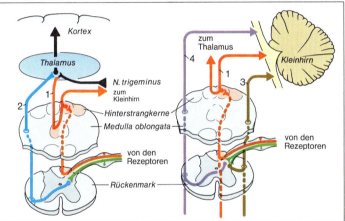

C. Aufsteigende Bahnen (Afferenzen) des Rückenmarks

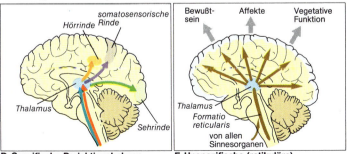

D. Spezifische Projektionsbahnen zur Großhirnrinde

E. Unspezifische (retikuläre) Bahnen zur Großhirnrinde

Zentralnervensystem und Sinnesorgane

Stützmotorik

Von wenigen Ausnahmen abgesehen, äußert sich der Organismus gegenüber seiner Umwelt durch Muskelbewegungen (→ S. 275: A). Dieser **Zielmotorik** (*„Motor-move"-System*; → S. 288) kann eine **Stützmotorik** (*„Motor-hold"-System*) gegenübergestellt werden, deren Aufgabe es ist, das **Gleichgewicht des Körpers** und seine **Stellung im Raum** zu kontrollieren.

Die anatomisch begründete Teilung in *pyramidales* und *extrapyramidales motorisches System* läßt sich vom funktionellen Aspekt her *nicht* mehr aufrechterhalten.

Die den Skelettmuskel versorgenden *Motoneuronen* nehmen ihren Ausgang vom *Vorderhorn des Rückenmarks* (→ S. 273, B). Schon auf **Rückenmarksebene** sind neben den relativ einfachen *Eigenreflexen* (→ S. 278) auch kompliziertere motorische Abläufe wie *Beugereflexe* (→ S. 280) und einige *Steh- und Laufreflexe* möglich.

Bei einer Rückenmarksdurchtrennung (*Querschnittslähmung*) kommt es zwar vorübergehend zu einem Erlöschen der peripheren Reflexe (*Arreflexie; spinaler Schock*), doch sind später trotz fortbestehender Durchtrennung wieder Reflexe auslösbar.

Beim intakten Organismus stehen die spinalen Reflexprogramme im Dienste *höherer* (*supraspinaler*) Zentren. Die **Kontrolle der Stützmotorik** erfolgt in erster Linie durch die **motorischen Zentren des Hirnstammes** (→ **A**): *Nucleus ruber* (→ **A1**), *Vestibularkerne* (→ **A4**) (besonders der laterale *Deiterssche Kern*; → S. 286) und Teile der *Formatio reticularis* (→ **A2** und **A3**).

Ihre **Hauptzuflüsse** (Afferenzen) erhalten diese Zentren vom *Gleichgewichtsorgan* (→ **A** und S. 298), von den *Propriozeptoren* (→ S. 278) des *Halses* (→ **A**), vom *Kleinhirn* (→ S. 286) und von der *motorischen Hirnrinde* (direkt und via *Basalganglien*; → **A**). Kollateralen der Pyramidenbahn (→ **C** u. S. 288) und „extrapyramidale" Bahnen besorgen diese Zuflüsse. Die vom Nucleus ruber und von den pontinen Teilen der Formatio reticularis zum Rückenmark **absteigenden Bahnen** (*Tractus rubrospinalis* bzw. *reticulospinalis lateralis*; → **A**) haben im wesentlichen *hemmenden* Einfluß auf die α- und γ-Motoneuronen (→ S. 278) der *Streckmuskulatur* (Extensoren) und einen *erregenden* Einfluß auf die *Beuger* (Flexoren). Umgekehrt *hemmen* die vom Deitersschen Kern und von den medullären Teilen der Formatio reticularis kommenden Bahnen (*Tractus vestibulospinalis* bzw. *reticulospinalis medialis*) die *Flexoren* und *erregen* die α- und γ-Fasern der *Extensoren* (→ **A**).

Wird der Hirnstamm unterhalb des Nucleus ruber durchtrennt, kommt es zur sog. *Enthirnungsstarre*, weil der Extensoreneinfluß des Deitersschen Kernes dann überwiegt.

Die motorischen Zentren des Hirnstammes sind die Schaltstation für die **Halte-** und **Stellreflexe**, deren Funktion es ist, die *Körperhaltung* und das *Gleichgewicht* (unwillkürlich) aufrechtzuerhalten.

Haltereflexe dienen der **Tonusverteilung** der Muskulatur (→ S. 40) und der *Augeneinstellung* (→ S. 299: C). Zuflüsse dafür kommen vom *Gleichgewichtsorgan* (**tonische Labyrinthreflexe**) und von den *Propriozeptoren des Halses* (**tonische Halsreflexe**). Die gleichen Afferenzen sind an den **Stellreflexen** beteiligt (*Labyrinth- bzw. Halsstellreflexe*), die dazu dienen, den Körper immer wieder in seine Normalstellung zu bringen. Zuerst wird dabei (als Antwort auf die Labyrinthafferenz; → S. 298) der *Kopf* und *anschließend* (als Antwort auf die Afferenzen von den Hals-Propriozeptoren) der *Rumpf* in seine Normalstellung gebracht. Zusätzlich beeinflussen *Afferenzen* von *Auge, Ohr, Geruchsorgan* und von den *Hautrezeptoren* diese Stellreflexe.

Für Körperhaltung und -stellung sind außerdem sog. **statokinetische Reflexe** wichtig, die z. B. an der Sprungbereitschaft und am Nystagmus (→ S. 314) beteiligt sind.

Zentralnervensystem und Sinnesorgane 285

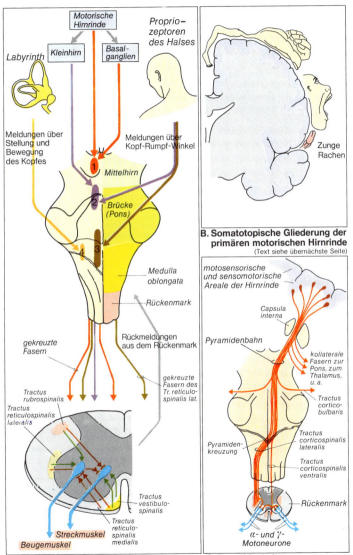

A. Zentren, Bahnen und Afferenzen der Stützmotorik

B. Somatotopische Gliederung der primären motorischen Hirnrinde
(Text siehe übernächste Seite)

C. Pyramidenbahn
(Text siehe übernächste Seite)

Zentralnervensystem und Sinnesorgane

Funktion des Kleinhirns

Das Kleinhirn hat mehrere wichtige Funktionen bei der motorischen Steuerung: Es *optimiert* und *korrigiert* die **Stützmotorik** (→ S. 284 und **A1**), es *koordiniert* die **Zusammenarbeit zwischen Stütz- und Zielmotorik** (→ **A2** und **B**), es ist wichtig für die **Kurskorrektur** der langsamen Zielmotorik (→ **A2** und S. 288) und es liefert die **Bewegungsprogramme** für die **schnelle Zielmotorik** (→ **A3** und S. 288).

Entwicklungsgeschichtlich läßt sich das Kleinhirn in *Archizerebellum, Paläozerebellum* und *Neozerebellum* einteilen (→ **A**). Diesen Kleinhirnteilen entsprechen (etwas vereinfacht) auch drei Gruppen von **Afferenzen** (→ **A oben**):
a) Gleichgewichts- und Beschleunigungsinformationen aus dem **Labyrinth** (→ auch S. 298) erreichen (z. T. in den Vestibularkernen umgeschaltet) das Archizerebellum;
b) „Kopien" der motorischen *Efferenzen* der *Pyramidenbahn* (→ S. 288) und Informationen aus dem *Bewegungsapparat* (**Propriozeptoren**; → S. 278) und von der *Körperoberfläche* gelangen zum Paläozerebellum;
c) Bewegungsentwürfe aus den *„assoziativen"* Arealen des **Kortex** gelangen (via Pons) zum Neozerebellum.

Die **Efferenzen des Kleinhirns** ziehen zu den jeweiligen **Kleinhirnkernen** (→ **A, oben**), um von dort den **motosensorischen** Kortex (*via Thalamus*) und die **motorischen Zentren des Hirnstammes** (→ S. 284) zu erreichen. *Gemeinsame Endstrecke* dieser Bahnen sind (via Pyramidenbahn bzw. via „extrapyramidale" Bahnen) die *Motoneuronen des Rückenmarks* (und der motorischen *Hirnnerven*). Die Einbindung dieser afferenten und efferenten Bahnen in die stütz- und zielmotorischen Funktionen des Kleinhirns ist in **A1–A3** gezeigt.

Die *efferenten Bahnen der Kleinhirnrinde* bestehen aus Neuriten der **Purkinje-Zellen**. Sie wirken *hemmend* auf die nachgeschalteten Kleinhirnkerne. Die in der Olive umgeschalteten Afferenzen aus dem Rückenmark enden im Kleinhirn als **Kletterfasern**. Über ihre (mehrfach) erregenden Synapsen führen sie zu einer *Vertiefung der hemmenden Wirkung der Purkinje-Zellen.* Alle übrigen Afferenzen zum Kleinhirn enden als **Moosfasern**. Sie können über Erregung der **Körnerzellen** und **Parallelfasern** die Hemmwirkung der Purkinje-Zelle entweder vertiefen oder über hemmende Zwischenzellen (**Golgi-Zellen**) enthemmen (*Desinhibierung*). Eine direkte Desinhibierung kann durch die **Stern-** und **Korbzellen** erfolgen. Diese mehrfachen Hemmschaltungen führen dazu, daß afferente Impulse zum Kleinhirn nach etwa 100 ms wieder „gelöscht" sind.

Bei **Erkrankungen des Kleinhirns** kommt es zu *Störungen von Muskelkoordination und -tonus.* Unsichere, überschießende Bewegungen (*ataktischer Gang*) sind die Folge. Schnell aufeinanderfolgende Bewegungen sind nicht mehr möglich (*Adiadochokinese*); die *gestörte Kurskorrektur* führt zum *Intentionstremor.* Krankhafte Augenbewegungen (*zerebellärer Nystagmus*) und Sprachstörungen sind weitere Symptome.

Die **Integrations- und Koordinationsleistung des Kleinhirns** in Zusammenarbeit mit den anderen *motorischen Zentren* (S. 278 ff., 284 u. 288) und den *Sinnesorganen*, soll am Beispiel einer Tennisspielerin gezeigt werden (→ **B**): Während der Tennispartner den Ball aufschlägt, wird der Körper in Richtung Ballziel bewegt (*Zielmotorik*), wobei adäquate Stützung (rechtes Bein) und Balance (linker Arm) erhalten bleiben müssen (*Stützmotorik*). Die *Blickmotorik* „behält" den Ball „im Auge", die Sehrinde analysiert Flugbahn und Geschwindigkeit des Balles. Die „assoziative" Hirnrinde entwirft die Bewegung „Zurückschlagen", wobei Ball, Netz, gegnerisches Feld und Spielpartnerstellung berücksichtigt werden müssen. U. a. der Rückstoß beim Schlagen des Balles wieder mit Stützbewegungen ausgeglichen werden müssen. Mit Bewegungsprogrammen des Kleinhirns (und der Basalganglien) führt schließlich der motosensorische Kortex die gezielte Schlagbewegung aus, wobei der Ball nicht nur getroffen und ins gegnerische Spielfeld geschlagen, sondern meist auch durch einen tangentialen Schlag („Schneiden") in Rotation versetzt wird (*erlernte, schnelle Zielmotorik*).

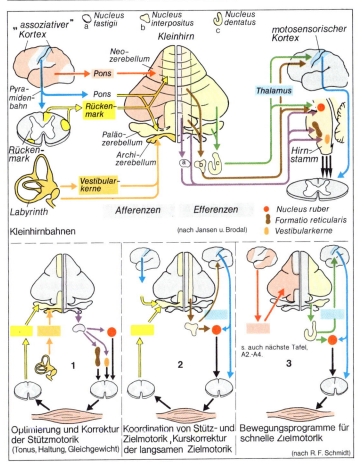

A. Kleinhirnbahnen und Kleinhirnfunktionen

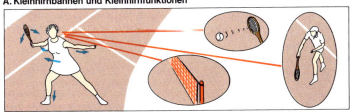

B. Ziel- und Stützmotorik (siehe Text)

Zentralnervensystem und Sinnesorgane

Zielmotorik

An der **motorischen Steuerung** sind neben dem **Rückenmark** und dem **Hirnstamm** (→ S. 284) auch die **Hirnrinde**, das **Kleinhirn** (→ S. 286), die **Basalganglien** (→ **B**), der **Thalamus** und andere subkortikale Zentren beteiligt. Erst deren Zusammenwirken ermöglicht die sog. **Zielmotorik** (die Ausführung zielgerichteter Bewegungen), was u. a. auch die *Umsetzung von Denken und Wollen in motorische Äußerungen* beinhaltet. Dabei ist die Zielmotorik (besonders auf der Ebene des Hirnstammes) eng mit der Stützmotorik verknüpft, da jede gezielte Bewegung von einer Neueinstellung der Stützmotorik begleitet sein muß (→ S. 287; B).

Die sog. **primäre motorische (motosensorische) Hirnrinde** (*Gyrus praecentralis*) ist nach Körperregionen (*somatotopisch*) gegliedert (→ S. 285; B).

Eine solche Gliederung wiederholt sich im *sekundären motosensorischen Kortex*, der sich topographisch dem primäre motosensorische Areal anschließt. Körperteile mit feiner Motorik (Finger, Gesicht) sind dabei relativ stark repräsentiert.

Die sog. **Pyramidenzellen** des motosensorischen Kortex liegen *säulenförmig* zusammen. Funktionell gemeinsam ist den in einer **Säule** vereinigten Nervenzellen, daß sie Skelettmuskeln versorgen, die z. B. ein ganz bestimmtes *Gelenk* bewegen können, d. h. der motosensorische Kortex ist weniger nach einzelnen Muskeln als vielmehr *nach Bewegungen* gegliedert.

Von den beiden motosensorischen Arealen und den sensomotorischen Feldern ziehen Efferenzen zu den Motoneuronen des Rückenmarks und zu den Hirnnervenkernen (**Tractus corticospinalis lateralis et ventralis** und **Tractus corticobulbaris: Pyramidenbahn;** → S. 285; C). Weitere Efferenzen des motosensorischen Kortex erreichen den *Hirnstamm*, dessen absteigende Bahnen (via Nucleus ruber und Formatio reticularis) ebenfalls an den Motoneuronen des Rückenmarks enden (→ S. 285, A). Die Verbindung vom Motokortex zu den motorischen Hirnstammzentren wird z. T. von Kollateralen der Pyramidenbahn, z. T. von *„extrapyramidalen"* Bahnen geknüpft. (→ dazu S. 284).

Kollaterale Fasern der Pyramidenbahn ziehen auch zur *Pons* (von dort weiter zum Kleinhirn; → S. 286), zum *Thalamus*, zu den *Hinterstrangkernen* (→ S. 282) u. a. m.

Die sog. **Basalganglien** (*Striatum, Pallidum, Substantia nigra, Nucleus subthalamicus*; → **B**) sind wesentliche Zwischenstationen für die Erregungsleitung von den „unspezifischen", „assoziativen" Arealen (→ **A**) zu den *motosensorischen Feldern* des Kortex (→ S. 285: B). Wichtige Aufgabe der Basalganglien scheint es dabei zu sein, *Programme* (s. u.) für *langsame* und *gleichmäßige* (sog. *rampenförmige*) Bewegungen zu liefern.

Der **Erregungsablauf von der Entscheidung für eine Bewegung** („Wollen") bis zu ihrer Ausführung ist nur bruchstückhaft bekannt. Schematisch vereinfacht läßt sich jedoch Folgendes sagen (→ **A**): In überwiegend *subkortikalen Arealen* (→ **A**) kommt es auf unbekannte Weise zum **Bewegungsantrieb** (*Entscheidungs- und Antriebsinstanz;* → **A1**). Diese Meldung gelangt zu den **„assoziativen" Rindenfeldern**, wobei über dem ganzen Gehirn ein sog. *Bereitschaftspotential* abgeleitet werden kann. Der **Bewegungsentwurf** (→ **A2**) aus diesen Rindenbezirken gelangt anschließend zum *Kleinhirn* (→ S. 286) bzw. zu den *Basalganglien*. Aus den Basalganglien werden die **Bewegungsprogramme** für „rampenförmige" Bewegungen (s. o.), aus den Kleinhirnhemisphären die für die *schnelle Zielmotorik* abgerufen (→ **A3**). Diese Programme erreichen dann über den *Thalamus* die *motorischen Rindenareale*. Von dieser letzten supraspinalen Schaltstelle wird schließlich die **Bewegungsausführung** gesteuert (→ **A4**).

Zentralnervensystem und Sinnesorgane

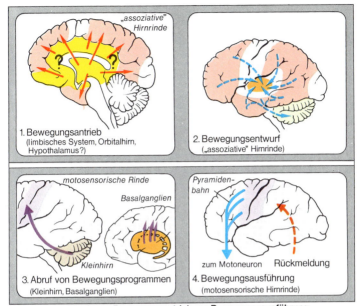

A. Erregungsablauf vom Bewegungsantrieb zur Bewegungsausführung

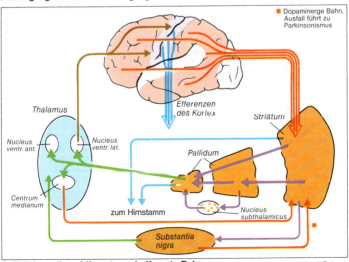

B. Basalganglien: Afferente und efferente Bahnen (nach Delong)

Hypothalamus, limbisches System, Stirnhirn

Der **Hypothalamus** ist das *Steuerzentrum aller vegetativen* (→ S. 50ff.) und der meisten *endokrinen* (→ S. 213ff.) *Prozesse* des Organismus und damit das *wichtigste Integrationsorgan* zur *Regelung* des **inneren Milieus** des Körpers.

Für die Regelung der *Körpertemperatur* (→ S. 194) besitzt der Hypothalamus Temperaturfühler (*Thermorezeptoren*), für die Regelung der Osmolalität (→ S. 8) *Osmorezeptoren* und zur Steuerung des *Hormonhaushaltes* (→ S. 240) Rezeptoren, an denen (zur Rückmeldung) der Hormonspiegel im Blut gemessen wird u. a. m.

Der Hypothalamus kann die ihm untergeordneten hormonellen, vegetativen und somatischen Prozesse so steuern, daß der Organismus z. B. a) ein **Abwehrverhalten** (*Alarmstellung*), b) ein Verhalten, das die Ernährung und Verdauung fördert (**nutritives Verhalten**), oder c) ein Verhalten, das der Fortpflanzung dient (**reproduktives Verhalten**), zeigt. Dabei wird im Hypothalamus eine Art *Programm* ausgewählt, zu dem dann jeweils die Hormone und das vegetative und somatische Nervensystem als *Werkzeuge* zur Aktivierung bzw. zur Hemmung der peripheren Organe und Strukturen eingesetzt werden (→ **A**).

Zum *Abwehrverhalten* gehören z. B. vermehrte Muskeldurchblutung, Blutdruckerhöhung und Atmungssteigerung bei gleichzeitiger Hemmung der Haut- und Magen-Darm-Durchblutung. Zum *Nutritionsverhalten* gehört ebenfalls eine Blutdruckerhöhung, doch wird hierbei die Magen-Darm-Durchblutung und -Motilität erhöht und die Muskeldurchblutung gedrosselt (→ S. 155). Zum *reproduktiven Verhalten* gehören die zentralnervöse Steuerung der Partnerwerbung, die neuronalen Mechanismen der Sexualerregung, die hormonale Regelung der Schwangerschaft (→ S. 268) u. a. m.

Das **limbische System** besteht aus *Corpus amygdaloideum* (Mandelkern), *Gyrus parahippocampalis* (Ammonshorn), *Gyrus cinguli* (Gürtelfurche), den *Nuclei septi* (Scheidewandkerne) und einer Reihe weiterer Hirnteile. Über die *Funktion des limbischen Systems* ist wenig bekannt. Man nimmt an, daß es die „**Programmauswahl**" des *Hypothalamus* (s. o.) an die Bedürfnisse des Körpers anpaßt, daß es das Wach-Schlaf-Verhalten beeinflußt, daß es eng mit Lernprozessen verknüpft ist und daß es für die Vorgänge eine wichtige Rolle spielt, die mit den Begriffen *Emotion, Motivation, Trieb* usw. verbunden sind. So wird vom limbischen System wahrscheinlich auch das Ausdrücken von Emotionen (Wut, Zorn, Unlust, Freude, Glück usw.) gesteuert, was für die soziale Umgebung eine wichtige Signalwirkung besitzt. Eine enge Beziehung besteht zwischen limbischem System und der zentralen Verarbeitung von *Geruchsreizen* (→ S. 296). Gerüche sind eng mit den obengenannten Verhaltensweisen verknüpft, was in Redewendungen wie „Heimische Atmosphäre" (kein Alarmverhalten nötig), „Jemanden nicht riechen können" (Alarm!) usw. zum Ausdruck kommt.

Zu den „*unspezifischen*" Arealen der Hirnrinde gehört das **Frontal-** oder **Stirnhirn**. Es erhält Zuflüsse aus den „unspezifischen" Thalamusanteilen (→ S. 282) und ist eng mit dem limbischen System (s. o.) verbunden. Die **Aufgabe** des Stirnhirns ist es u. a., das Verhalten bestimmten *Absichten* und *Plänen* unterzuordnen, voneinander divergierende *Motivationen* aufeinander *abzustimmen* und angeborene Verhaltensweisen zu kontrollieren. Bei *Verletzungen* des Stirnhirns kommt es zu eingreifenden Persönlichkeitsveränderungen, z. B. zu *Perseverationen* (Beharren auf einer einmal begonnenen Tätigkeit), zu erhöhter Ablenkbarkeit, zu Änderungen des „Zeitgefühls", zu Antriebslosigkeit und betonter Reizbarkeit, zu euphorischen Zuständen u. a. m. Die chirurgische Durchtrennung der Thalamus-Stirnhirn-Verbindungen (*Leukotomie*) zur Therapie psychisch-neurologischer Erkrankungen gilt heute als veraltet.

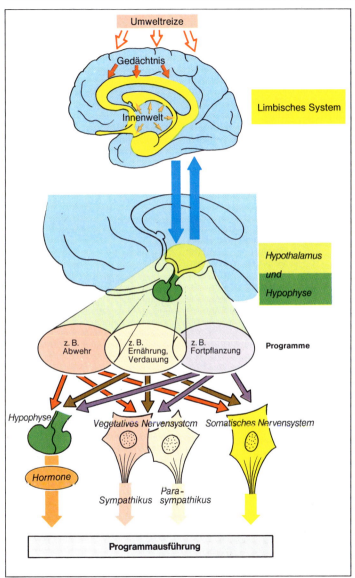

A. Limbisches System und Hypothalamus

Elektroenzephalogramm, Wach-Schlaf-Verhalten

Ähnlich wie beim EKG (→ S.168) ist es möglich, die *Potentialschwankungen der Hirnrinde* im Bereich der Schädeldecke von der Kopfhaut abzuleiten: Elektroenzephalogramm (**EEG**; → **A**).

Die Potentialschwankungen (EEG-„Kurven") werden normalerweise hauptsächlich durch den *Wachheitsgrad* bestimmt und variieren sowohl in der Amplitude (a) als auch in der Frequenz (f) der Kurven (→ **B**): α-*Wellen* herrschen beim wachen Erwachsenen (in Ruhe, bei *geschlossenen* Augen) vor (f ≈ 10 Hz; a ≈ 50 μV); man spricht von einem *synchronisierten EEG*. Werden die Augen geöffnet oder andere Sinnesorgane gereizt, verschwinden die α-Wellen (α-*Blockade*) und es lassen sich stattdessen β-*Wellen* (f ≈ 20 Hz, kleineres a als bei α-Wellen) nachweisen (*desynchronisiertes EEG*). Solche EEG-Phasen sind Ausdruck gesteigerter Aufmerksamkeit und einer (z.B. durch Adrenalin) erhöhten Aktivität („*arousal activity*") des *aszendierenden* **r**etikulären **A**ktivierungs*systems* (ARAS; → auch S.282).

In der Klinik spielt das EEG eine wichtige diagnostische Rolle, so z.B. bei der Epilepsie (lokalisierte oder generalisierte *Krampfwellen*; → **B**), bei der Beurteilung des Reifungsgrades des Gehirns, bei der Narkoseüberwachung und bei der Feststellung des Hirntodes (*Null-Linien-EEG*).

Beim **Einschlafen** (Schlafstadien B/C [→ **C**]) treten niederfrequente ϑ-*Wellen* auf (→ **A**), die bis zum *Tiefschlaf* (Stadien D/E) in noch langsamere Wellen (δ-*Wellen*) übergehen.

Diese **Schlafstadien** werden pro Nacht 4- bis 5mal durchlaufen (→ **C**), wobei das zwischendurch immer wieder erreichte Stadium B eine besondere Rolle spielt: In dieser Phase treten plötzlich schnelle Augenbewegungen (engl: **r**apid **e**ye **m**ovements) auf (**REM-Schlaf**). Alle anderen Schlafstadien werden als **N**icht-**REM**- oder **NREM**-Schlaf zusammengefaßt.

Werden Schlafende aus diesen beiden Schlaftypen geweckt (was beim REM-Schlaf genau so schwierig ist wie beim Tiefschlaf), so berichten die aus dem REM-Schlaf Geweckten viel häufiger von **Träumen** als die NREM-Schläfer. Der REM-Schlaf wird daher auch „*Traumschlaf*" genannt. Entzug des REM-Schlafes (durch Wecken während dieser Phase) läßt die REM-Schlafdauer in den darauffolgenden Nächten ansteigen. Der REM-Schlaf wird damit offenbar „nachgeholt".

Der normale **Schlaf-Wach-Rhythmus** wird von einer (in ihren Ursachen unbekannten) „**inneren Uhr**" (*zirkadiane Uhr*) gesteuert. Die zirkadiane Wach-Schlaf-Periode beträgt dabei rund 25 Stunden. Ein Wach-Schlaf-Rhythmus mit dieser Frequenz läuft aber nur bei völliger Isolierung von der Umwelt (Keller ohne Fenster, Höhle etc.) ungestört ab (→ **D**). Durch *Zeitgeber der Umwelt* (u.a. hell [Tag] und dunkel [Nacht]) wird dieser Rhythmus normalerweise auf die gewohnte 24-Stunden-Periodik **synchronisiert**. Eine Nachsynchronisation bei einer Zeitverschiebung (weite Reisen in Ost-West-Richtung) braucht dabei mehrere Tage. Offenbar gibt es mehr als eine „innere Uhr", da sich bei fehlender Synchronisierung z.B. die Periodik der Körpertemperatur (→ S.10, Abb.2) vom Schlaf-Wach-Rhythmus abkoppeln kann.

Schlaf ist, wie das EEG zeigt, nicht einfach ein Ruhen des Gehirns, sondern eine vom Wachsein *unterschiedliche Organisationsform der Gehirnfunktion*.

Die eigentlichen Ursachen des Wach- bzw. des Schlafzustandes sind weitgehend unbekannt. Der *Formatio reticularis* des Hirnstammes wird eine (allerdings nicht obligatorische) *Weckrolle* zugeschrieben (s.o. und S.282). Außerdem fanden sich Hinweise, daß beim Einschlafen der *Nucleus Raphé* Serotonin abgibt (was zum NREM-Schlaf führen soll) und anschließend der *Locus coeruleus* Noradrenalin ausschüttet (das den REM-Schlaf verursachen soll).

Zentralnervensystem und Sinnesorgane 293

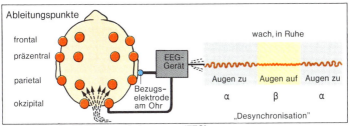

A. Ableitung des Elektroenzephalogramms (EEG)

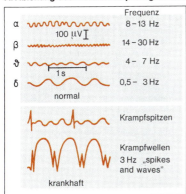

B. EEG-Kurven

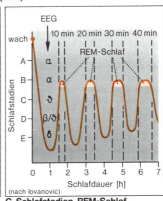

(nach Iovanovic)

C. Schlafstadien, REM-Schlaf

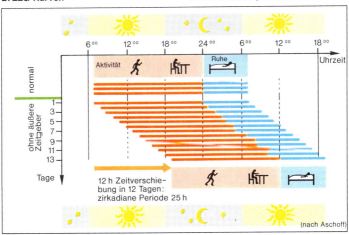

(nach Aschoff)

D. Zirkadiane Periodik

Bewußtsein, Sprache, Gedächtnis

Bewußtsein beinhaltet a) gerichtete *Aufmerksamkeit*, b) *Abstrahierungsfähigkeit*, c) die Fähigkeit, Vorgänge zu *verbalisieren* (in Worte zu kleiden), d) das Vermögen, aus Erfahrungswerten *Pläne* zu erstellen und neue Zusammenhänge herzustellen, e) *Selbsterkenntnis*, f) *Wertvorstellungen* u. a. m. Bewußtsein ist an das Vorhandensein eines hochentwickelten Nervensystems gebunden und befähigt u. a. dazu, mit Situationen in der Umwelt fertig zu werden (*Anpassung*), die z. B. mit Reflexen (→ S. 278ff.) nicht zu bewältigen sind. Über die für das Bewußtsein nötige Nervenaktivität sind nur einige Anhaltspunkte bekannt. So wird z. B. vermutet, daß dafür ein *Zusammenwirken der Hirnrinde mit der Formatio reticularis* (→ S. 282 u. 292) nötig ist.

Die **Sprache** ist eine wichtige Leistung des Gehirns und ein wesentlicher Teil des menschlichen Bewußtseins. Sie dient einerseits als zwischenmenschliches *Kommunikationsmittel*: *Nachrichtenaufnahme* durch Auge, Ohr und u. U., z. B. beim Blinden, durch den Tastsinn; *Nachrichtenabgabe* durch Schreiben und Sprechen. Andererseits ist Sprache auch notwendig, um Sinneseindrücke bewußt zu verarbeiten, d. h. *Begriffe* zu bilden, *Konzepte* zu erarbeiten, die wiederum *verbalisiert* werden. Erst mit dieser Begriffsbildung und ihrer Verbalisierung ist eine *ökonomische Speicherung* im Gedächtnis möglich (s. u.).

Die *Begriffs- und Sprachbildung* und ihre Verarbeitung sind *ungleich auf die beiden Hirnhälften* verteilt. Aus dem Verhalten von Patienten, denen die Verbindungen zwischen den beiden Hirnhälften durchtrennt werden mußten (engl.: split brain), kann man schließen, daß fast immer die *linke Großhirnhälfte* (*Hemisphäre*) *Sitz des Sprachvermögens* ist (*dominante Hemisphäre*). Betastet ein solcher Split-Brain-Patient z. B. mit der rechten Hand (Meldung in die linke Hemisphäre) einen Gegenstand, kann er ihn benennen. Beim Betasten mit der linken Hand (rechte Hemisphäre) ist dies nicht möglich. Trotzdem besitzt auch die rechte Gehirnhälfte hochentwickelte Fähigkeiten (z. B. Gedächtnisleistungen). Das Musikverständnis und die Formerkennung sind evtl. sogar besser in der rechten Hemisphäre entwickelt. Deren Bewußtwerdung geschieht jedoch nur (bei intakter Querverbindung) mittels der linken Hemisphäre.

Sprachversagen (**Aphasie**) kann auf Störungen der Sprachmotorik (*motorische Aphasie*) oder auf solchen des Sprachverständnisses (*sensorische Aphasie*) beruhen (→ S. 324). Bei einer dritten Form stehen Wortfindungsstörungen im Vordergrund (*amnestische Aphasie*).

Ein Teil des Bewußtseins ist das **Gedächtnis** (→ **A**). Man unterscheidet ein *sensorisches Gedächtnis*, das nur *sehr kurz* (<1 s) den Sinneseindruck (automatisch) festhält. Ein geringer Bruchteil (→ **A**) dieser Informationen gelangt weiter in das *primäre Gedächtnis*, das rund 7 bit (→ S. 274) für einige Sekunden speichern kann. Dazu wird die Information jedoch meist schon *verbalisiert*.

Die *Langzeitspeicherung* im *sekundären Gedächtnis* gelingt durch häufiges *Üben* (→ **A**). Ein *Abrufen* des gespeicherten Materials geht von hier aus jedoch relativ *langsam*. Im *tertiären Gedächtnis* (→ **A**) werden *besonders häufig geübte* Dinge gespeichert (Schreiben, Lesen, eigener Name), die ein Leben lang nicht vergessen werden und trotzdem sehr rasch abrufbar bleiben.

Korrelat des primären (*Kurzzeit-*) *Gedächtnisses* sind wahrscheinlich in den Neuronenverbänden *kreisende Erregungen*, während für das Langzeitgedächtnis wohl vorwiegend *biochemische Mechanismen* in Frage kommen.

Gedächtnisstörungen (Amnesien): Klinisch werden unter *retrograder* (zurückreichender) *Amnesie* ein Verlust des primären Gedächtnisses und (vorübergehende) Schwierigkeiten beim Abrufen aus dem sekundären Gedächtnis verstanden (Ursachen: Gehirnerschütterung, Elektroschock u. a.). *Anterograde Amnesie* heißt die Unfähigkeit, neue Informationen vom primären ins sekundäre Gedächtnis zu übertragen (sog. *Korsakoff-Syndrom*).

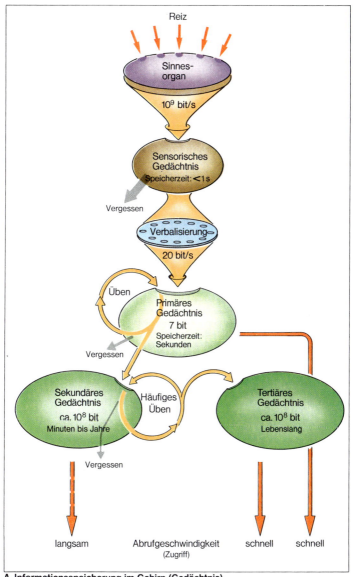

A. Informationsspeicherung im Gehirn (Gedächtnis)

Geruchssinn

Das **Riechorgan** ist das *Riechepithel* der *Regio olfactoria* (→ **A** und **B**). Die geruchsempfindlichen *Sinneszellen* tragen an ihrem Ende *Riechgeißeln* und sind von einer *Schleimschicht* bedeckt. Die Axone der ca. 10^6 Sinneszellen verlassen in Bündeln das Epithel und ziehen als *Fila olfactoria* nach oben zum *Bulbus olfactorius*.

Die Geruchsstoffe gelangen mit der Luft zur Regio olfactoria (durch „*Schnüffeln*" verstärkt) und müssen dort in der Schleimschicht gelöst werden, bevor sie an die Rezeptoren gelangen. Auf manche Reize (Säuren z.B.) reagieren auch *freie Nervenendigungen* (N. trigeminus) in der Nasenschleimhaut.

Die **Leistungen des Geruchssinnes** können an den **Schwellen** gemessen werden: Nur 4 mg Methylmerkaptan (im Knoblauch) in $10^8 \, m^3$ Luft (100 Hallen a $500 \times 100 \times 20$ m!) genügen, um die Empfindung „Es riecht nach etwas" hervorzurufen (*Wahrnehmungs- oder Absolutschwelle*). Ca. 50fach muß die Konzentration höher sein, um den Geruch zu erkennen: *Erkennungsschwelle*.

Solche Schwellenwerte sind von der *Luftfeuchtigkeit* und *-temperatur* und außerdem von der jeweiligen Substanz abhängig: Manchmal ist eine bis zu 10^{10} mal höhere Konzentration als beim Methylmerkaptan nötig. Die relative *Intensitätsunterschiedsschwelle* ($\Delta I/I$) mit 0,25 verhältnismäßig hoch (→ S. 306). Das Riechorgan *adaptiert* schnell. Bei Oktanol z.B. riecht man nach 3 min die 100fache Schwellenkonzentration nicht mehr. Diese Adaptation kommt auch in der Frequenz der weitergeleiteten Aktionspotentiale zum Ausdruck (→ **C**).

Die *nervale Weiterleitung* des Reizsignals erfolgt im afferenten Axon der Sinneszelle, das im **Bulbus olfactorius** endet. Nach zweimaliger Umschaltung (Konvergenz von ca. 200 Rezeptoren auf 1 Neuron) ziehen von dort Bahnen zur *Hirnrinde*, zum *Hypothalamus*, zur *Formatio reticularis* und zum *limbischen System* (→ S. 290). Letztere verknüpfen den Geruchssinn eng mit der *Affektlage*.

Die **Aufgaben des Geruchssinnes** sind u.a.: 1. die Auslösung der *Speichel-* und *Magensaftsekretion* durch angenehme bzw. die *Warnung* vor verdorbenen Speisen durch unangenehme Gerüche (→ S. 202ff.), 2. die *Hygieneüberwachung* (Schweiß, Exkremente), 3. die *soziale Information* „Familie", „Feind" etc. (heimische „Atmosphäre" bzw. „Jemanden nicht riechen können"), 4. Einflüsse auf das *Sexualverhalten* und 5. Einflüsse auf die allgemeine *Affektlage* (Lust- und Unlustgefühle u.ä.).

Geschmackssinn

Die **Geschmackssinneszellen** der **Zunge** sind zu einer *Geschmacksknospe* (→ **D**) gebündelt. Die nervale Weiterleitung des Geschmacksreizes erfolgt von Nervenendigungen an den Sinneszellen über den VII., IX. und X. Hirnnerv zum Nucleus tractus solitarii.

Vier Grundqualitäten des Geschmacks, süß, salzig, sauer und *bitter* werden unterschieden. Die Rezeptoren dafür sind auf der Zunge unterschiedlich verteilt (→ **E**). Weitergehende Unterscheidungen des „Geschmackes" (z.B. Apfel/Birne) geschehen durch den *Geruchseindruck*.

Die Geschmacksschwellen liegen für Chinin (bitter) bei 4 mg/l H_2O, für NaCl bei 1 g/l, also unvergleichlich höher als beim Geruchssinn. Die relative Intensitätsunterschiedsschwelle (→ S. 306) beträgt optimal ca. 0,20. Die Quantität der Empfindung (z.B. süß) hängt u.a. von der jeweiligen Substanz ab (→ **F**). Die Konzentration des Geschmacksstoffes bestimmt, ob ein Geschmack als angenehm oder unangenehm empfunden wird (→ **G**).

Zu den **Aufgaben des Geschmackssinnes** gehören u.a. die *Nahrungskontrolle* (schlechter Geschmack: Würgereflex; bitterer Geschmack [niedrige Schwelle!]: Warnung, da meist giftig) und die *Auslösung der Speichel-* und *Magensaft-Sekretion* (→ S. 202 u. S. 208).

Zentralnervensystem und Sinnesorgane 297

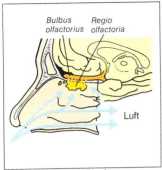

A. Nasenhöhle mit Riechorgan

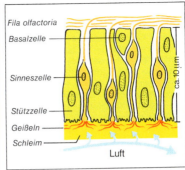

B. Riechepithel

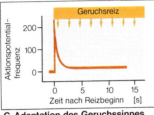

C. Adaptation des Geruchssinnes

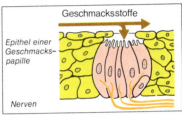

D. Geschmacksknospe

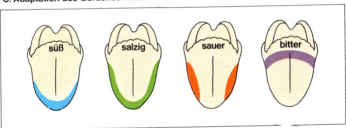

E. Orte der Geschmacksempfindung auf der Zunge

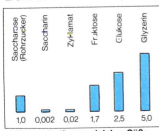

F. Konzentrationen gleicher Süße

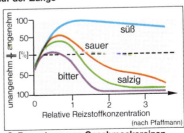

G. Bewertung von Geschmacksreizen

Gleichgewichtssinn

Das *Gleichgewichts-* oder *Vestibularorgan* liegt nahe der Kochlea (→ S. 319) beidseits im Felsenbein. Die drei zueinander senkrecht stehenden **Bogengänge** (→ **A1**) enthalten in ihrer *Ampulle* je eine Leiste (*Crista;* → **A2**) mit Sinneszellen, deren *Sinneshaare* (*Zilien;* → **A3**) in die schwenkbare *Cupula* (→ **A4**) eingebettet sind (eine lange Kinozilie am Zellrand und ca. 80 kurze Stereozilien). Dreht sich der Kopf, so bewegt sich der Bogengang zwangsläufig mit. Die darin enthaltene *Endolymphe* kann infolge ihrer *Trägheit* dieser Bewegung nicht gleich folgen, d. h., es kommt zu einer *Strömung im Bogengang*, die die Cupula und damit alle Zilien z. B. in Richtung Kinozilie *verbiegt*, was wiederum zu einer Erregung der ableitenden Nervenfasern führt. *Drei* Bogengänge sind nötig, um **Drehbewegungen** um alle möglichen Raumachsen (Nicken, Wenden und Seitwärtsneigen des Kopfes) zu registrieren.

Dreht sich der Körper längere Zeit mit konstanter Geschwindigkeit, kommt die Relativbewegung Bogengang/Endolymphe zur Ruhe. Beim *Abbremsen* der Drehbewegung kreist die Endolymphe noch weiter: Es entsteht wieder eine Relativströmung, jetzt aber in der anderen Richtung als beim Start. Erhöhte beim Start der Drehbewegung die Cupulaverbiegung die Frequenz der fortgeleiteten Aktionspotentiale, kommt es beim Bremsen zu deren Hemmung und umgekehrt.

Das Vestibularorgan enthält noch zwei weitere Sinnesepithelien, die **Macula sacculi** (→ **A5**) und die **Macula utriculi** (→ **A6**). Auch sie enthalten Sinneszellen mit Kino- und Stereozilien, die in eine gallertartige Membran (→ **A7**) eintauchen, welche mit relativ schweren (Dichte $\approx$ 3,0) Kalzitkristallen (*Statolithen;* → **A8**) angereichert ist. Diese „Steinchen" verschieben die Statolithenmembran mit den Zilien, und zwar bei wechselnden Kopfbewegungen infolge ihrer *Trägheit* und bei wechselnden Ruhestellungen des Kopfes im Raum infolge der Richtungsänderung der *Erdanziehung*. Die uneinheitliche Ausrichtung der Sinneszellen (d. h. der Kinozilie) im Makulaepithel ermöglicht die Erkennung verschiedener Richtungen. Die **Aufgaben der Maculae** sind es, geradlinige (**Translations-**) **Bewegungen** und *Abweichungen* des Kopfes *von der Senkrechten* zu melden, während es **Aufgabe der Bogengangsorgane** ist, **Winkel-(Dreh-)Beschleunigungen** zu messen. Die bipolaren Neuronen des *Ganglion vestibulare* (→ **A9**) leiten die Erregung zu den *Vestibularkernen* weiter. Wichtige Bahnen ziehen von dort zu den **Augenmuskelkernen**, zum **Kleinhirn** (→ S. 286), zu den Motoneuronen der **Skelettmuskulatur** und zum Gyrus postcentralis (bewußte Raumorientierung). Die Reflexe, die vom Vestibularorgan ausgelöst werden, dienen v. a. zwei Mechanismen: a) *der Gleichgewichtserhaltung des Körpers* (**Stützmotorik;** → S. 284) und b) dem „*Im-Auge-Behalten*" *der Umwelt* trotz Kopf- und Körperbewegungen (**Blickmotorik**).

Wird z. B. (→ **B**) unter einer Versuchsperson die Unterlage gekippt, kommt es über eine Reizung des Vestibularorganes zu starker Streckung von Arm und Oberschenkel auf der Talseite (Stützung) und zur Beugung des Arms auf der Bergseite (→ **B2**). Ein Patient mit gestörtem Gleichgewichtsorgan kann nicht so reagieren und kippt um (→ **B3**).

Die *enge Verbindung des Vestibularorganes mit den Augenmuskelkernen* (→ **C**) ist daraus zu ersehen, daß jede Abweichung der Kopfstellung sofort durch eine *gegenläufige Augenbewegung* (*Nystagmus;* → S. 314) korrigiert wird; die **Raumorientierung** wird dadurch sehr erleichtert.

Da das Vestibularorgan selbst nicht unterscheiden kann, ob sich nur der Kopf bewegt hat oder aber der ganze Körper (was für die Stützmotorik natürlich wichtig ist), bestehen auch zwischen den *Muskelspindeln* und *Gelenksrezeptoren am Hals* einerseits und dem *Vestibulariskern* und dem *Kleinhirn* andererseits sehr enge nervale Verschaltungen (→ S. 284ff.).

Kinetosen (*Bewegungskrankheiten*) → S. 204.

Zentralnervensystem und Sinnesorgane 299

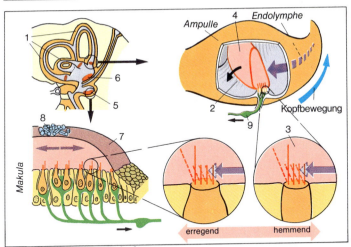

A. Gleichgewichts-(Vestibular-)organ

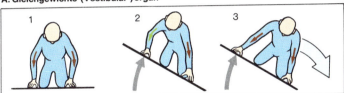

B. Vestibularorgan: Wirkung auf die Stützmotorik

(nach Kornhuber)

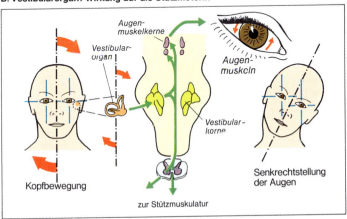

C. Vestibularorgan: Wirkung auf die Blickmotorik

Aufbau des Auges, Tränenflüssigkeit, Kammerwasser

Das ins Auge einfallende Licht durchdringt die *Hornhaut (Kornea)*, das *Kammerwasser*, die *Linse* und den *Glaskörper*, also den **optischen Apparat** des Auges (→ **A**), bevor es die *Netzhaut (Retina)* mit den lichtempfindlichen Rezeptoren erreicht. Dieser Apparat entwirft ein (*umgekehrtes*) *verkleinertes Bild* der Umwelt auf der Netzhaut. Durchsichtigkeit, Formkonstanz und glatte Oberflächen der einzelnen Teile dieses optischen Systems sind Voraussetzungen für eine einwandfreie Bildwiedergabe. Bei der **Kornea** sorgt dafür vor allem die **Tränenflüssigkeit**. Sie wird von den *Tränendrüsen* (außen oben in der Augenhöhle gelegen) ausgeschüttet, durch den reflektorischen *Lidschlag* über das Auge verteilt und durch die beiden *Tränengänge* (Mündung am Ober- und Unterlid; → **B**) über den *Tränensack* in die Nasenhöhle abgeleitet. Die Tränenflüssigkeit verbessert die optischen Eigenschaften der Kornea durch Ausgleich von Unebenheiten, schwemmt Staub, ätzende Dämpfe u. a. weg, schützt die Kornea vor dem Austrocknen (Trübwerden), enthält u. a. Immunglobulin A (→ S. 64 f.) zur Erregerabwehr und dient als Schmierfilm für die *Lider*. Darüber hinaus dienen Tränen bekanntlich als emotionales Ausdrucksmittel.

Der Lichteintritt ins Auge wird durch die **Iris** (→ **A**) geregelt (→ S. 306). Sie enthält dazu ringförmige und radiäre Muskelfasern. Als *M. sphincter* bzw. *dilatator pupillae* verengen (*Miosis*) bzw. erweitern (*Mydriasis*) sie die Pupille.

Die *Formerhaltung* des Augapfels (*Bulbus*) wird einerseits durch seine Hülle (*Lederhaut* [Sklera]; → **A** und **C1**), andererseits durch einen gegenüber der Umgebung erhöhten **Augeninnendruck** gewährleistet (normalerweise ca. 2–3 kPa [15–22 mmHg]). Für die Konstanz dieses Druckes spielt das Gleichgewicht zwischen Produktion und Abfluß des Kammerwassers eine wesentliche Rolle. Das **Kammerwasser** wird im *Processus ciliaris* (→ **C2**) in der *hinteren Augenkammer* (→ **C3**) produziert (aktive Ionentransportvorgänge spielen dabei eine Rolle) und fließt über die *vordere Augenkammer* (→ **C4**) und den *Schlemmschen Kanal* (→ **C5**) ins Venensystem ab. Dieser Abfluß kann unter bestimmten Voraussetzungen z. B. dadurch akut beeinträchtigt sein, daß der stark kontrahierte M. dilatator pupillae den Kanal komprimiert. Dadurch kommt es zu einem **erhöhten Augeninnendruck** (*Glaukom: grüner Star*), was zu Schmerzen und einer Schädigung der Retina führt. Drosselung der Kammerwasserproduktion und Pupillenverengung durch Medikamente sind zwei der Therapiemaßnahmen beim akuten Glaukom.

Die **Linse** des Auges ist an den *Zonulafasern* (→ **C6**) aufgehängt. Diese sind beim Sehen in die Ferne (**Fernakkommodation**) gespannt, wodurch die Linse (besonders der Vorderfläche) abgeflacht wird. Beim Sehen in die Nähe (**Nahakkommodation**) werden die Zonulafasern durch die *Anspannung des Ziliarmuskels* (→ **C7**) entspannt, und die Linse nimmt infolge ihrer Elastizität wieder ihre ursprüngliche, weniger flache Form an (→ **D** und S. 302).

Die Innenseite der Bulbuswand wird bis weit nach vorne von der **Retina** ausgekleidet. Ausgespart davon bleibt die Stelle, wo der Sehnerv (N. opticus; → **A**) den Bulbus verläßt (*Papilla n. optici*; → **A**). Gegenüber der Pupillenöffnung ist die Retina leicht vertieft (*Fovea centralis*; → **A**). Die Retina enthält die **Stäbchen** und **Zapfen**, beides Rezeptoren für Licht. Ihnen nachgeschaltet sind die sog. **bipolaren Zellen**, deren Fortsätze mit den **Ganglienzellen** der Retina Kontakt haben. Deren zentrale Fortsätze verlassen als **N. opticus** den Bulbus. Die *Horizontalzellen* und die *amakrinen Zellen* dienen der Querverschaltung innerhalb der Retina (→ **E** und S. 312).

Die lichtempfindlichen Sehfarbstoffe (→ S. 304) sind in die Membranscheibchen der Stäbchen- und Zapfen-Außenglieder eingelagert (→ **F**).

Zentralnervensystem und Sinnesorgane 301

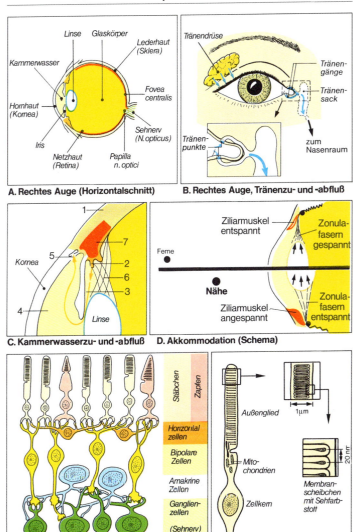

Der optische Apparat des Auges

Lichtstrahlen, die aus der Luft in ein anderes Medium übertreten, werden gebrochen. Bei einer kugelförmigen Grenzfläche zwischen beiden Medien entsteht dadurch eine *Abbildung*, d. h., alle von einem Gegenstandspunkt ausgehenden Strahlen treffen sich wieder in einem Punkt jenseits der Grenzfläche. Ein solches **einfaches optisches System** (→ **A**) hat einen **vorderen Brennpunkt** (in Luft) (F_v), einen **hinteren Brennpunkt** (F_h), einen **Hauptpunkt** (H) und einen **Knotenpunkt** (K) (→ Lehrbücher der Physik). *Strahlen von einem sehr entfernten Punkt* (∞) können als *parallel* betrachtet werden. Sie treffen sich in F_h, wenn sie außerdem parallel zur *optischen Achse* eintreffen (→ **A1**, roter Punkt). Treffen sie *schräg* dazu ein, werden sie *neben* F_h, aber in derselben (*Brenn*-)*Ebene* abgebildet (→ **A1**, violetter Punkt). *Strahlen von einem nahen Punkt* sind *nicht parallel* und werden deshalb *nicht* in der Brennebene, sondern dahinter abgebildet (→ **A2**, grüne u. braune Punkte).

Der **optische Apparat des Auges** besteht aus *mehreren* Grenzflächen und Medien (→ S. 300) (**zusammengesetztes optisches System**). Vereinfacht läßt sich aber auch das Auge ähnlich wie ein einfaches optisches System behandeln („*reduziertes Auge*").

Bei der **Fernakkommodation** (Ferneinstellung) des Auges werden die (zueinander parallelen) Strahlen, die von einem fernen Punkt herrühren, bei F_h als Punkt („scharf") abgebildet (→ **B1**, roter Punkt). Genau bei F_h liegt bei *Fernakkommodation* auch *die Retina*, so daß von den Rezeptoren ein scharfes Bild erhalten. Das gleiche, auf die Ferne eingestellte Auge sieht Punkte in der Nähe jedoch unscharf, da sie erst *hinter der Retina* abgebildet werden (→ **B1**, grüne Punkte). Erhöht sich bei der **Nahakkommodation** die Krümmung der Linse (→ S. 301: D) und damit ihre *Brechkraft* (s. u.), wandert die Abbildung eines nahen Punktes in die Retinaebene, er wird „scharf" (→ **B2**, grüne Punkte).

Allerdings wird bei Nahakkommodation ein ferner Punkt nicht mehr scharf abgebildet, da F_h jetzt nicht mehr in der Retinaebene liegt (→ **B2**: F_h').

Unter **Brechkraft** (Maßeinheit: Dioptrie [dpt]) eines Auges versteht man den *Kehrwert seiner vorderen Brennweite* (in Meter) (Strecke $F_v - H$ = 0,017 m bei Fernakkommodation: → **B1**). Das maximal *fernakkommodierte Auge* hat also eine Brechkraft von 1 : 0,017 = 58,8 dpt.

Bei maximaler Nahakkommodation wächst sie um ca. 10 dpt. Diese Brechkraftvergrößerung wird **Akkomodationsbreite** genannt. Sie errechnet sich aus 1/Nahpunkt − 1/Fernpunkt. Der **Nahpunkt** [m] ist die Entfernung, in der gerade noch scharf gesehen wird (normalerweise ca. 0,1 m). Der **Fernpunkt**, d. h. der Punkt, der bei Fernkommodation scharf gesehen wird, liegt beim Normalsichtigen im Unendlichen (∞). Seine Akkommodationsbreite = 1/Nahpunkt, da 1/∞ = 0.

Die Akkommodationsbreite nimmt im Alter wegen der starrer werdenden Linse ab; es kommt zur **Alterssichtigkeit** (*Presbyopie*) (→ **C1-C3**), bei der zwar das Sehen in die Ferne ungestört ist (→ **C1**), zum Nahsehen (Lesen) jedoch eine Brille mit einer *Sammellinse* verwendet werden muß (→ **C3**).

Beim **grauen Star** (Katarakt) trübt sich die Linse. Wird sie operativ entfernt, muß sie durch eine Sammellinse von mindestens +15 dpt (Starbrille, Kontaktlinse oder künstliche Linse im Auge) ersetzt werden. Bei der **Kurzsichtigkeit** (*Myopie*) schneiden sich parallele Strahlen schon *vor* der Retina (meist, weil der Bulbus zu lang ist; → **C4**). Der „Fernpunkt" ist bei der Myopie in der Nähe (→ **C5**). Eine *Zerstreuungslinse* (−dpt), die parallele Strahlen so zerstreut, als ob sie aus diesem Fernpunkt kämen, korrigiert die Myopie (→ **C6** und **C7**) (Beispiel: Fernpunkt 0,5 m, Linse von −2 dpt notwendig).

Bei der **Weit- oder Übersichtigkeit** (*Hyperopie*) ist der Bulbus zu kurz. Schon beim Sehen in die Ferne muß nahakkommodiert werden (→ **C8**), womit schon ein Teil der Akkommodationsbreite verbraucht wird, d. h., zum Nahsehen reicht die Brechkraft nicht mehr aus (→ **C9**). Eine *Sammellinse* (+dpt) korrigiert diese Fehlsichtigkeit (→ **C10** und **C11**).

Zentralnervensystem und Sinnesorgane 303

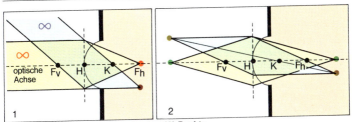

A. Abbildung entfernter (1) und naher (2) Punkte

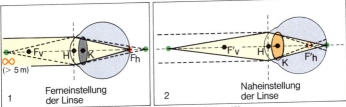

B. Auge: Fernakkommodation (1), Nahakkommodation (2)

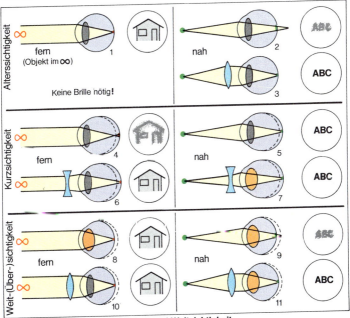

C. Alterssichtigkeit, Kurzsichtigkeit und Weitsichtigkeit

Sehschärfe, Lichtrezeptoren der Netzhaut

Die **Sehschärfe** (Visus) ist eine wesentliche Größe zur Beurteilung des Sehvermögens. Unter *guten Lichtverhältnissen* kann ein normales Auge zwei Punkte gerade noch auseinanderhalten, wenn die davon ausgehenden Strahlen zueinander einen Winkel (α) von 1 Minute (1' = 1/60 Grad) ($\to$ **A**) bilden. Aus $1/\alpha$ (Winkelminute^{-1}) berechnet sich die Sehschärfe, im Normalfall ist sie daher 1/1.

Praktisch verwendet man zur Sehschärfeprüfung Sehtafeln mit verschieden großen Buchstaben, deren Einzelheiten aus der jeweils angegebenen Entfernung (z. B. 5 m; $\to$ **A**) unter dem Winkel 1' erscheinen. Statt Buchstaben werden auch Ringe (Landolt-Ringe) benützt, deren Öffnung unter 1' gesehen wird ($\to$ **A**). Die Sehschärfe läßt sich dann aus Ist-Entfernung/Soll-Entfernung, unter deren Buchstabe (bzw. die Öffnung des Ringes) erkannt wird, errechnen. Beispiel: Aus 3,3 m Entfernung soll normalerweise erkannt werden, wo sich die Öffnung des rechten Ringes ($\to$ **A**) befindet. Ist das der Fall, beträgt der Visus 3,3/3,3 = 1,0 (normal). Kann aus 3,3 m Entfernung nur die Öffnung im linken Ring erkannt werden, ist der Visus 3,3/8,5 = 0,39, da die Öffnung im linken Ring schon aus 8,5 m Entfernung gesehen werden soll.

Stäbchen und **Zapfen** sind die lichtempfindlichen Rezeptoren der Netzhaut (Retina; $\to$ S. 301: E). Sie sind dort unterschiedlich verteilt: In der *Fovea centralis* finden sich *ausschließlich Zapfen*, deren Dichte peripher schnell abnimmt ($\to$ **B, links**), während die *Stäbchen* am häufigsten *rings um die Fovea centralis* anzutreffen sind ($\to$ **B, links**). *An der Papilla n. optici* finden sich keine Rezeptoren (*„Blinder Fleck"*).

Will man einen Gegenstand genau betrachten, „fixiert" man ihn mit den Augen, wobei er auf der Retina in der Fovea centralis abgebildet wird, d. h., die üblicherweise bestimmte Sehschärfe (s. o.) bezieht sich auf diesen „Ort des schärfsten Sehens". Sie nimmt in der Retinaperipherie schnell ab ($\to$ **B, rechts**) und entspricht damit der Verteilung der Zapfen ($\to$ **B, links**). Prüft man hingegen die Empfindlichkeit der an die Dunkelheit gewöhnten (adaptierten) Retina ($\to$ S. 306), ergibt sich ein Bild ($\to$ **B, links**), das ganz der Stäbchenverteilung entspricht ($\to$ **B, rechts**), d. h., die **Zapfen** werden für das *(farbige) Sehen von Einzelheiten* bei *heller Beleuchtung* (**photopisches Sehen**) verwendet, während die **Stäbchen** das *(schwarz-weiße) Sehen* bei *schlechter Beleuchtung* (**skotopisches Sehen, Dämmerungssehen**) ermöglichen, wobei beim Dämmerungssehen ein gewisser *Sehschärfeverlust* in Kauf genommen wird.

In den Zapfen und Stäbchen sind die sog. **Sehfarbstoffe** enthalten. Sie sind die *Mittler* bei der *Umwandlung des Lichtreizes in eine elektrische Erregung* der Rezeptoren.

In den **Stäbchen** findet sich das **Rhodopsin**. Es besteht aus einem Proteinanteil (**Opsin**) und einem Aldehyd, dem 11-*cis*-**Retinal** ($\to$ **C**). Der Lichtreiz führt zu einer Umlagerung am C-Atom 11 des Aldehyds, es entsteht zuerst *Bathorhodopsin* und anschließend über *Lumirhodopsin* (Opsin + 11-*trans*-Retinal) und *Metarhodopsin I* schließlich *Metarhodopsin II* (gesamte Reaktionszeit nur 1 ms!), was in noch nicht geklärter Weise zur nervalen Erregung führt. Metarhodopsin II zerfällt schließlich in Opsin und den Aldehydanteil. (Der rote Sehfarbstoff wird bei diesen Reaktionen entfärbt: *Bleichung*.) Unter Energieaufwand wird Rhodopsin dann wieder regeneriert ($\to$ auch S. 306).

Voraussetzung für die Bleichung des Rhodopsins ist, daß das Licht **absorbiert** wird. Da dies beim Rhodopsin über den ganzen (sichtbaren) Wellenlängenbereich der Fall ist ($\to$ S. 309, D), sind mit den Stäbchen verschiedene Farben (Wellenlängen) nicht zu unterscheiden. Die 3 Sehfarbstoffe der 3 Zapfentypen hingegen (11-*cis*-Retinal mit wechselndem Opsinanteil) absorbieren jeweils nur Licht eines engen Wellenlängenbereiches ($\to$ S. 309, E), eine Voraussetzung für das Farbensehen ($\to$ S. 308).

Retinal ist der Aldehyd des Alkohols *Retinol*, des **Vitamins A$_1$**. Chronischer Mangel an diesem Vitamin bzw. seinen Vorstufen (Karotinoide) führt wegen unzureichender Rhodopsinbildung zur *Nachtblindheit* ($\to$ S. 306).

Zentralnervensystem und Sinnesorgane

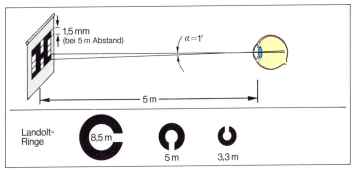

A. Sehschärfe (Visus)

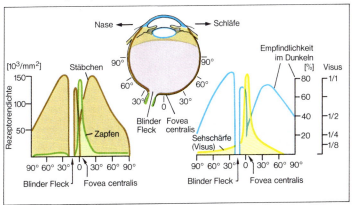

B. Retina: Verteilung von Stäbchen und Zapfen, Dunkelempfindlichkeit und Visus

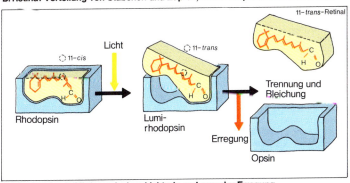

C. Rhodopsin als Mittler zwischen Lichtreiz und nervaler Erregung

Anpassung des Auges an unterschiedlich starkes Licht

Das Auge ist in der Lage, so schwache Lichtreize wie z. B. kleine Sterne zu erkennen, andererseits so hohe Leuchtdichten, wie sie z. B. bei Sonnenlicht auf Gletschern herrschen, zu verarbeiten. Die Auswertung solcher Extremreize (1:1 Billion) ist nur mit einer *Anpassung* (**Adaptation**) *des Auges an die jeweilige Leuchtdichte* möglich.

Ist man z. B. an normales Tageslicht adaptiert, erscheint einem ein schwach erleuchtetes Zimmer anfangs schwarz: die Leuchtdichte liegt tiefer als die momentane Schwelle des Auges. Nach einigen Minuten erkennt man dann die Zimmereinrichtung, d. h., die Reizschwelle hat sich gesenkt. Zur Beobachtung von Sternen z. B. muß noch länger adaptiert werden. Nach ca. 30 min ist das Maximum der Adaptation erreicht (→ **A**), d. h., die dabei gerade noch erkennbare Leuchtdichte ist die **Absolutschwelle des Sehens**. (Sie ist in **A** und **B** gleich 1 gesetzt.) Der **zeitliche Verlauf** der normalen **Retinaadaptation** zeigt beim etwa 2000fachen Wert der Absolutschwelle einen Knick (→ **A**, violette Kurve). Hier wird die *Schwelle der Zapfen* erreicht („**Schwelle des Tagessehens**"), und der weitere Kurvenverlauf nach unten wird durch die etwas nachhinkende *Stäbchenadaptation* bestimmt (→ **A**, braune Kurve). Letztere kann bei total Farbblinden („*Stäbchenmonochromat*") isoliert bestimmt werden, während die isolierte Zapfenadaptation (→ **A**, rote Kurve) bei *Nachtblindheit* (*Hemeralopie*, → S. 304) zu beobachten ist.

Für das Sehen ist auch die *Unterscheidungsfähigkeit des Auges für zwei ähnlich starke Lichtreize* wichtig. Sind zwei Lichtintensitäten I und I' gerade noch unterscheidbar, errechnet sich die **absolute** Unterschiedsschwelle ΔI aus I–I'. Die **relative Unterschiedsschwelle** ist $\Delta I/I$. Letztere ist mit 0,01 besonders klein (d. h., das Unterscheidungsvermögen ist besonders gut), wenn eine optimale Beleuchtung herrscht (ca. 10^9-facher Wert der Absolutschwelle; → **B**). Die relative Unterschiedsschwelle wird bei Dunkeladaptation sehr viel größer, steigt aber auch bei zu hellem Licht. Das Tragen einer Sonnenbrille verkleinert im letzteren Fall also u. a. die Unterschiedsschwelle.

Um das Sehorgan an die verschiedenen Helligkeiten zu adaptieren, stehen verschiedene Mechanismen zur Verfügung (→ **C1–C4**):

1. **Die Pupille** kann die Menge des ins Auge einfallenden Lichtes reflektorisch um den Faktor 16 verändern (→ **C1**). Bei Dunkelheit ist die Pupille weiter als bei Helligkeit. Hauptaufgabe der Pupille ist jedoch die schnelle Anpassung des Auges an einen *plötzlichen* Helligkeitswechsel (Pupillenreflex; → S. 310).

2. Die **Konzentration des Sehfarbstoffes** in den Rezeptoren paßt sich sozusagen an die Empfindlichkeitserfordernisse an.

Viel Licht bringt viele Sehfarbstoffmoleküle zum Zerfall (→ S. 304); dadurch *sinkt* deren Konzentration (bis zu einem neuen Gleichgewicht Zerfall ⇄ Wiederaufbau), wodurch die Wahrscheinlichkeit, daß ein Molekül durch weiteres Licht (Photonen) getroffen wird, ebenfalls sinkt (→ **C2**). Bei *geringer* Beleuchtungsstärke ist die Sehfarbstoffkonzentration hingegen *groß*, was eine größere Trefferwahrscheinlichkeit und damit eine höhere Empfindlichkeit zur Folge hat.

3. Eine umfangreiche Empfindlichkeitsanpassung des Auges ist auch dadurch möglich, daß sich diejenige Retinafläche (Rezeptorenzahl), aus der *eine* Sehnervfaser ihre Erregungen bekommt, verändern kann (→ **C3**). Diese **räumliche Summation** nimmt bei Dunkelheit zu, bei Helligkeit ab (→ S. 312).

4. Kurze, unterschwellige Reize können durch Reizverlängerung („längeres Hinschauen") überschwellig werden und ein Aktionspotential (AP) auslösen (**zeitliche Summation**; → **C4**). Intensität mal Reizdauer ist dabei ein konstanter Wert.

Eine „lokale" Adaptation kann beim sog. **Sukzessivkontrast** beobachtet werden. Blickt man ca. 20 s auf das Zentrum eines Schwarz-Weiß-Musters (→ **D**) und dann schnell daneben auf den weißen Kreis, erscheinen die vorher dunklen Partien heller als die Umgebung, da die entsprechenden Netzhautareale empfindlicher geworden sind.

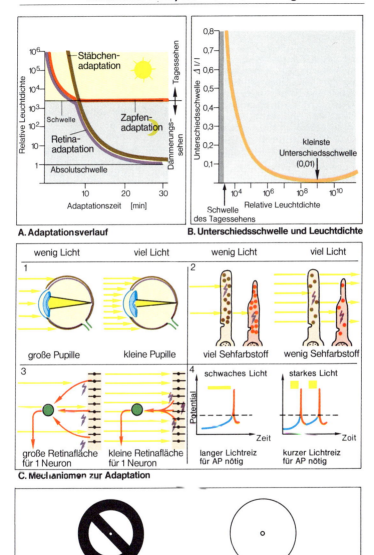

A. Adaptationsverlauf
B. Unterschiedsschwelle und Leuchtdichte
C. Mechanismen zur Adaptation
D. Sukzessivkontrast („lokale Adaptation") (siehe Text)

Zentralnervensystem und Sinnesorgane

Farbensehen

Wird weißes Sonnenlicht durch ein Prisma zerlegt, entsteht ein farbiges *Spektrum von Rot bis Violett* (Regenbogenfarben). *Rot* entspricht dabei etwa der Wellenlänge (λ) von *650–700 nm* und *Violett* etwa der von *400 nm* (→ **A**). Für Strahlen dieses Wellenlängenbereiches ist das Auge empfindlich; solche mit kürzerer (*Ultraviolett*) und längerer (*Infrarot*) Wellenlänge sind für das Auge nicht sichtbar.

Für die *Entstehung weißen Lichtes* sind nicht alle Farben des sichtbaren Spektrums nötig. Es genügt schon, wenn zwei bestimmte (**Komplementär-**) **Farben** additiv miteinander **gemischt** werden. Oranges Licht (612 nm) und blaues Licht (490 nm) z. B. sind ein solches komplementäres Paar. In einem **Farbendreieck** (→ **B**) kann dies anschaulich gemacht werden: Auf den oberen beiden Dreiecksschenkeln ist das sichtbare Spektrum aufgetragen, im Inneren des Dreiecks liegt ein mit „Weiß" bezeichneter Punkt. Alle Geraden, die durch diesen Punkt gehen, schneiden die Dreiecksseiten in Höhe der komplementären Farbenpaare (z. B. 612 und 490 nm, → **B**). Die additive Farbmischung von etwa gleichen Teilen an Rot und Grün ergibt einen gelben Farbeindruck (→ **C**). Ist der Rotanteil höher, entsteht Orange, ist der Grünanteil höher, entsteht Gelbgrün, also die Farben, die beim Farbendreieck auf den Schenkel zwischen Rot und Grün liegen. Ähnliches gilt für Mischungen zwischen Grün und Violett (→ **B** und **C**). Kombiniert man Rot und Violett, entstehen Purpurfarben, die nicht im Spektrum enthalten sind (→ **B**). Das heißt, mit unterschiedlichen Anteilen der *drei Grundfarben Rot, Grün und Violett* lassen sich alle anderen Farben herstellen. Auch Weiß läßt sich damit erzeugen, da aus den Grundfarben auch alle möglichen Paare von Komplementärfarben gemischt werden können.

Ein der additiven Farbmischung (→ **C**) gegenteiliges Prinzip liegt der **subtraktiven Farbmischung** zu Grunde, die z. B. bei Malerfarben oder bei Farbfiltern in der Fotografie verwendet wird. Ein gelber Lack bzw. ein Gelbfilter absorbiert vom weißen Licht den Blauanteil, so daß die Komplementärfarbe Gelb übrigbleibt. Mischt man der gelben Lackfarbe nun rote zu, wird jetzt auch Grün absorbiert, d. h., es entsteht Orange.

Voraussetzung für die **Lichtempfind**lichkeit der Rezeptoren der Netzhaut ist, daß die darin enthaltenen *Sehfarbstoffe Licht* absorbieren. Vom Rhodopsin der Stäbchen (→ S. 304), die für das unbunte Dämmerungssehen verantwortlich sind, wird Licht des *ganzen* sichtbaren Spektrums absorbiert. (Das Absorptionsmaximum des Rhodopsins liegt bei 500 nm, weshalb nachts grünblaues Licht relativ am hellsten, rot am dunkelsten erscheinen; → **D**).

Bei den *farbempfindlichen* **Zapfen** können **drei Typen** unterschieden werden (→ **E**): Solche, die blauviolettes Licht, solche, die grünes Licht und solche, die gelbes Licht stark (und auch rotes Licht noch ausreichend) absorbieren.

Mit diesen drei Zapfentypen, die jeweils eine der drei Grundfarben absorbieren und dadurch erregt werden, ist die Netzhaut in der Lage, die verschiedenen Farben zu erkennen (**trichromatische Theorie des Farbsehens** von Young und Helmholtz; → auch S. 312). In einem weiten Bereich des sichtbaren Spektrums können dabei Wellenlängenunterschiede von 1–2 nm noch auseinandergehalten werden (absolute **Farbunterschiedsschwelle**; → **F**, „normal").

Von **Farbenblindheit** spricht man, wenn bestimmte Farben schlecht oder überhaupt nicht unterschieden werden können (*hohe Farbunterschiedsschwelle*; → **F**). Etwa 9% der Männer und 0,5% der Frauen leiden unter dieser, meist erblichen, Störung. Rotblinde (*Protanope*) werden dabei von Grünblinden (*Deuteranope*) und Blauviolettblinden (*Tritanope*) unterschieden. Wenn nur eine Farb-„Schwäche" besteht, spricht man von *Prot-* (*Deuter-, Trit-*)*anomalie*. Die z. B. im Straßenverkehr wichtige Farbtüchtigkeit wird mit *Farbtafeln* oder mit dem sog. *Anomaloskop* geprüft. An diesem muß der Proband aus Rot und Grün ein bestimmtes Gelb mischen. Ein Rotschwacher z. B. braucht dazu zu hohe Rotintensitäten, ein Grünschwacher zu viel Grün. Ein Rotblinder hingegen bezeichnet alle Farben mit größeren Wellenlängen als ca. 520 nm als gelb.

Zentralnervensystem und Sinnesorgane

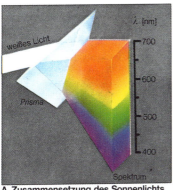

A. Zusammensetzung des Sonnenlichts

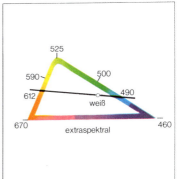

B. Farbendreieck (nach Kries)

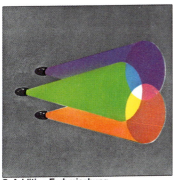

C. Additive Farbmischung

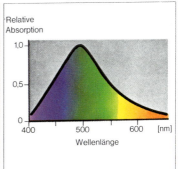

D. Lichtabsorption des Rhodopsins

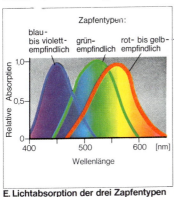

E. Lichtabsorption der drei Zapfentypen

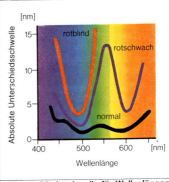

F. Unterschiedsschwelle für Wellenlängen

Gesichtsfeld, Sehbahn

Als **Gesichtsfeld** bezeichnet man den Ausschnitt der Umwelt, den ein *unbewegtes* Auge bei fixiertem Kopf sieht (→ **A1**).

Die *Prüfung des Gesichtsfeldes* erfolgt mit dem *Perimeter*, im Prinzip eine hohle Halbkugel, in deren Zentrum sich das Auge des Probanden befindet. Er gibt jedesmal an, wenn von der Seite (von oben, von unten usw.) hereingeführte Lichtpunkte o. ä. in seinem Gesichtsfeld erscheinen oder innerhalb des Gesichtsfeldes verschwinden. Partielle Ausfälle des Gesichtsfeldes werden **Skotome** genannt. Ursachen dafür können Störungen im optischen Apparat (z. B. Katarakt; → S. 302), in der Retina (z. B. Entzündungen) oder entlang der Sehbahn sein (s. u.). Eine Aussparung im normalen Gesichtsfeld ist der *blinde Fleck* (→ **A1**), der der Retinaunterbrechung an der *Papilla n. optici* entspricht (→ S. 300). Im binokularen (beidäugigen) Gesichtsfeld (→ S. 315, A) wird der blinde Fleck vom jeweils anderen Auge kompensiert.

Das *Gesichtsfeld für farbige Lichtreize ist kleiner* als das für Hell-Dunkel-Reize. (Führt man z. B. einen bewegten roten Gegenstand langsam von der Seite in das Gesichtsfeld, wird die Bewegung viel früher als die Farbe erkannt.)

Dinge, die sich in den nasenwärts (nasal) gelegenen Gesichtsfeldhälften der beiden Augen (→ **A2**, blau und grün) befinden, werden in den schläfenwärts (temporal) gelegenen Netzhauthälften abgebildet und umgekehrt. Folgt man der **Sehbahn**, bleiben die Fasern des *N. opticus*, die von der temporalen Retina kommen, auf der gleichen Seite (→ **A2**, blau und grün), die Fasern von der nasalen Netzhauthälfte *kreuzen im Chiasma opticum* die Seite (→ **A2**, orange und rot).

Eine Schädigung z. B. des linken N. opticus (→ **A2**, a und **A3**, a) führt daher zum Ausfall (*Skotom*) des ganzen linken Gesichtsfeldes, während eine Läsion des linken *Tractus opticus* (→ **A2**, b und **A3**, b) die beiden rechten Gesichtsfeldhälften ausfallen läßt. Eine Schädigung in der Mitte des Chiasma opticum (→ **A2**, c und **A3**, c) führt beidseitig zu einem temporalen Skotom („Scheuklappenblindheit").

Der *Tractus opticus* erreicht das *Corpus geniculatum laterale* (**CGL**) des Thalamus, wo das 3. Neuron der Sehbahn (→ S. 301) endet. Als *Sehstrahlung* zieht das 4. Neuron zur gleichseitigen *Sehrinde* im Okzipitallappen (**primäres Sehzentrum**).

Ein Teil der aus der Fovea centralis (→ S. 300) stammenden Fasern kreuzt allerdings die Seite (→ **A2**, gestrichelte Bahnen), weswegen bei Läsionen der Sehstrahlung (→ **A2**, d und **A3**, d) das Zentrum des Gesichtsfeldes oft nicht beeinträchtigt wird.

Aus dem *Corpus geniculatum laterale* ziehen auch Bahnen zu den *oberen Vierhügeln*, zur *Formatio reticularis*, zu den *Augenmuskelkernen* usw. Hier laufen der *Pupillenreflex*, die Reflexe zur *Steuerung der Augenbewegung* u. a.

Der **Pupillenreflex** wird durch plötzlich vermehrt einfallende Lichtstrahlen ausgelöst (→ S. 306). Das efferente Signal läuft über die parasympathischen Fasern des N. oculomotorius und bewirkt ein Engerwerden (*Miosis*) der Pupille. Dabei reagieren *beide* Pupillen gleichzeitig, auch wenn der Lichtreiz nur *ein Auge* trifft (*konsensueller Reflex*).

Der **Kornealreflex** ist ein Schutzreflex des Auges. Berührung der Kornea (Afferenz: N. trigeminus) oder nur das Nähern z. B. einer Fliege in Richtung Auge (Afferenz: N. opticus) führen zum Schließen der Lider.

Die Retina besitzt rund 130 Millionen Rezeptoren, während im N. opticus nur etwa 1 Million Axone verlaufen. Diese **Konvergenz** von vielen Rezeptoren auf wenige Neurone ist für Rezeptoren in der Retinaperipherie sehr stark ausgeprägt (mehr als 1000 : 1), während in der Fovea centralis schon wenige Zapfen ihre „eigene" Verbindung zur Hirnrinde haben.

Eine geringe Konvergenz (Fovea) führt zu einer hohen Sehschärfe bei geringerer Lichtempfindlichkeit, während die hohe Konvergenz der Signale aus der Peripherie den umgekehrten Effekt hat (→ auch *räumliche Summation* auf S. 306 ff.).

Zentralnervensystem und Sinnesorgane 311

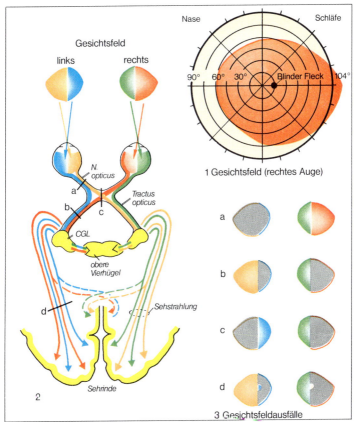

A. Sehbahn, Gesichtsfeld

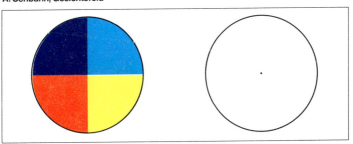

B. Farbiger Sukzessivkontrast (Text siehe nächste Seite)

Zentrale Verarbeitung des Sehreizes

Durch den Lichtreiz kommt es in den Rezeptoren der Retina zu einem (sog. sekundären) **Rezeptorpotential** (→ **A, links**). Dabei wird das (negative) Membranpotential noch negativer und zwar um so mehr, je stärker der Reiz war. Im Gegensatz zu anderen Rezeptoren (→ S. 274) führt hier ein Reiz also zu einer *Hyperpolarisation*. In einem weiten Bereich ist dabei die Höhe des Rezeptorpotentials dem *Logarithmus* (→ S. 9) der relativen *Reizstärke* proportional.

Diesem *sekundären Rezeptorpotential*, das auf einer Abnahme der Na^+-Leitfähigkeit (→ S. 7 u. 13f.) der Rezeptormembran beruht, geht eine *primäre Rezeptorpotentialschwankung* voraus, der Ca^{2+}-vermittelte Ladungsverschiebungen in den Außengliedern der Stäbchen (→ S. 301, F) zu Grunde liegen.

Ein genügend hohes Rezeptorpotential löst über Vermittlung der bipolaren Zellen in der Ganglienzelle (Sehnerv) **Aktionspotentiale** (**AP**, „Spikes") aus (→ **A, rechts**), deren *Frequenz* mit der Höhe des Rezeptorpotentials wächst (→ S. 274). Leitet man mit Mikroelektroden die *AP der Ganglienzelle* ab, kann man mit geeigneten Lichtreizen diejenige Retinafläche bestimmen, von der erregende und hemmende Einflüsse auf die Frequenz dieser AP stammen. Ein solches Areal ist das **rezeptive Feld** dieses Neurons.

Die rezeptiven Felder der Retinaganglienzellen sind konzentrisch und zeigen bei Helladaptation (→ S. 306) zwei Bereiche: ein **Zentrum** und eine ringförmige **Peripherie** (→ **B**). Belichtet man das *Zentrum, erhöht sich die Frequenz der AP* (→ **B 1**). Belichtet man hingegen die *Peripherie*, wird die Weiterleitung von AP *gehemmt*; beim Ausschalten ergibt sich hier jedoch eine Erregung (→ **B 2**). Dieser Typ des rezeptiven Feldes wird **EIN-(Zentral-) Feld** genannt, weil es beim Einschalten des zentralen Lichtes zur Erregung kommt. Die Retina besitzt auch **AUS-(Zentral-) Felder**, die das umgekehrte Verhalten aufweisen (→ **B 3** und **B 4**). Verantwortlich für die *funktionelle Organisation dieser rezeptiven Felder* sind hauptsächlich die Querverbindungen innerhalb der Retina, also die *Horizontalzellen* und die *amakrinen Zellen* (→ S. 301, E).

Die *gegensätzliche Reaktion von Zentrum und Peripherie des rezeptiven Feldes* führt zu einer **Kontrastierung** der Reize: An einer Hell-Dunkel-Grenze wird die dunkle Seite dunkler, die helle heller gesehen. Ein gleich grauer Kreis z. B. erscheint in heller Umgebung dunkler als in dunkler Umgebung: **Simultankontrast** (→ **C, links**). Betrachtet man schwarz-weiße Gitter (→ **C, rechts**), erscheint ein weißes Gitter an den Kreuzungsstellen dunkler, ein schwarzes heller. Verursacht ist dieser Eindruck durch die dort verminderte Kontrastierung. Sie kann mit der unterschiedlichen Erregung („Reizsumme") innerhalb der rezeptiven Felder erklärt werden (→ **C, Mitte**).

Das Zentrum des rezeptiven Feldes vergrößert sich bei Dunkeladaption auf Kosten der Peripherie, die schließlich verschwindet. Damit erhöht sich die räumliche Summation (→ S. 306) bei gleichzeitiger Verminderung der Kontrastierung (und damit auch der Sehschärfe; → S. 304 u. S. 307, C3).

Auch für höhere Zentren der Sehbahn (Kortex) können rezeptive Felder bestimmt werden, doch ändert sich dort ihre Form. *Streifen- und kantenförmige* Lichtreize und deren Achsenorientierung spielen dort eine große Rolle. Außerdem finden sich rezeptive Felder, wo rotes und grünblaues (bzw. violettes und gelbes) Licht einen gegensätzlichen Erregungseffekt haben. Hier ist funktionell die **Gegenfarbentheorie** des Sehens (nach *Hering*) verwirklicht. Damit ist auch beim Farbensehen eine (zentrale) Kontrastierung gegeben: Betrachtet man z. B. eine farbige Fläche (→ S. 311, B) für ca. $1/2$ min und blickt dann auf einen neutralen Hintergrund, erscheint jeweils die Komplementärfarbe (**farbiger Sukzessivkontrast**; → auch S. 306 ff.).

Zentralnervensystem und Sinnesorgane

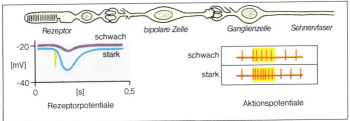

A. Rezeptorpotentiale (1. und 2. Neuron) und Aktionspotentiale der Retina

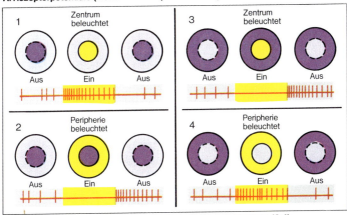

B. Rezeptive Felder der Retina: EIN-Zentrum (1,2), AUS-Zentrum (3,4)

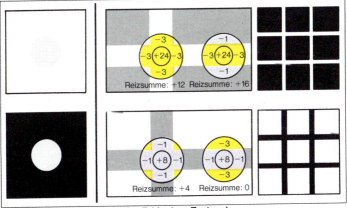

C. Kontrastierung durch rezeptive Felder (EIN-Zentrum)

Augenbewegungen, plastisches Sehen und Entfernungssehen

Bewegen die *äußeren Augenmuskeln* (→ Lehrbücher der Anatomie) beide Augen in die *gleiche* Richtung (z. B. Blickwechsel links/rechts), spricht man von *konjugierten Augenbewegungen*; *entgegenlaufende* Bewegungen der beiden Augen heißen *Vergenzbewegungen*. Der Wechsel von divergierenden und konvergierenden Bewegungen findet beim Blickwechsel nah/fern statt. Zusammen mit dem *Konvergieren* der beiden Augenachsen *verengt* sich reflektorisch *die Pupille* (→ S. 310), und es kommt gleichzeitig zur *Akkommodation* (→ S. 302). Diese sog. **Naheinstellungsreaktion** kann gestört sein, wenn Akkommodationsgrad und nötige Konvergenz z. B. bei der Hyperopie (→ S. 302) nicht übereinstimmen: Solche Patienten konvergieren zu stark, d. h., sie **schielen** (nach einwärts), da sie wegen der Fehlsichtigkeit stärker als ein Gesunder akkommodieren müssen (sog. *Begleitschielen*).

Beim Abtasten des Blickfeldes macht das Auge *ruckförmige Bewegungen* (**Sakkaden**) zum Wechsel des Fixierpunktes (z. B. beim Lesen einer Zeile). Diese Bildverschiebungen werden sinnvollerweise im Moment der Augenbewegung *zentral unterdrückt*. (Schaut man seine beiden Augen im Spiegel abwechselnd an, nimmt man nicht selbst, sondern nur ein zweiter Beobachter die Augenbewegung wahr.)

Um einen bewegten Gegenstand „im Auge zu behalten", macht das Auge **langsame Folgebewegungen**. Die Kombination von langsamen und diesen entgegengerichteten, schnellen Augenbewegungen wird **Nystagmus** genannt. Ein *optokinetischer Nystagmus* tritt auf, wenn z. B. ein Baum vom fahrenden Zug aus betrachtet wird (Folgebewegung); nach dem Zurückschnellen der Augen kann dann ein neuer Gegenstand fixiert werden usw.

Ein *krankhafter Nystagmus* kann z. B. bei Schädigungen des *Kleinhirns* und des *Gleichgewichtsorgans* auftreten.

Das **Entfernungssehen** und das **plastische Sehen** sind in erster Linie eine Leistung beider Augen gemeinsam und beschränken sich daher hauptsächlich auf das *binokuläre* (*beidäugige*) **Gesichtsfeld** (→ **A**). Fixiert man mit beiden Augen einen Punkt (→ **B**, A), wird dieser beidseitig auf der Fovea abgebildet (A_L, A_R) und zwar auf sog. *korrespondierenden Stellen der Netzhaut*. Gleiches gilt auch für die Punkte B und C (→ **B**), da sie auf einem Kreis (an sich auf einer Kugelschale) liegen, der durch A und die beiden Knotenpunkte K (→ S. 203, B) der Augen geht (**Horopterkreis**).

Auf einem (gedachten) **Mittelauge**, das die beiden Netzhäute (im Sehzentrum) zur Deckung bringt, entsprechen korrespondierende Netzhautstellen einem Punkt (→ **C**, $A_L + A_R \triangleq A_M$). Liegt ein Punkt (D) (→ **C, links**) außerhalb des Horopterkreises, sieht das Mittelauge statt D ein Doppelbild (D', D'') wobei D' vom linken Auge stammt. Liegen D und A nicht zu weit auseinander, entsteht durch zentrale Verarbeitung des Doppelbildes der Eindruck, daß D *hinter* A liegt, also eine *Tiefenwahrnehmung*. Ähnliches geschieht mit einem Punkt (E) (→ **C, rechts**), der näher als A ist, nur daß jetzt E' vom rechten Auge stammt. E wird dadurch als „näher" erkannt.

Weichen die beiden Augachsen zu weit voneinander ab (**Schielen: Strabismus**), wird das Bild eines der Augen zentral unterdrückt, was chronisch zur Erblindung dieses Auges führen kann (*Schielamblyopie*).

Auf sehr weite Entfernungen und bei einäugigem Sehen müssen zur Tiefenwahrnehmung folgende Phänomene herangezogen werden (→ **D**): Konturüberschneidungen (→ **D 1**), Dunst vor ferneren Dingen (→ **D 2**), Schattenwurf (→ **D 3**), Größenunterschiede (→ **D 4**) u. a. m.

Bewegungen des Kopfes oder des ganzen Körpers erleichtern die Tiefenwahrnehmung: Ein näherer Gegenstand bewegt sich dabei schneller im Gesichtsfeld als ein entfernterer (→ **D**, Stationsschild im Vergleich zur Mauer). Mitwandern des Mondes und Zurückbleiben der Berge hinter Fahrenden sind ein ähnliches Beispiel für eine *Tiefenwahrnehmung durch Relativbewegungen*.

Zentralnervensystem und Sinnesorgane 315

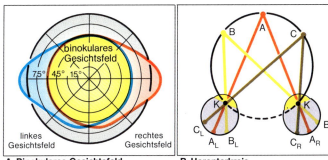

A. Binokulares Gesichtsfeld

B. Horopterkreis

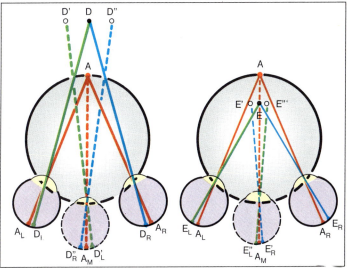

C. Plastisches Sehen mit beiden Augen

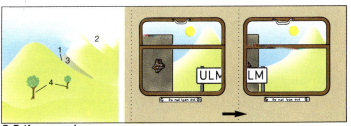

D. Entfernungssehen

Zentralnervensystem und Sinnesorgane

Schallphysik, Schallreiz und Schallempfindung

Adäquater Reiz für das Gehörorgan sind **Schallwellen**, die von einer Schallquelle (z. B. Gong; → **A**) ausgehen und sich in Gasen, Flüssigkeiten und festen Stoffen fortpflanzen.

Hauptschallträger ist die *Luft*. An der Schallquelle wird die Luft abwechselnd verdichtet (erhöhter Druck) und verdünnt (erniedrigter Druck). Diese *Druckschwankungen (Schallwellen)* breiten sich mit **Schallgeschwindigkeit (c)** aus, die in Luft bei 0 °C 332 m/s beträgt. Trägt man die **Schalldruckschwankungen** graphisch auf (→ **A**), ergeben sich wellenförmige Kurven. Der Abstand zweier benachbarter Orte gleichen Schalldrucks wird mit **Wellenlänge** (λ) bezeichnet, die maximale Abweichung des Druckes von der Ruhelage als **Amplitude (a)** (→ **A**). *Vergrößert (verkleinert)* sich λ, wird ein *tieferer (höherer) Ton* gehört. Eine *Abnahme* (ein *Anstieg*) von a hingegen hat einen *leiseren (lauteren)* Ton zur Folge (→ **A**). Die **Tonhöhe** wird meist durch Angabe der **Tonfrequenz (f)** charakterisiert, die angibt, wie oft an einer Stelle des Schallfeldes der gleiche Schalldruck wiederkehrt. Frequenz, Wellenlänge und Schallgeschwindigkeit sind miteinander verknüpft:

$$f(s^{-1}) \cdot \lambda(m) = c(m \cdot s^{-1}).$$

Einheit der Frequenz ist das **Hertz** ($Hz = s^{-1}$).

Strenggenommen wird nur eine reine, sinusförmige Schwingung als **Ton** bezeichnet. Der „Ton" der meisten Schallquellen (Musikinstrumente, Gesang) setzt sich jedoch aus Tönen unterschiedlicher Frequenzen und Amplituden zusammen. Dabei entsteht eine komplizierte, aber doch periodenförmige Schwingung, ein sog. **Klang** (→ **A**). Der darin enthaltene niedrigste Ton bestimmt die „Ton"-Höhe des Klanges, die höheren Töne ergeben die *Klangfarbe (Obertöne)*: Ein „eingestrichenes" a (440 Hz = Kammerton a) klingt von einem Tenor gesungen oder auf der Harfe anders als auf der Orgel oder am Klavier. Ein Spezialfall sind Kombinationen zweier ähnlicher Töne, sog. *Schwebungen* (→ **A**).

Das menschliche Ohr hört Schall mit einer Frequenz von **16 Hz bis ca. 20000 Hz**. Die **obere Hörgrenze** kann im Alter bis auf Werte von 5000 Hz herabsinken (*Presbyakusis*).

Bei 1000 Hz beträgt der Schwellenschalldruck, d. h. der Schalldruck, der gerade noch eine Hörempfindung auslöst, ca. $3.2 \cdot 10^{-5}$ Pa (1 Pa = 10 dyn/cm²; → S. 3). Erst der 2 millionenfache Schalldruck (64 Pa) überfordert das Ohr: Es kommt zur *Schmerzempfindung*. Handlicher ist eine logarithmische Maßeinheit für den Schalldruck, der **Schalldruckpegel** (engl.: sound pressure level; Meßgröße: **Dezibel [dB SPL]**). Geht man von einem (willkürlich festgelegten) Schalldruck $p_0 = 2 \cdot 10^{-5}$ Pa aus, gilt:

$$\text{Schalldruckpegel (dB)} = 20 \cdot \log \frac{p_x}{p_0},$$

wobei p_x der tatsächliche Schalldruck ist. Das bedeutet, daß z. B. eine Verzehnfachung des Schalldrucks einer Erhöhung des Schalldruckpegels um 20 dB SPL gleichkommt.

Die **Schallintensität** I $[J \cdot s^{-1} \cdot m^{-2}]$ ist die pro Zeit durch eine Flächeneinheit hindurchtretende Schallenergie. I ist proportional $(p_x)^2$.

dB-Werte lassen sich nicht einfach linear verrechnen; zwei Lautsprecher, die getrennt jeweils 70 dB erzeugen, verursachen zusammen *nicht* 140 dB. Da sich p_x (s. obige Formel) bei Verdopplung von I nur um den Faktor $\sqrt{2}$ erhöht, erzeugen die beiden Lautsprecher zusammen nur ca. 73 dB.

Subjektiv haben Schallwellen mit gleichem Schalldruck bei unterschiedlicher Frequenz *nicht* die gleiche **Lautstärke**: Ein Ton von 63 Hz wird erst dann so laut wie ein Vergleichston von 20 dB und 1000 Hz gehört, wenn der Schalldruck des 63-Hz-Tones ca. 30fach vergrößert wird (+29 dB). Nach solchen *subjektiven* Angaben kann man in das dB-Diagramm Linien gleicher Lautstärke (**Isophone**; → **B**, blaue Kurven) einzeichnen. Einheit des Lautstärkepegels ist das **Phon**; bei 1000 Hz ist die Phonskala zahlenmäßig gleich der Dezibelskala (→ **B**). Auch die Hörschwelle ist eine Isophone (4 Phon; → **B**, rote Kurve).

Für die Feststellung, ob ein Ton von unveränderter Frequenz z. B. doppelt oder halb so laut ist, wurde der Begriff **Lautheit** eingeführt (Maßeinheit: *sone* [1 sone = 40 Phon bei 1000 Hz]). 2 (bzw. 0,5) sone hat ein Schall, der doppelt (bzw. halb) so laut empfunden wird.

Zentralnervensystem und Sinnesorgane 317

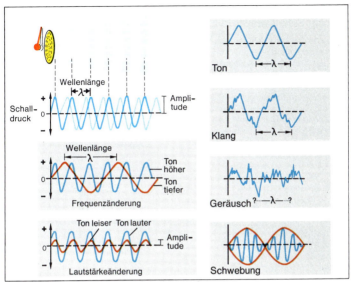

A. Wellenlänge, Amplitude und Schwingungsformen

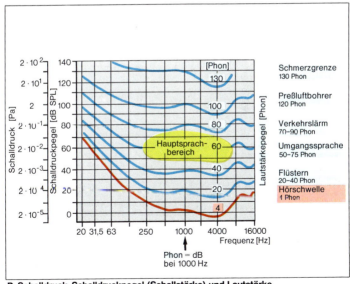

B. Schalldruck, Schalldruckpegel (Schallstärke) und Lautstärke

Schallaufnahme und -weiterleitung. Schallrezeptoren

Die Schallwellen erreichen das Hörorgan hauptsächlich über die *Ohrmuschel* und den *Gehörgang* (**Außenohr**), der am **Trommelfell** endet. Die Schalldruckschwankungen versetzen das Trommelfell in Schwingungen, die sich über die **Gehörknöchelchen** (*ossikuläre Schalleitung*) in der *Paukenhöhle* (**Mittelohr**) auf die Membran am **ovalen Fenster** (→ **A**) übertragen. Dort beginnt das **Innenohr** (**Labyrinth**). Es besteht aus dem Gleichgewichtsorgan (→ S. 298) und aus einem schneckenförmigen Gang (**Kochlea**) im Felsenbein. In diesen Gang ist ein mit sog. **Endolymphe** gefüllter Schlauch (**Scala media** [Ductus cochlearis]) eingelagert, den beidseits zwei weitere Flüssigkeitsräume, die Vorhoftreppe (**Scala vestibuli**) und die Paukentreppe (**Scala tympani**) bis zur Schneckenspitze begleiten (→ **A**). Beide Gänge sind mit sog. **Perilymphe** gefüllt und gehen an der Schneckenspitze (*Helikotrema*) ineinander über. Die Scala tympani endet wieder an der Wand der Paukenhöhle, nämlich an der Membran des **runden Fensters** (→ **A**). Die drei **Gehörknöchelchen** (*Hammer, Amboß, Steigbügel*; → **A**) übertragen die Schwingungen des Trommelfells auf das ovale Fenster.

Außenohr: Bereits die Form der *Ohrmuschel* und der trichterförmigen Gehörgangsmündung dienen der Schallquellenlokalisation (→ auch S. 322) und der Verstärkung des Schalldrucks am Trommelfell durch Resonanz (Bereich 2–7 kHz).

Das **Mittelohr** dient der möglichst verlustarmen Übertragung des Schalls von einem Medium mit niedrigem (Luft) zu einem mit hohem (Flüssigkeit) Wellenwiderstand (Impedanz).

Ohne diesen „*Impedanzwandler*" würde ein Großteil der Schallenergie am ovalen Fenster reflektiert werden, was (z. B. nach Zerstörung der Gehörknöchelchen) einen Hörverlust von ca. 20 dB zur Folge hätte. Die Impedanzwandlung kommt v. a. dadurch zustande, daß der Schall von einer großen Fläche (Trommelfell) auf eine kleine Fläche (ovales Fenster) übertragen wird und daß die Hebelkonstruktion der Knöchelchen die Kraft erhöht (optimal wirksam bei 1–2 kHz).

Die zwei **Muskeln des Mittelohrs** (*M. tensor tympani und M. stapedius*) sind in der Lage, die *Übertragung* niederfrequenten Schalls *abzuschwächen*. Reflektorische Konstanthaltung der Intensität dieses Schalls, Schutz gegen zu lauten Schall, Reduzierung störender, vom Hören selbsterzeugter Geräusche, Abschwächung bestimmter Resonanzschwingungen im Mittelohr und Reduktion der Maskierung (Abschwächung) von höheren Frequenzen durch tiefere sind mögliche Aufgaben dieser Muskeln.

Der Schall setzt auch den ganzen Schädel in Schwingungen, die direkt auf die Hörschnecke übertragen werden: **Knochenleitung**. Sie spielt physiologischerweise kaum eine Rolle, doch wird sie zur Diagnose herangezogen: Beim *Weberschen Versuch* z. B. wird der Griff einer angeschlagenen Stimmgabel in der Mitte auf den Kopf aufgesetzt. Eine gesunde Versuchsperson lokalisiert den Tongeber durch den symmetrischen Höreindruck tatsächlich in die Mitte. Ein Patient mit einseitiger *Leitungsschwerhörigkeit* (z. B. Mittelohrerkrankung) lokalisiert die Stimmgabel zur kranken Seite hin (*Lateralisation*), da dort fehlende Maskierungseffekt der Umweltgeräusche den Ton lauter erscheinen läßt. Liegt hingegen eine *Innenohrschwerhörigkeit* vor, wird zur gesunden Seite lateralisiert, da das kranke Innenohr den Ton leiser empfindet.

Das Hörvermögen wird quantitativ mit dem **Audiometer** erfaßt. Dem Patienten werden dabei Schalle unterschiedlicher Frequenz angeboten. Der Schalldruck liegt anfangs unter der Hörschwelle und wird jeweils so lange erhöht, bis der Patient etwas hört. Sind dazu lautere Töne als normalerweise nötig, handelt es sich um einen *Hörverlust*, der in dB angegeben wird. (Im Gegensatz zum Diagramm auf S. 317 wird dabei die normale Hörschwelle [→ S. 317, B, rote Linie] bei allen Frequenzen mit 0 dB bezeichnet!) Hörverluste entstehen neben der Presbyakusis (→ S. 316) z. B. durch Entzündungen des Mittel- und Innenohrs, als Nebenwirkung mancher Medikamente u. a. m.

Innenohr: Durch die Schwingungen der Membran im ovalen Fenster entsteht eine sog. **Wanderwelle** in der Kochlea, die die Sinneszellen des Gehörs erregt.

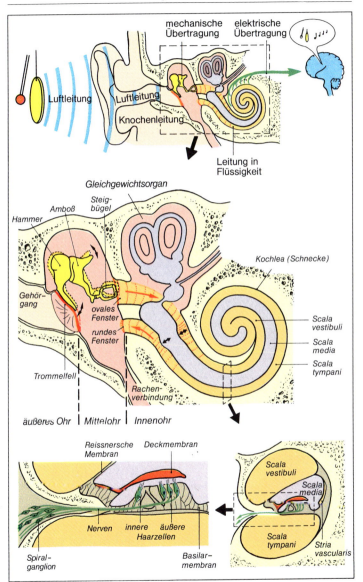

A. Schallaufnahme und -weiterleitung

Die einzelnen Schallfrequenzen werden an verschiedenen Orten der Kochlea „gehört": hohe Frequenzen in der Nähe des ovalen Fensters, niedrige Frequenzen nahe dem Helikotrema (*Einortshypothese*).

Die Schwingungen der Membran am ovalen Fenster führen zu einer Volumenverschiebung der (inkompressiblen) Perilymphe, was wiederum eine Auslenkung der Membran am runden Fenster zur Folge hat (→ **A**). Wären die Reissnersche Membran und die Basilarmembran (→ **A** u. **D**) völlig starr, liefe diese Volumenverschiebung in der Scala vestibuli bis zum Helikotrema und entlang der Scala tympani zurück zum runden Fenster. Die Wände des Endolymphschlauches sind aber keineswegs starr, sondern geben der wellenförmigen Volumenverschiebung (**Wanderwelle**, → **B** u. **C**) nach. Die Volumenverschiebung kann also „kurzgeschlossen" werden und erreicht so das runde Fenster, ohne über das Helikotrema laufen zu müssen. Da das Nachgeben des Endolymphschlauches wellenförmig verläuft, schwingen die Reissnersche Membran und die Basilarmembran einmal gegen die Scala vestibuli, einmal gegen die Scala tympani (→ **C** u. **D**).

Dabei *nehmen* die *Wellengeschwindigkeit* (*nicht* gleich der Schallgeschwindigkeit, sondern viel langsamer) und die *Wellenlänge* dieser Wanderwelle, die am ovalen Fenster beginnt, *laufend ab* (→ **B**). Eine der Ursachen dafür ist, daß die Basilarmembran in Richtung Helikotrema immer breiter wird und laufend an *Steifheit* verliert. Dieses Verhalten entspricht etwa dem der Pulswellen in den großen Blutgefäßen: Je kleiner deren Steifheit ist, desto mehr wirken sie als „Windkessel" (→ S. 156 u. 163) und desto niedriger ist die Pulswellengeschwindigkeit.

Während die Wellenlänge der Wanderwelle entlang der Kochlea immer kürzer wird, wächst ihre *Amplitude* zu einem *Maximum* (→ **B**, „*Hüllkurve*"), um dann sehr schnell zu verebben. Der *Ort der maximalen Auslenkung* des Endolymphschlauches liegt dabei um so näher beim Steigbügel, je kürzer die anfängliche Wellenlänge des Schalls, d. h. um so höher die Schallfrequenz war (→ **C**). In Form dieses Amplitudenmaximums ist damit jeder Schallfrequenz eine bestimmte Stelle des Endolymphschlauches zugeordnet.

Die Verformung des Endolymphschlauches führt zu einer *Verschiebung* (Abscherung) der *Tektorialmembran gegenüber den Haarzellen* (→ **D** u. S. 319) und damit zu einer *Verbiegung der Zilien dieser Hörsinneszellen* (bei leisen Tönen um ca. 1–3 nm), was schließlich die Auslösung von *Aktionspotentialen* in den zugehörigen Fasern des Hörnervs (*N. acusticus*) zur Folge hat.

Von den ca. 25 000 Haarzellen ist der kleinere Teil entlang der Kochleawindungen in einer Reihe angeordnet (*innere Haarzellen*), der größere Teil 3- bis 5zeilig (*äußere Haarzellen*; → **A**, unten links). Trotzdem entspringen ca. 95% der 30 000 Hörnervenfasern von den inneren Haarzellen. Beide Haarzellentypen beeinflussen sich auf unbekannte Weise gegenseitig, wobei die inneren Haarzellen D-Rezeptoren, die äußeren P-Rezeptoren sind (→ S. 276). Letztere sind offenbar für die besonders niedrige Schwelle innerhalb des jeweils ortscharakteristischen, engen Frequenzbereichs verantwortlich. Die ca. 1800 *efferenten* Nervenfasern (cholinerg) enden an den Haarzellen und können dort z. B. die Aufnahme bestimmter Frequenzen hemmen, was evtl. bei der „Ausfilterung" von störenden Umgebungsgeräuschen Verwendung findet („Lauschen").

Innenohrpotentiale

Am Innenohr können außer den **Aktionspotentialen** in den abführenden Nervenfasern noch weitere Potentiale abgeleitet werden: a) das **Bestandspotential** des Innenohrs, das von einer gegenüber der Perilymphe ungleichen K^+- und Na^+-Verteilung in der Endolymphe und im Haarzellenbereich (Cortisches Organ) begleitet ist (→ **A** u. S. 323, C). Dieses Potential von ca. 140 mV (−70 gegenüber +70 mV) führt schon bei geringen Änderungen der Membranleitfähigkeit zu Ionenströmen an den Haarzellen, also zum **Rezeptorpotential**. b) sog. **Mikrophonpotentiale** (= Summe der Rezeptorpotentiale), die sich am runden Fenster ableiten lassen und wie ein Mikrophon den zeitlichen Verlauf des Schallreizes als Spannungsschwankung wiedergeben.

Zentralnervensystem und Sinnesorgane 321

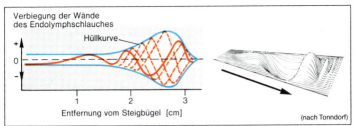

B. Wanderwelle in der Kochlea: Schwingungsmaxima und plastisches Momentbild

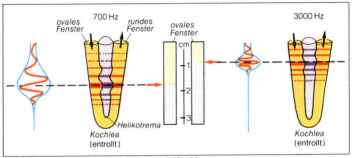

C. „Abbildung" der Tonhöhe entlang der Kochlea

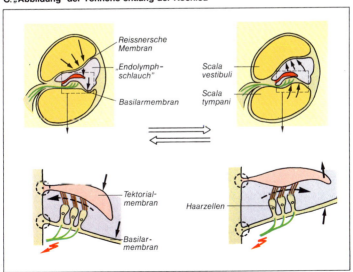

D. Erregung der Haarzellen durch Membranausbuchtung

Zentrale Schallverarbeitung

Folgende Schallqualitäten müssen zur Weiterleitung im Hörnerv kodiert werden:
1. Schallfrequenz(en),
2. Schallintensität,
3. Schallrichtung und
4. Entfernung der Schallquelle.

Unterschiedliche Frequenzen werden entlang der Kochlea *getrennt „abgebildet"* (→ S. 321, C), in *getrennten Fasern* der Hörbahn weitergeleitet und *zentral identifiziert*.

Frequenzunterschiedsschwelle: Können, was etwa den tatsächlichen Verhältnissen entspricht, z. B. 1003 Hz von 1000 Hz gerade noch unterschieden werden, beträgt der Unterschied 3 Hz, was im Vergleich zu 1000 Hz eine relative Unterschiedsschwelle (→ S. 306) von 0,003 bedeutet. Zu diesem feinen Unterscheidungsvermögen tragen sowohl die sehr präzise Frequenz-„Abbildung" in der Kochlea als auch die *Kontrastierung* (→ S. 275, D) entlang der Hörbahn bei. Diese feine Abstimmung (engl. *tuning*) zeigt sich u. a. darin, daß eine bestimmte Hörnervfaser nur für „ihre" Frequenz eine besonders niedrige Schwelle hat. Erst höhere Schalldrücke führen zur Rekrutierung benachbarter Fasern (s. u.).

Die relative **Intensitätsunterschiedsschwelle** (→ S. 306) hingegen ist mit 0,1 sehr viel gröber, d. h., ein Schallereignis wird erst als lauter oder leiser empfunden, wenn die Schallintensität um mehr als den Faktor 1,1 (d. h. der Schalldruck um mehr als den Faktor $\sqrt{1{,}1} = 1{,}05$) verändert wird.

Eine größere **Schallintensität** führt a) zu *häufigeren Aktionspotentialen* in der ableitenden Nervenfaser und b) zur *Einbeziehung (Rekrutierung) benachbarter Nervenfasern* bei der Informationsweiterleitung (→ **A**).

Die **Schallrichtung** kann durch zwei Dinge erkannt werden: a) *Schräg* eintreffende Schallwellen erreichen ein Ohr etwas *später* als das andere Ohr. Die gerade noch erkennbare Richtungsabweichung von ca. 4° (**Richtungsschwelle**) hat am abgewendeten Ohr eine *Schallverspätung* von ca. 10^{-5} s zur Folge (→ **B, links**). b) Der Schall wird am abgewendeten Ohr *leiser* gehört. Ein geringerer Schalldruck bewirkt aber eine etwas verzögerte Auslösung (Erhöhung der Latenzzeit) von Aktionspotentialen, wodurch die vom abgewendeten Ohr stammende Erregung zentral (Nucleus accessorius) *verspätet* eintrifft (→ **B, rechts**). Die Effekte a) und b) addieren sich also (→ **B**). Das äußere Ohr (→ S. 318) hilft darüber hinaus zu unterscheiden, ob der Schall von vorn oder hinten (bzw. oben oder unten) kommt.

Die **Entfernung** einer **Schallquelle** wird u. a. dadurch erkannt, daß *hohe Frequenzen* bei der Schallübertragung *mehr gedämpft* werden als niedrigere. Je *länger* daher der Schall unterwegs war, desto geringer wird der Anteil der hohen Frequenzen beim Eintreffen des Schalls sein (z. B. Donner bei nahen und fernen Gewittern).

Die Umschaltstationen der **Hörbahn** (→ **D**) und ihre Funktionen sind: Cortisches Organ (→ **D1**), anteroventraler (→ **D2**), posteroventraler und dorsaler *Kochleariskern* (→ **D3**). In diesen drei Kernen sind die Afferenzen nach Frequenzen (*tonotopisch*) mit unterschiedlicher Komplexität geordnet. Durch laterale Hemmung (→ S. 275, D) findet hier eine *Kontrastierung*, d. h. eine *Rauschunterdrückung* statt. In der *oberen Olive* (→ **D4**) und im *Nucleus accessorius* (→ **D5**), die erstmals von kontralateral Impulse empfangen, findet der Intensitäts- und Laufzeitvergleich (Richtungshören, s. o.) statt. Nächste Stationen sind der *seitliche Schleifenkern* (→ **D6**) und die *unteren Vierhügel* (→ **D7**) mit zahlreichen Afferenzen (→ **D**). Sie sind nicht nur Reflexstation (z. B. Mittelohrmuskeln, → S. 318), sondern hier wird auch die sensorische Analyse der Kochleariskerne mit der Raumanalyse der oberen Olive verglichen. Über den *Thalamus* (*medialer Kniehöcker*, → **D8**) erreichen die Afferenzen schließlich die **primäre Hörrinde** (→ **D9** u. S. 283A), die von *sekundären Hörregionen* umgeben ist. Aufgaben dieser Zentren sind die Analyse komplexer Klänge, das Kurzzeitgedächtnis beim Tonvergleich, die Hemmung unangebrachter motorischer Antworten, das „Lauschen" u. a. m.

Zentralnervensystem und Sinnesorgane 323

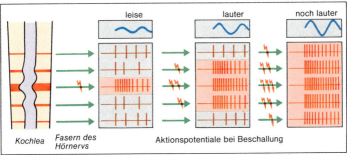

A. „Laut-leise"-Information im Hörnerv (Schallfrequenz unverändert)

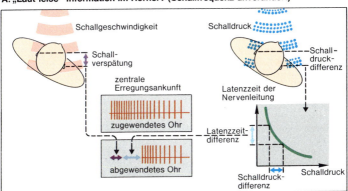

B. Räumliches Hören: Schallverspätung und Latenzzeitdifferenz

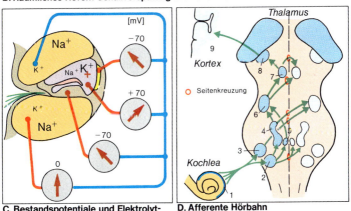

C. Bestandspotentiale und Elektrolytverteilung in der Kochlea

D. Afferente Hörbahn

Stimme und Sprache

Die menschliche Stimme ist in erster Linie ein **Kommunikationsorgan**, dessen Leistungen ganz auf das menschliche Hörvermögen (→ S. 317, B) ausgerichtet sind. Prinzipiell wie bei einem Blasinstrument gibt es einen *Windraum* (Trachea, Bronchien etc.), von dem die Luft durch den *Spalt* der schwingungsfähigen *Stimmlippen* („Stimmbänder") in den *Luftraum* (*Ansatzrohr*) strömt, der aus Rachen, Mund- und Nasenhöhle besteht.

Die große Variationsbreite der Stimme erklärt sich daraus, daß sowohl *Stärke des Luftstroms* (**Lautstärke der Stimme**), *Spannung der Stimmlippen* (→ **A 1**) und *Weite und Form der Stimmritze* (→ **A 2**) (**Grundton der Stimme**) als auch *Größe und Form des Luftraumes* (**Klangfarbe, Formanten**) durch eine Vielzahl von Muskeln stark variierbar sind.

Die Gelenke und Muskeln des **Kehlkopfes** (→ Lehrbücher der Anatomie) dienen zur Einstellung der Stimmbänder und der Stimmritze. Die (bewußten) efferenten Signale stammen aus dem motosensorischen Kortex und gelangen zum Kerngebiet des N. vagus. Er versorgt den Kehlkopf nicht nur motorisch, sondern auch sensibel, was außer für Schutzreflexe (*Husten!*) auch für die Stimmbildung wichtig ist: Sensible Fasern aus der Schleimhaut des Kehlkopfes und sensorische Fasern seiner Muskelspindeln (→ S. 278) melden laufend Lage und Spannung der Stimmbänder zentralwärts. Diese Reflexe und besonders die engen Verbindungen der Hörbahn mit den bulbären und kortikalen Zentren der Sprachmotorik sind wesentliche Bedingungen für die **Feineinstellung der Stimme**. Den *primären Sprachzentren* im motosensorischen Kortex sind *sekundäre Areale* der Hirnrinde übergeordnet (*Brocasches Sprachzentrum*). Fallen sie aus, kommt es trotz intaktem Primärzentrum zur Sprechunfähigkeit (**motorische Aphasie**). Ist dagegen das sekundäre Areal der Hörbahn (*Wernickesches Zentrum*) ausgefallen, fehlt es am Sprachverständnis (**sensorische Aphasie**).

Geraten die Stimmbänder durch den Luftstrom in Schwingung, wird die Stimmritze nicht einfach geöffnet und geschlossen, sondern beiden Stimmlippen schwingen auch in Richtung des Luftstroms in einer Art Abrollbewegung (→ **B**). Dabei ist bei tiefen Tönen die Stimmritze länger geschlossen als offen (Verhältnis 5:1 bei 100 Hz). Bei höheren Tönen (400 Hz) sinkt dieses Verhältnis auf 1,4:1; beim Singen mit *Kopfstimme* (→ **C**, grün) oder *Flüstern* bleibt die Stimmritze dauernd offen.

Gesprochene **Vokale** unterscheiden sich auch bei annähernd gleicher *Grundfrequenz* (100–130 Hz; → **D**) durch die beigemischten hohen Töne (**Formanten**). Charakteristisch sind die *Vokale A, U* und *I* (→ **D**). *O, E* und die *Umlaute* sind Übergangsstufen zwischen diesen drei Vokalen (→ **D**, „*Vokaldreieck*"). Die Formanten werden durch die Verformung des Ansatzrohres bestimmt (→ **D**). Bei den **Konsonanten** unterscheidet man *nach dem Bildungsort* (im Ansatzrohr) *labiale* (Lippe, Zähne), z. B. P, B, W, F, M, *dentale* (Zähne, Zunge), z. B. D, T, S, N, *linguale* (Zunge, vorderer Gaumen), z. B. L, Sch, und *gutturale* (Zunge, hinterer Gaumen), z. B. G, K. Je *nach Bildungsart* werden *Verschlußlaute* (P, B, T, D, K, G), *Reibelaute* (F, W, S, Ch), *Zitterlaute* (R) u. a. unterschieden.

Der **Frequenzumfang der menschlichen Stimme** beträgt mit den Formanten ca. 40 bis über 2000 Hz. Hohe Frequenzanteile haben Zischlaute (S, Z), die an Telefon- und Radioübertragung besondere Ansprüche stellen. Der **Stimmumfang** (Grundton; → **C**) beträgt *beim Sprechen* ca. eine Oktave, *beim Singen* ca. 2 Oktaven (bei Sängern über 3 Oktaven).

Zentralnervensystem und Sinnesorgane

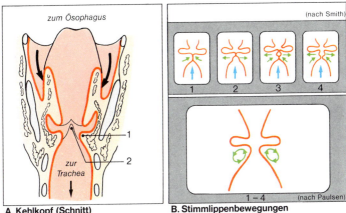

A. Kehlkopf (Schnitt)   B. Stimmlippenbewegungen

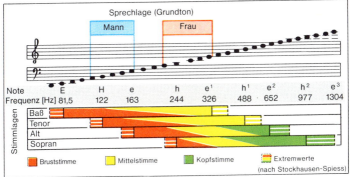

C. Stimmumfang und Stimmlagen

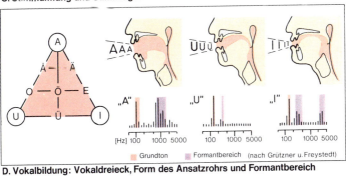

D. Vokalbildung: Vokaldreieck, Form des Ansatzrohrs und Formantbereich

Weiterführende und ergänzende Literatur

Gesamte Physiologie

Ganong, W.F.: Lehrbuch der Medizinischen Physiologie, 3. Aufl. Springer, Berlin 1974

Gauer, O.H., K. Kramer, R. Jung: Physiologie des Menschen. Band 1–20. Urban und Schwarzenberg, München (Einzeltitel s. u.)

Guyton, A.C.: Textbook of Medical Physiology, 6th ed. Saunders, Philadelphia 1981

Keidel, W.D.: Kurzgefaßtes Lehrbuch der Physiologie, 5. Aufl. Thieme, Stuttgart 1979

Kramer, K., J. Haase: Arbeitsbuch Physiologie, Bd. I–III. Urban & Schwarzenberg, München 1980

Mountcastle, V.B.: Medical Physiology, Vol. I, II, 14th ed. Mosby, St. Louis 1980

Schmidt, R.F., G. Thews: Physiologie des Menschen, 21. Aufl. Springer, Berlin 1983

Schütz, E., H. Caspers, E.-J. Speckmann: Physiologie, 16. Aufl. Urban und Schwarzenberg, München 1982

Thews, W., P. Vaupel: Grundriß der vegetativen Physiologie. Springer, Berlin 1981

Vander, A.J., J.H. Sherman, D.S. Luciano: Human Physiology, 2nd ed. McGraw-Hill, New York 1975

Einzel- und Randgebiete der Physiologie

Grundlagen der Physiologie

Bader, H, H.W. Heldt, D.W. Lübber: Bioenergetik. Physiologie des Menschen. Band I, hrsg. von: O.H. Gauer, K. Kramer, R. Jung. Urban und Schwarzenberg, München 1972

Hopkins, C.R: Structure and Function of Cells. Saunders, Philadelphia 1978

Koblet, H.: Physikalische Begriffe in der klinischen Biochemie, 2. Aufl. Thieme, Stuttgart 1971

Laskowski, W., W. Pohlit: Biophysik. Thieme, Stuttgart 1974

Lehninger, A.L.: Bioenergetik, 3. Aufl. Thieme, Stuttgart 1982

Ramm, B., N. Hahn: Physikalische Grundlagen der Physiologie. Thieme, Stuttgart 1974

Suard, M., B. Praud, L. Praud: Physikalische Chemie. Thieme, Stuttgart 1976

Neuro- und Muskelphysiologie

Blakemore, C.: Mechanics of the Mind. Cambridge University Press, London 1977

ten Bruggencate, G.: Experimentelle Neurophysiologie. Goldmann, München

Creutzfeld, O.D.: Cortex Cerebri. Springer, Berlin 1983

Creutzfeldt, O., J. Dudel, J.C. Eccles, R. Jung, K. Küpfmüller, W. Probst, R. Stämpfli, G.ten Bruggencate: Allgemeine Neurophysiologie. Physiologie des Menschen, Band X, hrsg. von: O.H. Gauer, K. Kramer, R. Jung. 2. Aufl. Urban und Schwarzenberg, München 1973

Haase, J., H.-D. Henatsch, R. Jung, P. Strata, U. Thoden: Sensomotorik. Physiologie des Menschen, Band XIV, hrsg. von: O.H. Gauer, K. Kramer, R. Jung: Urban und Schwarzenberg, München 1976

Hasselbach, W., K. Kramer: Muskel. Physiologie des Menschen, Band IV, hrsg. von: O.H. Gauer, K. Kramer, R. Jung. 2. Aufl. Urban und Schwarzenberg, München 1975

Kandel, E.R., J.H. Schwartz: Principles of Neural Science. Arnold, London 1981

Katz, B.: Nerv, Muskel und Synapse, 3. Aufl. Thieme, Stuttgart 1979

Kintsch, W.: Gedächtnis und Kognition. Springer, Berlin 1982

Weiterführende und ergänzende Literatur

Kuffler, S. W., J. G. Nicholls: From Neuron to Brain. Sinauer, Sunderland 1976

Schmidt, R. F. (Hrsg.): Grundriß der Neurophysiologie, 5. Aufl. Springer, Berlin 1983

Blutphysiologie und Immunologie

Begemann, H.: Praktische Hämatologie, 8. Aufl. Thieme, Stuttgart 1982

Kaboth, W., H. Begemann: Blut. Physiologie des Menschen, Band V, hrsg. von: O. H. Gauer, K. Kramer, R. Jung. Urban und Schwarzenberg, München 1971

Roitt, I.: Immunologie. Steinkopff, Darmstadt 1977

Atmungsphysiologie

Piiper, J., H. P. Koepchen: Atmung. Physiologie des Menschen, Bd. VI, hrsg. von: O. H. Gauer, K. Kramer, R. Jung. Urban und Schwarzenberg, München 1975

Ulmer, W. T., G. Reichel, D. Nolte, M. S. Islam: Die Lungenfunktion. Physiologie und Pathophysiologie, Methodik, 3. Aufl. Thieme, Stuttgart 1983

West, J. B.: Respiratory Physiology – the Essentials, 2nd ed. Williams & Wilkins, Baltimore 1979

Säure-Basen-Haushalt

Davenport, H. W.: Säure-Basen-Regulation, 2. Aufl. Thieme, Stuttgart 1979

Seller, H.: Einführung in die Physiologie der Säure-Basen-Regulation. Uni-Taschenbuch. Hüthig, Heidelberg 1978

Zumkley, H.: Wasser-, Elektrolyt- und Säure-Basen-Haushalt. Thieme, Stuttgart 1976

Nierenphysiologie

Deetjen, P., J. W. Boylan, K. Kramer: Niere und Wasserhaushalt. Physiologie des Menschen, Bd. VII, hrsg. von: O. H. Gauer, K. Kramer, R. Jung. Urban und Schwarzenberg, München 1976

Wasser- und Elektrolythaushalt

Deetjen, P., J. W. Boylan, K. Kramer: Niere und Wasserhaushalt. Physiologie des Menschen, Bd. VII, hrsg. von: O. H. Gauer, K. Kramer, R. Jung. 3. Aufl. Urban und Schwarzenberg, München 1976

Smith, K.: Fluids and Electrolytes. Churchill Livingstone, Edinburgh 1980

Truniger, B.: Wasser- und Elektrolythaushalt, 4. Aufl. Thieme, Stuttgart 1974

Willats, S. M.: Lecture Notes on Fluid and Electrolyte Balance. Blackwell, Oxford 1982

Zumkley, H.: Wasser-, Elektrolyt- und Säure-Basen-Haushalt. Thieme, Stuttgart 1976

Herz-Kreislauf-Physiologie

Busse, R.: Kreislaufphysiologie. Thieme, Stuttgart 1982

Halhuber, M. J., R. Günther, M. Ciresa: EKG-Einführungskurs, 5. Aufl. Springer, Berlin 1979

Heinecker, R.: EKG in Praxis und Klinik, 11. Aufl. Thieme, Stuttgart 1980

Katz, A. M.: Physiology of the Heart. Raven Press, New York 1977

Noble, D.: The Initiation of the Heart Beat, 2nd ed. Clarendon Press, Oxford 1979

Riecker, G.: Klinische Kardiologie, Springer Berlin 1975

Trautwein, W., O. H. Gauer, H. P. Koepchen: Herz und Kreislauf. Physiologie des Menschen, Bd. III, hrsg. von: O. H. Gauer, K. Kramer, R. Jung. Urban und Schwarzenberg, München 1972

Weiterführende und ergänzende Literatur

Ernährung, Verdauung, Leber, Energiestoffwechsel, Temperaturregulation

Aschoff, J., B. Günther, K. Kramer: Energiehaushalt ud Temperaturregulation, Physiologie des Menschen, Bd. II, hrsg. von: O.H. Gauer, K. Kramer, R. Jung. Urban und Schwarzenberg, München 1971

Davenport, H.W.: Physiologie der Verdauung. Schattauer, Stuttgart 1971

Domagk, G.F., J. Eisenburg, H.W. Heldt: Leber. Physiologie des Menschen, Bd. IX, hrsg. von: O.H. Gauer, K. Kramer, R. Jung. Urban und Schwarzenberg, München 1977

Johnson, L.R.: Physiology of the Gastrointestinal Tract. Raven Press, New York 1981

Endokrinologie

Deck, K.: Endokrinologie. Thieme, Stuttgart 1976

Donovan, B.T.: Neuroendokrinologie der Säugetiere. Thieme, Stuttgart 1973

Hierholzer, K., D. Neubert, F. Neumann, H.-J. Quabbe: Endokrinologie. Physiologie des Menschen, Bd.18–20, hrsg. von: O.H. Gauer, K. Kramer, R. Jung. Urban und Schwarzenberg, München 1977

Sexual- und Reproduktionsphysiologie

Austin, C.R., R.V. Short: Human Sexuality. Cambridge University Press, London 1980

Begley, D.J., J.A. Firth, J.R.S. Hoult: Human Reproduction and Developmental Biology. Macmillan, London 1980

Masters, W.H., V.E. Johnson: Die sexuelle Reaktion. Rowohlt, Hamburg 1970

Sinnesphysiologie

Baumgartner, G., H. Bornschein, R. Hanitzsch, R. Jung, H.H. Kornhuber, I. Reubschler, H. Schober, U. Thoden: Sehen. Physiologie des Menschen, Bd. XIII, hrsg. von: O.H. Gauer, K. Kramer, R. Jung. Urban und Schwarzenberg, München 1978

Boeckh, J., R. Jung, H. Kornhuber, R.F. Schmidt: Somatische Sensibilität, Geruch und Geschmack. Physiologie des Menschen, Bd. XI, hrsg. von: O.H. Gauer, K. Kramer, R. Jung. Urban und Schwarzenberg, München 1972

Dunker, E., J. Groen, R. Klinke, H. Lullies, K.P. Schaefer: Hören, Stimme, Gleichgewicht. Physiologie des Menschen, Bd. XII, hrsg. von: O.H. Gauer, K. Kramer, R. Jung. Urban und Schwarzenberg, München 1972

Keidel, W.D.: Sinnesphysiologie, 4. Aufl. Springer, Berlin 1980

Pickles, J.O.: An Introduction to the Physiology of Hearing. Academic Press, New York 1982

Schmidt, R.F.: Grundriß der Sinnesphysiologie, 4. Aufl. Springer, Berlin 1980

Sportphysiologie

Heipertz, W.: Sportmedizin. 6. Aufl. Thieme, Stuttgart 1980

Holzapfel, R.B.: Praxis der Tauchmedizin. Thieme, Stuttgart 1982

Nöcker, J.: Physiologie der Leibesübungen. 3. Aufl. Enke, Stuttgart 1976

Shephard, R.J.: Physiology and Biochemistry of Exercise. Praeger, New York 1982

Stegemann, J.: Leistungsphysiologie, 2. Aufl. Deutscher Taschenbuchverlag, München, und Thieme, Stuttgart 1977

Höhenphysiologie

Brendel, W., R.A. Zink: High Altitude Physiology and Medicine. Springer, Berlin 1982

Weiterführende und ergänzende Literatur

Deetjen, P., E. Humpeler: Medizinische Aspekte der Höhe. Thieme, Stuttgart 1981

Sutton, J.R., N.L. Jones, Ch.S. Houston: Hypoxia: Man at High Altitude. Thieme-Stratton, New York 1982

Physiologische Methodik

Bauer, H.Ch., R. Hofer, W. Knapp, H. Moser: Zoologische Experimente. Deutscher Taschenbuchverlag, München

Ferlinz, R.: Praktische Lungenfunktionsprüfung. Thieme, Stuttgart 1978

Koenig, W.: Klinisch-physiologische Untersuchungsmethoden. Thieme, Stuttgart 1972

Neher, E.: Elektronische Meßtechnik in der Physiologie. Springer, Berlin 1974

Struck, H.-J.: Experimentelle Medizin. Thieme, Stuttgart, 1973

Physiologische Psychologie, Entwicklungspsychologie und -physiologie

Birbaumer, N.: Physiologische Psychologie. Springer, Berlin 1975

Spitz, R.A.: Vom Säugling zum Kleinkind, 4. Aufl. Klett, Stuttgart 1974

Stone, L.J., J. Church: Kindheit und Jugend, Einführung in die Entwicklungspsychologie. Deutscher Taschenbuchverlag, München, und Thieme, Stuttgart 1978

Verhaltensphysiologie

Eibl-Eibesfeldt, I.: Grundriß der vergleichenden Verhaltensforschung, 4. Aufl. Piper, München 1974

Stokes, A.W., K. Immelmann: Praktikum der Verhaltensforschung. Fischer, Stuttgart 1971

Pathophysiologie und Pathobiochemie

Bock, H.-E., Kaufmann, W., Löhr, G.-W.: Pathophysiologie, 2. Aufl. Thieme, Stuttgart 1981

Bühlmann, A.A., E.R. Frösch: Pathophysiologie, 3. Aufl. Springer, Berlin 1976

Grosse-Brockhoff, F.: Pathologische Physiologie, 2. Aufl. Springer, Berlin 1969

Karlson, P., W. Gerok, W. Groß: Pathobiochemie. Thieme, Stuttgart 1978

Lang, F.: Pathophysiologie–Pathobiochemie. Eine Einführung, 2. Aufl. Enke, Stuttgart 1983

Siegenthaler, W.: Klinische Pathophysiologie, 5. Aufl. Thieme, Stuttgart 1982

Smith, L.H., S.O. Thier: Pathophysiology. The Biological Principles of Disease. Saunders, Philadelphia 1981

Tierphysiologie

Florey, E.: Lehrbuch der Tierphysiologie, 2. Aufl. Thieme, Stuttgart 1975

Schmidt-Nielsen, K.: Physiologische Funktionen bei Tieren. Fischer, Stuttgart 1975

Schmidt-Nielsen, K.: Desert Animals. Physiological Problems of Heat and Water. Dover, New York 1979

Chemie

Becker, R.S., W.E. Wentworth: Allgemeine Chemie. Deutscher Taschenbuchverlag, München, und Thieme, Stuttgart 1977

Beyermann, K.: Chemie für Mediziner, 5. Aufl. Thieme, Stuttgart 1983

Wachter, H., A. Hausen: Chemie für Mediziner, 2. Aufl. De Gruyter, Berlin 1977

Biochemie

Allinger, N., J. Allinger: Strukturen organischer Moleküle. Deutscher Taschenbuchverlag, München, und Thieme, Stuttgart 1974

Barry, J.M., E.M. Barry: Die Struktur biologisch wichtiger Moleküle. Thieme, Stuttgart 1971

Weiterführende und ergänzende Literatur

Förster, H., L. Lacko: Physiologische Chemie, 2. Aufl. Enke, Stuttgart 1979

Gray, C. H.: Klinische Biochemie, 2. Aufl. Thieme, Stuttgart 1974

Jungermann, K., H. Möhler: Biochemie. Springer, Berlin 1980

Karlson, P.: Kurzes Lehrbuch der Biochemie, 11. Aufl. Thieme, Stuttgart 1980

Klotz, I. M.: Energetik biochemischer Reaktionen, 2. Aufl. Thieme, Stuttgart 1971

Lehninger, A. L.: Biochemie, 2. Aufl. Verlag Chemie, Weinheim 1977

Biologie

Czihak, G., H. Langer, H. Ziegler: Biologie, 3. Aufl. Springer, Berlin 1981

Koecke, H. U.: Allgemeine Biologie für Mediziner und Biologen. Uni-Taschenbuch, Schattauer, Stuttgart 1975

Vogel, G., H. Angermann: dtv-Atlas zur Biologie. Deutscher Taschenbuchverlag, München 1967/68

Anatomie, Histologie

Kahle, W., H. Leonhardt, W. Platzer: Taschenatlas der Anatomie. 3. Aufl. Deutscher Taschenbuchverlag, München, und Thieme, Stuttgart 1979

Leonhardt, H.: Histologie, Zytologie und Mikroanatomie des Menschen, 6. Aufl. Thieme, Stuttgart 1981

Schiebler, T. H., W. Schmidt (Hrsg): Lehrbuch der gesamten Anatomie des Menschen, 2. Aufl. Springer, Berlin 1981

Pharmakologie

Forth, W., D. Henschler, W. Rummel: Allgemeine und spezielle Pharmakologie und Toxikologie, 4. Aufl. Bibliographisches Institut, Mannheim 1983

Gilman, A. G., L. S. Goodman, A. Gilman: The Pharmacological Basis of Therapeutics, 6th ed. Macmillan, New York 1980

Korolkovas, A.: Grundlagen der molekularen Pharmakologie. Thieme, Stuttgart 1974

Kuschinsky, G., H. Lüllmann: Kurzes Lehrbuch der Pharmakologie und Toxikologie, 9. Aufl. Thieme, Stuttgart 1981

Genetik

Kalmus, H.: Genetik, 3. Aufl. Thieme, Stuttgart 1976

Lenz, W.: Medizinische Genetik, 5. Aufl. Thieme, Stuttgart, und Deutscher Taschenbuchverlag, München 1981

Murken, J.-D., H. Cleve (Hrsg.): Humangenetik, 2. Aufl. Enke, Stuttgart 1979

Ritter, H.: Humangenetik, Herder, Freiburg 1977

Medizinische Psychologie

Delay, J., P. Pichot: Medizinische Psychologie, 6. Aufl. Thieme, Stuttgart 1981

Pflanzenphysiologie

Nultsch, W.: Allgemeine Botanik, 7. Aufl. Thieme, Stuttgart 1982

Richter, G.: Stoffwechselphysiologie der Pflanzen, 4. Aufl. Thieme, Stuttgart 1982

Mathematik und Statistik

Campbell, R. C.: Statistische Methoden für Biologie und Medizin. Thieme, Stuttgart 1971

Fuchs, G.: Mathematik für Mediziner und Biologen. Springer, Berlin 1969

Sachs, L.: Statistische Methoden, 3. Aufl. Springer, Berlin 1976

Wissenschaftliche Tabellen

Diem, K., C. Leutner: Wissenschaftliche Tabellen. Documenta Geigy. Thieme, Stuttgart 1975

Weiterführende und ergänzende Literatur

Medizinische Lexika

Duden: Wörterbuch medizinischer Fachausdrücke, 3. Aufl. Thieme, Stuttgart, und Bibliographisches Institut, Mannheim 1979

Pschyrembel, W.: Klinisches Wörterbuch, 254. Aufl. De Gruyter, Berlin 1982

Zetkin, M., H. Schaldach: Wörterbuch der Medizin, 6. Aufl. Deutscher Taschenbuchverlag, München, und Thieme, Stuttgart 1978

Sachverzeichnis

Halbfett gedruckte Seitenzahlen weisen auf Hauptstichworte hin

A
A (Ampere) 6
Abführmittel 228
Absolutschwelle, Auge 306
– Geruchssinn 296
Abwehrstoffe 66
Abwehrsysteme, spezifische 66
– unspezifische 66
– Verdauungstrakt 200
– zelluläre 68 ff.
Abwehrverhalten 290
ACAT 222
Acet… → Azet…
ACTH 150 f.., 235, 238, 240, 242, 258, **260**
– Tag-Nacht-Rhythmus 260
– Wirkung auf die Nebennierenrinde 261
ACTH-Reserve, Prüfung 258
Adaptation, Auge **306** f., 312
– lokale 306
Addisonsche Krankheit 151
Adenohypophyse → Hypophysenvorderlappen
Adenosinmonophosphat → AMP
– zyklisches → AMP, zyklisches
Adenosintriphosphat → ATP
Adenylzyklase 228, 242, 252
ADH → Adiuretin
Adiadochokinese 286
Adiuretin **136**, 140, 150, 186, **240**
– Mangel 142
ADP 38, 46, 176
Adrenalin 50 ff., **56** f., 148, 152, 164 f., 178, 220, 227, 240, 246, 248, 252
Adrenalinempfindlichkeit 252
Adrenerge Übertragung 50 ff., 56 ff.
Adrenokortikotropes Hormon → ACTH
Adrenozeptoren 56
Affektlage 290, 296
Affinität zum Transportsystem 13, 128
Agglutination, Erythrozyten 72
Aggregation, Thrombozyten 74, 76
Aggression 180, 270, 290
Akklimatisation 194
Akkommodation, Auge 301, 303, 314
Akkommodationsbreite 302
Aktin **34** ff., 44
Aktin-Myosin-Verbindung 34 ff.
Aktionspotential 15, **26** ff., 36 ff., 45, 54, 164 f., 274 ff., 280 f., 286, 307, 312, 322
– Dauer 31, 45
– Depolarisationsphase 26
– Fortleitung 28
– Herzmuskulatur 26, 164 f.
– Innenohr 320
– Muskel 40
– Plateau 26
Aktivation von Ionen-Kanälen 15
Aktive Zonen, motorische Endplatte 32 f.
Aktiver Transport 13
Aktivierte Essigsäure 54, 258
Aktivierung von Lymphozyten 69
Aktivität von Ionen 5, 11, 24
Alarmreaktion 58, 246, 260, 290
Albumine **60** ff., 128, 220, 222
Aldosteron **132** ff., 148 ff., 228, 235, 244, 258, 260, 267
– Ausschüttung, übermäßige 142, **151**
– Mangel 142, **151**
Aldosteronantagonisten 142 f., 150 f., 244
Aldosteroninduziertes Protein **151**, 244
Alkalose 108, **114** ff., 204, 254
– metabolische 114 f., 204
– respiratorische 108, 114 ff.
Alkohol 208
Allergen 12, **72**
Allergie 72, 200
Alles-oder-nichts-Antwort, – Herz 42
– Muskel 40
– Nerv 26
Allosterische Mechanismen 238
Alterssichtigkeit 302 f.
Alveolarluft 86
Alveolarzellen, Typ II 90
Alveole 11 f., 78, **90** ff., 108
– Anzahl 78
– Gasaustausch beim Tauchen 106
– Gasaustauschfläche 78
– Kontaktzeit mit dem Blut 90
– Membran 11, **92** ff.
– Oberflächenspannung 90 f.
– O_2-Partialdruck 100 ff., 108
Amakrine Zellen 300, 312
Amenorrhö 264
Amilorid 142
p-Aminohippursäure → PAH
ε-Aminokapronsäure 76
Aminopeptidasen 210, 224
Aminosäuren 18, 112, 129 f., 144, 146, 208, 210, 224, 248, 260, 272
– β-Aminosäuren 224
– essentielle 196
– Resorption aus dem Darm 224
– Resorptionsstörungen 224
– Speicherung 248
– Überangebot 248
– Übertragung bei der Proteinsynthese 18
Aminosäurenstoffwechsel 260
Ammoniak 11, 126, **144** ff.
Ammonium 116, **144** ff.
– H^+-Ausscheidung in Form von NH_4^+ 144 ff.
Amnesie 294
Amöbe 11
AMP, Wirkung auf lokale Durchblutung 176
– zyklisches 16, 58, 151, 202, 208, 228 f., 240, **242**, 246, 252
Ampere 6
α-Amylase **202**, **212**, 224
Anabolika 260

Sachverzeichnis

Anämie, makrozytäre 226
- perniziöse 196, 226
Anämien 62
Analsphinkter 230
Analverschluß 230
Anaphylaxie 72
Androgene 258, 260, **270**f.
Androstendion 259, 266
Angina pectoris 188, 282
Angiotensin 140, 150, **152**, 176, 235
Angiotensin I 78, 152
Angiotensin II 140, 150, **152**
- durstauslösende Wirkung 122
Angiotensinogen **152**
Angst 58, 104, 180
Ångström 2
Anionenaustausch 96
Anode 30
Anomaloskop 308
Anoxie 82, **100**ff., 106, 160, 186, 188
- Folgen am Gehirn 102
Ansatzrohr, Stimme 324
Anspannungsphase des Herzens **162**f., 182
Antibaby-Pille **264**, 266f.
Antibiotika 74
Antidiurese 136
Antidiuretisches Hormon → Adiuretin
Antigen-Antikörperreaktion 66ff., 72
Antigene 66ff., 70
Antigenerkennung 71
Antigenkontakt 69
Antigenpräsentation 71
Antigenüberschuß 72
Antikoagulantientherapie 76
Antikörper 66ff.
- humorale 68f.
Antiplasmine 76
Antipyrinraum 138
Antithrombin 3 76f.
Antriebslosigkeit 290
Antrum, Magen 206
Anturan 76
Anulospirale Endigung, Muskelspindel 278
Anus 230
Aorta 156, 162, 178, 182, 184
- Dehnungsrezeptoren 178
- Druck 162, 182, 184
- Pressorezeptoren 178
- Windkesselfunktion 156, 163

Aortendruck 162, 182, 184
AP → Aktionspotential
Aphasie 294, 324
Apolipoproteine 220
Apotransferrin 62
Äquivalent, kalorisches 198
Äquivalentgewicht 4
Arachidonsäure 72
ARAS 282, 292
Arbeit, elektrische 7
- körperliche **48**f., 92, 138, 188, 192
-- maximale Mehratmung 108
- Maßeinheit 3
- negativ-dynamische 48
- positiv-dynamische 48
Arbeitsdiagramm des Herzens 182ff.
Archizerebellum 286
Areflexie 284
Arginin 224, 248
Argon 188
Arousal activity 292
Arrhythmien, Herz 174
Arterien 156ff.
Arteriolen 156f., 176
Arthus-Phänomen 72
Askorbinsäure → Vitamin C
Aspirin 76
Assoziationsbahnen 282
Assoziationsfelder 282
Asthma 72, 90
Astrup-Methode 96, 118
Aszendierendes retikuläres Aktivierungssystem (ARAS) 282, 292
Ataxie 286
Atelektasen 90
Atemantrieb 98, 106
Atemarbeit 88f.
Atemfrequenz 78, 90, 92
Atemgrenzwert 90f.
Ateminsuffizienz 94
Atemlähmung 82
Atemluft 78ff., 130, 138
Atemmechanik 80f.
Atemmuskeln 80f., 88, 104
Atemnot 106
Atemnotsyndrom bei Neugeborenen 90
Atemruhelage **84**, 88
Atemstörungen 82, **90**f., 106
Atemtests 90f.
Atemwiderstand 88
Atemzeitvolumen 84, **90**, 108
Atemzentrum **104**f., 180

Atemzugvolumen 84ff., 90
- alveolärer Anteil 92ff.
Atherosklerose, Östrogenwirkung 266
Atmosphäre,
  physikalische 3
- technische 3
Atmung 78ff. (→ auch Atem...)
- Aufgaben 78
- Einfluß auf den Blutdruck 161
-- der Chemorezeptoren 105
- exspiratorische Maxima 89
- flache **92**, 102
- Höhenatmung 108f.
- innere 198
- inspiratorische Maxima 89
- körperliche Belastung 48f.
- Steuerung 104
- Tauchen 106
Atmungskette 18
Atomgewicht 4
ATP 17, 24, 34, 36, 38, 46, 56, 216, 242
- Regeneration 46
- Rolle bei der Muskelkontraktion **38**f., 47
- Transport von CA^{2+}-Ionen 38
- Weichmacherwirkung 38f.
ATPase 36, 38, 56, 129, 228
Atrioventrikularblock 174f.
Atrioventrikularknoten 164ff., 174
Atrophie, kompensatorische 238
Atropin 54
Audiometer 318
Auerbach-Plexus 206, 210
Auge 300ff. (→ auch Netzhaut)
- Absolutschwelle 306
- Adaptation 306f.
- Akkommodation 301, 303, 314
- Anpassung an unterschiedlich starkes Licht 306f.
- Aufbau 300f.
- Entfernungssehen 314f.
- Farbsehen 309
- Folgebewegungen 314
- optischer Apparat 300, 302f.
- plastisches Sehen 314

Sachverzeichnis 335

– reduziertes 302
– Schwelle des Tagessehens 306
– Tiefenwahrnehmung 314
– Unterschiedsschwelle 307
– Vergenzbewegung 314
Augenbewegung 310, **314**
Augeninnendruck 300
Augenmuskelkerne 298, 310
Augenmuskeln, äußere 314
Ausatmungsluft 78
Ausbreitung, elektrotonische 28, 32
Ausgleichsstrom 28
Ausscheidung, fraktionelle, Niere 120
Ausscheidungsmechanismen des Organismus 130 f.
Außenluft, Zusammensetzung 78
Austreibungsphase, Herz **162**, 182
Auswurfphase, Herz **162**, 182
Automatismus, Herz 26, 164
Autonomes Nervensystem 50 ff. (→ auch vegetatives Nervensystem)
Autoregulation 17, 176
Avitaminosen 196
AV-Knoten → Atrioventrikularknoten
Axolemm 22 f
Axon 22 f
Axonhügel 22
Axonreflexe 178
Axoplasmatischer Transport 22, 240
Azetat 130
Azetazolamid 142 f.
Azetessigsäure 110, 114
Azetylcholin 30, 32, 36, 44, 50, **54** f., 203, 208, 232
– Freisetzung 54
– – in Quanten 32, 54
– motorische Endplatte 32 f.
– Speicherung 32 f., 54 f.
– Synthese 54
Azetylcholin-Esterase 54
– Hemmstoffe 54
Azetylcholin-Rezeptoren 32 f.
– präsynaptische 58
Azetylcholin-Vesikel 33
Azetyl-Coenzym A 54, 258
Azidose **114** ff., 144, 146, 148, 186, 248, 254
– metabolische **114** f., 118, 228

– – Diabetes mellitus 248
– – respiratorische Kompensation 114 ff.
– renal-tubuläre 114
– respiratorische 114, 116 f.
– – renale Kompensation 116
Azinus-Zellen 203
Azyl-CoA-Cholesterolazyltransferase 222

B

Bainbridge-Reflex 180 f.
Bakterien 216, 224
Bakterienabwehr 66
Balken, Gehirn 272
Ballaststoffe 230
Bar (Einheit des Druckes) 3
Barometerdruck 108
Barotrauma, Tauchen 106
Basales Labyrinth 20
Basalganglien 272, 282 ff., 286, **288** f.
Basalmembran 20, 120
Basaltemperatur 262
Basedowsche Krankheit 252
Basenexzeß 118
Basilarmembran 320
Basiseinheiten des SI-Systems 1
Basistonus, Gefäßmuskulatur 176 f.
Baso-laterale Membran, Nierentubulus 20, 129
Bathmotropie 164
Bathorhodopsin 304
Bauchdeckenreflex 280
Bauchfell 206, 210
Bauchpresse 80, 204
Bauchspeicheldrüse → Pankreas
Beatmung, künstliche 82 f.
Bedingter Reflex 202, 208
Befruchtung 266 f.
Begattungsfähigkeit 270
Begleitschielen 314
Beimischung, alveoläre venöse 92
– extraalveoläre venöse 92
BEJ 250
Belegzellen, Magenmukosa 206
Belüftung, alveoläre 92
– Lunge 78 ff.
Bereitschaftspotential 288
Beriberi 196
Berührungsrezeptoren 276 f.
Berührungssinn 276 f.

Beschleunigung, Maßeinheit 3
Beschleunigungsdetektoren 276 f.
Bestandspotential, Innenohr 320, 323
Beugereflex **280** f., 284
Bewegungsantrieb 288 f.
Bewegungsausführung 288 f.
Bewegungsentwurf 288 f.
Bewegungskrankheit 204
Bewegungsprogramme 286, 288 f.
Bewußtlosigkeit 82, 102, 106
Bewußtsein 282, **294**
Bicarbonat → Bikarbonat
Bikarbonat 96, 98, 104 ff., 108, 112 f., 116, 118, 126, 132, 136, **144** ff., 202, 208, 212, 214, 228
– Aufnahme 114
– Ausscheidung **114**, 116, 120
– Bildung 96, 114
– Gleichgewichtspotential 25
– Resorption in der Niere 142, 144, 146
– Transport im Darm 228
Bikarbonat-Kohlendioxyd-Puffer 112
Bikarbonatkonzentration, aktuelle 118 f.
– effektive 25
– Liquor 116
– Plasma 114
– Standard 118 f.
Bilanzminimum, Eiweiß 196
Bilirubin 60, 214, 216
– Ausscheidung 200, 216
– direktes 216
– enterohepatischer Kreislauf 217
– indirektes 216
– Konjugierung in der Leber 216 f.
– Konzentration im Plasma 216
Bilirubinglukuronid 216
Biliverdin 216
Bindungsprotein, zytoplasmatisches 244
Biologische Wertigkeit, Eiweiß 196
Biotin 226
Bit 274
Blase 50

336 Sachverzeichnis

Blasengalle 215
Blässe 186, 204
Blausäure 100
Blickmotorik 286, 298 ff.
Blinder Fleck 304, 310 f.
β-Blocker 152
Blut 60 ff., 96 ff., 110 ff.
- Aufgaben 60
- CO_2-Gehalt 98
- Fließeigenschaften 64
- Jodvorkommen 250
- O_2-Gehalt 100, 102
- O_2-Kapazität 100
- pH-Wert 111
- Viskosität 108
- Zusammensetzung 60, 64
Blutbildung 270
Blutdruck 102, 140, 152, 156, 160 ff., 178, 181, 184 ($\rightarrow$ auch Druck)
- Aorta 161, 163
- Arteria femoralis 161
- – pulmonalis 94
- arterieller 158, 160 ff.
- diastolischer 160 ff.
- erhöhter 142, 160, 180
- erniedrigter 104, 180, 186
- Fetus 190
- mittlerer 156, **160** f.
- Nierenkapillaren 120
- Pulmonalarterie 160
- Reflexe bei erhöhtem Blutdruck 180 f.
- systolischer 160 ff.
- Venen 160 ff.
Blutdruckamplitude 161
Blutdruckkurve 161, 163
Blutdruckmessung 160
Blutdruckregelung 180 f.
Blutgefäße $\rightarrow$ Gefäße
Blutgerinnung 74 ff.
Blutgruppen **72** f., 202
Blut-Hirn-Schranke 272
Blut-Hoden-Schranke 270
Blutkapillaren 102, 154, 156, **158**
- Anzahl 157
- Flüssigkeitsaustausch 158 f.
- peritubuläre 122
- Permeabilität 72
Blutkörperchen, rote $\rightarrow$ Erythrozyten
Blutkreislauf $\rightarrow$ Kreislauf
Blut-Liquor-Schranke 272
Blutplättchen $\rightarrow$ Thrombozyten
Blutstillung 74 ff.
Bluttransfusion 72

Blutungsneigung 76
Blutverlust 102, 142, 186
Blutvolumen 60, 138, 150, 154, **184**
- Messung 184
- zentrales 184
Blutzucker 206, **246**, **248** ($\rightarrow$ auch Glukose)
B-Lymphozyten 70
Bogengänge 298
Bogengangsorgane 299
Bohr-Effekt 100
Bohrsche Formel 86
Botenstoffe 232
Botulinustoxin 32
Bowmansche Kapsel **120**, 124
Bradykardie 174
Bradykinin 176, 202, 235
Brechkraft 302
Brechzentrum 204 f.
Brennpunkt 302
Brennwert, Nahrungsstoffe 197, 199
- physikalischer 198
- physiologischer 198
Brillen 302 f.
Brocasches Sprachzentrum 324
Bronchien 56, 78, 80, 86
Bronchitis 90
Bronchusschleim 130
Brown-Séquard-Syndrom 282
Brucellen 70
Brunnersche Drüsen 210
Brustdrüse, Einfluß von Prolaktin 264
- Progesteronwirkung 267
Brustfell 80
Brustkorb **80**, 82, 88
Brustmark 50
Brustwachstum 264
Bulbus olfactorius 296
Buntesche Bürette 86
Bürstensaum **20** f., 120, 129
Butanolextrahierbares Jod 250
B-Zellen, Pankreas 246

C

C $\rightarrow$ auch unter K und Z
CA $\rightarrow$ Carboanhydrase
Ca^{2+} **15** f., 22, 34, 36, 38, 40, 42, 54, 56, 76, 126, 151, 208, 218 f., 228 f., 238, 240, 254 ff.
- Aktionspotential 26,

- Aufnahme 196, 254
- Ausscheidung 151, **254** ff.
- Azinus-Zelle 202
- Bedarf 254 ff.
- Blutgerinnung 74 ff.
- elektro-mechanische Koppelung 37
- Exozytose 16
- Filtration 254
- Haushalt 151, 254 ff.
- Herzmuskel 166
- intrazelluläre Konzentration 15
- intrazellulärer Rezeptor 16
- ionisiertes 151, 254
- Knochen 254, 256
- komplex gebundenes 151, 254
- Konzentration in der Muskelzelle 38, 40, 44
- Mangel 254
- Muskelerregung 35
- proteingebundenes 151, 254
- Resorption aus dem Darm 228
- Serum 151, **254** ff.
- Spermienbeweglichkeit 16
- Stuhl 228, 254
- Urin 151, 254
- Zellwachstum 16
Ca^{2+}-Calmodulin-Komplex 16
Ca^{2+}-Einstrom, langsamer 26
- in die Zelle 15
Ca^{2+}-Kanäle, Inaktivation 26
Ca^{2+}-Leitfähigkeit, Herzmuskel 26
Ca-Phosphat 254
Ca^{2+}-Poren 15
Ca^{2+}-Reservoirs 15, 36
Ca^{2+}-Salze, Löslichkeit 254
Ca^{2+}-Seifen, Darm 218
Ca^{2+}-Ströme, Herzmuskel 166
Ca-Zitrat 254
Caissonkrankheit 106
cal 3
Calciferol $\rightarrow$ Cholekalziferol
Calcitonin $\rightarrow$ Kalzitonin
Calcium $\rightarrow$ Ca^{2+}
Calmodulin 16, 254
- glatte Muskulatur 44
cAMP $\rightarrow$ AMP, zyklisches
Carbachol 54
Carbaminobindung **96**, 98
Carbohydratase 96, **144** f., 202, 208, 214
- Hemmer 142 f.

Sachverzeichnis

γ-Carboxylierung von Gerinnungsfaktoren 76
Carboxypeptidase **212**, 224
Cardia → Kardia
Carrier 14, 128, 132, 229
Catechol-O-Methyltransferase 56
Cerebellum → Kleinhirn
Cervix → Zervix
Chemorezeptoren 50, 104, 106, 108, 114, 204, 210, 248
– Brechzentrum 204
– CO_2 **104**, 108
– Dünndarm 210
– für Glukose 248
– zentrale 98, 116
Chemotaxis 66, 72
Chenodesoxycholsäure 214
Chiasma opticum 310
Chloramphenicol 220
Chlorid → Cl^-
Chloroform 130
Cholagoga 212
Cholangiographie 212
Cholekalziferol 226, 244, **255**ff.
– Mangel 256
– Überdosierung 256
1,25-$(OH)_2$-Cholekalziferol (D-Hormon) 120, 151, 225, 244, 255f., 257
25-OH-Cholekalziferol 256
Choleratoxin 228, 242
Cholerese 214
Choleretika 212
Cholesterin 20, 220f.
– Galle 214
– mizellläre Lösung 215
– Steroidhormonstoffwechsel 150, **258**ff., 260, 267
– Verdauung 220ff.
Cholesterinester 218, 222
Cholesterinesterase 218
Cholesterol → Cholesterin
Cholezystographie 212
Cholezystokinin-Pankreozymin → Pankreozymin
Cholin 54f.
Cholinazetyltransferase 54
Cholinerge Übertragung 55
Cholinesterase 32, 55
– Hemmer 32
Cholsäure 214
Choriongonadotropin 268f.
Chromatin 18
Chromosomen 18

Chromverbindungen, Allergie 72
Chronaxie 30f.
Chronotropie des Herzens 164
Chylomikronen 220ff.
Chylomikronreste 222
Chymotrypsin **212**, 224
Chymotrypsinogen **212**
Chymus 206, 228
Cl^- 24, 126, **132**, 136, 208, 212, 214
– „effektive" Konzentrationen 25
– Leitfähigkeit 24, 30
– Resorption im Darm 228
Cl^--Gleichgewichtspotential 24f.
Cl^--Konzentrationen, extra- und intrazelluläre 25
Cl-Sekretion 228
Cl^--Transport, aktiver 24
Cl-Verteilung 24
Clearance 124f.
CO **100**f., 102
Cotransport 126, 228
CO-Vergiftung 100
CO_2 48, 78, **96**, 110, **112**, 116, 126, 134, 144, 146, 158, 186
– Bindung am Hämoglobin 97
– Carbaminobindung 99
– chemisch gebundenes 97, 108
– Erythrozyten 134
– Gesamt-CO_2 96
– Konzentration im Blut 98f.
– Liquor 98, 116
– Messung **98**
– Partialdruck 78f., 92, 96ff., 100, 104ff., 108
– – als Atemantrieb 98
– physikalisch gelöstes 98f.
– Transport 12
CO_2-Abgabe 92, 114
CO_2-Bindung 97f.
CO_2-Bindungskurve des Blutes 98f.
– physiologische 98
CO_2-Differenz im Blut, arteriovenöse 96
CO_2-Konzentration, Wirkung auf lokale Durchblutung 176
CO_2-Partialdruck, normaler im Plasma 114
CO_2-Produktion 114

CO_2-Transport im Blut 96ff.
CO_2-Verteilung 98
CO_2/HCO_3^--Puffersystem 110
Cobalamine (Vitamin B 12) 62f., 226
Cobalaminspeicher 63
Cochlea 317ff.
Coecum → Zäkum
Coffein 40, 208, 242
Co-Lipase 218f.
Collagenfasern 74, 256
Colon → Kolon
Compartments 138
Compliance, Lunge und Thorax 88
Conn-Syndrom 151
Convection 12f., 192
Converting enzyme 152
Cornea → Kornea
Corpus amygdaloideum 272, 290
– geniculatum laterale 310
Cortex → Kortex (und → Großhirnrinde, Gehirn
Cortisches Organ 322 (→ auch Hörorgan)
Co-Transport, sekundäraktiver 128, 132, 224
CRH (Kortikoliberin) 235, 260
Crigler-Najjar-Syndrom 216
CT → Kalzitonin
Curare **32**, **54**, 82

D

Daltonsches Gesetz 78
Dämmerungssehen 304
Darm 44, 130, 150, 178, 200f., 210ff. (→ auch Dünndarm und Dickdarm)
– Bikarbonattransport 228
– Eisenresorption 62, 228
– Elektrolytresorption 228f.
– Entleerungszeiten 201, 206
– H^+ Ionentransport 228
– Kaliumresorption 228
– Kalziumaufnahme 228, 254, 256
– Magnesiumresorption 228
– Motorik 210f.
– Na^+-Transport 229
– PTH-Wirkung 254
– Wasseraufnahme 228f.
– Zellmauserung 62

338 Sachverzeichnis

Darmausgang 230
Darmbakterien 214
Darmdrüsen 210
Darmentleerung 230
Darmflora 74
Darmgase 200
Darmlähmung 200
Darmlymphe 220 ff.
Darmmuskulatur 56
Darmsaft 228
Dauerdepolarisation 32, 40
Dauerleistung 48
– des Muskels 46
Dauerleistungsgrenze 46
Defäkation 230 f.
Defibrillator 174
Dehnungsreflex 279
Dehnungsrezeptoren, Aorta 178
– Dünndarm 210
– Herzvorhof 140
– Lunge 104
– Muskeln 104
– Sehnen 104
– V. cava 178
7-Dehydrocholesterin 256
Dehydroepiandrosteron 260, 268
Deitersscher Kern 284
Dejodinase 248
Dendrit 22 f
Depolarisation **26** ff., 30, 32, 38, 164
Depolarisierung, spontane 44, 164
Dermographismus 178
Desinhibierung 286
Desoxycholsäure 214
Desoxykortikosteron 150
Desoxymonukleinsäuren → DNA
Deuteranomalie 308
Deuteranopie 308
Dezibel 316 f.
D-Hormon → 1,25-(OH)$_2$-Cholekalziferol
DHT → 5α-Dihydrotestosteron
Diabetes insipidus 142
– mellitus 114, 128, 142, **248**
Diaphragma 80
Diastolisches Potential, maximales 164
Dibutyryl-cAMP 242
Dickdarm 200, **230** f.
(→ auch Darm)
Dicumarol 76 f.

Dienzephalon 272
Differentialrezeptoren 276, 320
Diffusion **11** ff., 24, 102, 132, 226
– erleichterte **13**, 128 ff., 224
– facilitated 13
– in Flüssigkeit 11
– in Luft 11
– non ionic 11
– schwache Base 11
– – Säure 11
Diffusionsfläche 11
Diffusionsgeschwindigkeit 11
Diffusionskoeffizient 11
Diffusionspotential 13 f., 24
Diffusionsstrecke 11
Digestive Phase, Magenmotilität 206
Digitalisglykoside 26, 166
Digitoxin 166
1,25-Dihydro-Cholekalziferol → Cholekalziferol
Dihydrogenasen, Rolle beim Abbau von Noradrenalin 55
5α-Dihydrotestosteron 258, 270
Dijodtyrosin 250
Dioptrie 302
Dipeptidasen, Darm 210, **224**
2,3-Diphosphoglyzerat (2,3-DPG) 100 f.
Disaccharide, Verdauung 212, 224
Dissoziationskonstante 5
Diurese **142**, 248
Diuretika 126, **142** f., 149 f.
DJT → Dijodtyrosin
DNA 18, 63, 226, 252
– bakterielle 18
– Transskription 244
DNS → DNA
Dopamin 264
Doppelhelix 18
Drehbewegung, Registrierung 298
Dromotropie, Herz 164
Druck (→ auch Blutdruck)
– atmosphärischer 82
– Einheit 3
– hydrostatischer **158**, 184
– intrapleuraler **80**, 184
– intrapulmonaler **80**, 82, 88, 90

– intrathorakaler **80**, 160
– kolloidosmotischer → Druck, onkotischer
– onkotischer **8**, 136, **158**
– transmuraler **156**, 160, 162, 188
– venöser 158, 160, 184
Druckdiurese 122, **142**
Druckflaschen 108
Druckkabine 108
Druckrezeptoren 277
Druck/Volumen-Diagramm, Herz 42, **182**
– Lunge 88
Ductus arteriosus (Botalli) 190
– thoracicus 69
– venosus 190
Dünndarm 144, 200, **210** ff.
(→ auch Darm)
– Aminosäurenresorption 224 f.
– Bau 210
– Eiweißverdauung 224 f.
– Fettaufnahme 220
– Hormonproduktion 210
– Kohlenhydratverdauung 224 f.
– Motilität 210 f.
– Nervenversorgung 211
– pH-Wert 224
– Zuckerresorption 225
Duodenum 63, 200, 206, 208, **210**, 212, 224
(→ auch Darm und Dünndarm)
Durchblutung, Gehirn 176, 178
– Genitalorgane 178
– Haut 176 ff., 192, 194
– Herzmuskel 188
– humoral-hormonale Kontrolle 178
– Lunge 176
– Messung 188 f.
– Muskel 177
– nervale Kontrolle 176
– Niere 122, 176
– Organe, bei Arbeit 49
– – Maximalwerte 177
– – Ruhe 49, 177
– Schweißdrüsen 178
– Speicheldrüsen 178
– Steigerung durch ADP 176
– – durch AMP 14
– – durch CO$_2$ 174
– – durch H$^+$-lonen 174
Durchfall 110, 140, 142, 186, 224, 226, 230

Sachverzeichnis 339

- Bikarbonatverlust 228
- Kaliumverlust 228
Durchlässigkeit, Membran
 → Permeabilität
Durst 138, 140, 186, 194, 202
- Diabetes mellitus 248
Durstmechanismus, Hypothalamus 152
Durstzentrum 138
dyn 3

E
E 605 52
EEG 292f.
Eieinnistung 267
Eigelb 212, 220
Eigenreflex 278f., 284
Eileiter 266
Einatmungsluft 78
Einlauf 230
Einortshypothese, Hörorgan 320
Einthoven, bipolare Ableitungen im EKG 168
Einzelkanal-Strom, motorische Endplatte 33
Eireifung 266
Eisen **62f.**, 100, 102, 196, 216, **228**
- Aufnahme mit der Nahrung **62f.**, 228
- Hb 62f.
Eisenmangel 62f., 102, 228
Eisenresorption, Darm 228
Eisenstoffwechsel 62f.
Eisenvergiftung 62
Eisenzufuhr **62f.**, 196
Eiserne Lunge 82
Eisprung 263f
Eiweiß → Proteine
Eiweißminimum, funktionelles 196
Eizelle 262
EKG 162, 164f., **168ff.**
- Ableitungen 168ff.
- Arrhythmien 175
- Einfluß der Ca^{2+}-Konzentration 172
- - der Kaliumkonzentration 172
- Myokardinfarkt 172f.
EKG-Kurve 170
Elektroden 30, 170
Elektroenzephalogramm →EEG
Elektrokardiogramm → EKG
Elektrolytresorption, Darm 228ff.

- Niere 126, 132ff.
Elektromechanische Kopplung 36
Elektromyogramm → EMG
Elektronische Fortleitung 28
Elektroschock 294
Embolie 102
Emotion 290
Empfängnisverhütung 264
Empfindungslähmung, dissoziierte 282
Emphysem 86, 90
Emulgierung, Nahrungsfett 218
Enddiastolisches Volumen, Herz 162, 182
Endhirn 272
Endknopf, Nerv **22**, 30
Endokrine Drüsen 234ff.
Endokrines System 232ff.
- - Aufgaben 232
Endolymphe **298, 218**, 320
Endometrium 267
Endopeptidasen 212
Endoplasmatisches Retikulum 18
β-Endorphin 240
Endotheldefekte, Blutgerinnung 74
Endozytose **18**, 62f., 222f., 250
Endplatte, neuromuskuläre **32**, 54
Endplattenpotential **32**, 40
Endplattenstrom, elektrotonische Ausbreitung 36
- Miniatur-Endplattenstrom 32
- nerveninduzierter 32
Endsystolisches Volumen **182**, 184
Energie 3, 16, 34, 46, **196ff.**, 246, 248, 260
- chemische 16, 34, 46
- elektrische 7, 16
- Maßeinheiten 3, 16
- mechanische 16, 34, 46
Energiebedarf 196
Energieformen 10
Energiegehalt der Nahrungsstoffe 197
Energiegewinnung 16
- aerobe 46
- anaerobe 46
Energiestoffwechsel 196ff., 220, 246, 248, 260
Energieumsatz **196, 198**, 252
- Einfluß der Schilddrüsenhormone 252

- in Ruhe 196
Energieumwandlung 16
Enterogastrischer Reflex 206
Enterogastron 206, 208, 210
Enterohepatischer Kreislauf 131, 214, 216, 220
Enterokinasen 210, **212**, 224
Enterooxyntin 208
Entfernungssehen 314f.
Entgiftungsmechanismen des Organismus 130f., 216
Enthirnungsstarre 284
Entspannungsphase, Herz **162**, 182
Epithelkörperchen 254
Epoxide 130
EPSP **30**f., 280
ER → Endoplasmatisches Retikulum
Erbrechen 110, 116, 130, 140, 142, 186, **204**f.
- morgendliches 204
- Vorboten 204
Erektion 178
Erfolgsorgan, Hormone 232
erg (Einheit der Arbeit) 3
Erhaltungswärme 48
Erkennungsschwelle, Geruchssinn 296
- Geschmackssinn 296
Ermüdung, Muskel 46, 48
Ernährung 196f.
- pflanzliche 110, 114
Erregbarkeit der Zelle 30
Erreger, teilresistente 71
Erregung, antidrome 28
Erregungsfortleitung, saltatorische 28
Erregungsübertragung, neuromuskuläre 32
Ersatzrhythmus, ventrikulärer 175
Erwartungsreaktion 178
Erythropoese 62f., 108
Erythropoetin **60**f., 120, 186, 235
Erythrozyten **60**ff., 72, 92, 96, 98, 102, 114, 148, 186, 216, 227, 246
Escape-Phänomen 150
Essigsäure, aktivierte 54
Ethacrynsäure 142f.
Eustachische Röhre 106
Evans-Blau 138
Exkretion 120
Exozytose **18**, 58, 202f., 246, 248, 250

340 Sachverzeichnis

Expansion, klonale 68, 70
Exponent 9
Exspiration **80**, 82, 104
– Arbeit 88
Exspirationsluft **92**
Exspirationsmuskeln 80
Exspiratorische Maxima 88
– Sekundenkapazität 91
Extraktionsrate 124
Extrapyramidale Bahnen 284, **288**
Extrapyramidalmotorisches System 284
Extrasystolen 174 f.
Extrazellulärflüssigkeit 124, **138**
– Ionenverteilung 24
– Osmolarität 120
Extrazellulärraum, Messung 139
– Volumen 112, **138**, 140, 142, 149
Exzitatorisches postsynaptisches Potential → EPSP
EZF → Extrazellulärflüssigkeit
EZV → Extrazellulärraum, Volumen

F

F (Faraday-Konstante) 14
°F (Grad Fahrenheit) 7
Farbenblindheit 306, 308
Farbendreieck 308 f.
Farbensehen 308 f.
Farbmischung, additive 308 f.
– substraktive 308
Farbtafeln 308
Farbunterschiedsschwelle 308
Farnochinon 226
Fäzes → Stuhl
Fe → Eisen
Feedback 238
Feet 2
Fehltransfusion 72
Fenster, ovales, Ohr 318
– rundes, Ohr 318
Fernakkommodation 300, **302**
Ferritin 62
Fetalkreislauf 190 f.
Fetoplazentare Einheit 268 f.
Fette 56, 114, **196** ff., 200, 212, **218**, **220**, 246, 249, 266

– Abbau 56, 114
– Aufbau 246
– chemische Struktur 197
– Resorption 218 ff.
Fettgewebe, braunes 194
Fettsäuren 58, 188, 196, 212, **220** ff., 228, 246
– essentielle 196
– freie 212, 219 ff., 228, 246
– kurzkettige 218, 220
– langkettige 220, 246
– mittelkettige 220
Fettspeicherung 221
Fettstoffwechsel, Hormoneinflüsse 249
Fettverdauung 200, **212**, **218** f.
Fettzellen 221
Fetus **190**, 264, 268 f.
– Blutdruck 190
– Herzfrequenz 190
– Herzzeitvolumen 190
– Hormonproduktion 269
Fibrillen, Muskel 40
Fibrin 74, 76
Fibrinogen 60, **74**
Fibrinolyse 76 f.
Ficksches Diffusionsgesetz **11**, 128
Ficksches Prinzip 94, 122, 154
Fieber 7, **104**, 167, **194**, 250
Filamente, Muskel 34
Filamentgleiten **36** ff., 46
Fila olfactoria 296
Filter, glomerulärer 120
Filtration 120, 158, 186
– Blutkapillare 158 f.
– Niere 120
– Rolle der Proteinbindung 126
Filtrationsdruck, kapillärer 186
Filtrationsfraktion, Niere 124, 126
Filtrationsrate, glomeruläre (GFR) 124
First messenger 242
Fliegenpilzgift 54
Flimmerepithel 80
Fluchtreflex 50, 276, **280** f.
Fluidität 64
Fluid ounce 3
Fluor 202
Flüssigkeit, transzelluläre 138

Flüssigkeitsaustausch, Blut/Zwischenzellraum 156
Flüssigkeitsräume 139
– Messung 138
Folliberin 235, **262**, **264**
Follikel, Ovar **262**, **264**, 266 f.
– Schilddrüse 250
Follikelphase, Menstruationszyklus 262, 264
Follikelstimulierendes Hormon → FSH
– – Releasing-Hormon → Folliberin
Follitropin → FSH
Folsäure 62, 196
Folsäureantagonisten 62
Folsäurespeicher 63, 226
Foot 2
Foramen ovale 190
Formanten 324 f.
Formatio reticularis 204, 240, **282**, **284**, 288, 292, 296, 310
– – Weckrolle 292
Fovea centralis 300, 304, **310**
Fraktionelle Ausscheidung, Niere 120
Frank-Starling-Mechanismus 42, 162, 180, **182** ff.
Freisetzungshormone 241
Fremdeiweiß, Abwehr 70, 72
Fremdreflex 280 f.
Frequenz, Maßeinheit 3, 7
Frequenzinotropie, Herz 166, 184
Frequenzunterschiedsschwelle, Hörorgan 322
Frontalhirn 290
Fruktose 224
FSH 235, 240, 258, **262**, **264**, 270
FSH/LH-RH → Folliberin
Füllungsdruck, Niederdrucksystem 178
Füllungsphase, Herz 162
Fundus, Magen 206
Funktionseisen 62
Furosemid 142 f.
Fußsohlenreflex 280

G

g → Leitfähigkeit oder Ion, Leitfähigkeit
Gähnen 104
Galaktorrhö 264

Sachverzeichnis 341

Galaktose 224
Galle 130, 134, 200, **212**, **214**ff., 222ff., 228
– Ausschüttung 213
– Bestandteile 214
– Bildung 214f.
– Eindickung 215
– Stau 216
– Steroidhormonausscheidung 258
Gallekanälchen **214**, 216
Gallenblase 150, 212, 214
– Kontraktion 212
Gallensalze 212, 215ff., 219ff.
– Fettverdauung 218ff.
– konjugierte 214, 218ff.
– Pool 218ff.
Gallensäuren 214f., 219ff., 228 (→ auch Gallensalze)
– aktiver Transport 214f.
– primäre 214f.
– sekundäre 214f.
Gallensteine 214, 216
Gallon 3
Galvanotaxis 66
Ganglien 54
Ganglion vestibulare 298
Ganzkörper-Plethysmographie 86
Gap junctions 44
Gasaustausch 78, 80, **92**ff., 106
Gasaustauschfläche der Alveolen 78
Gasembolie 106f.
Gaskonstante, allgemeine 8, 11, 14
Gastric inhibitory polypeptide → GIP
Gastrin 206, 208ff., 235, 246, 248
Gastroferrin 62, 208
Gate, Ionengate 15
Gauer-Henry-Reflex **140**, 186
GDP (Guanosindiphosphat) 242
Gebärmutter 56, 262
Geburt 190
– hormonale Regelung 268
Gedächtnis 294f.
– immunologisches 66
Gedächtnisstörungen 294
Gedächtniszellen 68f., 70f.
Gefäße, Blutvolumen 155
– Durchmesser 157
– Fassungsvolumen 157
– Muskeltyp 44
– Querschnittsfläche 157
– Widerstand 155
Gefäßmuskulatur, Tonus **176**f., 188
Gefäßsystem 156f.
Gefrierpunkt von H_2O 7
Gefrierpunktserniedrigung 8
Gegenfarbentheorie des Sehens 312
Gegenstromaustausch 134f.
Gegenstrommultiplikationssystem **134**, 136
Gegenstromsysteme 134f.
Gehirn 49, 102, 108, 176, 178, 186, 188, 260, **272**f., **282**f., 294
– Bau 272f.
– Durchblutung 49, 108, **154**, 176, 178
– Einfluß der Glukokortikosteroide 260
– Liquorräume 273
– Messung der Durchblutung 188
– O_2-Mangel 102f.
– Überlebenszeit 102
Gehirnerschütterung 294
Gehörgang 318
Gehörknöchelchen 318
Gelbkörper, Ovar **262**, 267
Gelbkörperphase, Menstruationszyklus 262, 264, 267
Gelbsucht 216
Gelenkrezeptoren 277f.
– Hals 298
Generatorpotential 274
Genitalorgane, Durchblutung 178
Gerinnung, Blut **75**ff., 186
– Östrogenwirkung 266
Gerinnungsfaktoren 76f.
Gerinnungsstörungen 76, 196
Geruch 130, 202, 206, 208, 290
Geruchssinn 296f.
Geschlecht, chromosomales 270
– genetisches 270
Geschlechtsdifferenzierung 270f.
Geschlechtsentwicklung 266, 270f.
Geschlechtsmerkmale, sekundäre männliche 270
Geschlechtstrieb 270
Geschlossenes System, Puffer 112
Geschmack 130, 202, 206, 208, 296f.
Geschmackssinn 296f.
Geschwindigkeit, Maßeinheit 3
Geschwindigkeitsdetektoren 276
Gesichtsfeld 310f., 214
– Ausfälle 310f.
– binokuläres 310, 315
Gestagene Hormone 262, 264, 267
Gewebsfaktoren 74, 76
Gewebshormone 176, **235**
Gewebsthrombokinase 74, 76
Gewicht, Maßeinheiten 3f.
Gewichtskraft 3f.
GFR 124f., 136, 152
– Messung 124f.
– Steuerung 152
GH → Somatotropin
Gibbs-Donnan-Verteilung 24
Gicht 146
Gilbertsches Syndrom 216
GIP 206ff.
Glandula parotis 202
– sublingualis 202
– submandibularis 202
Glaskörper, Auge 300
Glatte Muskulatur 44
Glaukom 300
Gleichgewicht, Rolle des Kleinhirns 287
Gleichgewichtskonzentration 14
Gleichgewichtsorgan 204, 282, 284, **298**f.
– beim Tauchen 106
Gleichgewichtspotential 14, 24f.
Gleichstrom 7, 30
Gleitfilamenttheorie 36f.
α_1-Globuline 60
α_2-Globuline 60
β-Globuline 60
γ-Globuline 60
Globus pallidus 272
Glomeruläre Filtrationsrate → GFR
Glomerulonephritis 142
Glomerulus, Niere **120**f., 123
Glomus aorticum 104
– caroticum 104
Gluc... → Gluk...

342 Sachverzeichnis

Glukagon 227, 242, **246**, **248**, 252
Glukokortiko(stero)ide 150,f., 240, 244, 248, 258, **260**
- Rezeptorproteine 260
- Rückkoppelungskontrolle 258
- Transport im Blut 260
- Wirkungen 260
Glukoneogenese 120, **246**ff.
Glukose 46ff., 58, 60, 120, 124f., 129f., 142, 166, 188, 198, **224**, **228**, 238, 244, **246**ff., 260, 272
- Abbau → Glykolyse
- Chemorezeptoren 248
- Erythrozyt 60
- Harn 248
- Konzentration im Blut 246f., 249, 260
- Muskel 47
- Neubildung → Glukoneogenese
- Regelung der Blutkonzentration 249
- Resorption im Dünndarm 228
- - in der Niere 128f.
- Speicherung 248
- Stoffwechsel 246f.
Glukosemangel 208
Glukose-6-Phosphatase 244
Glukoseversorgung 248
Glukosurie 128, 142, **248**
Glukuronide 126
Glukuronsäure 130, 150, **214**, 216
- Konjugierung in der Leber 214
Glukuronyltransferase 216
Glutamat 30
Glutamin 146
Glutaminasen 146
Glutathion 130, 214, **250**
Glyc... → Glyk...
Glykogen **46**, 58, **196**, 212, 242, **246**, 248
- Abbau → Glykogenolyse
- Bildung **246**, 248
- Skelettmuskel 34
Glykogenese **246**, 248
Glykogenolyse 58, 242, **246**, 248
Glykogensynthetase 242
Glykolyse **46**f., 199, 242, **246**, 248
Glykoproteinhormone 234, **242**

Glykoside 214
- herzkraftsteigernde Wirkung 166
Glyzerin → Glyzerol
Glyzerol 246ff.
Glyzin 214
Goldberger-Ableitungen 168, 170
Golgi-Apparat **18**ff., 129, 220, 240, 246, 250
Golgi-Organ, Sehnen 278
Golgi-Zellen, Kleinhirn 286
Grad Celsius 7
Grad Fahrenheit 7
Gradient, chemischer 14
- elektrochemischer 14, 24
Graft-versus-host-reaction 72
Granula 58
- insulinhaltige 246
- Speicherung von Glukagon 248
Granulomatose, chronische 68
Granulozyten 60, 66ff., 72
Grauer Star 302
α-Grenzdextrin 224
Großhirnrinde 240, 272, **288**, **294**, 296
- Afferenzen 283
- motorische Zentren 284ff., 288
- somatotopische Gliederung 283, 285
Grünblindheit 308
Grundumsatz 194, **198**
Grüner Star 300
GTP (Guanosintriphosphat) 242
GTPase 242
Guanosindiphosphat 242
Guanosinmonophosphat 242
Guanosintriphosphat 242
Gyrus cinguli 290
- parahippocampalis 290
- postcentralis 282
- praecentralis 288

H
H^+ 5, 25, 96, 110, 114, 116, 120, 132, 144ff., 176, 202, 204, 208
- Aufnahme 114
- Ausscheidung 114, 120, 145, 147
- Gleichgewichtspotential 25

- Konzentration → pH-Wert
- Produktion 114
- Sekretion, Niere 132, 144
- Teilchengröße 25
- Transport, Darm 228
Haarwurzelrezeptoren 276
Haarzellen 320
Hagen-Poiseuillesches Gesetz 156
Haldane-Effekt **96**, 98
Halsreflexe, tonische 284
Haltearbeit, statische 32, 48
Haltereflexe 284
Häm **60**ff.
Hämatokrit **60**, **65**, 138, 156
Hamburger-Shift 96
Hämoglobin **60**, 64, 96f., **100**f., 102, 112, 114, 118, 190, 216f.
- Abbau 216f.
- fetales 100f., 190
- Konzentration im Blut **60**, 100
- Puffer 97
Hämolyse **60**, 72, 216
Hämopectin 63
Hämosiderin 62
Haptoglobin 63f.
Harn 120ff.
- Steroidhormonausscheidung 258
Harnblase 44
Harnkonzentrierung 136
Harnleiter 56
Harnsäure 120, 128, 144, 146
Harnstoff 120, 126, 134, **136**f., 146, 198, 260
- Ausscheidung **136**f., 260
Hauptpunkt, Auge 302
Hauptzellen, Magen 206, 224
Haut 138, 154, 176, 178, 184, 194, 266, 276f.
- Durchblutung 154, 176, 178, 192, 194
- Östrogenwirkung 266
Hautrezeptoren 277
Hautsinne 276
HCl → Salzsäure
HCO_3^- → Bikarbonat
HCS 268
HDL (high density lipoproteins) 222
Headsche Zonen 282
Heißer Knoten, Schilddrüse 252
Helikotrema **318**, 320
Helium, Messung des Residualvolumens 86

Sachverzeichnis

Hemeralopie 306
Hemmung, aktive Transportmechanismen 13
– antagonistische 280
– autogene 278
– kompetitive 32, 214
– laterale 274, 322
– postsynaptische 280
– präsynaptische 280
– rekurrente **278**, 280
– synaptische Übertragung 280
Henderson-Hasselbalchsche Gleichung **110**, 118
Henlesche Schleife 120, 122, 132, 134, 148
– – aktiver NaCl-Transport 134
Henry-Gauer-Reflex **140**, 186
Heparin 72, 77
Hepatitis 70, 216
Herpesviren 70
Hertz 3, 316
Herz 50, 56, **154**
– Aktionsphasen 162
– Arbeitsdiagramm 182
– arterio-venöse Sauerstoffdifferenz 188
– Automatismus 26
– Diastole 161
– Druck/Volumen-Arbeit 183
– Druck/Volumen-Diagramm 182
– Einflüsse auf Leitungsgeschwindigkeit der Erregung 166, 169
– elektrische Erregung 162
– Erregungsausbreitung 165
– Erregungsbildung 164
– Erregungsleitung 164
– isotonische Maxima 182
– isovolumetrische Maxima 182
– Kontraktionsgeschwindigkeit, Sympathikus 183
– Lagetypen 172
– Nährstoffe 188
– Reflexe 181
– Reizbildungs- und -leitungssystem 165
– Rhythmusstörungen 174
– Ruhedehnungskurve 182
– Sauerstoffverbrauch 188
– Schrittmacher 162, 164, **166**
– Schrittmacherpotential 167
– Schrittmacherzellen 26
– Systole 161
– Ventilebene 184
– Ventrikel → Ventrikel
– Vorhof → Vorhof
– Wirkungsgrad 188
Herzachse, elektrische 170
Herzaktion, Einfluß der Herzfüllung 185
– erhöhter Blutdruck 185
Herzarbeit 182
Herzblock, totaler 166
Herzerregung, Beeinflussung 166, 169
– Fieber 166
– Hyperkaliämie 166
– Hypokaliämie 166
– Störungen 164
– Temperatureinflüsse 166
– vulnerable Phase 174
Herzfehler 190
Herzflattern 166
Herzflimmern 30, **166**
Herzfrequenz 108, **154**, 184, 186
– Einflüsse 164, 167
– Fetus 190
– körperliche Belastung 49
Herzfüllung, Einfluß auf die Herzaktion 185
Herzgeräusche 162
Herzinfarkt **172**f., 186
Herzinsuffizienz 142, 151, 158, 184, **186**
Herzkammer → Ventrikel
Herzklappen 162
Herzkraft **164**, **166**, 186
Herzkranzgefäße
→ Koronargefäße
Herz-Kreislauf-System 154ff.
Herzleistung **184**, 260
Herzmuskel 15, 22, 32, **42**, 45, 154, 162, **164**, 166, 180, 184, 188f.
– Aktionspotential 31, 45
– Blutversorgung 162
– Dauer des Aktionspotentialplateaus 166
– Durchblutung 154, 188
– Eigenschaften 45
– Erregbarkeit 164
– Erregungsrückbildung 170
– Gefäßversorgung 189
– Kontraktilität 184
– Kontraktionsgeschwindigkeit 184
– – Einfluß der Herzfrequenz 183
– – – der Ruhedehnung 183
– Kontraktionskraft 42
– maximale Verkürzungsgeschwindigkeit 188
– Messung der Durchblutung 188
– O_2-Extraktionskoeffizient 189
– O_2-Verbrauch 189
– Stoffwechsel 188
– Substratverbrauch 180
– Vordehnung 180
Herznerven 164, **166**
Herzrhythmusstörungen 174
Herzschlagvolumen, Steuerung 182
Herzstillstand 172
Herztöne 162
Herzvenen 188
Herzversagen
→ Herzinsuffizienz
Herzvorhof, Dehnungsrezeptoren 140, 178
Herzzeitvolumen 78, 108, 122, **154**, 156, 184, 186
– Anteil der Organe 155
– Fetus 190
Herzzyklus 162
Heterophagosom 66
High density lipoproteins 222
Hinterstrangbahnen 282
Hinterstrangkerne 282, 288
Hippurat 126
Hirndruck 204
Hirnnerven 286, 288
Hirnödem 142, 204
Hirnrinde
→ Großhirnrinde
Hirnstamm 50, 272, **284**, 286, 288
– Bau 272
– motorische Zentren **284**, 286
Hissches Bündel 164, 174
Histamin **72**f., 176, 186, 208f., 235, 260
H(istamin)-Zellen 208f.
Histokompatibilitätsantigene 72
H_2O → Wasser
Hochdruck 160, 180
Hochdrucksystem, Kreislauf 154f.
Höchstleistung, körperliche 46
Hochzahlen 9
Hoden 258, 264, **270**
Höhenatmung 104, **108**f.

Sachverzeichnis

Höhenaufstieg 108f., 188
Höhengewinn 108f.
Höhensonne 256
Hohlvene 156, 184
Homöostase 176, 232
Hörbahn 322f.
Hören, räumliches 322f.
Hörgrenze 316
Horizontalzellen, Retina 300, 312
Hormondrüsen 234
– Wachstum 238
Hormone 102, **232**ff.
– axonaler Transport 241
– blutzuckersteigernde 248
– Einfluß auf den Menstruationszyklus 262
– gastrointestinale 206ff., 235, 246f.
– glandotrope 234, 238
– Hierarchie 234
– Hypophyse 235
– künstliche Zufuhr 238
– Nebennierenrinde 258
– Ovar 262
– parakrine Wirkung 246
– prinzipielle Wirkungen 238
– Repressorinaktivierung 244
– Spezifität der Wirkungen 242
– Transportproteine 234
– Übersicht 232ff.
Hormongranula 240
Hormonhaushalt 290
Hormonkonzentrationen 234
Hormonnamen 235
Hormonrezeptoren 234, **242**, 258
Hormon-Rezeptor-Protein-Komplex 244
Hörnerv 320ff.
Hornhaut, Auge 300
Horopterkreis 314f.
Hörorgan 318ff.
Hörrinde 322
Hörschwelle 317
Hörverlust 218ff.
Hörzentrum 322
Host-versus-graft-reaction 72
HPL 268
Human chorionic somatotropin (HCS) 268
– placentar lactogen (HPL) 268
Humorale Immunabwehr 70f.

Hunger 114, 206, 227, 248
Hungerphase 246
Husten 104, 280, 324
Hydrokortison 260
Hydronium-Ionen → H^+
β-Hydroxybuttersäure 110
Hydroxylasen, Nebennierenrinde 258
Hydroxyprolin 256
Hygieneüberwachung 296
Hyperaldosteronismus 142, **151**
Hyperalgesie 282
Hyperämie, reaktive 176
Hyperästhesie 282
Hyperglykämie 246, 248
Hyperkaliämie 150, 166
Hyperkalzämie 166, 172, 254, 256
Hyperkapnie 116
Hyperopie 302ff., 314
Hyperpolarisation **26**, 30, 280, 312
Hyperprolaktinämie 264
Hyperthyreose 250, **252**
Hypertonie 160, 180
Hypertrophie, kompensatorische 238
Hyperventilation 106, 108, 116, 142
Hypoglykämie 207, 248
Hypokaliämie 142, 148, 166, 172
Hypokalzämie 172, 234
Hypokapnie 116
Hyponatriämie 140, 150, 254
Hypophosphatämie 256
Hypophyse 140, 234f., **240**f., 264
Hypophysenhinterlappen 140, 234
Hypophysenhormone 235ff.
Hypophysenvorderlappen 234f., **240**, 264
Hypoproteinämie 158
Hypothalamus 58, 104, 138, 140, 180, 194, 232, 234f., 240, 243, 246, 264, 272, **290**f., 296
– Programme 50, **290**
Hypothalamus-Hypophysen-System 240
Hypothyreose 252, 264
Hypovolämie 140ff.
Hypoxie **102**f., 108, 154, 186, 188 (→ auch Anoxie)
Hypoxische Vasokonstriktion 94

I

ICSH 235, 240, 270
(→ auch LH)
Ig → Immunglobuline
Ikterus 216
Ileum 200, 220ff., 226
(→ auch Dünndarm und Darm)
Ileus, paralytischer 200
Immunabwehr 66ff.
– humorale 66ff.
– zelluläre 70ff.
Immunantwort, spezifische 70
– verzögerte 70
Immunglobulin A 200, 202
Immunglobuline 64ff., 71ff., 200, 202, 210, 300
– Konzentration im Serum 65
Immunisierung, aktive 66
– orale 200
– passive 66
Immunität 66
Immunkompetente Zellen 68
Immunkomplexreaktionen 72
Immunologische Toleranz 72
Immunologisches Gedächtnis 66
Immunsuppressive Substanzen 72
Immunsystem 70
Impedanzwandler, Mittelohr 318
Impfung 66
Inaktivation von Ionen-Kanälen 15, 26
Inch (Zoll), Umrechnung 2
Indifferenzpunkt, Venendruck 184
Indikatorgastechnik 188
Indikatorverdünnungsmethode 138
Induktion, Enzyme **238**, 244
Information, Abgabe 275
– Aufnahme 275
– Kodierung 275
– Verarbeitung 275
Informationsfluß 274
– Maß 274
Informationsinhalt, Maß 274
Informationsübertragung 234
Infrarotes Licht 308
Infusion 142, 184, 186
– Glukose 142

Sachverzeichnis

- hypertone Salzlösungen 142
- Inhibin 270
- Inhibition → Hemmung
- laterale 274
- Inhibitor-Hormone des Hypothalamus 234, 240
- Inhibitorisches postsynaptisches Potential → IPSP
- Innenohr 318 (→ auch Hörorgan)
- Potentiale 320
- Innenohrschwerhörigkeit 318
- Innere Uhr 206, 292
- Inneres Milieu 50, 232, 290
- Innervation, reziproke 278
- Inotropie des Herzens 164
- Inspiration **80**, 82, **88**, 104, 106, 150, 184
- Inspirationsarbeit 88
- Inspirationsluft 92, 110
- O_2-Partialdruck 110
- Inspirationsmuskeln **80**, 88
- Inspiratorische Maxima 88, 106
- Insulin 148, 150, 220f., 227, 238, 242, **246**, 252
- anaboler Effekt 248
- Einfluß auf K^+-Haushalt 148
- Mangel 248
- Reize für die Ausschüttung 246
- Wirkung 248
- Insulin releasing polypeptide (IRP) 246
- Integralvektor, Herzerregung 168
- Integrationsmechanismen des Körpers 232 ff.
- Intensitätsdetektoren 276
- Intensitätsunterschiedsschwelle, Auge 306
- Gehör 322
- Geruch 296
- Geschmack 296
- Intentionstremor 286
- Interdigestive Phase, Magen-Darm-Motilität 206
- Interferon 70
- Interleukin 70 f.
- Interstitialzellenstimulierendes Hormon → ICSH und LH
- Interstitium 138, 158, 186
- Intrapleuraler Druck 81
- Intrapulmonaler Druck 81

Intrazellulärflüssigkeit 24, 65, **138**
- Ionenverteilung 24, 64
Intrazellulärraum, Volumen 24, **138**, 142
Intrinsic factor, Magen 63, 208, 226 f.
Inulin **124** f., 138
Inulinclearance 124 f.
Ionen 4, 7, 13, 24, 26, 28, 65
- Leitfähigkeit, Zellenerregung 7, 13 ff., **26** f., 164
- Transport 7
- Wertigkeit 24
Ionenkanäle 14
Ionenpermeabilität **12**, 24, 26
Ionenstrom 13, 26
Ionenzusammensetzung, Körperflüssigkeit 65
IPSP **30** f., 280
Iris 300
IRP (Insulin releasing polypeptide) 246
Isomaltasen, Darm 224
Isophone 216 f.
Isoproterenol **56**, 59
Isotonische Maxima, Herz 182
Isovolumetrische Kontraktion, Herz 162
- Maxima, Herz **182**, 184
IZF → Intrazelluläre Flüssigkeit
IZR → Intrazellulärraum

J

J (Joule) **3**, 7
J^- → Jod
Jejunum 200, **210**, 226, 228, (→ auch Dünndarm und Darm)
Jod 196, **250** ff.
- Aufnahme in die Schilddrüse 251, 253
- Bedarf 250
- Blut 250
- Stoffwechsel 250
Jodgehalt, Nahrungsmittel 250
Jodhaushalt 250, 253
Jodid → Jod
Jodmangel 253
Jodtransferase 248
Jodzufuhr 196, **250**
Joule **3**, 7

Jucken 280
Juxtaglomerulärer Apparat 138 f.

K

K... → auch C...
K (Dissoziationskonstante) 5
K (Kelvin), Maßeinheit 7
K^+ 24 ff., 30, 40, 116, 120, 132, 136, 148, 166, 172, 196, 202
- Adaptation 148
- Ausscheidung 120, 142, **148** ff.
- Bedarf 148
- Diffusion 25
- Diffusionspotential 25
- Gleichgewichtspotential 14, 24 ff.
- Haushalt 148 f.
- Kontraktur 40
- Konzentration, extrazellulär 25, **65**, 166
- - intrazellulär 24, **65**
- - körpereigene Verschiebung 148
- Leitfähigkeit 24, **26** f., 30, 32, 166
- Mangel 116, **148**, 150
- Resorption im Darm 228
- - in der Niere 148 f.
- Sekretion in der Niere 148 ff.
- Transport 132, 148 ff., 228
- Urin 148 f.
- Verlust 150 f.
- Zufuhr 148
Kalium → K^+
Kallidin 176
Kalorie, Maßeinheit 4, 17
Kalorimetrie 198 f.
Kaltrezeptoren 274
Kalziferol → Cholekalziferol
Kalzitonin 151, 235, 250, **255** ff.
Kalzium → Ca^{2+}
Kammerflimmern 174 f.
Kammertachykardie 174 f.
Kammerwasser, Auge 300 f.
Kanal, Ionenkanal 15
Kapazitation, Spermien 266 f.
Kapazitätsgefäße 178, 186
Kapazitiver Strom, Zellmembran 28
Kapillaren → Blutkapillaren

Sachverzeichnis

Karboanhydrase → Carboanhydratase
Karbonathydrolyase → Carboanhydratase
Kardia **204**, 206
Karyolymphe 18
Katabolismus 248
Katarakt 302
Katecholamine **56**f., 176, 186, 242, 246, 260 (→ auch Adrenalin und Noradrenalin)
Kathode 30
kcal, Maßeinheit 4
Kehlkopf 324f.
Keimzellen 270
Kernikterus 216
Kernmembran 18
Kernporen 18
Kerntemperatur 192ff.
Ketonsäuren 110
Killerzellen 70f.
Kinderlähmung 116
Kinetosen 204
Kinine 178
Kinozilie 298
Klang 316f.
Kleinhirn 183, 272, 284, **286**ff., 298
– Erkrankungen 286
– Fasertypen 286
– Zelltypen 286
Kletterfasern, Kleinhirn 286
Klonale Expansion 71
Knochen, Östrogenwirkung 266
– Stoffwechsel 254ff.
Knochenleitung, Hören 318
Knochenmark **60**ff.
– Stammzelle 69
Knorpel 240
Knotenpunkt, Auge 302
Kochlea 318ff.
Kochleariskerne 322
Kochsalz → NaCl
Kodierung, Reize 274f.
Koffein 40, 208, 242
Kohlendioxyd → CO_2
Kohlenhydrate 196ff., 212, 224, 246ff.
– chemischer Aufbau 197
– Resorption, Darm 224
– Stoffwechsel 246ff.
– – Hormoneinflüsse 249
– Verdauung 212, 224f.
Kohlenmonoxyd → CO
Kohlenwasserstoff-Kontinuum 218
Kohlrauschsche-Falte 230

Kolibakterien 66
Kollagenfasern 74, 256
Kollaps, orthostatischer 184
Kollaterale, Nerv 22
Kolloid, Schilddrüse 250
Kolon 200, 228, **230**
(→ auch Dickdarm, Darm)
Kompensatorische Atrophie 238
– Hypertrophie 238
– Pause, Extrasystole 175
Komplement 66, 68, 72
Komplementärfarbe 308
Kondensatoreigenschaft der Zellmembran 28
Konjugierte Augenbewegungen 314
Kontaktallergene 72
Kontraktilität, Herz 164
Kontraktur, Muskel 40
Kontrastbrei 230
Kontrastierung, Reiz **274**f., 312, 322
Konvektion 12, 192
Konvergenz, Nervenleitung 310
Konvolut, proximales, Nierentubulus 120
Konzentration, ,,effektive" 5
– Maßeinheiten 4
– – fraktionelle 4f.
Konzentrationsgefälle, Diffusion 11ff., 24
Konzentrierungsmechanismus, Niere 134ff.
Kooperation, Immunabwehr 69ff.
α-γ-Koppelung 278
– elektromechanische 34, 36
Koprostanol 222
Kornea 300
Kornealreflex 280, **310**
Körnerzellen, Kleinhirn 286
Koronardurchblutung 163, 178, **188**f.
Koronargefäße 154, 163, 178, **186**ff.
Koronarinsuffizienz 188
Koronarsinus 188
Körperflüssigkeiten 65, 138ff.
Körperstellung 284
Körpertemperatur 7, 10, 104, 166, **194**, 262, 290
Korpus, Magen 206ff.
Korrelation 10

Korsakoff-Syndrom 294
Kortex, Großhirn 104, 232, 272, 282ff., **288**ff., 310ff., 322ff. (→ auch Großhirnrinde und Gehirn)
Kortikoliberin 235
Kortikosteron 150, 258, 260
Kortikotropin → ACTH
Kortikotropin-Releasing-Hormon 235
Kortisol 58, 64, 234, 238, **260**f.
Kortison 238, **260**
Kraft, Einheiten 3
Kranzarterien → Koronargefäß
Kreatinin 124, 146
Kreatinphosphat 34, 46f.
Kreislauf 104, **154**ff.
– enterohepatischer 214f., 216, 220, 223
– fetaler 190f.
– Regulation **176**ff.
– Rezeptoren **178**f.
– Übersicht 155
– Zentralisation 178, **186**
Kreislaufreflexe 180
Kreislaufschock → Schock 72, **186**
Kreislauf-,,Zentren" 179ff.
Kremasterreflex 280
Kretinismus 252
Kreuzprobe, Blutgruppenverträglichkeit 72
Kroghscher Zylinder 102
Kropf 252
Kugelzellanämie 60
Kupffersche Sternzellen 200
Kurzsichtigkeit 302f.
Kurzzeitgedächtnis, Tonvergleich 322
kWh, Maßeinheit 4

L

Labyrinth 286, **318**
– basales **20**, 120, 132
Labyrinthreflexe, tonische 284
Lagetypen, Herz 172
Lähmung 32, 282, 284
Laktasen 210
Laktat **46**ff., 58, 110, 114, 129, 186, 188, 246
Laktogenese 264
Laktose 224
Laktotropes Hormon → Prolaktin

Sachverzeichnis 347

Landolt-Ringe 304
Langerhanssche Inseln 246
Länge/Spannungs-Kurve, Muskel **42**, 44
Lanosterin 258
Laplacesches Gesetz 90, 156
Latenz, synaptische 30
Lateralisation, Schallwahrnehmung 318
Laufreflex 284
Lauschen 320, 322
Lautheit 316
Lautstärke 316
LCAT (Lezithin-Cholesterolazyltransferase) 222
LDL (low density lipoproteins) 222
Leber 56, 60, 63, 130, 134, 142, 151, **200**, 212 ff., **220** ff., 246, 248, 256, 258
– Aufgaben 200
– Ausscheidungsfunktion 214 f.
– Bilirubinkonjugierung 216 f.
– Glykogenbildung 246
Lebergalle 214 f.
Leberzellschädigung 142, 151, 216, 258
Leberzirrhose 142, 151
Lederhaut 300
Leistung, elektrische 7
– Maßeinheit 4
Leitfähigkeit, elektrische 7, 13 f.
– Ca^{2+} 164
– hydraulische 120, 158
– Ionen 13 f., 24, 164
– K^+ 13 f., 24, **26**, 30, 32, 164, 166
– Na^+ 13 f., 26 ff., 164, 312
Leitungsgeschwindigkeit, Nervenfaser 22, **28**
Leitungsschwerhörigkeit 318
Leitungswiderstand 28
Lendenmark 50
Leukotomie 290
Leukotrien C 72
Leukozyten 60, 66 ff.
– Störungen 68
– stimulierender Faktor 194
Leuzin 248
Leydigsche Zwischenzellen 266, **270**
Lezithin 214, 218, 222
– Cholesterolazyltransferase 222

LH 235, 240 ff., 258, **262** ff., 267, 270 (→ auch ICSH)
Licht, weißes 308
– Wellenlänge 308
Lichtstärke, Maßeinheit 1
Lidschlag 300
Lieberkühnsche Krypten 210, 228
Limbisches System 104, 180, 240, 272, **290** f., 296
Lineargeschwindigkeit, Maßeinheit 3
Linolsäure 196
Linse, Auge 300, 302
Lipase 219
– nichtspezifische 218
– saure 222
Lipid-Doppelschicht 20
Lipide 218 ff.
Lipidmembran 20
Lipidsynthese 18
Lipogenese 246
Lipoide 218 ff.
Lipoidlöslichkeit 11, 244
Lipolyse 58, 248
Lipoproteine 64, 220 ff.
Lipoproteinlipase 220 ff.
Lipotrope Hormone 240
Liquor (cerebrospinalis) 98, 102, **272** f.
– CO_2 im Liquor 98
Liquorgängigkeit 98, 272
Liter, Maßeinheit 2
Litocholsäure 214
Load, filtriertes 128
Locus coeruleus 292
Logarithmenrechnen 9 f.
Lokale Antwort, Rezeptor 274
Lokomotionsreflexe 280
Longitudinale Tubuli, Muskel 36 f.
Longitudinalsystem **34** ff., 166
Löslichkeitskoeffizient 98
Löslichkeitsprodukt 254
Lösung, hypertone 8
– hypotone 8
– isotone 8
Low density lipoproteins 222
LPH (Lipotrope Hormone) 240
LPL (Lipoproteinlipase) 222
LTH 235
Luft, Zusammensetzung 78
Luftembolie, Tauchen 106
Luftröhre 86

Lunge 50, **78** ff., 110 ff., 130, 154, 176, 184
– Compliance **88** f., 90
– Dehnbarkeit 88 f.
– Dehnungsrezeptoren 104
– Druck/Volumen-Diagramm 88 f.
– Durchblutung **92** ff., 154, 176
– Gasaustausch 92
– Kapillaren **96**, 102
– Kreislauf **92** ff., **154** ff., 160, 184
– – Reservoirfunktion 160
– – metabolische Aufgaben 78
– Ruhedehnungskurve 88
– Ventilations-Perfusions-Verhältnis 94
– Verteilungsstörungen 92 ff.
Lungenentzündung 90
Lungenfunktion, regionale Parameter 95
Lungenkapazität, totale **84**, 86, 90
Lungenkapillaren 78
Lungenkrankheiten 94
Lungenkreislauf, fetaler 190
– Puffer für Blutvolumen 78
Lungenödem 90, 102, 108, 142, 184
Lungenregionen, Belüftung der 95
Lungenvolumina 80, **84** f.
– Messung 84
Luteinisierendes Hormon 235 (→ auch LH und ICSH)
– – Releasing-Hormon 235
Luteotropes Hormon 235 (→ auch LH und ICSH)
Lutiliberin 235
Lutropin 235 (→ auch LH und ICSH)
Lymphatische Organe 66 ff., 200
Lymphe **158** f., 220 ff.
Lymphknoten 68 ff.
– Schwellung 72
Lymphoblasten 68 f.
Lymphokine 68 f.
Lymphozyten 60, **66** ff.
– Aktivierung 68
– Kooperation 68
– Stimulation 71
Lymphwege 69
Lyse von Bakterien 66
Lysin 224, 248

Sachverzeichnis

Lysolezithin 222
Lysosomale Enzyme 223
Lysosomen 18f., 63, 66ff., 129, 250
Lysozym 66, 200, 202

M

Macula densa, Nierentubulus 120, 152f.
– sacculi 298f.
– utriculi 298f.
Magen 44, 200, **206ff.**, 224
– Bau 206f.
– Belegzellen 206ff.
– „distaler" **206**, 218, 224
– Entleerungsrate 200, 206
– Entleerungszeit 200, 206
– Geschwür 208, 260
– Größe 206f.
– Hauptzellen 206ff.
– Motilität 206ff.
– Öffnungsreflex 204ff.
– Peristaltik 206f.
– „proximaler" **206**, 224
– Säure 208f., 212, 226, 228 (→ auch Magensaft)
– – Reduktion von Eisen 62f., 228
– Schleim 208
– Schleimhaut 144, **206ff.**
– Schrittmacherzone 206
– Sphinkter 56
– Tonus 206
– Ulkus 208
– Verweildauer der Nahrung 206
Magen-Darm-Trakt, Durchblutung 49, 154, 177, **200**
– Kontrastbreipassage 230
– Muskulatur 56, 206
Magenmukosa 246
Magensaft 200, 206, **208f.**, 228
– Auslösung der Sekretion **208f.**
– Einfluß der Glukokortikosteroide 260
– Phasen der Sekretion 208f.
– pH-Wert 208
Magenspülung 142
Magnesium → Mg
Makrophagen 60ff., 66ff., 194, 200
– Aktivierung 71
Makrophagenaktivierender Faktor 70

Makulaorgane 298f.
Malabsorption 62
Malpighische Körperchen, Niere 120
Maltasen 129, 210, 212
Maltose 129, 212, 224
Maltotriose 224
Mammogenese 268
Mammotropes Hormon 235 (→ auch Prolaktin)
Mannitol 142
Margination 66
Markscheide 22
Masernviren 66
Maskierung 318
Masse 1
– Maßeinheiten 4
Maßeinheiten 1
– Bruchteile und Vielfache 1
– Vorsilben 1
Massenbewegung, Dickdarm 230
Massenkonzentration 4
Massenverhältnis 4
Massenwirkungsgesetz 5
Maßsysteme 1
Mastdarm 200, **230**
Mastzellen 72
Matrix, Knochen 256
Mauserung, Dünndarmepithel 62, 210
Maximales diastolisches Potential, Herz 26, 166f.
Maximum, tubuläres (Tm) **128**, 142
Mechanorezeptoren 50, **276**
Medikamente, Proteinbindung 12, 126
Medulla oblongata 104, 204, 272, 282
Meersalz, Jodgehalt 250
Meissner-Plexus 206
Meissnersche Körperchen 276
Melanoliberin 235ff.
Melanostatin 235ff.
Melanotropin 235ff.
Melanotropin-Inhibiting-Hormon 235ff.
Melanotropin-Releasing-Hormon 235ff.
Melanozytenstimulierendes Hormon 235ff.
Membranen 11ff., 20, 22ff., 32, 111
– halbdurchlässige (semipermeable) 8
– Ionendurchlässigkeit 15

– Poren 20
– postsynaptische **30**, 32, 54ff.
– subsynaptische **30**, 32, 54ff.
– synaptische 22, **30ff.**, 54ff.
– Viskosität 11
Membranpotential
→ Potential, Ruhepotential und Aktionspotential
Menstruationsblutung 240, **262**, 264, 267
Menstruationszyklus 194, **262ff.**, 267
Merkaptursäuren 130
Meromyosin 34f.
Mesaxon 23
Mesenzephalon 272
Messengers (Botenstoffe) 232
Messenger-RNA 18
Metamorphose, viskose, Thrombozyten 74
Metarhodopsine 304
Methadon 130
Met-Hämoglobin 100ff.
Methopyrapon-Test 258f.
Methotrexat 62, 226
Methyljodid 130
Methylmerkaptan 296
Methylxanthine 242
Metopiron-Test 258f.
Metoprolol 59
Mg^{2+} 38, 212, 228, 256
– Knochen 256
– Resorption, Darm 228
$MgSO_4$ 212
Michaelis-Menten-Kinetik 13, 128
Migration, Granulozyten 66
Migrationsinhibierender Faktor 70
Mikrophonpotentiale, Innenohr 320
Mikrosomen 214
Mikrotubuli 16
Milch 218, 220, 250, 254, **264**
– Einschießen 264
– Jodgehalt 250
Milchbildung, schwangerschaftsunabhängige 264
Milchejektion 264
Milchfett 218
Milchsäure → Laktat
Mile (Meile), Umrechnung 2

Sachverzeichnis

Milieu, internes 50, 232, **290**
Milz 63, 58, 70
Mineralien, Knochen 256
(→ auch Ca und Phosphat)
Mineralkortiko(stero)ide 132, 140 ff., **150** ff., 258, 260
Mineralstoffe, Aufnahme im Darm 228 f. (→ auch Elektrolyte)
Miniaturendplattenpotential 32 f.
Mini-Pille 267
Miosis 300
Mitochondrien **18** ff., 22, 40, 54, 102, 120, 252
- Aufbau 18 ff.
- T_3/T_4-Einwirkung 252
Mittelhirn 272
Mittelohr 318 f.
Mizelläre Phase 219
Mizellen 56, 214, **220** ff.
MJT (Monojodtyrosin) 250
mmHg, Maßeinheit 3
mmH$_2$O, Maßeinheit 3
Mol, Maßeinheit 4
Monoglyzeride 212, **219** ff.
Monojodtyrosin (MJT) 250
Monosaccharide 212, 224
Monozyten 60, 68
Moosfasern, Kleinhirn 286
Morphin 264
Motilin 206 f., 210
Motivation 290
- Abstimmung 290
Motoaxon 33
Motoneuron 22 ff., **32** f., 54, **278**, **284**, 286, 288
- Aktionspotentialfrequenz 30 ff., 40 ff., 52
Motor-hold-System 284
Motorische Einheit 32
- Endplatte 23, **32** f.
- Zentren, Hirnstamm 284
Motor-move-Systeme 284
Moto(senso)rische Hirnrinde 288
Moto(senso)rischer Kortex 288
mRNA 18, 244
Mukosa 206 f.
Mukosablock, Eisen 62, 228
Mukosales Transferrin 63
Mukosazelle 229
Multi-unit-Muskeltyp 44
Mundverdauung 202
Mund-zu-Mund-Beatmung 82 f.

Musculus dilatator pupillae 300
- puborectalis 230
- sphincter pupillae 300
- stapedius 318
- tensor tympani 318
Muskarin 54
Muskel 22 ff., **32** ff., 80, 176 ff., **278** ff.
- Aktionspotential 26 ff., 31, 45
- aktive Spannung 42
- Bau 34 ff.
- Dauerleistung 46
- Dehnbarkeit 38
- Durchblutung 49, 176
- Energiegewinnung 46, 188
- Erholungswärme 46
- Ermüdung 38
- Geschwindigkeits/Kraftdiagramm 42
- glatter 16, **44** f., 50
- Gleitfilamenttheorie 34 ff.
- Glykogenbildung 246
- Haltearbeit 38
- initiale Wärme 46
- Länge/Spannungs-Beziehung 46
- Last/Verkürzungsgeschwindigkeits-Beziehung 46
- mechanische Eigenschaften 40, 42, 45
- molekulare Vorgänge bei Kontraktion 36 ff.
- Multi-unit-Typ 44
- parallel-elastische Komponente 40
- quergestreifter 32 ff.
- Rolle des Ca^{2+} bei Kontraktion 34 ff., 166
- "roter" 32
- Ruhespannung 42
- sarkotubuläres System 36 ff.
- serienelastische Komponente 40
- Single-unit-Typ 42
- Tetanus 41, 45
- "weißer" 32
Muskelaktivität, Abstufung 32, 40
Muskelarbeit **48**, 104
Muskelfasern 34 ff., 278
- extrafusale 278
- intrafusale 278
- postsynaptische Einfaltung 33

Muskelfibrille 34 ff.
Muskelkontraktion **34** ff.
- auxotonische 40
- Energiequellen 46
- isometrische 40
- isotonische 40
- molekulare Mechanismen 36 ff.
- Rolle von Ca^{2+}, Mg^{2+}, ATP, ATPase 38
Muskelkraft **32** f., 40 ff.
- Einfluß der Sarkomerlänge 41, 43
Muskellänge, Regelung 278
Muskelprotein 246
Muskelpumpe 184
Muskelspannung, Einfluß der Sarkomerlänge 41
- Regelung 278
Muskelspindel 40, **278** ff., 298, 324
Muskelzelle 34, 38
- Aktionspotential 36
Muskelzittern 194
Muttermilch → Milch
Muttermund, Wirkung von Östradiol 262 ff.
Muzine 200
Myasthenia gravis 90
Mydriasis 300
Myelinscheide, Nerv **22** f., 33
Mykobakterien 68, 70, 72
Myofibrillen **34** ff., 40
Myoglobin 32, 62, 100 f.
Myokard → Herzmuskel
Myokardinfarkt → Herzinfarkt
Myopie 302 f.
Myosin 34 ff., 39
- light chain kinase 16
- - - phosphatase 16
Myosin-ATP-Komplex 38
Myosinfilament 34 ff.
Myosinköpfe 38
- Beweglichkeit 39
- "Spannen" 37
M-Zellen 200

N

N (Newton), Maßeinheit 3
N$_2$ 79, 86
- Partialdruck 79
Na$^+$ → auch NaCl **24** f., 56, 126, **132** ff., **140** f., 144, 150, 152, 196, 202, 214, **228** ff., 256, 260, 312
- Absorption im Darm 229

350 Sachverzeichnis

- Ausscheidung, Niere 132 ff., 140
- Cotransport 129, 226
- – mit Cl⁻ 228
- Einstrom, schneller 26
- Gleichgewichtspotential 25
- Knochen 256
- Konzentration extrazellulär 25, 65
- – intrazellulär 25, 65, 132
- Leitfähigkeit 13 f., **24 f.**, 30, 32, 312
- Menge im Körper 132
- Permeabilität 24
- Resorption, proximaler Tubulus 132
- Retention 140, 150
- Transport 11 ff., 24 ff., **132 ff., 228 ff.**
- – – Darm 224, **228**
- – – Nerv 24 ff.
- – – Niere 126, **132 ff.**, 150

Na⁺-Kanäle, Inaktivation 32
Na⁺-K⁺-ATPase 24, 128 ff., 228 f.
N⁺-K⁺-Pumpe 25 f., 128 ff., 228 f.
Na-Oxalat 74
Na-Zitrat 74
Nabelarterie 190
Nabelvene 190
Nachtblindheit **196**, 304, **306**
NaCl (→ auch Na⁺) 65, 132 ff., 140 ff., 152, 214
- Appetit 152
- Aufnahme 140
- – Einfluß auf K⁺-Ausscheidung 149
- Gehalt des Körpers 140
- Mangel 140 f.
- Überschuß 140 f.

Nahakkommodation 300, **302**
Naheinstellungsreaktion 314
Nahpunkt 302
Nahrungsaufnahme 130, **200 ff.**
Nahrungsstoffe 196 ff.
Naphthalen 130, 214
Narkose 82
Natrium → Na⁺
Natriumchlorid → NaCl und → Na⁺
Natriuretisches Hormon 140
Nebennierenmark 50, 56, **58**, 186, 232, 235

Nebennierenrinde 150 ff., 186, 238, **258 ff.**, 266 f.
Nebenschilddrüse 254
Nebenzellen, Magen-Mukosa 206 f.
Neostigmin 54
Neozerebellum 286 (→ auch Großhirn, Kortex)
Nephritis, salzverlierende 142
Nephron **120 ff.**, 133
- Aufbau 120 f., 133
- juxtamedulläres 120, **132**
- kortikales 132
- Transportvorgänge 126 ff.

Nephrose 142
Nernstsche Gleichung **14**, 24, 148
Nerv **22 f.**, 28, 272
Nervenendigungen, parasympathische 51 ff., 54
- postganglionäre, sympathische 51 ff., 56
- präganglionäre 51 ff.
- sympathische 51 ff., 56
Nervenfaser 22, 272
- Einfluß des Durchmessers auf die Leitungsgeschwindigkeit 28
- markhaltige 22 f., 26 f.
- marklose 22 f., 26 f.
- Widerstand 28
Nerveninduzierter Endplattenstrom 33 f.
Nervensystem, somatisches → Somatisches Nervensystem
- vegetatives → Vegetatives Nervensystem
Nervenzelle **22 f.**, 28
Nervus acusticus 320
- opticus 300, 310
- trigeminus 282
- vagus 50, 166, 180, 208, 212, 214, 324
- – negativ chronotrope Wirkung 166
- – – dromotrope Wirkung 166
- – Pankreassekretion 212
Netto-Ionenstrom 14
Netzhaut 299 ff., 300 ff., **304 ff.**, 308
- Aufbau 301
- Farbempfindlichkeit 308
- Ganglienzelle 312
- korrespondierende Stellen 314
- rezeptive Felder 313

- Rezeptoren 304 f.
- Rezeptorpotential 312 f.
- Visusverteilung 305
Neugeborenen-Atemnot-Syndrom 90
Neugeborenenikterus 216
Neugeborenes 90, 108, 194, 200, 216, 252
Neurit 22 f.
Neuroendokrine Zellen 232 ff.
Neurofibirillen 22 f.
Neurohypophyse → Hypophysenhinterlappen
Neuron 22 ff. (→ auch Nerv)
- Aktionspotential 26 ff.
- Durchmesser 29
- exspiratorisches 104
- inspiratorisches 104
- künstliche Reizung 30
- Leitungsgeschwindigkeit 29
- motorisches → Motoneuron
- neurosekretorisches, Hypothalamus 240
- postsynaptisches 30
- präsynaptisches 30
Neurosekretion 232 ff., **240 ff.**
Neurotransmitter → Überträgerstoff
Neurotubuli 22
Neutralfette 218
Neutrophile Granulozyten 66
Newton, Maßeinheit 3
NH₃ → Ammoniak
NH₄⁺-Ionen → Ammonium
Niazin 226
Niazinamid 196
Nicht-Bikarbonatpuffer **112**, 114, 116, **118**
Nidation 262
Niederdrucksystem 178
- Kreislauf 140, **155 f.**, 160, 184
Niere 20, 49, 110, 114, **120 f.**, 178, 186, 216, 246, 254, 256, 260, 267
- Autoregulation 122 f.
- Bau 120 f.
- Bikarbonatresorption 146 f.
- Blutdruckverhältnisse 122 f.
- Blutgefäße 122 f.
- Ca²⁺-Resorption 151, 256

Sachverzeichnis

- Durchblutung 49, **122**ff., 154, 176
- Funktion 120ff.
- Gegenstromsystem 134ff.
- Glukokortikosteroidwirkung 260
- Glykogenbildung 246
- H^+-Ausscheidung 144ff.
- Harnstoff 136f.
- Inulinclearance als Maß der GFR 124
- juxtaglomerulärer Apparat 152f.
- Kontrolle der Blutzusammensetzung 130
- Na^+-Resorption 132ff.
- O_2-Verbrauch 122
- Progesteronwirkung 267
- PTH-Wirkung 254
- Resorption 126ff.
- Säure-Basen-Haushalt 144
- Sekretion 126
- tubuläre Transportmechanismen 126ff.
- Wasserausscheidung 136f.

Nierenmark **120**ff., 134, 136, 142, 246
Nierenrinde **120**ff., 246 (→ auch Niere)
Nierensteine 146
Nierentubulus 134, 144 (→ auch Niere, → Nephron)
Niesen 104, 280
Nikotin 54
Nitroglyzerin 188
NNR → Nebennierenrinde
NO_2^-, Schilddrüse 250
Nodale Extrasystole 175
Non-ionic diffusion 11, 126
Noradrenalin 44, 50, **56**ff., 178, 184, 203, 232, 240, 292 (→ auch Katecholamine)
Nucleus caudatus 272
- Raphe 292
- ruber **284**, 288
- septi 290
- subthalamicus 288

Nukleolus 18
Nukleotide 146
Nutritionsreflex 280
Nystagmus 284, 286, 298, **314**
- optokinetischer 314
- zerebellärer 286

O

O_2 11, 48, 78, 98, 100ff., 108, 114, 116, 155, 158
- Aufnahme 154, 198
- Ausschöpfung 48, 98
- Austausch 102
- Beatmung, künstliche 104, 108
- Bindung 100f.
- Bindungskurve 94, 100f., 190
- chemisch gebunden 100
- Extraktionskoeffizient 188
- Halbsättigungsdruck 100
- Kapazität 100f.
- Konzentration, arterielle 154
- – venöse 154
- Mangel **102**f., 108, 114, 116, 154, 176, 186
- – Gehirn 102
- Mangelatmung **108**f., 116
- Partialdruck **78**f., 92, 100, 104ff.
- – Alveolen 108
- – in der Höhe 109
- – Inspirationsluft 108
- – physikalische Löslichkeit 100f.
- Sättigung 98ff.
- Schuld 46
- Therapie 108
- Transport 78, **100**
- Verbrauch **92**, 106, 154f., 188, 198, 252
- – Herz 188
- – Schilddrüsenhormone 252
- Vergiftung 108
- Versorgung 102
Oberflächenfaktor, Lunge 90
Oberflächenschmerz 276
Oberflächensensibilität **276**, 282
- afferente Bahnen 282
Oberflächenspannung, Alveolen 90
- Seifenblasenmodell 90
Obertöne 316
Obstipation 230
Ocytocin → Oxytozin
Ödem **142**, **158**, 266
Ölphase 218
Ösophagus 200, **204**
Östradiol 244, 258, **262**ff., **266**ff. (→ auch Östrogene)

Östriol **266**, 268 (→ auch Östrogene)
Östrogene 234, **244**ff., 256, 258, **264** (→ auch Östradiol)
- beim Mann 258, 266
Östron 258, **266** (→ auch Östrogene)
Offenes System, Puffer **112**, 114
OH^--Ionen 110, **112**
Ohm 7
Ohmsches Gesetz 7, 13, 156
Ohr 316ff. (→ auch Hörorgan, → Innenohr)
- äußeres 322
Ohrmuschel 318
Ohrspeicheldrüse 202
Okytocin → Oxytozin
Oligopeptide 129
Oligosaccharide 224
Oligurie 186
Olive 286, 322
Operatorgen 244
Opsin 304
Opsonierung 66
Optisches System, einfaches 302
- – zusammengesetztes 302
Organdurchblutung 160
- Steuerung 176
Organfunktionen, Regelung 60
Organverpflanzung 72
Orientierungsstörungen, beim Tauchen 106
Ornithin 214, 224
Orthostase 180, 184
Osmol 4, 8
Osmolalität 8, 60, 122, 136, 140, 290
- Plasma 8
- Speichel 202
Osmolarität 8 (→ auch Osmolalität)
Osmometer 8
Osmorezeptoren 140, 290
osmotischer Druck 8
Osteoblasten **256**, 266
Osteoklasten 256
Ounce, Umrechnung 4
Ovar 258, 262, **266**
Overshoot, Aktionspotential 26f.
Ovulation 264ff. (→ auch Eisprung)
- fehlende 264

352 Sachverzeichnis

Ovulationshemmer 264
(→ auch Antibaby-Pille)
Ovulationstermin 264 ff.
Oxalat 228
β-Oxibuttersäure 114
β-Oxidation 220
Oxidation, biologische 78
Oxidationswasser 138
Oxprenolol 59
Oxytozin 240, 264

P

p→ Druck bzw. Partialdruck des betreffenden Gases
p50 100
Pa (Pascal), Maßeinheit 3, 8
Pacinische Körperchen 276
PAH **122 ff.**, 214
PAH-Clearance 122
Paläozerebellum 286
Pallidum 288
Paneth-Zellen 228
Pankreas 200, **212 f.**, **246 ff.**
- A_1-Zellen 246
- A_2-Zellen 246, 248
- B-Zellen 246, 248
- Enzyme 212 ff.
- Fettverdauung 212 ff.
- Gastrin 246
- Glukagon 246
- Hormone 235, **246 ff.**
- Insulin 246
- Lipase 212, 221
- – unspezifische 222
- α-Rezeptoren 248
- Somatostatin 246
Pankreasnekrose, akute 212
Pankreassaft 172, **212 ff.**, 228
- Ausschüttung 212 ff.
- Elektrolytgehalt 212 ff.
- Enzymgehalt 212 ff.
Pankreozymin-Cholezystokinin 206 ff., 212 ff., 235
Pantothensäure 196
Papilla n. optici 300, 304
Paraaminohippurat → PAH
Parakrine Wirkung, Hormone 246
Parallelfasern, Kleinhirn 266
Parasiten 70

Parasympathikomimetika 54
Parasympathikus **50 ff.**, 202, 206, 210
(→ auch Nervus vagus)
- Überträgerstoffe 50
Parathormon 151, 225, 238, **254 ff.**
- Ca^{2+}-Haushalt 254 ff.
- Darm 254
- Knochen 254
- Niere 254
Parathyrin → Parathormon
Parazelluläres Leck der Tubuluswand 129
Parkinsonismus 289
Parotis 202
Pars recta, Nierentubulus 120
Partialdruck 78
- $CO_2 \to CO_2$, Partialdruck
- N_2 106
- $O_2 \to O_2$, Partialdruck
Pascal, Maßeinheit 3, 8
Patellarsehnenreflex 278
PBJ 250
P-CH → Pankreozymin-Cholezystokinin
pCO$_2$→ CO$_2$, Partialdruck
Penizillin 126, 214
Pentagastrin 208
Pepsine 208, 224
Pepsinogene 208, 224
Peptidasen 129
Peptide 208
- gastric inhibitory 206
- Resorption in der Niere 126
Peptidhormone 234, **242 ff.**, 254, 256
Perilymphe **318**, 320
Perimeter 310
Perimysium 40
Peristaltiksteuerung, neuronale 211
Permeabilität 7, 11 f., 124 ff., 158, 238, 254
- Änderung durch Hormone 238
Permeabilitätskoeffizient 11 f.
Peroxydase, Schilddrüse 250
Perseveration 290
Persönlichkeitsveränderung, Stirnhirn 290
Perspiratio insensibilis 192

Peyersche Plaques 200
Pfortader 200, 214, 220
Phagolysosom 66, 68, 70
Phagosomen **66**, 70, 250
Phagozytose **66**, 70, 72, 260
- Lunge 80
- Störungen der 68
Phase, mizelläre 219
- viskös-isotrope 218
Phenanthren 130, 214
Phenolrot 214
Phenothiazin 264
Phentolamin 59
Phenyläthanolamin-N-Methyltransferase 58
Phenylalanin 224
Phon 316
Phosphat 6, 110, 114, 129, 144 ff., **151**, **254 ff.**
- Ausscheidung 151
- Haushalt 254
- H^+-Ausscheidung als 145
- Infusion 254
- Knochen 256
- Resorption 256
- Serum **254**, 256
Phosphatase, alkalische 216, 256
Phosphatidylcholin → Lezithin
Phosphodiesterase 16, 242
Phospholipase A2 218
Phospholipide 20, **74**, **76** 144, **218 ff.**
Phospholipidfilm, Alveolen 90
Phospholipidmembran 11
Phosphorsäure → Phosphat
Phosphorylierung, oxydative 46
pH-Wert **5 f.**, 25, 98, 100, 104, **110 ff.**, 144, 176, 266
- Blut 110 ff.
- extrazellulär 25
- intrazellulär 25
- Konstanthaltung 110 ff.
- lokale Durchblutung 176
- Norm, Blut 114
- Scheide, Östrogenwirkung 266
- Urin 144
Phyllochinon 226
Phytin 228
PIH 235, **262 ff.**
Pille → Antibaby-Pille
Pilocarpin 54

Sachverzeichnis

Pilze 72
Pinozytose 18, 129, 248
pK_a 5
pK_b 5
pK-Wert 5f., 118
Plasma 12, **60**, 64, 74, 96, 110, 138ff., 152, 159, 186
– Ionenzusammensetzung 64
– Proteine 12, 64, 74, 96, 110, 159, 186
– Volumen **138**ff., 152
– – Messung 139
Plasmabestandteile 64
Plasmabindung
→ Proteinbindung
Plasmafaktoren, Blutstillung 74
Plasmafluß, renaler 122
Plasmaproteine 64
– Ödem 159
Plasmazellen 68ff.
Plasmin 76f.
Plasminogen 76f.
Plastizität, glatter Muskel 44
Plazenta 70, **180**f., 258, 266f., **268**
– Hormone 268f.
Plethysmographie 188f.
Pleura 80
Pleuraspalt 80
Plexus chorioideus 272
– myentericus 210
– submucosus 210
Pneumothorax **82**f., 100
$pO_2 \rightarrow O_2$, Partialdruck
Podozyten 120
Polysaccharide 196, 202, 212, 226
Pond, Umrechnung 3
Pons 104, 272, 288
Pore, Ionenpore 15
Porphyrine 214
Postextrasystolische Pause 174
Postsynaptische Einstellungen, motorische Endplatte 32
– Membran 30ff.
Postsynaptisches Potential **30**ff., 274
Potential 6, **13**f., **22**ff., 168, 274, 280, 282 (→ auch Aktionspotential, → Ruhepotential, → Rezeptorpotential)
– evoziertes 282

– exzitatorisches postsynaptisches **30**ff., 280
– inhibitorisches postsynaptisches **30**ff., 280
– synaptisches **30**ff., 274f.
Potentialdifferenz, als treibende Kraft 6, **12**ff., 24
Potenz 264, 270
Potenzen, Rechnen mit 9
Pound, Umrechnung 4
ppb, Umrechnung 5
ppm, Umrechnung 5
Präpotential 26, 164, 166
Präsynaptische Membran 22, 33
Prazosin 57
Pregnandiol **258**, 267
Pregnenolon **258**, 267
17α-OH-Pregnenolon 258
Presbyakusis **316**, 318
Presbyopie 302f.
Pressorezeptoren 104, **178**ff.
PRH 264
Primärantwort, immunologische 66
Primärharn 8, **120**, 136
Primär-Speichel 202f.
PRL → Prolaktin
Processus ciliaris 300
Pro-Colipase 218
Progesteron 234, 244, **258**, **262**ff., **267**ff.
Proinsulin 246
Projektionsbahnen 282
Prolaktin 235, 240, 262, **264**, 267
Prolaktin-Inhibitor-Hormon (→ PIH)
Prolaktoliberin 264
Prolaktostatin, → PIH
Proliferationsphase, Menstruationszyklus 262, 267
Prolin 224
Promonozyten 70
Pro-Opiomelanokortin 240
Proportionalrezeptoren 276, 320
Propranolol 59
Propriozeptoren **278**, 284, 286
– Hals 284
Prostaglandine 56, 120, 151, 194, 228, **235**, 242
Prostata 270
Protanomalie 308
Protanopie 308

Proteasen 212
Protein bound jodine (PBJ) 250
Proteinbindung 12, 60, 126f.
Proteindurchlässigkeit, Kapillare 158
Proteine 24, 60, 110, 146, 158, **196**ff., 208, 212, 224ff., 242, 244, 248, 256, 260
– Anionen 24
– chemischer Aufbau 196f.
– Denaturierung, Magen 208
– nukleotidregulatorische 242
– pflanzliche 196
– Phosphorylierung 242
– Plasmakonzentration **60**, 158
– Resorption in der Niere 126
– spezifisch-dynamische Wirkung 198
– Stoffwechsel 260
– Synthese **18**, 244, 248
– tierische 196
– Verdauung 224
Proteinkinase-Kinase 242
Proteinkinasen 242
Proteinrezeptor 256
Prothrombin 74ff.
Protonen → H^+
PS, Umrechnung 4
Pteroylglutaminsäure 226
Pteroylpolyglutamat-Hydrolase 226
PTH → Parathormon
Ptyalin 202, 224
Puffer **5**f., 94, **110**ff., 144
– offenes/geschlossenes System 113
Pufferbase **110**, 112, 114, 118
Pufferexzeß 114
Pufferkurve 6
Puffersäure **110**, 112
Pulmonalarterien, Blutdruck 160
Puls 178, 186
Punkt, toter 46
Pupille 204, 300, 306, 314
Pupillenreflex 306, **310**
Purkinjesche Fäden 164, 167
Purkinje-Zellen, Kleinhirn 286
Putamen 272

Sachverzeichnis

Pyramidenbahn 284f.
Pyridoxal 226
Pyridoxamin 226
Pyridoxin 226
Pyrogene 194, 206
Pyruvat 246
Pyruvatcarboxylase 244

Q
Quaddeln 72
Querschnittslähmung 284

R
R (allgemeine Gaskonstante) 14
Rachitis 196, 228, 254, 256
Rahnsches Ventil 86
Ranvierscher Schnürring 22f., **26**f.
Raumfahrt 108
Raumorientierung, Hören 322
– Vestibularorgan 298
Rauschunterdrückung 322
Rebound-Phänomen 238
Re-entry, Herzerregung 166f.
Reflex 40, 50, 202, 230, **278**ff., 284, 306, 310
– bedingter 202
– gastrokolischer 230
– konsensueller 310
– monosynaptischer 278
– polysynaptischer 280
– statokinetischer 284
– vegetativer 280
Reflexbogen 280
– vegetatives Nervensystem 50
Reflexionskoeffizient (σ) 8, 12, 158
Reflextonus 40
Reflexzeit 280
Refraktärperiode **26**, 42, 174
– absolute 26
– relative **26**, 174
Regelkreis 17
Regelung 17
– Rückkoppelung 238
Regelziel 17
Regulation, homöometrische 42
Regulatorgene 244
Reifung, Einfluß der Schilddrüsenhormone 252
Reissnersche Membran 320

Reiz, adäquater 274
Reizbarkeit 290
Reizbildung, nomotope 174f.
Reizfrequenz 32
Reizzeit/Reizstrom-Kurve 30f.
Rekodierung, Nervenleitung 275
Rekrutierung, Hörnervenfasern 322
– motorische Einheiten 32
Rektum 200, 216, **230**
Relaxation 32
Releasing-Hormone, Hypothalamus 234, 238, **240**f., 264
REM-Schlaf 292f.
Renaler Plasmafluß 122
Renin 120, 140f., **152**, 186
Renin-Angiotensin-System 140, **151**ff., 186
Renshaw-Zelle 278, 280
Repolarisation, Nerv 26f., 32
Repressor 244
RES 60ff., 216
Reserpin 264
Reservevolumen, exspiratorisches 84f.
– inspiratorisches 84f.
Residualkapazität, funktionelle 84, **86**f.
Residualvolumen 84, **86**f.
Resistenz, osmotische, Erythrozyten 60
Resorption, aktive 128
– isosmolare, Nierentubulus 132
– Niere 120ff., 128, 158
– parazelluläre 132
Resorptionsrate, fraktionelle, Niere 124
Resorzin 250
Respiratorischer Quotient 92, 198
Restvolumen, Herz 182
Retikuloendotheliales System → RES
Retikulum, endoplasmatisches (ER) **18**, 36, 220, 240, 246
– sarkoplasmatisches 36ff.
Retina → Netzhaut
Retinol 226
Retraktion, Gerinnsel 74
Rezeptives Feld, Netzhaut 312f.

Rezeptive Relaxation, Magen 206
Rezeptoren, adrenerge 56f., 59, 176, 178, 188
– muskarin 54
– nikotinische 54
α-Rezeptoren **56**f., 59, 176ff., 229, 246
– präsynaptische 58
α-Rezeptoren-Blocker 59
β-Rezeptoren **56**f., 59, 176, 178, 229, 246
β-Rezeptoren-Blocker 59, 167, 188
Rezeptorpotential 274f., 312
– Retina 312
Rezeptorproteine 234, **244**, 260, 267
Reziproke Innervation 278
Rheobase 30f.
Rhesusfaktor 72f.
Rhodanid 200, 202, 250
Rhodopsin 304f., 308
Rhythmusstörung, Herz 174
Riboflavin 226
Ribonukleinsäure → RNA
Ribosom 18ff., 244, 250, 254
Ribosomale RNA 18
Richtungsschwelle, Hören 322
Riechorgan 296f.
Rigorkomplex, Muskel 38
Rinde → Kortex, → Großhirnrinde
RNA **18**, 244
RNS → RNA
Röststoffe 208
Rotblindheit 308
RQ → Respiratorischer Quotient
rRNA **18**, 244
Rückenmark 272, **278**f., **282**ff., 286ff.
– afferente Bahnen 282f.
– Bau 272f.
– halbseitige Durchtrennung 282
Rückkoppelung, Hormonsekretion 239, 258
– negative 56, 208, **238**, 242, 252, 260, 264
– positive **238**, 264
Rückstrom, venöser 178, **184**f.
Rückwärtshemmung 281
Ruhedehnungskraft, Muskel 40

Sachverzeichnis 355

Ruhedehnungskurve, Herz 182
- Lunge und Thorax 88
- Muskel 40
Ruhepotential 24 ff.
Ruhespannung, Muskel 42
Ruhetonus, Gefäßmuskulatur 176 f.

S
Saccharase 212
Saccharose 212, **224**
Sakkaden 314
Sakralmark 50
Saluretika 142
Salz → auch Na^+, → NaCl
Salzausscheidung 120, 186
Salzbilanz 142
Salzdefizit 140, 142
Salzhaushalt 120, **132** 140, 266
- hormonale Kontrolle 140 f.
- Östrogenwirkung 266
- Rolle der Niere 132
- Störungen 142
Salzsäure **208** f., 224
Salzüberschuß 140, 142
Samenbildung 270
Samenblase 270
Samenflüssigkeit 235
Sammelrohre, Niere **120**, 132, 136, 148
Sarkolemm 40
Sarkolemmembran 32
Sarkomer 34, 36 f., 41 ff.
- Aufbau 37
- Länge 33 ff., 41
Sarkoplasma 34
Sarkoplasmatisches Retikulum 35 f., 37
Sarkosomen 34
Sarkotubuläres System **34** f., 37 ff.
Sauerstoff → O_2
Saugen 280
Säugling 218
- humorale Antikörper 70
Saugreiz 264
Säuren → auch H^+
- Ausscheidung 144
- fixe 144
- titrierbare 116, **144**
Säure-Basen-Haushalt 110 ff., 144, 146
- Einfluß auf K^+-Haushalt 148 f.
- Niere 144

- Störungen 114
Säure-Basen-Verhältnisse, Blut, Messung 118
Scala media 318
- tympani 318
- vestibuli 318 ff.
Schall 306 ff.
- Lautstärke 306 f.
Schalldruck 306 ff.
Schalldruckpegel 306 f.
Schalleitung 306 ff.
Schallfrequenz 322
Schallgeschwindigkeit 306
Schallintensität 316, 322
Schallquelle, Entfernung 322
Schallquellenlokalisation 318
Schallrezeptoren 318
Schallrichtung 322
Schenkelblock 174
Scheuklappenblindheit 310
Schielen 314
Schielamblyopie 314
Schilddrüse → auch Thyr...
- C-Zellen 250, **256**
- Kolloid 250 f.
Schilddrüsenhormone 240, **250** ff.
- Mangel 252
Schilddrüsenüberfunktion 250, **252**
Schilddrüsenunterfunktion 252
Schlaf 272 f.
Schlafmittelvergiftung 116
Schlagvolumen **154**, 160, 182, 184 (→ auch Herz)
γ-Schleife, Muskel 278
Schleifendiuretika 143
Schleimhautschwellung 72
Schlemmscher Kanal 300
Schlitzmembran 120
Schlucken 104, 200, **204**, 280
Schmerz 50, 104, 204, 206, **276**, 278, 282
- affektiv-emotionale Aspekte 202
- afferente Bahnen 282
- erster 276
- projizierter 278
- Rezeptoren 50, **276**
- tiefer **276**
- übertragener 282
- zweiter 276
Schmutzpartikel in der Lunge, Entfernung 80
Schnorchelatmung 106

Schnüffeln 296
Schnürring 28
Schock 102, 140, 156, 160, **186**, 248, 284
- anaphylaktischer 186
- beginnender 186
- hämorrhagischer 186
- hypoglykämischer 248
- hypovolämischer 186
- irreversibler 186
- kardiogener 186
- refraktärer 186
- septischer 186
- spinaler 284
Schocklunge 94
Schonhaltungen 276
Schrittmacher 26, 44, 104, **164**
- künstlicher 174
- tertiärer 174
- ventrikulärer 174
Schrittmacherfrequenz, Herz 164
Schrittmacherpotential, Herz 164
Schrittmacherzelle, glatter Muskel 44
- Herz 26, 164
Schüttelfrost 194
Schutzreflex 204, **280**, 310, 324
Schwangerschaft 151, 184, 196, 204, 226, 228, 254, 262, 264, 267
- Ca^{2+}-Bedarf 254
- Eisenbedarf 228
- hormonale Regelung 268 f.
Schwangerschaftsnachweis 258, 264, 268
Schwannsche Zellen 22, 33
Schwefelsäure 110, 114, 144 (→ auch Sulfat)
Schweiß 138, 140, 142, **192**, **194**, 196, 296
- Wärmeentzug 193
Schweißdrüsen 50, 150, 168
- Durchblutung 178
Schwelle 274 (→ auch Absolutschwelle, → auch Intensitätsunterschiedsschwelle, → auch Erkennungsschwelle)
- Tagessehen 306
Schwellenpotential **26**, 28, 30, 32, **164**
Schwellensubstanz, Niere 146

Second messenger 16, 234, 240, **242** f.
Seekrankheit 204
Sehbahn 310 f.
Sehen → auch Auge
- photopisches 304
- plastisches 314 f.
- skotopisches 304
Sehfarbstoff 304 f., 306, 308
Sehnen 40
Sehnenrezeptor 278 f.
Sehnerv 300
Sehreiz, zentrale Verarbeitung 312
Sehrinde 310
Sehschärfe 304 f., 312
Sehstrahlung 310
Sehtafel 304
Sehzentrum 310
Sekretgranula 18
Sekretin 208 ff., **212**, 235, 242, 246
- choleretische Wirkung 214
Sekretion, Niere 124 ff.
Sekretorische Phase, Menstruationszyklus 262
Sekundärantwort, immunologische 66, 70
Sekundenkapazität, exspiratorische 90
- relative 90
Sensibilisierung 70
Serienelastische Komponente im Muskel 38
Serosa, Magen 206
Serotonin **74**, 78, 130, 211, 235, 292
Sertolische Stützzellen 270
Serum 60
Serumkrankheit 72
Sexualfunktion, weibliche 262
Sexualhormon-Bindungsglobulin 234
Sexualhormone 258 f., 262 ff.
Sexualverhalten 296
Shunt 190
- funktioneller in der Lunge 94
Sichelzellanämie 102
Siedepunkt des Wassers 7
SI-Einheiten 1
Siggaard-Andersen-Nomogramm 118 f.
Sigmoid 200
Signalübermittlung, im Organismus 232

SIH 206 ff., 235, 240, **248**
Simultankontrast 312
Singen 104, 324
Single-unit-Muskeltyp 44
Sinnesorgane 272 ff.
Sinnesreize, zentrale Weiterleitung 282
Sinusarrhythmie 174
Sinusbradykardie 174
Sinusknoten, Herz 164, 166
Sinusrhythmus 175
Sinustachykardie 174 f.
Skelettmuskel 15 f., 32 ff., 40, 246, 154 (→ auch Muskel)
- Durchblutung 154
- Gleichgewichtspotential 25
- Ionen-Konzentration 25
Sklera 300
Skorbut 196
Skotom 310
Sollwert 17
Solvent drag 8, 12, 126, 132, 148, 228
Soma, Nervenzelle 22
Somatisches Nervensystem 50, 232
Somatoliberin (SRH) 235, 240
Somatomedin 240, 248
Somatostatin (SIH) 206, 235, 240, **248**
Somatotopische Gliederung, Kortex **282** f., 288
Somatotropes Hormon, Inhibitor-Hormon (SIH) 235, 240, **248**
-- Releasing-Hormon (SRH) 235, 240
Somatrotropin (GH, STH) 234 f., 240, **248**, 267
Sone 316
Spannung, elektrische 6 f., 24, 188
-- Maßeinheit 6 f.
Spasmus, Bronchialmuskeln 72
Speichel **202**, 224, 228, 296
- Osmolarität 202
- Sekretion 202 f., 296
- Zusammensetzung 202 f.
Speicheldrüsen 144, 150, 178, 200
- Aktivierung 202
- Durchblutung 178
Speichelzentrum 202
Speichereisen 62

Speiseröhre 200, **204**, 206
Spermatogenese 270 f.
Spermien 235, 262, 266 f., 270 f.
Spermiogenese 270
Sphincter Oddi 212
Sphinkter, präkapillarer 158
Spinalganglion 272
Spinalnerv 272 f.
Spinnbarkeit, Zervixschleim 262
Spirograph 84
Spirometer **84** f., 88
Spironolacton 142 f., 244
Split-brain-Patient 294
Spontanpneumothorax 82
Sprache 104, **324**, **294** f.
Sprachstörungen 286, 294
Sprachzentren 324
Spurenelemente 196
Squalen 258
SRH 235, 240
Stäbchen 300, **304**
Standardbikarbonat 119
Staphylokokken 68
Stärke **196** f., 212, 224
Starling-Hypothese 158 f.
Stase 156, 176
Statolith 298
Stehreflex 284
Stellreflex 284
Stereozillien 298
Sterkobilin 216
Sterkobilinogen 216
Steroiddiabetes 260
Steroide → Steroidhormone
Steroidhormone 142, 214, 216, **222** ff., 234, **244**, 248, 252, **258** f.
(→ auch Kortisol, → Kortikosteron, → Aldosteron, → Mineralkortikoide, → Glukokortikoide)
- Abbau 258
- Biosynthese 258 f.
- chemischer Aufbau 259
- Galle 258
- Harn 258
- prinzipielle Wirkungen 245
- Therapie 142
Steuerung 17
STH → Somatotropin
Stickstoff **78** f., 86
- Ausscheidung 144, 146
- Bilanz 196
- Stoffwechsel 146
- Stickstoffhaltige Substanzen 130

Sachverzeichnis

Stillen 196, 254, **264**
– Kalziumbedarf 254
Stimmbandlähmung 9
Stimme 324
Stirnhirn 104, 282, **290**
Stoffmengenkonzentration, Maßeinheit 4 f.
Stoffwechsel 110, 112, 120, 130, 188, **198**, 250
– Herzmuskel 188
Strabismus 314
Strahlenbelastung 204
Streckreflex, gekreuzter 280
Streptokinase 76 f.
Streptokokken 68
Streß 58, 180, 246, 260, 264
Striatum 288
Strom, kapazitiver, Zellmembran 28
– Maßeinheit 6 f.
Stromstärke, Blut 156
– elektrische 1, **6**
Stromunfall 30, 174
Strömungsgeschwindigkeit 156
Strömungswiderstand 106, **156**
– totaler, peripherer 156
Strophanthin 166
Strukturgene 244
Struma 252
Stuhl 130, 138, 200, 210, 216, 219, 228, **230**, 254
– Kalziumausscheidung 254
– Zusammensetzung 231
Stuhldrang 230 f.
Stuhlentleerung 230
Stützmotorik **284** f., 298
Substantia nigra 288
Substanz P 30, 203
Substanzen, immunsuppressive 72
Succinyldicholin 26, 32
Sukzessivkontrast, farbiger 311 f.
– schwarz-weißer 306
Sulfate 126, 130
Sulfobromphthalein 214
Sulfonamide 216
Summation **40**, 302, 310, 312
– räumliche **306**, 310, 312
– zeitliche 280, 306
Summenvektor, Herzerregung 168 ff.
Superoxid-Dismutase 68
Superposition 40
Surfactant, Alveolen 90, 94

Symbiontenhypothese 18
Sympathikotonus 186
Sympathikus **50**, 58, 166, 176, 184, 186, 202, 206, 210
– Blutgefäße 176
– Dünndarm 210
– Magenmotilität 206
– positiv chronotrope Wirkung 166
– – dromotrope Wirkung 166
– – inotrope Wirkung **166**, 184
– Speichelsekretion 202
Synapse 22 f., 32, 54, 274, 280
– fördernde 274
– hemmende 274, 280
Synaptischer Spalt, motorische Endplatte 33
Syndrom der trägen Leukozyten 68

T

T_3 250 ff.
T_4 214, **250** ff.
Tachykardie 175, 186
($\rightarrow$ auch Herzfrequenz)
Tachykardien, EKG 175
Tag/Nacht-Rhythmus 293
Target-Zelle 232
Tastsinn 276, 282
Tauchen 106 f.
Taucherkrankheit 106
Taurin 214
Tawara-Schenkel 164
TBG 252
TBPA 252
Telenzephalon 272
Telolysosom 129
Temperatur 7, 90, 134, 178, **192**, 276, 290 ($\rightarrow$ auch Wärme)
– Maßeinheiten, Umrechnung 7
– Rezeptoren $\rightarrow$ Thermorezeptoren
Temperaturregelung 134, 178, **192**, 276
Temperatursinn, afferente Bahnen 282 f.
Temperaturzonen, Körper 195
Tension-Time-Index 188
Testosteron 234, 258, 268, **270**
Tetanus, Muskel 32, **40** f., 44 f.

Tetrahydrofolsäure 226
Thalamus **282** f., 286, 288 f., 310
T-Helfer-Zellen 69 ff.
Theophyllin 242
Thermoregulation
 $\rightarrow$ Temperaturregelung
– Adaptation 276
Thermorezeptoren 192, **276** f., 290
Thiamin 226
Thiazide 142
Thiouracil 250
Thiozyanat 250
Thorax 82, 88 ff., 104
– Compliance 88 ff.
– Druck/Volumen-Beziehung 88 f.
– Ruhedehnungskurve 88 ff.
Thrombin 74 ff.
Thrombopenie 76, 226
Thrombose **76**, 102
Thrombozyten 60, 74 ff.
Thrombozytenfaktor 3, 74 ff.
Thrombozytopenie 76
Thrombus 74 ff.
– gemischter 74
– weißer 74
Thymus 68, 72
Thyreoglobulin 250 ff.
Thyreokalzitonin
 $\rightarrow$ Kalzitonin
Thyreotropes Hormon
 $\rightarrow$ TSH
– – Releasing-Hormon (TRH) 235, 252
Thyreotropin $\rightarrow$ TSH
Thyroid-Hormone 214, 248 ff.
Thyroliberin (TRH) 235, 252, 264
Thyroxin 214, **250**
Thyroxinbindendes Globulin (TBG) 252
– Präalbumin (TBPA) 252
Tiefensensibilität 276, 278, **282** f.
– afferente Bahnen 282
Tiefschlaf 292
Tiffeneau Test 90 f.
Tight junction 20, 128, 228
Titration, Pufferlösung 6
Titrierbare Säure, Urin 145
T-Lymphozyten 68 ff.
– Präsentation 70
$T_m \rightarrow$ Maximum, tubuläres
Tokolyse 53
Tokopherol 226

Sachverzeichnis

Toleranz, immunologische 66
Ton → Schall
Tonus, Gefäßmuskulatur **176**, 188
- Muskulatur **40**, 44, 176, 188, 284
- myogener, glatter Muskel 44
- neurogener, glatter Muskel 44
- Skelettmuskulatur 40, 284
Tonusfasern 40
Torr, Maßeinheit, Umrechnung 3
Totenstarre 38 f.
Totraum **86** f., 92, 102, 106
- anatomischer 86
- funktioneller **86**, 93 f.
- Funktionen 86
- Messung 87
Totraumbelüftung 92
Trachea 86
Tractus corticobulbaris 288
- corticospinalis lateralis 288
- – ventralis 288
- opticus 310
- reticulospinalis lateralis 284
- – medialis 284
- rubrospinalis 284
- spinocerebellaris anterior 282
- – posterior 282
- spinothalamicus 282
- vestibulospinalis 284
Tränen 280, **300** f.
Träumen 292
Training **48**
Transcobalamin 64, 226
Transferrin 62, 64, 228
Transfer-RNA **18**, 244
Transfusion 72
Transkortin 64, 234, 260
Transkription 18
Translation 18, 244
Translationsbewegung 298
Transmitter 22, 280 (→ auch Überträgerstoff)
Transport, aktiver **13** f., 18, 24, 38, 54, 126, 129 f.
- axoplasmatischer 22, 54
- elektrogener 14
- elektroneutraler 14
- parazellulärer 228
- potentialgetriebener 14
- primär-aktiver 13
- rheogener 14
- sättigbarer 13
- sekundär-aktiver 13
Transportprozesse 11 ff.
Transportrate, maximale 13
Transversale Tubuli, Muskel 36 ff.
Trasylol 76
Traumschlaf 292
TRH 235, 252, 264
Triade, Muskel 34 f., 36 ff.
Trieb 290
Triglyzeride 212, 218 ff., 246
Trijodthyronin 250
Trinken, Salzwasser 142
Tritanomalie 308
Tritanopie 308
tRNA 18, 244
Trommelfell 318
- beim Tauchen 106
Tropomyosin **34** f., 38 f.
Troponin 15 ff., **34** f., 38 f., 254
Trypsin **212** f., 224 ff.
Trypsinogen **212** f., 224
Tryptophanpyrrolase 244
TSH 235, 240, 248, **250** ff.
T-Suppressor-Zellen 69 f.
T-System → Tubuli, transversale
Tube 266
Tubulus, distaler, Niere **120** ff., 132, 136, 148, **150**
- longitudinaler, Muskel 34 ff.
- Niere 120 ff.
- proximaler, Niere **120**, 132, 136, 146, 148
- transversaler, Muskel 34 ff.
Tumorzellen 70
Tuning 322
Tyrosin 56, 224, 234, 248
Tyrosin-α-Ketoglutarat-Transaminase 244

U

Übelkeit 140, 204
Überdruckbeatmung, maschinelle 82
Überlebenszeit, Gehirn 102
Überleitungsstörungen, Herz 174
Übersichtigkeit 302
Überträgerstoff **22**, 30, 32, 44, **54** ff., 232, 234
Übertragung, neuromuskuläre 32 f., 54
- synaptische 22, 30 ff., 50 ff.
Uhr, innere 194
Ulkus, Magen 208, 260
Ultraviolettes Licht 308
Unfruchtbarkeit 264
Unterdruckbeatmung, maschinelle 82
Unterschiedsschwelle, Auge 306
Unterstützungszuckung 182
Ureter 44
Urin **120** ff., 216, 254
- Braunfärbung 216
- Ca^{2+} 254
- hypertoner 136, 140, 142
- hypotoner 136, 140, 142
- Konzentrierung 122, **136** ff.
- Osmolalität 136
- pH-Wert 144
Urinzeitvolumen 124
Urobilin 216
Urobilinogen 216
Uterus 44, 56, 235, **262** ff., **266** ff.
UTP 216
UV-Bestrahlung, Wirkung auf Cholekalziferol 256

V

Vagina, Östrogenwirkung 266
Vagotomie **206**, 208
Vagus → N. vagus
Vakuolen, autophagische 20
val, Maßeinheit 4
Van-Slyke-Methode 96
Vas afferens, Niere 120, 152
- efferens, Niere 120
Vasa recta, Niere 122, 134, 136
Vasoactive intestinal peptide 228
Vasokonstriktion, hypoxische 94
Vasopressin → Adiuretin
Vegetatives Nervensystem **50** ff., 232 f.
Vegetative Zentren **50** ff., 104, 176, 232 f.
Vektor 168
Vektorkardiogramm 168
Vena cava 156
- – Dehnungsrezeptoren 178
Venen 154 ff., 178
- Blutdruck 160

Sachverzeichnis 359

Venendruck, Indifferenzpunkt 184
- Ödeme 159
- zentraler 184
Venenklappen 184
Venenpuls 161 f.
Venöser Rückstrom 160, 178, **184** ff.
- - Atmung 160
- - treibende Kräfte 184
Ventilation 78, **80**, **90**
Ventilations-Perfusions-Verhältnis 95
Ventilebene, Herz 162, 184
Ventilebenenmechanismus, Herz **162**, 184
Ventilfunktion, Synapsen 22, 28
Ventilpneumothorax 82 f.
Ventrikel → auch Herz 154, **178**
- Liquor 272
Ventrikeldruck, Herz 182
Ventrikelfüllung, Herz 162
Ventrikelvolumen, Herz 182
Venulen 156 ff.
Verbalisierung 295
Verbrauchskoagulopathie 76, 186
Verbrennung, aerobe 46, 196 ff.
Verbrennungen, Haut 142, 186
Verbrennungskalorimeter 198 f.
Verdauung 196 ff.
Verdauungsorgane, Passagezeiten 200 f.
- Übersicht 200
Verdunstung, Wärmeabgabe durch 192
Vererbung 18
Verhalten, nutritives 290
- reproduktives 290
Vermännlichung 260, **270** f.
Vermehrung 18
Verstopfung 230
Verteilungskoeffizient, Öl-Wasser-Verteilungskoeffizient 11
Very low density lipoproteins 220 ff.
Verzögerung, synaptische 30
Vesikel **19**, 22, 32, **54**, 56, 58, 220
Vestibularkerne 284, 298 f.
Vibrationssinn 276
VIP (vasoactive intestinal peptide) 208 f., 228

Virenabwehr 66, 70
Viskös-isotrope Phase, Fettverdauung 219
Viskosität, Blut 64, 108, **156**, 186
Visus 304 f.
Vitalkapazität **84** f., 90
- Standardisierung 84
Vitamin A **196**, 270, 304
- B_1 196
- B_2 196
- B_6 196
- B_{12} 100, 196, 208
- C 126, 196, 226, 250, 258
- D 196, 228, 244, 254
- - Mangel 228
- D_3 → Cholekalziferol
- E 196
- H 196
- K 74, 196
Vitaminabsorption 226
Vitamine 196, 226
- fettlösliche 218, 220, 226
- wasserlösliche 226
VLDL (very low density lipoproteins) 220 ff., 226
VLDL-Reste 222
Vokalbildung 325
Volumen → auch Wasser
- enddiastolisches, Herz 42, **182** ff.
- endsystolisches 182 ff.
- extrazelluläres 132
- Maßeinheiten 2
Volumendefizit, isosmotisches 142
Volumendehnbarkeit, Lunge und Thorax 88
Volumengeschwindigkeit 3
Volumenmangel 142, 176, 178
Volumenüberschuß, isosmotischer 142
Volumenverhältnis, Konzentrationsmaß 4
Vomitus matutinus 204
Vorderseitenstrang 282
Vorhofdruck **162** f., 186
Vorhofflattern 174
Vorhofflimmern 174
Vorhofkontraktion 162
Vorhofmuskulatur 162
Vorhofsystole 162
Vorhoftachykardie 174
Vorläuferzellen 68
Vorwärtshemmung 280

W
W (Watt), Maßeinheit **4**, 7
Wachheitsgrad 282
Wach-Schlaf-Verhalten 290 ff.
Wachstum 248
- Schilddrüsenhormone 252
Wachstumshormon
→ Somatotropin
Wanderwelle, Innenohr 318 ff.
Wandspannung, Blutgefäße 156
Wärme, Energieform 16 f.
- Maßeinheiten 3 f.
- Muskel 34, 46
- Stoffwechsel 196 ff.
Wärmeabgabe 13, 192 ff., 198
Wärmeaufnahme 192, 194
Wärmeaustausch 134 f., 192 ff.
Wärmebildung 192 ff.
- Anteil der Organe 193
- Schilddrüsenhormone 252
- zitterfreie 194
Wärmehaushalt 192 ff., 195
Wärmeleitung 192 ff.
Wärmeproduktion 192 ff.
Wärmestrom, äußerer 192
- innerer 192
Wärmestrahlung 192 f.
Wärmetransport **12**, 134 f., 192 ff.
Warmrezeptoren 276
Wasser, Bildung im Organismus 138, 196 f.
- freies, Ausscheidung 142
- Nahrung 138
Wasseraufnahme, 138 ff.
Wasserausscheidung, Niere 120, **137** ff.
Wasserbilanz → Wasserhaushalt
Wasserdampfdruck, in großer Höhe 108
Wasserdefizit 130 ff.
Wasserdiurese 136, 142
Wasserdruck, Tauchen 106
Wasserfiltration 124, 158
Wassergehalt, Körper 138 f.
Wasserhaushalt 78, 120, 138 ff., 266
- hormonale Kontrolle 140 f.
- Östrogenwirkung 266
- Störungen 141 ff.
Wasserintoxikation 140
Wasserkonservierung 136

Sachverzeichnis

Wassermangel 140ff.
Wasserresorption, Darm 228f., 236
– Niere, 124ff., 136f.
Wasserretention 140
Wassersekretion, Dünndarm 228
Wasserstoffionen → H⁺
Wasserstoffionen-Konzentration → pH-Wert
Wasserstoffperoxid 68
Wasserüberschuß 140ff.
Wasserumsatz 138ff.
Wasserverlust 140
Weberscher Versuch 318
Wechseldruckbeatmung 82
Wechselstrom 7, 30
Weichmacherwirkung des ATP, Muskel 38
Weitsichtigkeit 302f.
Wellenlänge, Licht 308
– Schall 316f.
Wernickesches Sprachzentrum 324
Wertigkeit, biologische, Eiweiß 196
– Ion 4
Widerstand, Blutgefäße 156ff., 160, 180, 184
– elektrischer, Maßeinheit 7
– Nervenfaser 28, 30
– totaler, peripherer 156ff., 160, 180, 184
Wilson-Brustwandableitungen im EKG 172
Windkesselfunktion, Aorta und Arterien 156, 163
Windraum, Stimme 324
Winkelbeschleunigung 298
Wortfindungsstörung 294

Ws (Wattsekunde), Maßeinheit 4, 7

X
X-Chromosomen 18

Y
Yard, Umrechnung 2
Y-Chromosomen 18
Yohimbin 57

Z
Zähigkeit → Viskosität
Zähne 200
Zäkum 200, **230**
Zäpfchen 230
Zapfen, Netzhaut 300, 304, 308
Zehnerpotenzen, Rechnen 9
Zeitverschiebung 292f.
Zellantwort, Hormone 242ff.
Zelle, Aufbau 18ff.
– Bestandteile 18ff.
– Erregbarkeit **22**, 26, 30
– membranöse, Darm 200, 210
Zellkern 18, 22, 244, 256
– Hormonwirkung 244, 256
Zellmauserung 63, 223
Zellmembran, Aufbau 18ff.
– Aufgabe 20
Zellorganellen 18ff.
Zellteilung 18
Zelluläre Immunantwort 71
Zellulose 230
Zentralisation, Kreislauf 186
Zentralnervensystem 272ff.
Zentriolen 20

Zerebellum → Kleinhirn
Zervix 262, 266f.
– Östrogenwirkung 262, 266
– Progesteronwirkung 267
Zervixschleim 262, 266f.
Zeugungsfähigkeit 270
Zielmotorik 264, 266ff.
Zielorgan, Hormone 232
Zielzelle, Hormone 232
Ziliarmuskel 300
Zirkadiane Periodik 292f.
Zisterne, terminale 35
– Zelle 18
Zitrat 114, 144, 151
Zitronensäure → Zitrat
Zitronensäurezyklus 18
ZNS 246, 272ff.
Zollinger-Ellison-Syndrom 208f.
Zonula occludens, Zelle 20
Zucker, Nahrung 196
– Resorption → Glukose
Zuckerkrankheit → Diabetes mellitus
Zungengrunddrüsen 218
Zungengrundlipasen 218
Zwerchfell **80**, 204
Zwergwuchs 252
Zwischenhirn 272
Zwischenzell-Flüssigkeit, Zusammensetzung 64
Zwölffingerdarm → Duodenum
Zyklisches AMP → AMP
Zystinurie 224
Zytochromoxydase 102
Zytolysome 20, 250
Zytoplasma 20
Zytostase 70
Zytotoxizität 70